Langenbecks Archiv für Chirurgie

vereinigt mit Bruns' Beiträge für Klinische Chirurgie

Supplement 1988

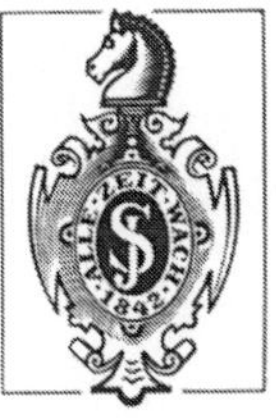

Chirurgisches Forum '88

für experimentelle und klinische Forschung

105. Kongreß der Deutschen Gesellschaft für Chirurgie
München, 6.–9. April 1988

Wissenschaftlicher Beirat

Ch. Herfarth (Vorsitzender)
H. G. Beger, Ulm
G. Blümel, München
J. H. Fischer, Köln
S. Geroulanos, Zürich
J. Seifert, Kiel
E. Wolner, Wien
D. Wolter, Hamburg

Schriftleitung

Ch. Herfarth unter Mitarbeit von
M. Betzler und M. Raute

Herausgeber

K. H. Schriefers
Präsident des 105. Kongresses der
Deutschen Gesellschaft für Chirurgie

K. Meßmer
Vorsitzender der Sektion
Experimentelle Chirurgie

M. Schwaiger
Generalsekretär der Deutschen
Gesellschaft für Chirurgie

Springer-Verlag
Berlin Heidelberg New York London Paris Tokyo

Schriftleitung:

Professor Dr. Christian Herfarth, Chirurgische Universitätsklinik,
Im Neuenheimer Feld 110, D-6900 Heidelberg

Mitarbeiter der Schriftleitung:

Professor Dr. Michael Betzler, Chirurgische Universitätsklinik,
Im Neuenheimer Feld 110, D-6900 Heidelberg

Priv.-Doz. Dr. Michael Raute, Chirurgische Klinik,
Klinikum der Stadt Mannheim,
Fakultät für klinische Medizin Mannheim der Universität Heidelberg,
Theodor-Kutzer-Ufer, D-6800 Mannheim 1

Herausgeber:

Prof. Dr. K.H. Schriefers, Chirurgische Klinik,
Städtisches Krankenhaus Kemperhof,
Koblenzer Straße 115–155, D-5400 Koblenz

Prof. Dr. K. Meßmer, Chirurgische Universitätsklinik Heidelberg,
Abt. für Experimentelle Chirurgie,
Im Neuenheimer Feld 110, D-6900 Heidelberg

Prof. Dr. M. Schwaiger, Schlehenrain 21,
D-7800 Freiburg i. Br.

Mit 92 Abbildungen

ISBN-13: 978-3-540-19012-7 e-ISBN-13: 978-3-642-73472-4
DOI: 10.1007/978-3-642-73472-4

2125/3140-543210

Vorwort

Der Forumausschuß konnte für den diesjährigen Chirurgenkongreß im Auftrage des Präsidenten, Herrn Professor Dr. K.H. SCHRIEFERS, 245 Vortragsanmeldungen beurteilen. Die Durchsicht der Abstracts führte schlußendlich zur Annahme von 90 Vorträgen; dies entspricht einer Quote von 37%. Eine Reihe von Abstracts wurden wegen Fristüberschreitung nicht berücksichtigt.

Beim Vergleich der Themata zum Vorjahr fällt eine deutliche Zunahme der Anmeldungen für Trauma und Wunde, Pathophysiologie, Sepsis und Schock sowie Endokrinologie auf. Leider ist die Zahl der Anmeldungen im Bereich Herz, Lunge, Gefäße rückläufig. Die größte Zahl der Anmeldungen erfolgte für die Gebiete Trauma und Wunde, Transplantation und perioperative Pathophysiologie, gefolgt von Magen, Darm, Onkologie, Leber, Galle, Pankreas und Endokrinologie. Wiederum ergab die anonyme Begutachtung der Anmeldungen relativ eindeutige Tendenzen. Widersprüchliche Benotungen wurden eingehend diskutiert. Auch mußte eine Reihe von qualitativ guten, jedoch chirurgisch nicht relevanten, rein physiologisch oder pharmakologisch orientierten Anmeldungen abgelehnt werden.

Die Qualität eines Abstracts ist nach wie vor auch ein entscheidendes Kriterium für Annahme oder Ablehnung.Grammatikalisch korrekte, schreibfehlerfreie und formal gut aufgebaute Abstracts haben von vornherein einen Vorteil. Die wesentliche Aussage muß herausgestellt sein. Häufig wird das Wort "signifikant" benutzt, ohne daß es eine statistische Bedeutung hat. In den Schlußfolgerungen müssen Fakten von Hypothesen deutlich getrennt sein. Immer wieder ist das klinisch relevante und bedeutende Thema wichtig. Eine Anmeldung, die sich mit einem eigentlich nicht existierenden klinischen Problem beschäftigt, wird ebenso abgelehnt wie eine Arbeit, die eine schon längst beantwortete klinische Frage neu, z.B. im Tierversuch, aufwirft. Die Abstracts sollten weder im Telegrammstil noch wie ein schöngeistiger Aufsatz geschrieben werden. Klar müssen Fragestellung, Material und Methode, Ergebnisse und Schlußfolgerung erkennbar sein. Die Schlußfolgerung, daß noch eine Reihe von weiteren Untersuchungen notwendig sind, hilft wenig für eine positive Beurteilung. Immer wieder muß es dem Schreiber klar sein, daß ein gutes Abstract mindestens so schwierig zu verfassen ist, wie ein Manuskript für eine Veröffentlichung. Die besten Abstracts sind diejenigen, die mehrfach geschrieben und in einer Arbeitsgruppe durchdiskutiert werden.

Der diesjährige Forumsband ist VINCENZ CZERNY gewidmet, der schon vor über hundert Jahren erkannte, daß es für Forschung und Krankenversorgung in der Chirurgie entscheidend ist, die Vernetzung mit den anderen Fächern zu nutzen.
Herrn Prof. Dr. Dr. med. h.c. mult. Fritz LINDER sei herzlich dafür gedankt, daß er die Laudatio auf VINCENZ CZERNY, mit seinem faszinierenden Lebenslauf und den klinisch wissenschaftlichen Konzeptionen, übernommen hat.

Der Forumsband des 105. Kongresses der Deutschen Gesellschaft für Chirurgie wurde wiederum akkurat und speditiv vom Stab der Chirurgischen Universitätsklinik Heidelberg und dem Springer-Verlag erstellt. Ausgesprochener Dank hierfür gilt den Mitarbeitern Frau M. Harms, Frau I. Jebram und Frau G. Baldamus sowie Herrn H. Schwaninger.

Heidelberg, Februar 1988

Für den Forumsausschuß und die Schriftleitung

CH. HERFARTH

Vincenz Czerny (1842–1916)

Im Laufe des 19. Jahrhunderts eröffnete die Inhalationsnarkose und die anti- bzw. aseptische Wundbehandlung der Chirurgie ganz neue Möglichkeiten und Arbeitsgebiete. Ohne Zweifel kam der angloamerikanischen Chirurgie auch damals schon die Rolle eines ideenreichen Promotors zu (HOLMES, LISTER, MORTON et al.). Aber von den 70er/80er Jahren ab begann im deutschsprachigen Raum ein bemerkenswerter Aufschwung. Zu den Prominenten dieser Zeit gehörte in Heidelberg die markante Persönlichkeit von VINCENZ CZERNY, der wohl als einer der bedeutendsten Schüler Theodor BILLROTH's bezeichnet werden kann.

Vincenz CZERNY wurde am 19. November 1842 im österreichischen Trautenau nahe der schlesischen Grenze als Sohn eines deutschstämmigen Pharmazeuten geboren, dessen Familie über 100 Jahre die Apotheke zum "Goldenen Stern" besaß. Im Kriege 1866 zwischen Preußen und Österreich brannte Trautenau ohne direkte Kämpfe weitgehend nieder. Der gegen Österreich gerichtete Verdacht auf Brandstiftung führte zu umfangreichen Geiselnahmen. Hierzu gehörte auch neben dem Bürgermeister der ältere Bruder Carl CZERNY, der in der preußischen Festung Glogau bis zum Kriegsende unter traurigen Umständen inhaftiert war.

Am Südabhang des malerischen Riesengebirges verbrachte CZERNY eine glückliche Kindheit und Jugend, in der die Musik eine erhebliche Rolle spielte. CZERNY beherrschte das Piano ausgezeichnet und hat sein Leben lang das enge Verhältnis zur Musik bewahrt. Die Wahl der Schule fiel auf Wunsch des Vaters auf das staatliche humanistische Gymnasium in Gitschin, das zwar im böhmischen Sprachgebiet lag, aber als Unterrichtssprache vornehmlich Deutsch in Latein, Griechisch, Deutsch und Tschechisch bevorzugte. Die Zweisprachigkeit war in der k. u. k. Monarchie besonders für angehende Akademiker von wesentlicher Bedeutung. Der eigenen Initiative verdankte CZERNY noch zusätzliche Kenntnisse in Französisch, Italienisch und Englisch, die für seine spätere internationale Bedeutung so nutzbringend waren.

1860 begann er sein Medizinstudium an der damals noch rein deutschsprachigen Universität Prag, das er von 1861 - 1866 in Wien mit summa cum laude (Promotion) abschloß, wobei er zu seinem Bedauern Physik und Chemie ausgelassen hatte. Zunächst überwogen die heimatlichen biologischen Interessen mit Sammlungen von Pflanzen und Insekten. Danach richtete sich seine medizinische Neigung auf die Augenheilkunde. Während seiner breit angelegten Studienzeit arbeitete er täglich im Laboratorium des großen Physiologen Ernst Wilhelm von BRÜCKE, und zwar im wesentlichen histologisch. Bereits damals begann er mit dem Mikroskopieren von Geschwülsten. Als Schüler von ARLT in Wien verfaßte CZERNY seine ersten Publikationen auf dem Gebiet der Ophthalmologie. 1867 praktizierte er bei dem Dermatologen HEBRA und dem Internisten OPPOLZER. Im Jahre 1868 wurde BILLROTH auf ihn aufmerksam und stellte ihn als überaus fleißigen Assistenten ein. Nach seinen eigenen Worten wurde

Chirurgisches Forum '88
f. experim. u. klinische Forschung
Hrsg.: K.H. Schriefers et al.

CZERNY letztlich "wider seinen Willen" Chirurg, wobei für ihn der schmerzlos und infektarm gewordene Eingriff durch Narkose und Asepsis eine bedeutsame subjektive Rolle spielte. Die Übersiedlung an die BILLROTH'sche Klinik war bestimmend für CZERNY's späteres Leben. Hier gelang ihm als erstem z.B. die Kehlkopfexstirpation am Hund, den er mit einem künstlichen Larynx sogar zum Bellen brachte. So wie SIMON vor der ersten erfolgreichen Nephrektomie am Menschen zahlreiche Exstirpationen am Hund durchgeführt hatte, war auch CZERNY von der ethischen Berechtigung des Tierversuches überzeugt, der hundertfachen Nutzen für die Behandlung unserer Kranken zu schaffen in der Lage sei. Sein Chef förderte den begabten CZERNY in jeder Weise und schickte ihn zur Weiterbildung auch als Gastarzt nach Leipzig zu Karl THIERSCH, nach Halle zu Richard von VOLKMANN, nach Greifswald zu Karl HUESTER und schließlich noch zu Bernhard von LANGENBECK nach Berlin.

Während des Krieges 1871/72 arbeitete CZERNY in den deutschen Lazaretten von Weissenburg (dort zunächst im trostlos überfüllten Bahnhof mit einem täglichen Anfall von bis zu 300 Verwundeten) und danach in Mannheim, stets von seinem preußischen Lehrer BILLROTH (geb. 1829 in Bergen auf Rügen) unterstützt. 1981 habilitierte er sich in Wien für das Fach Chirurgie mit einem kriegschirurgischen Thema. Schon wenige Monate später erhielt er mit nur 29 Jahren den Ruf als Ordinarius für Chirurgie nach Freiburg. Wegen eines deutlichen Niederganges wurde dort eine dringende Verjüngung der medizinischen Fakultät angestrebt, um einer drohenden Schließung zu entgehen. Vor allem KUSSMAUL war es, der sich als Internist im Interesse der Fakultät energisch dafür eingesetzt hatte, einen modernen Chirurgen zu gewinnen. Und damit erlangte KUSSMAUL erstmals in CZERNY's Leben Bedeutung. In Freiburg wirkte das temporäre Zusammenarbeiten mit A. KUSSMAUL (dessen Tochter Luise seine spätere Frau wurde),mit H. NOTHNAGEL und P. LANGERHANS sehr befruchtend auf ihn. 1877 erreichte ihn der Ruf nach Heidelberg, um die Nachfolge SIMON's zu übernehmen.

CZERNY bewohnte zusammen mit seiner glücklichen Familie besonders gern das Haus Sophienstraße 1. In seiner autobiographischen Skizze "Aus meinem Leben" schreibt er: "Der weite Blick nach Westen mit den herrlichen Sonnenuntergängen über dem Neckar und nach Norden die schönen Hänge der Bergstraße bis zum Ölberg und Melibocus, waren mir sehr sympathisch. Ich freute mich, wenn ich zu meinem Eckfenster hinaussah und das lebhafte Treiben auf der neuen Brücke beobachten konnte."

CZERNY galt als einer der berühmtesten Bauchchirurgen seiner Zeit. Als genialer Operateur imponierte er durch eine glückliche Vereinigung von Kühnheit und Sicherheit. Seine spezielle Technik der Darmnaht z.B. öffnete ein weites Feld. So trug er wesentlich dazu bei, die Anziehungskraft von Heidelberg noch zu erhöhen. Denn die Medizinische Fakultät erlebte mit CZERNY zusammen mit GEGENBAUER (dem großen vergleichenden Anatom), mit KÜHNE (Physiologie, Entdecker des Trypsins), mit ARNOLD (Pathologie), mit von SCHRÖDER (Pharmakologie), mit ERB (Innere Klinik), mit KRAEPELIN (Psychiatrie) und LEBER (Augenheilkunde) eine der großen Zeiten ihrer Universität. CZERNY ist es als erstem gelungen, einen Hund nach subtotaler Exstirpation des Magens am Leben zu erhalten. Er wagte unter dem Schutz der Antisepsis die bis dahin nur bei Einklemmung erlaubte Radikaloperation des Leistenbruchs. Hierbei verschloß er den Bruchsackhals durch eine innere Tabaksbeutelnaht mit Catgut, eine Methode, die noch heute als Czerny'sche Pfeilernaht bekannt ist, 1877 resezierte er bei einer 51jährigen Frau ein 6 cm langes cervicales Segment des Oesophagus. Es war dies die erste erfolgreiche Entfernung eines Speiseröhren-Carcinoms, wenn auch innerhalb des ersten postoperativen Jahres die Patientin - wie so oft - einem Rezidiv erlag. Durch seine erstmalig erfolgreiche vaginale Exstirpation eines carcinomatösen Uterus im Jahre 1878 hat er der damals mehr auf die Geburtshilfe eingestellten Gynäkologie neue operative Bahnen gezeigt. Auch die plastische Chirurgie, von der Urethroplastik bis zur Operation der Blasenektopie, wurde von CZERNY in Anlehnung an SIMON bereichert.

Mit dem kühnen Gedanken, einer Patientin die exstirpierte Mamma durch Implantation eines autologen Lipoms zu ersetzen, zeigte er die Möglichkeit einer freien Übertragung von Fettgewebe auf. Ein bekannter Ausspruch CZERNY's war nach seinen Kriegserfahrungen der folgende Satz: "Zur Weiterbildung in der Chirurgie bedarf es keiner Kriege, da in den letzten 1 1/2 Jahren in Deutschland so viele Verletzungen auf der Straße, im Handwerk oder Haushalt zur Behandlung kamen, als während des Krieges 1870/71 in der gesamten deutschen Armee." 1887 führte CZERNY als erster in Deutschland eine erfolgreiche Totalexstirpation der Prostata bei Carcinom durch. Die Fulguration maligner Tumoren durch CZERNY wurde zur Vorläuferin der Elektrochirurgie.

CZERNY hat durch die Entwicklung neuer Operations-Techniken der Chirurgie viel gegeben. Doch sein über die Grenzen der Chirurgie weit hinausreichendes therapeutisches Interesse wurde immer mehr auf die Krebsfrage hingelenkt. Allmählich reifte in ihm der Entschluß, der Lösung oder Bearbeitung dieser Frage seine ganze Kraft zu widmen. Die Onkologie war ihm kein fremdes Gebiet, denn schon als junger Student hatte er sich mit der histologischen Seite dieses Problems intensiv beschäftigt und als Assistent BILLROTH's sogar Vorlesungen über diesen Gegenstand gehalten. Die Besichtigung des Krebsspitals in Moskau 1898, das MOROSOV dank seines ausgedehnten Teppichhandels als Mäzen gestiftet hatte, und die Pläne des Krebsforschungszentrums Roswell Park in Buffalo 1901 ließen in ihm den Plan reifen, auch für Heidelberg ein derartiges Haus zu schaffen. Diese Einrichtung sollte unter anderem die Aufgabe haben, gerade die nicht-operative Behandlung von gut- und bösartigen Neubildungen bzw. Verdachtsfällen auszubauen. CZERNY's unbeugsame Energie verstand es - ähnlich wie später K.H. BAUER beim DKFZ - alle Hindernisse zu beseitigen, die der Verwirklichung dieser Idee im Wege standen. Die Gesamtkosten für das Samariterhaus lagen bei rund 1 Million Goldmark und wurden zum großen Teil von der großherzoglichen Familie gestiftet. CZERNY trug selbst einen Anteil von über 100.000,- Goldmark bei. Weitere hochherzige Spender konnten auch Angehörige (niedrigster Tagessatz in der 3. Klasse DM 2,50) unterbringen.

Im Jahre 1906 trat CZERNY von seinem Amt als Direktor der Chirurgischen Klinik in Heidelberg vorzeitig zurück und übernahm die am 1. Oktober 1906 mit großen Feierlichkeiten eröffnete Krebsklinik und Forschungsstätte mit einer eigenen biologisch-chemischen Abteilung. Die zunächst als Samariter-Haus und später als

CZERNY-Haus bezeichnete Institution war die erste ihrer Art in Deutschland und kann als Vorläufer des heutigen Heidelberger Krebsforschungszentrums angesehen werden. Neben der klinischen Abteilung, die im wesentlichen nach dem Vorbild chirurgischer Krankenhäuser für rund 300 - 400 Krabskranke pro Jahr eingerichtet war und den reich ausgestatteten Laboratorien wurde besonderer Wert auf die Ausstattung des strahlentherapeutischen Teiles der Anstalt gelegt (Fulguration, Lichtbogen, Diathermie, Röntgen und Radium). An sich war CZERNY fest von dem Gedanken durchdrungen, daß nur im interdisziplinären Zusammenwirken von einer Operation mit anderen spezifischen Carcinomheilmitteln ein allmählicher Fortschritt in der Krebstherapie erzielt werden könne. Er gab dieser Überzeugung bei mehreren nationalen und internationalen Kongressen - wie z.B. in Paris 1910 unter seiner Präsidentschaft - beredten Ausdruck. Der 1. Nobelpreis an Ernst von BEHRING, der das segensreiche Diphtherie-Serum 1901 entdeckt hatte, mag CZERNY eine Anregung in Richtung Krebsserum gewesen sein. Bei einer schon 1906 in Verbindung mit der Eröffnung des Samariterhauses stattfindenden Konferenz referierte er über das Rätsel der Spontanheilungen von z.T. auch nicht radikal operierten Krebskranken. Beobachtungen, zu denen auch Paul EHRLICH seine Vorstellungen entwickelte.

CZERNY widmete sich mit seiner ganzen ärztlichen Kraft seinen Patienten. Den Schwerstkranken spendete er vor allem ständigen Trost. Aber in den letzten Jahren seines Lebens erkrankte CZERNY an einer Leukämie, die man mit einer Röntgenstrahlenschädigung in Zusammenhang brachte und der er am 3. Oktober 1916 kurz vor Vollendung seines 74. Lebensjahres erlag.

Für seine außerordentlichen Leistungen wurden CZERNY hohe Auszeichnungen zuteil: Erwähnenswert sind im Jahre 1901 die Wahl zum Vorsitzenden der Deutschen Gesellschaft für Chirurgie, 1902 zum Prorektor der Heidelberger Universität (Rektor war traditionsgemäß stets der Großherzog), 1908 zum Präsidenten der Internationalen Gesellschaft für Chirurgie und 1910 zum Präsidenten der Internationalen Gesellschaft für Krebsforschung. Zuvor hatte er 3 Rufe nach Prag, Würzburg und Wien erhalten, diese aber zu Gunsten von Heidelberg ausgeschlagen.

In einem Gedenkartikel zum 100. Geburtstag vom 19. November 1942 faßt der Münchener Medizinhistoriker W. LEIBRAND die chirurgischen Leistungen CZERNY's folgendermaßen zusammen: "CZERNY lebte in der beglückenden Zeit, in der ein Organgebiet nach dem anderen dem Messer erschlossen wurde, in der die Chirurgie zu nie erahntem Ansehen als führende Spezialität aufschoß. Die Technik allein konnte ihr diese Stellung nicht erwerben. Sie war an das Ethos der Männer geknüpft, die sich um sie bemühten."

Kennzeichnend für CZERNY war der Satz einer akademischen Rede im Jahre 1903: "Jeder menschliche Fortschritt beruht auf der persönlichen Tätigkeit einzelner hervorragender Geister."

Ohne Zweifel darf man Vincenz CZERNY dem Kreis dieser besonders hochstehenden produktiven und menschlichen Persönlichkeiten zuordnen.

Heidelberg, 1988

F. LINDER

Inhaltsverzeichnis

Table of Contents

1. Verteilung der ABO-Blutgruppen, des Geschlechtes und Hydroxylierer-Phänotypes bei Patienten mit Magencarcinom

Distribution of ABO Blood groups, Sex and Hydroxylator Phenotype Among Patients with Gastric Cancer

Th. Karavias[1], I. Roots[2], M. Korge[1], S. Schütze[2], H. Loch[1] und R. Häring[1]

[1]Chirurgische Klinik und Poliklinik (Direktor: Prof. Dr. R. Häring),
[2]Institut für Klinische Pharmakologie (Direktor: Prof. Dr. H. Kewitz),
Universitätsklinikum Steglitz, Freie Universität Berlin

Einleitung

Das individuell unterschiedliche Ausmaß der Fremdstoffmetabolisierung ist u.a. durch eine genetisch bedingte Enzympolymorphie bedingt. Ein solcher Isoenzympolymorphismus im Cytochrom-P-450-System ist für die individuelle Variation im oxydativen Fremdstoffmetabolismus verantwortlich und spielt nicht nur in der Pharmakodynamik (3) sondern auch in der chemischen Carcinogenese (1) eine wichtige Rolle.

Seit langem ist die bemerkenswerte Verteilung der ABO-Blutgruppen und des Geschlechtes bei Kranken mit Magencarcinom bekannt. In der vorliegenden Studie untersuchten wir die Verteilung aller o.g. genetisch determinierten Faktoren in Bezug auf die histologische Klassifikation des Magencarcinoms nach LAUREN.

Material und Methoden

Untersucht wurden Patienten deutscher Abstammung mit einem histologisch nachgewiesenem Magencarcinom, die in den Jahren 1980-1986 bzw. 1983-1986 in der Chirurgischen Klinik im Universitätsklinikum Steglitz bzw. in der Chirurgischen Abteilung des Krankenhauses Zehlendorf (Behring-Krankenhaus, Berlin) behandelt wurden.

Berücksichtigt wurden: Alter, Geschlecht, Beruf, Tabak- und Alkoholkonsum, Begleit- und Vorerkrankungen, Tumorlokalisation, TNM-Stadium, Histologie (und Typ nach LAUREN) und ABO Blutgruppe.

Chirurgisches Forum '88
f. experim. u. klinische Forschung
Hrsg.: K.H. Schriefers et al.

Der Hydroxylierer-Phänotyp wurde durch den Debrisoquin-Test ermittelt (2): Nach oraler Gabe von Debrisoquin wurde im 5-Stunden-Sammelurin das Debrisoquin und sein Metabolit 4-OH-Debrisoquin gaschromatographisch bestimmt. Berücksichtigt wurde anschließend die MR (= metabolic ratio), d.h. das Verhältnis Debrisoquin/4-OH-Debrisoquin. Bei einer MR von mehr als 12,6 wurde ein langsamer Hydroxylierer (PM = poor metabolizer) und bei einer MR von weniger als 12,6 ein schneller Hydroxylierer (EM = extensive metabolizer) angenommen.

Die Daten wurden mit nicht-parametrischen statistischen Testverfahren überprüft (chi-quadrat-Test, Fisher's exakter-Test).

Ergebnisse

Die Ergebnisse werden in der Tabelle 1 zusammenfassend dargestellt.

Tabelle 1

Ca - Typ	Geschlecht		Blutgruppe			Hydroxyl.Typ.	
	männl.	weibl.	A	B	C	EM	PM
Intestinal	140	75	99	20	80	90	1
Diffus	71	80	80	25	38	69	5
Gemischt	9	9	8	3	6	11	0
Unbekannt	13	15	14	3	7	7	2
Gesamt	233	179	201	51	131	177	8

Untersucht wurden 412 Kranke. Der häufigste Magenkrebs war das Carcinom vom intestinalen Typ: 215/412 (52,4%). Es folgte das Carcinom vom diffusen Typ mit 151/412 (36,5%). Bei 18 Kranken wurde ein gemischtes Carcinom festgestellt und bei weiteren 28 (6,8%) war eine histologische Differenzierung nicht möglich.

Es überwiegte das männliche Geschlecht: 233/412 (56,6%). Die Androtropie war am deutlichsten beim Carcinom vom intestinalen Typ. Dagegen waren mehr Frauen als Männer (80/75) vom diffusen Typ befallen.

Bei der Beurteilung der Blutgruppenverteilung wurden 41.423 gesunde Blutspender des Berliner Blutspenderdienstes als Vergleichskollektiv berücksichtigt. Bei den Patienten mit Magencarcinom war die Blutgruppe A mit 201/404 (49,8%) deutlich häufiger als erwartet (42,3%) vertreten. Wiederum war die Blutgruppe 0 bei den Magenkrebs-Kranken seltener (131/404, 32,4%) als in dem Vergleichskollektiv (38,2%). Bei der Berücksichtigung des Carcinomtypes zeigte sich eine hohe Prävalenz der Blutgruppe A beim diffusen und der Blutgruppe 0 beim intestinalen Typ. Die Blutgruppe B kam bei dem intestinalen Typ seltener vor als erwartet.

Bei der Beurteilung der Verteilung des Metabolisierungs-(Hydroxylierer-) Phänotypes wurde ein Kontroll-Kollektiv von 306 vergleichbaren Patienten ohne maligne Erkrankung berücksichtigt. In diesem Vergleichskollektiv kam der PM (langsamer Hydroxylierer) 35 mal vor (11,4%). Signifikant seltener war dies bei den Magencarcinom-Kranken der Fall (8/185, 4,3%) und vor allem bei den Kranken mit Carcinom vom intestinalen Typ: von 91 metabolisch-untersuchten Patienten mit diesem Carcinom war ein einziger PM (langsamer Hydroxylierer p = 0,0007!).

Diskussion

Die unterschiedliche Verteilung der o.g. genetisch determinierten Faktoren bei Kranken mit Magencarcinom vom intestinalen bzw. vom diffusen Typ deutet auf die unterschiedliche Pathogenese der beiden Carcinomtypen hin, die bekanntlich im biologischen Verhalten, in der klinischen Dignität und in der Prognose ebenfalls deutliche Unterschiede aufweisen.

Die exakte biochemische Grundlage des Einflusses des Geschlechtes und der Blutgruppe bei der Entstehung maligner Erkrankungen ist nicht geklärt. Bei der weiteren Schichtung unseres Kollektivs (4) ergaben sich interessante Assoziationen zwischen dem Geschlecht und der Blutgruppe einerseits und dem Tumortyp, Lokalisation und dem TNM-Stadium andererseits: es wurden z.B. die fortgeschrittenen Tumorstadien T_3 und T_4 beim Carcinom vom diffusen Typ seltener bei Kranken der Blutgruppe 0 als bei Kranken der Blutgruppe A beobachtet. Zu vermuten wäre das Vorhandensein (oder Fehlen) von protektiven (immunologischen?) Faktoren bei manchen Geschlechts- und Blutgruppenkonstellationen.

Die abweichende Verteilung des Hydroxylierer-Phänotyps bei Krebskranken (verglichen mit Gesundenpopulationen) wurde bei einigen Carcinomen beschrieben (Literaturübersicht bei 1, 2) und könnte zumindest z.T. die biochemische Erklärung für die unterschiedliche Gefährdung für die Carcinomerkrankung, für die familiäre und ethnische Anhäufung u.a. liefern. Es wird vermutet, daß der genetisch bedingte Enzympolymorphismus (Isoenzym-Defizienz u.a.) eine entscheidende Rolle in der chemischen Carcinogenese spielen: bei einer Anhäufung des langsamen Hydroxylierers bei Krebskranken wäre die mangelhafte Elimination von carcinogenen Substanzen anzunehmen. Umgekehrt bei einer Anhäufung des schnellen-Hydroxylierers unter den Carcinomkranken spiele vermutlich die rasche Überführung von Procarcinogenen in die carcinogen wirksame Form eine entscheidende Rolle.

Zusammenfassung

Die Verteilung der ABO Blutgruppen, des Geschlechtes und des Hydroxylierer-Phänotypes bei Patienten mit Magenkrebs ist von dem nach LAUREN klassifizierten histologischen Typ dieses Carcinoms abhängig. Das Carcinom vom intestinalen Typ zeigt eine deutliche Androtrophie, eine Anhäufung der Blutgruppe 0 und eine Isoenzym-Defizienz im Cytochrom P-450-System. Das Carcinom vom diffusen Typ zeigt eine Anhäufung der Blutgruppe A, ein geringes Überwiegen des weiblichen Geschlechtes und keine signifikante Abweichung der Verteilung des Hydroxylierer-Status.

Summary

The distribution of the ABO blood groups, sex and hydroxylator status among patients with gastric cancer depends on the histological type of carcinoma, classified according to the system of Lauren. Intestinal-type cancer shows clear androtropism, occurs most often in patients with blood group 0, and is associated with an isoenzyme deficiency in the cytochrome P450 system. The diffuse-type carcinoma occurs most often in patients with blood group A and has a moderate preference for female patients; there is no significant effect of hydroxylator status on the distribution.

Literatur

1. Idle JR, Ritchie JC (1983) Probing genetically variable carcinogen metabolism using drugs. In: Harris CC, Autrup HN (eds) Human Carcinogenesis. Academic Press, New York
2. Korge M (1985) Die Häufigkeit einer erblichen Isoenzym-Defizienz im Cytochrom-P-450-System bei Patienten mit Magencarcinom. Dissertation, Medizinische Fachbereiche, Freie Universität Berlin
3. Roots I (1982) Genetische Ursachen für die Variabilität der Wirkungen und Nebenwirkungen von Arzneimitteln. Internist 23: 601
4. Thia-Dippner HE (1987) Geschlecht und ABO-Blutgruppen als disponierende genetische Faktoren für den intestinalen und diffusen Typ des Magenkarzinoms. Dissertation, Medizinische Fachbereiche, Freie Universität Berlin

Priv.Doz. Th. Karavias, Chirurgische Klinik, Klinikum Steglitz, D-1000 Berlin 45

2. Nachweis von Mikrometastasen im Knochenmark beim Magencarcinom mit monoklonalem Antikörper CK 2

Detection of Micrometastases in Bone Marrow of Patients with Gastric Cancer Using Monoclonal Antibody CK 2

F. Strobel[1], G. Schlimok[2], J. Witte[1] und G. Riethmüller[3]

[1]Klinik für Allgemein- und Abdominalchirurgie, Zentralklinikum Augsburg
[2]II. Medizinische Klinik, Zentralklinikum Augsburg
[3]Institut für Immunologie, Universität München

Einleitung

Trotz stadien- und histologiegerechter Operationsverfahren liegt beim Magencarcinom mit magennahen Lymphknotenmetastasen (pT_{1-2} N_1 M_0) die Fünfjahres-Überlebensrate nur bei etwa 40 Prozent, neben peritonealen Metastasen führen vor allem Fernmetastasen zum Tod. Man muß daher annehmen, daß zum Zeitpunkt der Erstbehandlung häufig bereits eine hämatogene Tumorzellaussaat stattgefunden hat. Diese Fernmetastasen können aber mit den bisherigen Untersuchungsverfahren nicht erfaßt werden, da Sonographie, Röntgenaufnahmen, Computertomographie und Skelettszintigraphie Metastasen erst ab einer Größe von 1 Kubikzentimeter (entspricht 10^9 Zellen) erkennen lassen.

Fortschritte sind nur durch mikroskopische Verfahren zu erwarten. Seit Einführung von immuncytologischen Verfahren können beim Mammacarcinom zum Zeitpunkt der Primäroperation in $\leq$ 28% der Patienten Tumorzellen im Knochenmark nachgewiesen werden (1, 5). Es sollte daher durch Untersuchung von Knochenmark bei Magencarcinompatienten mit immuncytologischer Technik unter Verwendung des monoklonalen Antikörpers (MAK) CK 2 überprüft werden, ob zum Zeitpunkt der Primäroperation Tumorzellen existieren und welche Beziehungen zum Tumorstadium und dem histologischen Typ nach LAUREN bestehen.

Methodik

Krankengut

Vom 1. Juli 1984 bis zum 1. August 1987 wurde bei 67 Patienten mit Magencarcinom größtenteils intraoperativ Knochenmark durch

Chirurgisches Forum '88
f. experim. u. klinische Forschung
Hrsg.: K.H. Schriefers et al.

Punktion des Brustbeins oder des hinteren Beckenkamms aspiriert und immuncytologisch untersucht. Als Negativkontrolle wurde Knochenmark bei 69 Patienten *ohne* epitheliale Tumoren untersucht. Zum Vergleich wurde bei 35 Patienten gleichzeitig eine Knochenmarksbiopsie mit der Jamshidi-Nadel vorgenommen und die Knochenstanze konventionell histologisch untersucht.

Immuncytologische Untersuchung

Nach Dichtegradientenzentrifugation über Ficoll-Trennlösung wurden Cytozentrifugenpräparate hergestellt. Zur immuncytochemischen Markierung wurde der monoklonale Antikörper CK 2 (Anti-Cytokeratin Nr. 18) verwendet. Der MAK CK 2 gegen die Cytokeratinkomponente 18 in epithelialen Zellen markiert zuverlässig einschichtige epitheliale Gewebe und davon ausgehende Carcinome (2). Die weitere Markierung und Färbung erfolgte mit der APAAP-Technik (4).

Knochenstanzzylinder

Die mit der Jamshidi-Nadel gewonnenen Stanzzylinder wurden nach der Fixierung und Entkalkung konventionell histologisch untersucht. (Pathologisches Institut der Universität München; Direktor: Prof. Dr. M. Eder)

Klinische Daten

Das Tumorstadium (pTNM) und die histologische Typisierung nach LAUREN wurden den postoperativen Histologiebefunden entnommen.

Statistik

Die statistische Prüfung der Untersuchungsergebnisse auf Signifikanz erfolgte mit der χ^2-Vierfeldertafel oder mit dem Test von Fisher auf Unabhängigkeit.

Ergebnisse

Die Ergebnisse der immuncytologischen Untersuchungen mit dem MAK CK 2 sind in Tabelle 1 dargestellt.

35 Jamshidi-Biopsien von mehr als 10 Millimeter Länge und 3 Millimeter Durchmesser wurden konventionell histologisch untersucht, 28 konnten mit den immuncytologischen Ergebnissen verglichen werden. Nur bei einem ausgedehnt metastasierenden Magencarcinom wurde ein positiver histologischer Befund erhoben, obwohl sich unter den 35 Patienten mit auswertbaren Knochenbiopsien 10 mit klinisch faßbaren Fernmetastasen befanden. Mit dem MAK CK 2 wurden bei 5 dieser Patienten Mikrometastasen nachgewiesen, 3 waren negativ, 2 wurden nicht untersucht. Insgesamt wurden bei den vergleichbaren 28 Knochenmarksuntersuchungen mit dem MAK CK 2 in 13 Aspiraten CK 2-positive Zellen gefunden.

Tabelle 1. Ergebnisse der immuncytologischen Untersuchungen von Knochenmark mit MAK CK 2 und Korrelationen zu den klinischen Daten

	CK 2-positiv	(%)	
Negativkontrollen	0/69	(0)	
Magencarcinompatienten	22/67	(33)	
intestinale/diffuse Typen			
M_0	11/41	(27)	
M_1	9/21	(43)	
M_0-Stadien			
N_0	1/22	(5)	$p < 0,002$
N_+	10/19	(53)	(N_0/N_+)
AJC (1977) klinische Stadien			
I und II	1/16	(6)	
III	3/ 9	(33)	$p < 0,01$
IV	16/37	(43)	(für I und II/ III und IV)
LAUREN-Typen			
intestinal	9/38	(24)	
diffus	11/24	(46)	$p < 0,05$ (intestinal/
Mischtyp	2/ 5		diffus)

Diskussion

Als Mikrometastase werden hier Einzelzellen oder kleine Zellverbände bezeichnet, die im Knochenmark mit dem MAK CK 2 nachzuweisen sind. Die Nachweisrate dieser Mikrometastasen bei Magencarcinomen liegt mit 33 Prozent sehr hoch, da Knochenmetastasen beim Magencarcinom klinisch kaum relevant werden; allerdings sprechen auch Sektionsbefunde für eine hohe Knochenmetastasierungsrate (3).

Auffällig ist der wesentlich häufigere Nachweis von Mikrometastasen, wenn Lymphknotenmetastasen im Stadium M_0 vorhanden sind: die N_0-Stadien zeigen in 5, die N_+-Stadien in 53% Mikrometastasen. Dies deutet sich auch in den klinischen Stadien der AJC an: während in den Frühstadien nur 6% Mikrometastasen haben, sind es im Stadium III 33%, im Stadium IV 43%. Diese Befunde stimmen gut überein mit der Erkenntnis, daß dem Lymphknotenbefall *die* entscheidende prognostische Bedeutung zukommt. Eine frühe Fernmetastasierung gleichzeitig mit dem Lymphknotenbefall könnte dies erklären.

Das biologisch ungünstigere Verhalten der diffusen Magencarcinome zeigte sich auch in unserer Studie: beim diffusen Typ wurden mit

46% doppelt so häufig Mikrometastasen gefunden wie beim intestinalen Typ, obwohl die Verteilung der Carcinome nach der pTNM-Klassifikation in beiden Gruppen vergleichbar war.

Ein Vergleich der Ergebnisse zeigt, daß die konventionelle histologische Untersuchung von Knochenmarksbiopsien zur Metastasensuche beim Magencarcinom wenig geeignet ist; die Untersuchung von Knochenmarksaspiraten mit dem MAK CK 2 erwies sich als sensibler für den Nachweis von Mikrometastasen.

Ob die mit dem MAK CK 2 nachgewiesenen epithelialen Zellen im Knochenmark sich in einer Ruhepause befinden oder proliferieren und zu manifesten Metastasen werden können, muß durch klinische Langzeitkontrollen und durch weitere Untersuchungen überprüft werden.

Sollte sich die prognostische Bedeutung der mit dem MAK CK 2 nachgewiesenen Mikrometastasen durch die Nachbeobachtung bestätigen, könnten mit dieser Untersuchung an einfach zu gewinnenden Knochenmarksaspiraten Risikogruppen neu definiert werden, die nach kurativ erscheinender Carcinomresektion einer Zusatzbehandlung zugeführt werden müßten.

Zusammenfassung

Mit dem monoklonalen Antikörper CK 2 lassen sich zuverlässig einschichtige epitheliale Gewebe und davon ausgehende Carcinome markieren, der Nachweis von epithelialen Tumorzellen im Knochenmark ("Mikrometastasen") ist damit möglich. Bei 67 Patienten mit Magencarcinom wurden Knochenmarksaspirate untersucht: 22 (= 33%) zeigten Mikrometastasen. Im M_0-Stadium zeigten 11 von 41 (= 27%) Mikrometastasen, im M_1-Stadium 9 von 21 (= 43%). Bei den N_0-Stadien (M_0) waren signifikant seltener Mikrometastasen nachzuweisen als in den N_+-Stadien (N_0: 1 von 22; N_+: 10 von 19). Beim intestinalen Typ nach LAUREN (9/38) fanden sich signifikant seltener Mikrometastasen als beim diffusen Typ (11/24). Die Ergebnisse legen eine frühe Fernmetastasierung beim Magencarcinom nahe, besonders beim diffusen Typ. Der Nachweis von Mikrometastasen könnte nützlich sein zur Definition von Risikogruppen, die nach kurativer Resektion einer adjuvanten Therapie zugeführt werden müßten.

Summary

The monoclonal antibody (MAB) CK 2 reliably stains simple epithelia and carcinomas derived from these tissues; thus, it is possible to detect epithelial tumor cells in bone marrow (micrometastases) using this MAB. In 67 patients with gastric cancer, bone marrow aspirates had been investigated: 22 (= 33%) showed micrometastases. Of the 41 patients with disease of stage M_0, 11 (= 27%) had micrometastases; nine of the 21 patients with stage M_1 disease (43%) had micrometastases. For stage N_0 or M_0 disease, one of 22 patients demonstrated micrometastases compared with 10 of 19 for N_+ M_0 ($p < 0.002$). Micrometastases occurred significantly less often with intestinal-type carcinoma

(9/38) than with diffuse type (11/24). The results suggest that, in gastric cancer distant metastases occur much earlier than had previously been thought, especially in the diffuse type.

The immunocytochemical detection of micrometastases in bone marrow could be useful in determining high-risk patients, who should receive adjuvant therapy after curative resection.

Literatur

1. Redding WH, Coombes RC, Monaghan P, Chink HM, Imrie SF, Dearnaley DP, Ormerod MG, Sloane JP, Gazet JC, Powles TJ, Neville AM (1983) Detection of micrometastases in patients with primary breast cancer. Lancet II:1271-1274
2. Debus E, Weber K, Osborn M (1982) Monoclonal cytokeratin antibodies that distinguish simple from stratified squamous epithelia: characterization on human tissues. EMBO 12:1641-1647
3. Eder M (1985) Die Metastasierung: Fakten und Probleme aus humanpathologischer Sicht. In: Hübner K (Hrsg) Metastasen. Gustav Fischer, Stuttgart New York, S 1-11
4. Cordell JL, Falini B, Erber WN, Ghosh AK, Abdulaziz Z, MacDonald S, Pulford KAF, Stein H, Mason DY (1984) Immunoenzymatic labeling of monoclonal antibodies using immune complexes of alkaline phosphatase and monoclonal anti-alkaline phosphatase (APAAP Complexes). J Histochem Cytochem 32:219-229
5. Schlimok G, Funke I, Holzmann B, Göttlinger G, Schmidt G, Häuser H, Swierkot S, Warnecke HH, Schneider B, Koprowski H, Riethmüller G (1987) Micrometastatic cancer cells in bone marrow: In vitro detection with anti-cytokeratin and in vivo labeling with anti-17-1A monoclonal antibodies. Proc Natl Acad Sci USA 84:8672-8676

Dr. F. Strobel, Klinik für Allgemein- und Abdominalchirurgie, Zentralklinikum, D-8900 Augsburg

3. Frühpostoperative Therapiekontrolle beim Pankreascarcinom durch perioperative Bestimmung von CA 19-9

Perioperative Determination of CA 19-9 for Early Postoperative Therapy Control in Pancreatic Carcinoma

R. Roscher, H.-P. Dopfer und F. Safi

Klinik für Allgemeine Chirurgie (Direktor: Prof. Dr. H.G. Beger) der Universität Ulm

Der Ca 19-9-Wert im Serum reflektiert quantitativ das Pankreascarcinomgewebe im Körper (1). Bei Entfernung des gesamten Tumorgewebes ist demnach eine rasche Normalisierung des Markers im Serum zu erwarten.

Zur Evaluierung der Möglichkeiten einer subtilen und raschen Therapiekontrolle wurden bei Patienten mit Pankreascarcinom im Rahmen einer prospektiven kontrollierten Studie die Ca 19-9 Serumspiegel perioperativ während des stationären Aufenthaltes bestimmt.

Methodik

In die Studie einbezogen wurden 120 Patienten mit Pankreascarcinom. Bei 36 Patienten wurde der Tumor operativ entfernt (totale oder partielle Duodenopankreatektomie oder Linksresektion). Bei 85 Patienten wurde palliativ operiert (biliodigestive Anastomose, allein oder in Verbindung mit Gastroenterostomie) oder probelaparotomiert.

Intraoperativ wurde die Diagnose durch Probeexcision histologisch gesichert und ein Lymphknotenstaging vorgenommen. Die Tumorklassifikation und Stadiengruppierung wurde nach UICC 1987 vorgenommen.

Der Ca 19-9 Serumspiegel wurde präoperativ und am 1., 3., 6., 9. und 12. postoperativen Tag radioimmunologisch gemessen (Centocor-Kit, Normwert < 37 U/ml).

Chirurgisches Forum '88
f. experim. u. klinische Forschung
Hrsg.: K.H. Schriefers et al.

Tabelle 1. Prä- und postoperative Medianwerte (und Spannweite) des Ca 19-9 Serumspiegels in U/ml bei 120 Patienten und Pankreascarcinom

	Zeitpunkt	präop.	1.	6.	12. Tag postop.
Resektionstherapie	Stadium I (n=6)	146 (17-4780)	95 (15-246)	32 (15-310)	33 (13-248)
	Stadium II (n=0)				
	Stadium III (n=24)	279 (7-1232)	160 (14-1132)	152 (14-1368)	165 (7-1183)
	Stadium IV (n=6)	476 (120-28900)	244 (122-12900)	5000 (590-24000)	2900 (159-24000)
Palliative Therapie, Probelaparotomie	(n=84)	450 (7-37600)	562 (8-24000)	489 (8-23000)	600 (27-19100)

Ergebnisse (Tabelle 1)

Bei kurativ operierten Patienten des TNM-Stadiums I sank der präoperativ pathologische Ca 19-9 Serumspiegel im Median schon nach einer Woche auf Normalwerte ab.

Kein Patient in unserem Kollektiv konnte in das Stadium II eingruppiert werden.

Nicht nur bei den Patienten mit belassenem Tumor (Palliativeingriffe und Probelaparotomie), sondern auch bei den palliativ resezierten Patienten des Stadium IV und sogar bei den Patienten mit Stadium III (mit Tumorresektion und Dissektion regionär befallener Lymphknoten) blieb der Tumormarker postoperativ im Medianwert hochpathologisch erhöht.

Entsprechend dem perioperativen Ca 19-9 Verlauf und der Tumorausbreitung betrug die mediane Überlebenszeit bei den Patienten mit Probelaparotomie 2,7 Monate, bei den Patienten mit palliativen Bypassoperationen 6 Monate, bei den palliativ resezierten Patienten im Stadium IV 6 Monate, bei den resezierten Patienten im Stadium III ebenfalls 6 Monate und bei den resezierten Patienten im Stadium I 28 Monate.

Diskussion

Das postoperative Verhalten der Ca 19-9 Serumspiegel ist vor allem bei den Patienten im Tumorstadium III (alle T, N_1, M_0), die noch mit kurativer Intention reseziert wurden, bemerkenswert. Trotz Entfernung des tumortragenden Organs und Lymphknotendissektion blieb der Tumormarker auch postoperativ hochpathologisch erhöht. Dies ist ein weiterer Hinweis darauf, daß bei der Operation des Pankreascarcinoms eine Lymphknotendissektion frustran ist und bei einmal erfolgter Absiedlung durch den allseitigen Lymphabstrom immer quantitativ Tumorzellen im Körper verbleiben.

Ergänzend zur makroskopischen und histologischen Einschätzung der Tumorausbreitung und zum Lymphknotenstaging bietet also das Ca 19-9 Monitoring eine rasche und sichere Möglichkeit der Therapiekontrolle des Pankreascarcinoms. Die vorliegenden Untersuchungen zeigen, daß nach Resektion die frühpostoperativen Ca 19-9 Bestimmungen noch während des stationären Aufenthaltes Aufschluß über Radikalität und Prognose der Operation geben können. Darüberhinaus kann aus ihnen auch die Notwendigkeit einer sofortigen adjuvanten Therapie abgeleitet werden.

Nicht anwendbar ist diese Möglichkeit der Therapiekontrolle bei den 5-10% Lewis-negativen Patienten, die Ca 19-9 nicht bilden können und bei den Patienten, bei denen die Tumorzellen kein Ca 19-9 exprimieren.

Zusammenfassung

Bei 120 Patienten mit Pankreascarcinom wurde der Ca 19-9 Serumspiegel prä- und frühpostoperativ bestimmt. Bei resezierten Patienten im Tumorstadium I sanken erhöhte Ca 19-9 Werte schon nach einer Woche auf Normalwerte ab.

Dagegen blieb der Marker nicht nur bei Palliativeingriffen und Probelaparotomie mit belassenem Tumor, sondern auch nach Resektionstherapie bei Patienten im Tumorstadium III und IV hochpathologisch erhöht. Das postoperative Ca 19-9 Monitoring ermöglicht damit beim Pankreascarcinom eine schnelle Therapiekontrolle.

Summary

Ca 19-9 was determined pre- and postoperatively in 120 patients with pancreatic carcinoma. In patients with stage I disease Ca 19-9 levels normalized within the 1st postoperative week. In contrast the marker remained elevated not only in patients who had received palliative procedures and explorative laparotomies but also after resection therapy in stage III and IV disease. Perioperative Ca 19-9 monitoring provides a possibility for early therapy control after pancreatic carcinoma resection.

Literatur

1. Safi F, Roscher R, Baczako K, Beger HG (1987) Correlation between Ca 19-9 concentration in the serum and tissue (Immunoperoxidase assay) in pancreatic cancer and chronic pancreatitis. In: Greten H, Klapdor R (eds) New tumorassociated antigens. Thieme, Stuttgart

Priv.Doz. Dr. R. Roscher, Klinik für Allgemeine Chirurgie der Universität Ulm, Steinhövelstraße 9, D-7900 Ulm

4. Biologische und klinische Relevanz von Tumormarkeruntersuchungen in colorectalen Carcinomgeweben

Biological and Clinical Relevance of Tumor Marker Measurements in Colorectal Cancer Tissues

A. Quentmeier[1], P. Möller[2], V. Schwarz[1] und P. Schlag[1]

[1]Chirurgische Universitätsklinik Heidelberg, Abt. 2.1.1 (Ärztlicher Direktor: Prof. Dr. Ch. Herfarth)
[2]Institut für Pathologie der Universität Heidelberg (Ärztlicher Direktor: Prof. Dr. H.F. Otto)

Zielsetzung

Die Nachweisbarkeit von Tumormarkern im Serum wird von verschiedenen Faktoren, wie Markerproduktion durch die Tumorzellen, Markerfreisetzung aus dem Tumor in die Körperflüssigkeiten, Konstanz der Markerproduktion im Primär- und Rezidivtumorgewebe, Tumorvolumen und Markerabbau beeinflußt. In einer vorangehenden Untersuchung konnte durch Messungen des Markergehaltes in Cytosolen von colorectalen Geweben nachgewiesen werden, daß die Marker CEA und Ca 19-9 vom Carcinomgewebe in signifikant größerer Menge (CEA $p < 0{,}0001$, Ca 19-9 $p = 0{,}011$) produziert werden, als von der normalen Schleimhaut (1). Die weiterführende Untersuchung sollte nun klären, ob der cytosolische Markergehalt im Carcinomgewebe mit der Markerkonzentration im Serum korreliert, und ob eine identische Markerproduktion in Primär- und Sekundärtumorgewebe zu finden ist.

Material und Methodik

Bei 111 Patienten mit primärem colorectalem Carcinom (Stadium I - IV, TNM-Klassifikation) wurde der cytosolische Gehalt der Tumormarker CEA und Ca 19-9 im Carcinomgewebe bestimmt. Bei 111 Patienten konnten die präoperativen CEA-Serumwerte und bei 107 Patienten die präoperativen Ca 19-9 Serumwerte mit den entsprechenden cytosolischen Markerwerten im Primärtumorgewebe in Korrelation gesetzt werden. Als Grenzwerte zwischen normalem und erhöhtem Markergehalt wurden für die Serumbestimmungen 5 ng CEA/ml Serum bzw. 37 U Ca 19-9/ml und für die Markerbestimmungen im Cytosol 31 µg CEA/g Feuchtgewebe bzw. 840 U Ca 19-9/g festgesetzt. Hinsichtlich der Technik der Cytosolpräparation und der

Chirurgisches Forum '88
f. experim. u. klinische Forschung
Hrsg.: K.H. Schriefers et al.

Tumormarkerbestimmungen im Cytosol und Serum sowie der Festlegung der Normwerte wird auf vorausgehende Publikationen verwiesen (1, 2).

Um die Variabilität der Markerproduktion zwischen Primärtumor und Sekundärtumor zu untersuchen, wurde der cytosolische Gehalt der Marker CEA, Ca 19-9 und Ca 12-5 zum einen in verschiedenen Anteilen (n=4) eines Primärtumors (n=3) und zum anderen bei 12 Patienten im Primär- und Sekundärtumorgewebe mit bekannter Technik (1) bestimmt.

Ergebnisse

Die in Tabelle 1 zusammengefaßten Ergebnisse zeigen, daß eine Assoziation von erhöhten CEA-Spiegeln im Tumorgewebe mit erhöhten CEA-Serumwerten besteht. Diese Assoziation ist entsprechend der statistischen Analyse (Zusammenfassung der Odds Ratios der vier Untergruppen nach MANTEL und HAENSZEL (3)) mit p Chi^2 = 0,008 signifikant. Die Signifikanz dieser Beobachtung nahm allerdings mit steigendem Tumorstadium ab. Das deutet auf die zunehmende Bedeutung der Tumormasse und die abnehmende Bedeutung des Markergehaltes im Tumorgewebe für das Serummarkerverhalten bei fortgeschritteneren Tumorstadien hin. Andererseits waren bei einigen Patienten trotz hoher CEA-Konzentration im Tumorgewebe und grossem Tumorvolumen keine erhöhten CEA-Serumspiegel nachweisbar. Bei diesen Patienten konnte offensichtlich der vom Tumorgewebe reichlich produzierte Marker nicht aus den Zellen ausgeschleust und in die Körperflüssigkeiten abgegeben werden ("non-secretor").

Tabelle 1. Korrelation zwischen dem CEA-Gehalt im Carcinomgewebe (CEA G) und der CEA-Serumkonzentration (CEA S) bei 111 Patienten (Kreuztabelle ausgeschlüsselt nach Tumorstadium/TNM-Klassifikation)

		CEA G neg.	CEA G pos.
Stadium I	CEA S neg.	6	10
	CEA S pos.	0	4
Stadium II	CEA S neg.	7	16
	CEA S pos.	0	9
Stadium III	CEA S neg.	5	11
	CEA S pos.	2	9
Stadium IV	CEA S neg.	2	3
	CEA S pos.	6	21
Odds Ratio n. Mantel u. Haenszel = 4,5; p Chi^2 = 0,008			

CEA G positiv $\geq$ 31,0 µg/g Feuchtgewebe
CEA S positiv $\geq$ 5,0 ng/ml Serum

Auch für das Ca 19-9 ließ sich in der Tendenz eine Abhängigkeit zwischen der Markerkonzentration im Tumor und der Markerkonzentration im Serum nachweisen (Tabelle 2). Bei der statistischen Analyse erwies sich diese Assoziation aber nicht als signifikant (p Chi^2 = 0,07). Die Daten zeigen, daß für die serologische Nachweisbarkeit des Ca 19-9 die Faktoren Tumorvolumen und Markersekretion noch bedeutsamer sind als für das CEA.

Tabelle 2. Korrelation zwischen dem Ca 19-9 Gehalt im Carcinomgewebe (Ca 19-9 G) und der Ca 19-9 Serumkonzentration (Ca 19-9 S) bei 107 Patienten (Kreuztabelle aufgeschlüsselt nach Tumorstadium/TNM-Klassifikation)

		Ca 19-9 G neg.	Ca 19-9 G pos.
Stadium I			
	Ca 19-9 S neg.	12	6
	Ca 19-9 S pos.	0	1
Stadium II			
	Ca 19-9 S neg.	16	11
	Ca 19-9 S pos.	1	3
Stadium III			
	Ca 19-9 S neg.	5	14
	Ca 19-9 S pos.	1	7
Stadium IV			
	Ca 19-9 S neg.	5	9
	Ca 19-9 S pos.	5	11

Odds Ratio n. Mantel u. Haenszel = 2,2; p Chi^2 = 0,07

Ca 19-9 G positiv $\geq$ 840 U/g Feuchtgewebe
Ca 19-9 S positiv $\geq$ 37 U/ml Serum

Innerhalb verschiedener Primärtumoren wurde nur eine relativ geringe Varianz der cytosolischen Werte der Tumormarker CEA, Ca 19-9 und Ca 12-5 gemessen. Die Differenz der Werte zwischen dem niedrigsten und dem höchsten Einzelwert eines Markers wurde als Multiplikator M errechnet (Abb. 1); innerhalb verschiedener Primärtumoren ergaben sich Multiplikatoren bis maximal M = 3,4. Demgegenüber differierten die cytosolischen Markerwerte zwischen Primär- und Sekundärtumorgewebe bei der Mehrzahl der untersuchten Patienten (8 von 12) erheblich stärker; hier wurden Multiplikatoren nahezu bis M = 100 beobachtet. Bemerkenswert ist, daß die Veränderung des cytosolischen Markergehaltes zwischen Primär- und Sekundärtumor sowohl im Sinne des Markergewinnes als auch des Markerverlustes abspielen kann und daß diese Entwicklung bei einem individuellen Patienten für zwei verschiedene Marker durchaus divergierend verlaufen kann.

Zusammenfassung

Die Untersuchungsergebnisse zeigen, daß beim colorectalen Carcinom die Markerproduktion durch das Tumorgewebe die zentrale Vor-

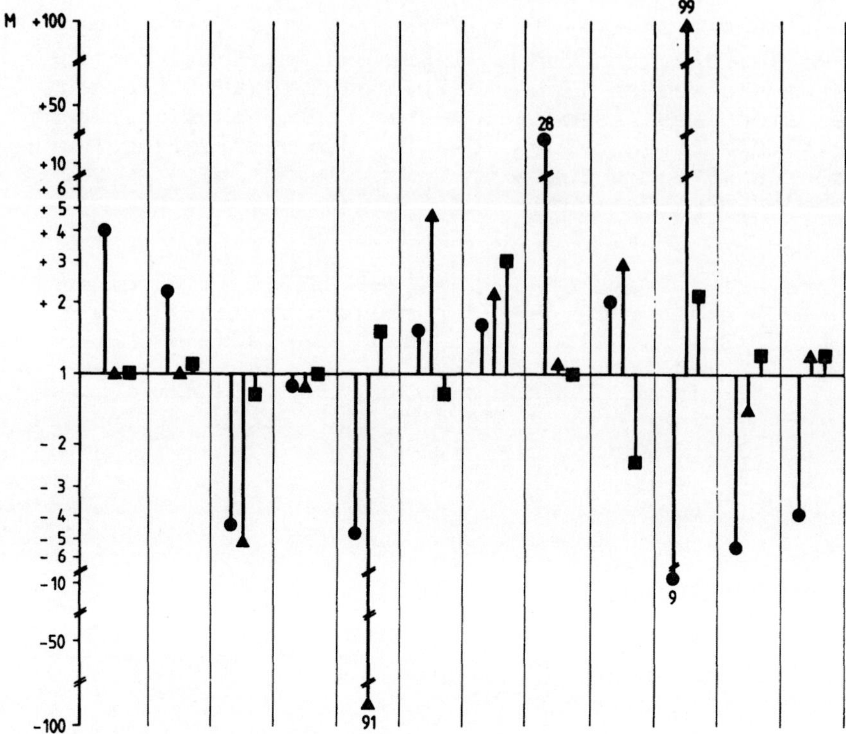

Abb. 1. Multiplikator M als Maß der Dissoziation des Tumormarkergehaltes zwischen Primär- und Sekundärtumor (CEA ●, Ca 19-9 ▲, Ca 12-5 ■)

aussetzung für die Serodiagnostik mit den Tumormarkern CEA und Ca 19-9 darstellt. Weitere Faktoren, wie Freisetzung des Markers aus dem Tumor ("non-secretors"), Inkonstanz der Markerproduktion in Primär- und Sekundärtumor (klonales Wachstum der Metastasen) und Tumorvolumen, lassen aber trotz Kenntnis des cytosolischen Markergehaltes eines Tumors für den individuellen Fall keine sichere Vorhersage auf das Serumverhalten der Marker CEA und Ca 19-9 zu.

Summary

Marker production by the tumoral tissue is the most important precondition for serodiagnostics with CEA and Ca 19-9 in colorectal cancer. In some cases other factors, such as nonrelease of the marker from the tumor cells ("non-secretors"), inconsistency between production of marker from primary and from secondary tumors (clonal growth of metastasis), and tumor volume may take precedence over marker production. Therefore, knowledge of the marker concentration in the primary tumor does not permit prediction of the behavior of CEA and Ca 19-9 in the serum of any individual patient.

Literatur

1. Quentmeier A, Möller P, Schwarz V, Abel U, Schlag P (1987) Carcinoembryonic antigen, Ca 19-9, and Ca 12-5 in normal and carcinomatous human colorectal tissue. Cancer 60:2261-2266
2. Quentmeier A, Schlag P, Geisen HP, Schmidt-Gayk H (1986) Ca 12-5 beim Magen- und Kolon-Rektum-Krebs: Ein Vergleich mit den Tumormarkern CEA und CA 19-9. Med Klin 81:199-201
3. Fleiss JL (1966) Statistical methods for rates and proportions. Wiley, New York

Dr. A. Quentmeier, Chirurgische Universitätsklinik Heidelberg, Im Neuenheimer Feld 110, D-6900 Heidelberg

5. Der Einfluß von Pentagastrin und Proglumid auf das Wachstum humaner colorectaler Carcinome

Influence of Pentagastrin and Proglumide on Human Colorectal Carcinoma

S. Eggstein und A. Imdahl

Chirurgische Universitätsklinik Freiburg, Abt. Allgemeine Chirurgie mit Poliklinik (Direktor: Prof. Dr. E.H. Farthmann)

Einleitung

Der trophische Einfluß von Gastrin auf die Schleimhaut des Dickdarms ist bekannt, nicht gesichert ist aber seine wachstumsproliferierende Wirkung auf Coloncarcinome. Im Tierversuch fördert Pentagastrin (PG) das Wachstum carcinogen induzierter Dickdarmcarcinome (1). Widersprüchliche Ergebnisse liegen über die Gastrinsensibilität humaner Coloncarcinome in der Zellkultur und nach Transplantation auf die Nacktmaus vor (2-4). Die Wirkung des Gastrinreceptorantagonisten Proglumid (Prgl) auf menschliche Dickdarmcarcinome wurde bisher nicht untersucht. In dieser Arbeit wurde der Einfluß von PG und Prgl auf das Wachstum humaner Coloncarcinome in der Zellkultur und im Nacktmausmodell untersucht.

Material und Methode

1. Zellkultur: Zwei Zellinien humaner Coloncarcinome (LoVo und SW 403) wurden untersucht. Nach Inkubation (37°C, 95% O_2, 5% CO_2) mit 1 µg, 10 µg/ml PG (Gastrodiagnost, Fa. Merck), 8 µg und 80 µg/ml Prgl (Milid, Fa. Opfermann) wurde die Zellzahl, der DNA-Gehalt und der H3-Thymidineinbau (Fa. Amersham-Buchler) (1 µCi/ml, 37°C, 1h) nach zwei und acht Tagen bestimmt. PG und Prgl wurden entweder nur zu Beginn oder bei jedem Mediumwechsel (48h, Dulbecco, RPMI, mit 10% FCS, Fa. GIBCO) neu zugesetzt. Nach Trypsinierung (0,03%, 37°C, 0,5h in Hanks EDTA, Fa. GIBCO) und Bestimmung der Zellzahl (Neubauer-Zählkammer) wurden pro Versuch und Gruppe 16 Kulturen angesetzt ($4x10^4$/ml Zellen). Alle Versuche wurden dreimal durchgeführt. Die DNA Bestimmung erfolgte mit der Diphenylamin Methode nach Burton. Der Thymidineinbau wurde nach Zellharvesting (Fa. Flow.Lab) im beta-Counter bestimmt. Die Vitalitätsprüfung erfolgte durch Trypanblauausschluß, die Tumorð-

Chirurgisches Forum '88
f. experim. u. klinische Forschung
Hrsg.: K.H. Schriefers et al.

genität wurde durch Injektion der Zellen in die Nacktmaus (10^5/ml s.c.) überprüft. Die statistische Auswertung erfolgte mit der Varianzanalyse.

2. Nacktmausmodell: Zwei mäßig differenzierte humane Adenocarcinome des Colon descendens wurden je 40 weiblichen Nacktmäusen (9 Wochen alt) subcutan transplantiert. Nach sicherem Angehen (14 Tage) wurden drei bzw. vier Versuchsgruppen gebildet: Kontrollgruppe (0,9% NaCl), PG (375 µg/kg/d), PG (130 µg/kg/d) und Prgl (200 mg/kg/d). Über vier Wochen erhielten die Tiere alle 12 h die halbe Dosis i.p. Als Maß für das Tumorwachstum wurde wöchentlich der Längen- und Breitendurchmesser der Tumoren mit einer Schieblehre ermittelt. Nach Therapieende wurden Tumorgewicht, Protein- (Lowry), und DNA-Gehalt bestimmt. Zur statistischen Auswertung wurde der zweiseitige Student-t-Test angewendet.

Ergebnisse

1. Zellkultur: Die Zellproliferation wurde durch PG beschleunigt (Abb. 1): Nach zwei Tagen nahm die Zahl der Zellen mit PG um 70% gegenüber der Kontrollgruppe zu: Die mit PG stimulierten Zellen hatten sich nach zwei Tagen verzwölffacht, die der Kontrollgruppe versiebenfacht. Eine Differenz zwischen beiden PG Gruppen ließ sich zu diesem Zeitpunkt nicht zeigen. Nach acht Tagen Inkubation bei einmaligem PG-Zusatz wurde nur bei der höheren Dosis eine signifikante Zellzunahme registriert. Andererseits zeigten beide PG-Gruppen nach wiederholtem Zusatz auch nach 8 Tagen eine deutliche Proliferation (19fach bzw. 23fach gegenüber 15fach der Kontrolle). Prgl wirkte in der Dosis von 80 µg/ml zelltoxisch, die geringere Dosis führte zu einer signifikanten Hemmung des Zellwachstums bei erhaltener Vitalität der Zellen. Die H3-Thymidineinbaurate war in den PG Gruppen nach 3 Tagen Inkubation verfünffacht, in der Prgl Gruppe um die Hälfte gegenüber der Kontrollgruppe reduziert.

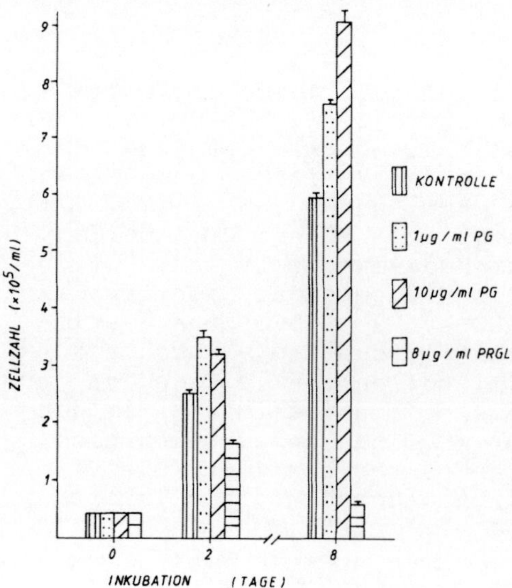

Abb. 1. Zellwachstum nach permanenter PG/Prgl Inkubation. $4x10^4$ Zellen/ml ausgesät. Mittelwerte ± Standardfehler

2. Nacktmausmodell: Die niedrigere PG Dosis (130 µg/kg/d), die nur im zweiten Versuch injiziert wurde, führte zu einer signifikanten Steigerung des Tumorwachstums (Vergrößerung um 700% gegenüber 500% der Kontrolle) (Abb. 2). Die höhere PG Dosis und die Prgl Therapie hatten keinen Einfluß auf das Tumorwachstum. Der Serumgastrinspiegel der mit Prgl behandelten Tiere stieg signifikant an (80 ng/l gegenüber 15 ng/l der Kontrolle).

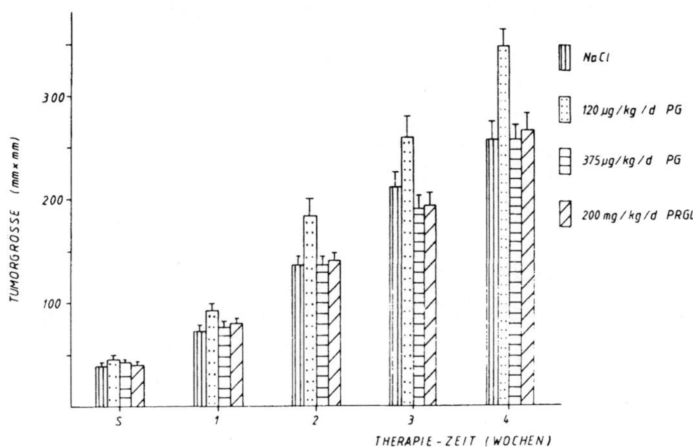

Abb. 2. Tumorwachstum in der Nacktmaus unter PG/Prgl Therapie. Mittelwerte ± Standardfehler

Diskussion

In vitro rüft PG schon in geringer Konzentration eine deutliche Stimulation des Zellwachstums hervor. Die zehnfach höhere PG Konzentration führt zu keiner weiteren Steigerung der Zellproliferation: Dies kann in der Sättigung der Gastrinreceptoren schon durch 1 µg/ml PG begründet sein. Prgl als Gastrinreceptorantagonist wirkt in vitro wachstumshemmend auf Dickdarmcarcinomzellen; dieser Effekt wird in vivo durch die reaktive Hypergastrinaemie aufgehoben.

Zusammenfassung

In dieser Arbeit wurde der trophische Einfluß von Pentagastrin auf humane Coloncarcinome in vivo und in vitro gezeigt. Ein wachstumshemmender Effekt des Gastrinreceptorantagonisten Proglumid konnte nur in vitro nachgewiesen werden.

Summary

In this study a trophic effect of pentagastrin on human colonic carcinoma was shown in vitro and in vivo. The gastrin receptor antagonist proglumide did not reduce tumor cell proliferation in vivo but did in vitro.

Literatur

1. Mc Gregor DB, Jones RD, Karlin DA, Romsdahl MM (1982) Trophic effects of gastrin on colorectal neoplasms in rat. Ann Surg 195:219-223
2. Kusyk Ch, McNeill N, Johnson L (1986) Stimulation of growth of a colon cancer cell line by gastrin. Am J Physiol 251: G597-601
3. Sirinek K, Levine B, Moyer M (1985) Pentagastrin stimulates in vitro growth of normal and malignant human colon epithelial cells. Am J Surg 149:35-39
4. Sumiyoshi H, Yasiu W, Ochiai A, Tahara E (1984) Effects of gastrin on tumor growth and cyclic nucleotide metabolism in xenotransplantable human gastric and colonic carcinomas in nude mice. Cancer Res 44:4276-4280

Dr. S. Eggstein, Chirurgische Universitätsklinik, Hugstetterstraße 55, D-7800 Freiburg i.Br.

6. Experimentelle Untersuchungen zur adjuvanten intraperitonealen Chemotherapie bei colorectalen Carcinomen

Experimental Studies on Adjuvant Intraperitoneal Chemotherapy in Colorectal Cancer

J. Lange[1], A. Remiger[1], W. Schwarz[1], J. Schaff[1], J.R. Siewert[1] und G. Blümel[2]

[1] Chirurgische Klinik und Poliklinik des Klinikums rechts der Isar der TU München
[2] Institut für Experimentelle Chirurgie des Klinikums rechts der Isar der TU München

Die adjuvante perioperative Chemotherapie zur Rezidivprophylaxe bei colorectalen Carcinomen stellt nach wie vor ein ungelöstes Problem dar. Es hat sich gezeigt, daß die systemische adjuvante Cytostase keinerlei Wirkung auf die Rezidiv- bzw. Metastasenhäufigkeit hat. Die portalvenöse adjuvante Therapie konnte nur das Auftreten von Lebermetastasen in bestimmten Dukes-Stadien reduzieren, das Auftreten von Lokalrezidiven bzw. eine Peritonealaussaat nicht verhindern. Möglicherweise bietet die intraperitoneale Chemotherapie aufgrund der hohen lokalen Cytostaticakonzentration einen neuen Ansatz zur adjuvanten Chemotherapie bei colorectalen Carcinomen, indem vom Primärtumor gesetzte, makroskopisch nicht erkennbare, Mikrometastasen bzw. verschleppte Tumorzellen zerstört werden.

Problemstellung

Bevor klinisch die Wirksamkeit einer perioperativen adjuvanten Chemotherapie überprüft werden kann, muß die Frage geklärt werden, welche Auswirkungen eine intraperitoneale Chemotherapie auf die Wundheilung hat. Ziel vorliegender Untersuchungen ist, den frühest möglichen Zeitpunkt für eine intraperitoneale Chemotherapie nach der Operation festzulegen, der zu keiner Gefährdung der Colonanastomose führt. Zusätzlich sollten die systemischen Auswirkungen einer lokalen Cytostase untersucht werden.

Beurteilungsparameter waren:
Anastomosenstabilität,
Mikromorphologie,
Verwachsungen,
systemische Auswirkungen.

Chirurgisches Forum '88
f. experim. u. klinische Forschung
Hrsg.: K.H. Schriefers et al.

Methodik

Bei 300 männlichen Ratten mit einem Durchschnittsgewicht von 470 g wurde das Colon im proximalen und distalen Drittel durchtrennt und dann mit 8x0 Vicryl reanastomosiert.

Wir bildeten folgende Gruppen:
1. intraperitoneale Cytostase mit 5-FU, 25 mg/kg Körpergewicht in 20 ml Ringer
2. intraperitoneale Cytostase mit Mitoxantron, 20 mg/m^2 in 20 ml Ringer
3. intraperitoneale Applikation von 20 ml Ringer.

Die Cytostatica wurden am Operationstag, am 2., 4. und 8. Tag postop. intraperitoneal appliziert.

Die Kontrolle der Anastomose erfolgte am 2., 4., 8. und 14. Tag nach der Operation. Um eine statistisch relevante Aussage zu erhalten, wurden in jeder Untergruppe 10 Tiere operiert. Die Beurteilungsparameter waren: der Berstungsdruck, das Angiogramm, die Histologie, die Rasterelektronenmikroskopie, das Gewicht, die Leukocyten, die Thrombocyten.

Daraus ergibt sich folgende Gruppeneinteilung:

		2.	4.	8.	14.	Tötungstag Tag postop.
Behandlungstag (postop.) mit Cytostaticum bzw. Ringer	0	10	10	10	10	40 Tiere
	2		10	10	10	30 Tiere
	4			10	10	20 Tiere
	8				10	10 Tiere
				3 Gruppen à		100 Tiere
				ergibt		300 Tiere gesamt

Ergebnis

Unsere Untersuchungen zeigen, daß nur eine direkt intraoperative Cytostaticagabe zu einer signifikanten Erniedrigung des Berstungsdruckes führt. Bei Mitoxantron erreicht der Berstungsdruck mit 48 mm Hg bereits am 2. Tag ein Minimum mit 62% des Wertes der Kontrollgruppe. Bei 5-FU tritt der Minimaldruck mit 58 mm Hg erst am 4. Tag postop. auf, entsprechend 67% des Wertes der Kontrollgruppe. Eine Cytostaticagabe am 2. postoperativen Tag führt nur noch zu einer geringen, nicht signifikanten Erniedrigung des Berstungsdruckes, bei Mitoxantron 87% der Kontrollgruppe, bei 5-FU 88% der Kontrollgruppe.

Eine eigentliche Anastomoseninsuffizienz konnte trotz der Erniedrigung des Berstungsdruckes bei keiner Gruppe,auch nicht bei perioperativer Cytostaticagabe, festgestellt werden.Die klinische Relevanz des Berstungsdruckes muß daher diskutiert werden.

Histologisch und rasterelektronenmikroskopisch fanden sich bei 5-FU und Mitoxantron die stärksten Veränderungen gegenüber der Kontrolle am 4. postoperativen Tag, wobei die Schäden im Bereich der Schleimhaut nach Mitoxantron deutlich stärker ausgeprägt waren als nach 5-FU.

Zur Beurteilung der Verwachsungen wurde ein Score von 0 - 4 erstellt, je nachdem ob der Darm keine Verwachsungen aufwies oder mit 1, 2, 3 oder 4 Nachbarstrukturen verwachsen war. Interessanterweise waren die Verwachsungen nach intraperitonealer Gabe von 5-FU deutlich geringer als im Kontrollkollektiv. Der höchste Score in dieser Gruppe betrug 1,8 und fand sich am 4. postoperativen Tag, wenn das Cytostaticum am 2. Tag appliziert worden war. In der Kontrollgruppe waren die Verwachsungen am 8. Tag postop. am stärksten mit einem Score von 2,2. Die ausgeprägtesten Adhäsionen fanden sich in der Mitoxantron-Gruppe am 14. Tag postop. bei intraoperativer Cytostaticagabe mit einem Score von 2,7.

Nimmt man das Gewicht als Parameter für die systemische Wirkung, dann zeigt sich, daß bei den Kontrolltieren der niedrigste Wert von im Mittel 510 g (ausgehend von 525 g präop.) am 2. Tag postop. erreicht wird, dagegen bei der 5-FU-Gruppe mit 390 g (440 g präop.) erst am 4. Tag postop. Danach steigt in beiden Kollektiven das Gewicht kontinuierlich wieder an. In der Mitoxantron-Gruppe fällt das Gewicht von im Mittel 475 g während des gesamten Versuches d.h. bis zum 14. Tag auf ein Mittel von 385 g ab.

Zusammenfassung

Vorliegende experimentelle Untersuchungen zeigen, daß durch intraperitoneale Chemotherapie mit dem Ziel einer adjuvanten Cytostase bei colorectalen Carcinomen der Berstungsdruck der Anastomose bei intraoperativer Gabe signifikant gesenkt wird, so daß er bei 5-FU am 4. Tag nur 67% des Kontrollwertes beträgt, bei Mitoxantron am 8. Tag nur 50% des Kontrollwertes. Dagegen finden sich bei Cytostaticagabe am 2. postoperativen Tag keine signifikanten Änderungen in der Anastomosenfestigkeit. Ein Korrelat dazu findet sich in den mikromorphologischen und angiographischen Untersuchungen. Die systemischen Auswirkungen der intraperitonealen Cytostaticagabe sind bei der 5-FU reversibel, bei Mitoxantron entsprechen sie der systemischen Anwendung. Daraus ist für die Klinik zu folgern, daß eine intraperitoneale adjuvante oder auch palliative Chemotherapie spätestens am 2. postoperativen Tag ohne Erhöhung des Risikos einer Anastomoseninsuffizienz durchgeführt werden kann.

Summary

The present experimental study on intraperitoneal chemotherapy, intended as an adjuvant therapy in the treatment of colorectal cancer, gave following results. The burst pressure of colonic anastomoses is significantly decreased if cytostatics are given intraoperatively. Using 5-fluorouracil (5-FU) the burst pressure was 67% of the control value on day 4, and using mitoxantrone it was 50% of the control value on day 8. By contrast, there was no significant change of the burst pressure of anastomoses when cytostatics were applied on the second postoperative day. This finding is supported by the results of histologic and angiographic examinations. The systemic effects of intraperitoneally administered 5-FU are reversible; however, using mitoxantrone intraperitoneally they correspond to systemic application. In clinical use, therefore, intraperitoneal adjuvant or palliative chemotherapy can be used at the latest on the second postoperative day if there is to be no increased risk of anastomotic insufficiency.

Priv.-Doz. Dr. J. Lange, Chirurgische Klinik und Poliklinik des Klinikums rechts der Isar der TU München, Ismaninger Str. 22, D-8000 München 80

7. Behandlung inoperabler colorectaler Carcinome durch aktive Immunisierung mit anti-idiotypischen Antikörpern

Treatment of Inoperable Colorectal Carcinoma by Active Immunisation with Anti-idiotypic Antibodies

R. Raab[1], E. Schmoll[2], A. Buhr[2], I. Schedel[3], H.-J. Schmoll[2] und R. Pichlmayr[1]

[1]Klinik für Abdominal- und Transplantationschirurgie,
[2]Abteilung Hämatologie/Onkologie
[3]Abteilung Immunologie
Medizinische Hochschule Hannover

Einleitung und Fragestellung

Die zur adjuvanten und palliativen Therapie inoperabler oder rezidivierender colorectaler Carcinome verfügbaren Möglichkeiten (Cytostase/Strahlentherapie) sind in ihren Ergebnissen bislang unbefriedigend. Methoden zur Beeinflussung des Immunsystems finden deshalb zunehmendes Interesse. Therapiestudien mit monoklonalen Antikörpern, also einer passiven Immunisierung sind in Gang. Ein anderer, auf der zunehmenden Erforschung der Antikörper und ihrer Wechselwirkungen untereinander beruhender Therapieansatz ist die aktive Immunisierung von Patienten mit Anti-Antikörpern.

Daß Antikörper selbst immunogen sind, ist seit den 50er Jahren bekannt. Heute werden je nach Angriffspunkt am Antikörpermolekül anti-allotypische, anti-isotypische und anti-idiotypische Antikörper unterschieden. Anti-idiotypische Antikörper sind gegen die variable Region anderer Antikörper gerichtet. In dieser variablen Region befindet sich auch die Antigenbindungsstelle. Wird diese Antigenbindungsstelle von einem anti-idiotypischen Antikörper erkannt, so kann das bedeuten, daß entsprechend dem vereinfachenden Schlüssel-Schloß-Schema eine Strukturähnlichkeit zwischen anti-idiotypischem Antikörper und Antigen besteht. Solche Antikörper, die ein Abbild des Antigens darstellen (internal image), könnten als ungefährlicher Ersatz für das eigentliche Antigen zu einer aktiven Immunisierung benutzt werden. Es liegt in der Natur des Prinzips, daß dies mit jedem beliebigen Antigen möglich wäre. Tatsächlich gibt es in Tierversuchen bereits Beispiele dafür. So gelang es z.B. der Gruppe um KENNEDY Schimpansen mit einem anti-idiotypischen Antikörper erfolgreich gegen Hepatitis-B-Viren zu impfen.

Chirurgisches Forum '88
f. experim. u. klinische Forschung
Hrsg.: K.H. Schriefers et al.

In Zusammenarbeit mit dem Wistar Institut of Anatomy and Biology, Philadelphia, USA und dem Sandoz Forschungsinstitut, Wien, wollten wir untersuchen, ob die Gabe eines anti-idiotypischen Antikörpers (Ak.2) gegen einen monoklonalen Antikörper (Ak.1), der ein definiertes, auf colorectalen Carcinomzellen gehäuft vorkommendes Antigen (17-1A) erkennt, zur Bildung eines anti-anti-idiotypischen Antikörpers (Ak.3) führt, der auch gegen das ursprüngliche Antigen gerichtet ist.

Methoden

Durch aktive Immunisierung von Ziegen mit dem monoklonalen Antikörper 17-1A (Ak.1) wurde ein polyklonaler anti-idiotypischer Antikörper (Ak.2) gewonnen und mit Aluminiumhydroxid präzipitiert. Mit diesem Ak.2 behandelten wir in einer Phase I-Studie 42 Patienten mit metastasierenden, inoperablen colorectalen Carcinomen. Von diesen Patienten hatten 14 bereits eine erfolglose Chemotherapie und einer eine Strahlentherapie erhalten. Der Ak.2 wurde in den Wochen 0, 1, 2 und 5 in Dosen zwischen 0,5 und 16 mg je Gabe intracutan injiziert. Jede Dosisgruppe bestand aus 4-8 Patienten. 11 Patienten, die nach dem ersten Kurs keinen Ak.3 entwickelten, erhielten eine Boosterung, d.h. 4 weitere Injektionen im Abstand von je 4 Wochen mit einer Dosis von 2 - 4 mg, in der Annahme, daß die 4 ersten Impfungen nicht ausreichten, um die gewünschte Immunantwort zu provozieren. Vor der Therapie, während der Therapie und alle 2 - 5 Wochen nach Beendigung der Therapie wurden Serumproben entnommen und mit Hilfe eines ELISA-Tests die Konzentration an Ak.3 bestimmt.

Ergebnisse

26 von 42 Patienten (62%) entwickelten nach den ersten vier Impfungen einen meßbaren Titer von Ak.3 nach durchschnittlich 18 (2 - 28) Wochen. Nach Boosterung zeigte sich ein Ansprechen aller 11 in dieser Weise behandelten Patienten. Mit zunehmender Dosis bis 4 mg stieg die Ansprechrate. Im Dosisbereich zwischen 4 und 16 mg war dieser Effekt nicht mehr nachweisbar. Eine Korrelation zwischen der verabreichten Dosis und der Höhe des Ak.3 Titers konnte nicht nachgewiesen werden.

Bis zu einer Dosis von 4 mg traten an Nebenwirkungen lediglich subfebrile Temperaturen auf. Im höheren Dosisbereich hatten fast alle Patienten kurzzeitiges Fieber, vereinzelt assoziiert mit einer bis zu 18 h anhaltenden Gliederschwere. Alle Patienten zeigten eine Rötung der Injektionsstelle, die jedoch lokal begrenzt blieb und maximal 72 h anhielt, in der Regel aber nach 24 h abgeklungen war. Andere Nebenwirkungen, insbesondere allergische Reaktionen wurden nicht beobachtet.

Obwohl dies im Rahmen der Phase I-Studie nicht im Mittelpunkt des Interesses stand, fand sich, als wichtiger Hinweis auf eine mögliche Beeinflussung des Tumorwachstums ein CEA-Abfall um mehr als 50% bei 5 von 26 Patienten.

Schlußfolgerungen

Durch die vorliegende Untersuchung konnte erstmals gezeigt werden, daß beim Menschen die Bildung eines antigenspezifischen Ak.3 durch Impfung mit einem anti-idiotypischen Antikörper induzierbar ist. Nach den ersten 4 Gaben entwickelten 62% der Patienten einen meßbaren Ak.3-Titer. Die Boosterung primär nicht ansprechender Patienten führte in 100% der Fälle zu einer Antikörper-Induktion. Als optimale Einzeldosis erwies sich die Applikation von je 4 mg. Ob die Ak.3-Bildung auch mit einem therapeutischen Nutzen verbunden ist, soll in einer geplanten, randomisierten Phase II-Studie überprüft werden.

Im Rahmen weiterer Untersuchungen zu Idiotyp-Antiidiotyp-Reaktionen müßten auch längerfristige Risiken (z.B. die mögliche Induktion von Autoimmunreaktionen) sorgfältig im Auge behalten werden. Läßt sich jedoch die Wirksamkeit des Prinzips bestätigen, so eröffnen sich neue Wege in der Therapie und evtl. auch in der Prophylaxe praktisch aller infektiösen und neoplastischen Erkrankungen.

Zusammenfassung

Aufgrund der Tatsache, daß anti-idiotypische Antikörper unter bestimmten Voraussetzungen das ursprüngliche Antigen in seiner Struktur imitieren und damit eine Immunreaktion gegen dieses Antigen hervorrufen oder verstärken können, wurden 42 Patienten mit inoperablen colorectalen Carcinomen im Rahmen einer Phase I-Studie mit polyklonalen anti-idiotypischen Antikörpern (Ak.2) intrakutan geimpft. Der Ak.2 wurde durch Immunisierung von Ziegen mit einem monoklonalen Antikörper (Ak.1), der gegen ein hauptsächlich auf colorectalen Carcinomzellen vorkommendes Antigen gerichtet ist (17-1A), erzeugt und den Patienten in Dosen zwischen 0,5 und 16 mg verabreicht.

60% der Patienten (26/42) entwickelten nach den ersten Ak.2-Gaben einen spezifischen Ak.3. Bei primär nicht ansprechenden Patienten konnte durch Boosterung in 100% (11/11) eine Ak.3-Bildung provoziert werden.

Als optimale Dosis erwiesen sich Einzelgaben von 4 mg. Gravierende Nebenwirkungen wurden nicht beobachtet.

Summary

Anti-idiotypic antibodies can mimic the structure of the original antigen and can therefore cause an immune reaction against this antigen. Based upon this idea, in a phase-I study we treated 42 patients with advanced inoperable colorectal carcinomas (CRS) with polyclonal goat anti-idiotypic antibodies (Ab2) to monoclonal anti-CRC antibody 17-1A (Ab1) in doses of between 0.5 and 16 mg per injection. Of the patients, 60% (26/42) developed anti-anti-idiotypic antibodies (Ab3) following the initial administration. All nonresponding patients (11/11) showed Ab3 formation after booster vaccination. Doses of 4 mg per injection turned out to be best. No serious side effects were observed.

Literatur

1. Burdette S, Schwartz RS (1978) Idiotypes and idiotypic networks. New Engl J Med 317:219-224
2. Herlyn D, Wettendorff M, Schmoll R, Iliopoulos D, Schedel I, Dreikhausen U, Raab R, Ross AH, Jaksche H, Scriba M, Koprowski H (1987) Anti-idiotype immunisation of cancer patients: Modulation of the immune response. Proc Natl Acad Sci USA 84: 8055-8059
3. Kennedy R-C, Eichberg JW, Lanford RE, Dreesman GR (1986) Anti-idiotypic antibody vaccine for type B viral hepatitis in chimpanzees. Science 232:220-223

Dr. R. Raab, Medizinische Hochschule Hannover, Klinik für Abdominal- und Transplantationschirurgie, Konstanty-Gutschow-Str. 8, D-3000 Hannover 61

8. Narbe oder Rezidiv – Neue diagnostische Möglichkeiten bei Rectumcarcinomrezidiven

Scar or Cancer – New Concepts for Diagnosis of Recurrent Rectal Cancer

B. Lehner[1], L. Strauss[2], P. Schlag[1] und Ch. Herfarth[1]

[1]Chirurgische Universitätsklinik Heidelberg, Abteilung 2.1.1. (Direktor: Prof. Dr. Ch. Herfarth),
[2]Institut für Nuklearmedizin, Deutsches Krebsforschungszentrum, Heidelberg

Einleitung

Nach kurativer Resektion eines Rectum-Carcinoms ist in ca. 30% (1) der Patienten mit einem lokalen Tumorrezidiv zu rechnen. Bei klinischem Verdacht auf Vorliegen eines Tumorrezidivs wird heute neben der Endoskopie die computertomographische Untersuchung des kleinen Beckens durchgeführt. Hierbei stellt sich jedoch im Falle einer verdächtigen Weichteilverdickung oft das Problem, nicht zwischen benignem Narbengewebe und Tumorrezidiv differenzieren zu können. Da jedoch mit Hilfe der Positronen Emissions Tomographie (PET) eine Bestimmung der Stoffwechselaktivität von verschiedenen Geweben möglich ist (2), und Tumorgewebe eine gesteigerte Glykolyse und Lactatproduktion aufweist (3), wurde untersucht, ob bei Patienten mit Verdacht auf Tumorrezidiv eines Rectumcarcinoms durch Bestimmung der Stoffwechselaktivität der angenommenen Tumorregion mittels PET eine Unterscheidung zwischen Narben- und Tumorgewebe möglich ist.

Material und Methode

Bei 18 Patienten mit resezierten Rectumcarcinomen mit klinischem Verdacht auf ein Tumorrezidiv wurde eine konventionelle computertomographische Untersuchung des kleinen Beckens durchgeführt. Hierbei ergab sich der Befund einer Weichteilverdickung im pararectalen Raum oder im Anastomosenbereich. Mit Hilfe der CT wurde eine Region mit mindestens 1,5 cm Tumordurchmesser festgelegt. Eine PET Untersuchung dieses Bereiches wurde darauf veranlaßt. Hierbei wurde ein Ganzkörper Positronen Tomograph (PC 2048-7WB Scanditronix Ca) eingesetzt. Nach intravenöser Injektion des Nuklids F-18-Desoxyglucose (FDG) mit einer Aktivität von 115 -

Chirurgisches Forum '88
f. experim. u. klinische Forschung
Hrsg.: K.H. Schriefers et al.

450 MBq wurden zur Bestimmung der Stoffwechselaktivität des Gewebes sofort daran anschließend insgesamt jeweils 12 PET-Aufnahmen in 5minütigen Intervallen durchgeführt und die FDG Anreicherung im verdächtigen Bezirk sowie im angegebenen Weichteilgewebe quantitativ erfaßt. Die mittels PET gewonnenen Transversalschnittbilder wurden mit den vorher aufgenommenen CT-Schnittbildern verglichen, um eine Identifikation des verdächtigen Bezirkes zu ermöglichen. Für die Quantifizierung der Nuklidaufnahme wurde eine "region of interest" (ROI) Technik eingesetzt. Als normales Weichteilreferenzgewebe diente die Glutealmuskulatur. Zur Diagnosesicherung dienten die histologische Untersuchung eines Biopsiepräparates in 6 Fällen sowie die Histologie des Operationspräparates in den 12 Fällen, in denen eine operative Resektion des vorher bioptisch gesicherten Tumorrezidivs vorgenommen wurde.

Ergebnisse

Bei 12 der 18 Patienten konnte aufgrund des histologischen Befundes ein Tumorrezidiv des Rectumcarcinoms nachgewiesen werden. In all diesen 12 Fällen konnte bei der PET-Untersuchung eine Anreicherung von FDG in der vorher im CT diagnostizierten, verdächtigen Weichteilverdickung gemessen werden. Sofort nach Injektion des Nuklids zeigte sich ein starker Aktivitätsanstieg in diesem Bereich. Nach einem durchschnittlich 15%-Abfall der Aktivität stieg diese nach 40 min wieder an. 60 min nach erfolgter FDG-Injektion konnte eine nahezu dreifach erhöhte FDG-Aktivität im Tumorbereich verglichen mit dem Weichteilreferenzgewebe gemessen werden (Tabelle 1). Im Median betrug das Tumor- zu Weichteilverhältnis 60 min p.i. von FDG 2,7, so daß eine klare Diskrimination vom umgebenden Weichteilgewebe möglich war.

Tabelle 1. Mittlere F-18 FDG Aktivität ± Standardabweichung in Carcinom, Narbe und Weichteilgewebe, ausgedrückt als Differential-Absorptions-Ratio (DAR) in Abhängigkeit von der Zeit nach Injektion des Tracers wobei

$$DAR = \frac{\text{Gewebekonzentration (nCi/gr)}}{\text{verabreichte Dosis (nCi)/Körpergewicht (gr)}}$$

	7,5	17,5	37,5	57,5 (min pi)
Carcinom n=12	2,3 ±0,4	2,05±0,5	1,90±0,6	2,05±0,7
Narbe n=6	1,1 ±0,2	1,0 ±0,3	0,8 ±0,3	0,75±0,3
Weichteil-gewebe	0,75±0,3	0,75±0,3	0,7 ±0,3	0,75±0,3

In 6 der 18 Patienten konnte bioptisch kein carcinomatöses Gewebe im verdächtigen Bezirk gefunden werden. Bei diesen Patienten wurde mittels PET ein kurzzeitiger Anstieg von FDG in der verdächtigen Region gemessen. Nach durchschnittlich 15 min nahm die Nuklidkonzentration jedoch wieder ab, um dann 60 min p.i. auf gleichem Niveau wie das umgebende Weichteilgewebe zu liegen (Tabelle 1). Somit lag das Narben- zu Weichteilverhältnis bei diesen Patienten im Median bei 1,0.

Alle Patienten mit narbigen Veränderungen im Anastomosenbereich konnten somit identifiziert werden und in der weiterlaufenden Studie waren bisher keine falsch positiven oder falsch negativen Befunde zu verzeichnen.

Diskussion

Die Bestimmung der Stoffwechselaktivität von malignen Tumoren mittels F-18 markierter Desoxyglucose ist bereits von anderen Autoren beschrieben worden. So konnte durch PET eine erhöhte FGD Aufnahme in Gliomen (4) nachgewiesen werden. Bei Lungencarcinomen zeigte sich eine signifikant höhere FGD Anreicherung im Tumorgewebe gegenüber dem normalen Lungengewebe (5). Nun konnte in unserer Studie eine dreifach erhöhte FGD Accumulation im Rezidivtumorgewebe rectaler Carcinome verglichen mit gesundem Weichteilgewebe gemessen werden. Dies entspricht den bisherigen Untersuchungen, bei denen immer eine erhöhte Glykolyse in tumorösem Gewebe festgestellt wurde, welche durch erhöhten Glucosetransport durch die Zellmembran oder gesteigerte Aktivität der glykolytischen Enzyme erklärt werden könnte. Narbengewebe zeigte eine dem Weichteilgewebe ähnliche FDG-Anreicherung. Somit war das Carcinomgewebe klar von seiner Umgebung abzugrenzen und konnte eindeutig von Narbengewebe differenziert werden. Die Analyse der Zeit-Aktivitätskurven ergab eine Zeitabhängigkeit der Nuklidaufnahme und einen maximalen Aktivitätsunterschied zwischen Weichteilgewebe und Tumor 60 min nach Injektion des Tracers. Daher ist schon mit wenigen Messungen eine eindeutige diagnostische Aussage möglich. Muß bisher bei fast allen Patienten mit Verdacht auf ein Rectumcarcinomrezidiv eine invasive Diagnosesicherung durch Biopsie durchgeführt werden, so wird es mit Hilfe der PET Untersuchung möglich sein, diese Patienten besser für eine invasive Diagnostik und Therapie zu selektionieren. Somit stellt die PET Untersuchung eine ergänzende Methode in der Diagnostik von rectalen Rezidivtumoren dar.

Zusammenfassung

Mit der Positronen Emissions Tomographie (PET) ist es möglich, die Aufnahme von F-18 Fluorodesoxyglucose (FDG) in verschiedenen Geweben zu messen. Bei 18 Patienten mit Verdacht auf ein Rectumcarcinomrezidiv und computertomographisch nachgewiesener Weichteilverdickung im kleinen Becken wurde eine PET Untersuchung durchgeführt. In 12 der 18 Patienten zeigte sich eine deutlich erhöhte FDG Anreicherung in dem verdächtigen Bezirk. Bei all diesen Patienten konnte auch histologisch ein Rezidivtumor gesichert werden. Im Median lag das Tumor- zu Weichteilverhältnis von FDG bei den Rezidivtumoren bei 2,7. Bei 6 der 18 Patienten konnte keine erhöhte FDG Anreicherung in der suspekten Weichteilverdickung gemessen werden. Hier ergab sich auch histologisch kein Anhalt für eine maligne Veränderung. Hierbei lag das Narben-

zu Weichteil-Verhältnis von FDG bei 1,0. Somit konnte mit Hilfe der PET eine erhöhte Glykolyse der Rezidivtumoren gemessen und diese klar von Narbengewebe differenziert werden.

Summary

Using positron emission tomography (PET) the uptake of 18F fluorodeoxyglucose (FDG) can be measured in different tissues. In 18 patients with clinically suspected recurrent rectal cancer and showing a mass on the pelvic CT scan, PET was performed. In 12 of them an increased FDG uptake in the suspect mass could be measured. All of these patients were found to have recurrent rectal cancer by histology. Tumour to soft tissue ratio was 2.7 in these cases. Six patients did not reveal increased FDG uptake by the mass. These patients also had histologically no evidence of cancer. Scar to soft tissue median was 1.0. Thus, an increased FDG uptake of recurrent rectal cancer could be measured and cancer clearly distinguished from non-malignant scar tissue.

Literatur

1. Herfarth Ch, Schlag P, Hohenberger P (1987) Das Lokalrezidiv gastrointestinaler Tumoren. In: Schlag O (ed) Das Tumorrezidiv. Therapeutische Möglichkeiten. Edition Medizin, Weinheim, S 51-71
2. Fukuda H, Matsuzawa T, Ito M, Abe Y, Yoshioka S, Yamada K (1984) Experimental and clinical study of cancer diagnosis with (F-18) FDG using positron emission tomography. J Nucl Med 25:50-51
3. Warburg O (1956) On the origin of cancer cells. Science 123: 309-314
4. Di Chiro G, De La Paz RL, Brooks RA (1982) Glucose utilization of cerebral gliomas measured by F-18 fluorodeoxyglucose and positron emission tomography. Neurology 32:1323-1329
5. Nolop KB, Rhodes ChG, Brudin LH, Beaney RP, Krausz T, Iones TJ, Hughes JMB (1987) Glucose utilization in vivo by human pulmonary neoplasms. Cancer 60:2682-2689

B. Lehner, Chirurgische Klinik der Universität Heidelberg, Abteilung 2.1.1., Im Neuenheimer Feld 110, D-6900 Heidelberg

9. Neue Ergebnisse zur regionalen hyperthermen Cytostaticaperfusion tumortragender Rattenextremitäten unter besonderer Berücksichtigung der Hyperthermie*

Further Results of Regional Hyperthermic Cytostatic Perfusion of Tumor-bearing Rat Hind Limbs, with Special Regard to Hyperthermia

K. Nagel, U. Lücke, C. Seib, B. Schürle, W. Isselhard und M. Günther

Klinik und Poliklinik für Allgemein- und Abdominalchirurgie der Johannes Gutenberg-Universität Mainz, Institut für Experimentelle Medizin und Pathologisches Institut der Universität zu Köln

Zielsetzung

Mit Ausnahme unserer Mitteilungen über die hypertherme Cytostatica-Perfusion tumortragender Extremitäten von Nacktratten liegen keine experimentellen Arbeiten zur Wirksamkeit dieser Form der regionalen Thermochemotherapie vor. Unsere Untersuchungen mit Melphalan ergaben keine signifikante Verlängerung der Überlebenszeiten der Tiere, konnten jedoch einen hemmenden Einfluß auf das Primärtumor- und Metastasenwachstum mit längeren Überlebenszeiten in Einzelfällen zeigen (1, 3).

Weitere Versuche sollten klären, ob eine Steigerung der Effektivität der Therapie durch die Kombination der Substanzen Melphalan und Dactinomycin zu erreichen ist, der gleiche Effekt durch eine systemische Gabe der Substanzen bewirkt wird und welche Bedeutung die Hyperthermie hat.

Methodik

Es wurden 92 homocygote (rnu/rnu), 180 - 250 g schwere Nacktratten beiderlei Geschlechts verwendet. Das solide Yoshida-Sarkom war subcutan an der Außenseite des rechten Unterschenkels plaziert. Die Tumorgrößen betrugen 0,55 ± 0,25 ml. Alle Eingriffe erfolgten in Ätherinhalationsnarkose. Zur Perfusion wurden die

*Mit Unterstützung der Deutschen Krebshilfe e.V.

Chirurgisches Forum '88
f. experim. u. klinische Forschung
Hrsg.: K.H. Schriefers et al.

Femoralgefäße mit einem miniaturisierten Aggregat aus Rollerpumpen, Oxygenator und Wärmetauscher verbunden (2). Über den arteriellen Schenkel verabreichten wir Melphalan (0,5 mg/kg KG) und Dactinomycin (0,0075 mg/kg KG), 5 Fraktionen in 10minütigen Abständen, während der einstündigen hyperthermen (Unterschenkelmuskeltemperatur 41,5°C) Perfusion in Rezirkulation. Zur systemischen Therapie wurden die Substanzen in denselben Dosierungen intraperitoneal appliziert. Entsprechend der Verwendung erfolgte eine Zuteilung der Tiere zu den Gruppen A - D. 23 Tiere der Gruppe A blieben unbehandelt. 20 Nacktratten (Gruppe B) erhielten die Cytostatica intraperitoneal. Bei 24 Ratten (Gruppe C) erfolgte eine regionale hypertherme Perfusion ohne Cytostatica und bei weiteren 25 Nacktratten (Gruppe D) wurde die Perfusion als Thermochemotherapie durchgeführt.

Die Wirksamkeit der Therapie wurde anhand der Tumorgröße, des Überlebens und der Todesursachen beurteilt. Die Tumorvolumina (ml) ermittelten wir durch Messung der größten (a) und kleinsten (b) Durchmesser (cm) nach der Formel $V = 1/6\pi \cdot (a \cdot b)^2$. Aus den gemessenen Daten wurden Mittelwerte und Standardabweichungen sowie Medianwerte bestimmt. Mit Ausnahme eines Tieres waren alle Nacktratten zum Zeitpunkt der Auswertung verstorben. Die Todesursachen ergaben sich durch Autopsie und lichtmikroskopische Untersuchungen.

Ergebnisse

Die graphische Darstellung der mittleren Tumorvolumina unbehandelter Tiere (Gruppe A) beschrieb eine exponentielle Wachstumskurve. 12 Tage nach Versuchsbeginn erreichten die Tumoren Größen von mehr als 15 ml. Nach systemischer Cytostaticabehandlung und alleiniger hyperthermer Perfusion traten zwar Wachstumsverzögerungen von 2 (Gruppe C) und 4 (Gruppe B) Tagen auf, die Kurven blieben jedoch parallel zu der der Kontrollgruppe. Abweichend davon verlief die Kurve der mittleren Tumorvolumina der Tiere der Gruppe D im dargestellten Zeitraum von 20 Tagen nahezu parallel zur Abszisse mit Volumina in Größenordnungen der Ausgangswerte (Abb. 1). Von den 25 Tumoren heilten 9 vollständig ab, 11 behielten ihr Ausgangsvolumen und 5 nahmen an Größe zu. Die durchschnittliche Überlebenszeit der Kontrolltiere betrug $15,96 \pm 4,31$ Tage, der Medianwert war 16 Tage. Systemisch mit Cytostatica behandelte Ratten und solche, die lediglich hypertherm regional perfundiert worden waren, lebten nicht wesentlich länger (Gruppe B: $\bar{X} = 19,12 \pm 5,8$, median 18,5; Gruppe C: $\bar{X} = 17,12 \pm 2,97$, median 18 Tage). Deutliche Unterschiede bestanden zu den Tieren der Gruppe D, der kombinierten Perfusionstherapie, mit Überlebenszeiten von $\bar{X} = 42,08 \pm 69,89$ und einem Medianwert von 23 Tagen. Von diesen Tieren lebt derzeit eine Ratte länger als ein Jahr (Abb. 2). Alle unbehandelten Ratten starben an den Folgen der Metastasen. Das gleiche Schicksal erlitten die Tiere der hyperthermen Perfusionsgruppe und der Gruppe B. Zwei Tiere mit systemischer Chemotherapie hatten allerdings pulmonale Todesursachen und wiesen nach 9 bzw. 17 Tagen keine Metastasen auf. Von den 25 Ratten der Gruppe D starben lediglich 10 an Metastasen. Bei weiteren 10 Tieren fanden wir pulmonale Infektionen und von 4 Fällen blieben die Todesursachen ungeklärt. 6 Tiere waren tumorfrei.

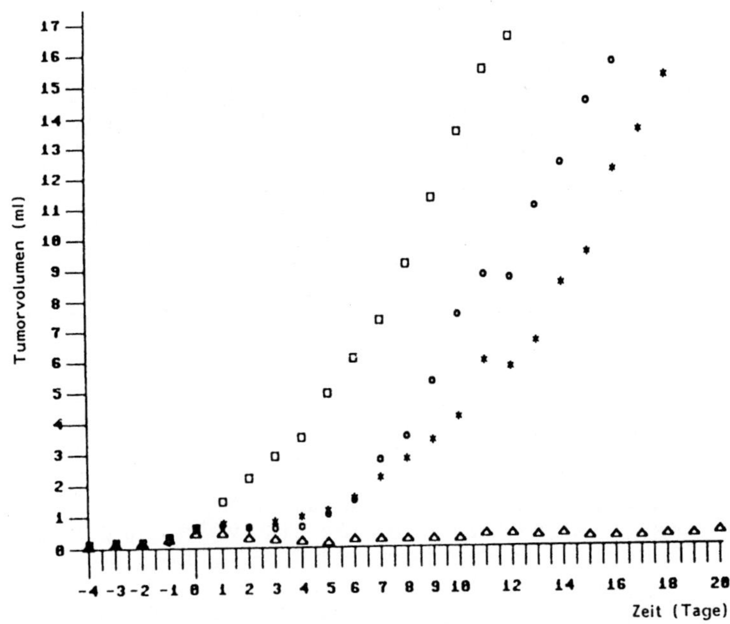

*Abb. 1. Tumorwachstumskurven von Yoshidasarkomen an hinteren Extremitäten von Nacktratten; unbehandelte Tiere: □; intraperitoneale Gabe von Melphalan und Dactinomycin: O; hypertherme Perfusion: *; hypertherme Perfusion mit Melphalan und Dactinomycin: Δ*

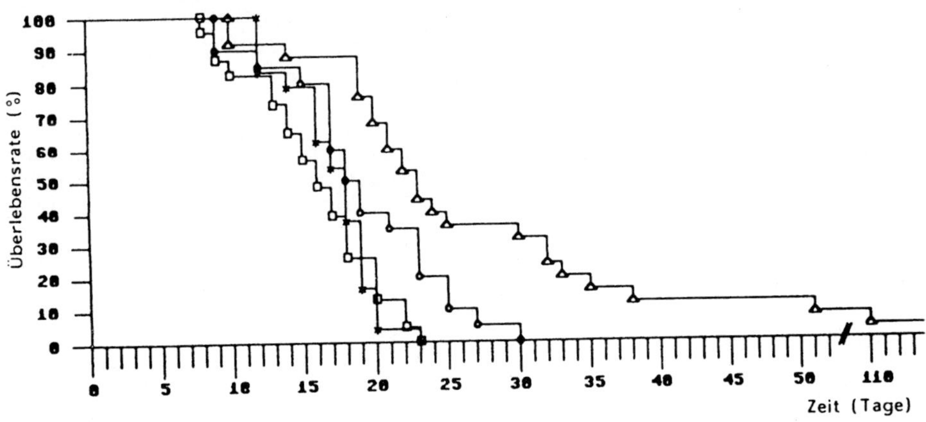

*Abb. 2. Überleben von Nacktratten mit Yoshidasarkomen der hinteren Extremitäten; unbehandelte Tiere: □; intraperitoneale Gabe von Melphalan und Dactinomycin: O; hypertherme Perfusion: *; hypertherme Perfusion mit Melphalan und Dactinomycin: Δ*

Unsere ergänzenden Untersuchungen an tumortragenden Nacktratten ergaben somit:

1. Durch die Kombination der Substanzen Melphalan und Dactinomycin wird die Effektivität der hyperthermen Perfusion sowohl

in Bezug auf das Primärtumor- und Metastasenwachstum als auch hinsichtlich einer Verlängerung der Überlebenszeit gesteigert.
2. Die regionale Verabreichung der Cytostatica ist das entscheidende Prinzip, denn weder die systemische Gabe der Substanzen noch die alleinige regionale Hyperthermie konnten das Schicksal der Tiere wesentlich beeinflussen.

Zusammenfassung

Bei 92 Nacktratten mit 0,55 ± 0,25 ml großen subcutanen Yoshidasarkomen der rechten Extremitäten wurden das Lokaltumorwachstum, das Überleben und die Todesursachen bei 23 unbehandelten, 20 systemisch mit Melphalan (0,5 mg/kg KG) und Dactinomycin (0,0075 mg/kg KG), 24 regional hypertherm perfundierten (Unterschenkelmuskeltemperatur 41,5°C) und 25 regional hypertherm unter Zugabe der genannten Cytostatica einstündig perfundierten Tieren verglichen. Die Untersuchungen ergaben eine Steigerung der Effektivität der hyperthermen Perfusion durch die Kombination der Substanzen Melphalan und Dactinomycin in Bezug auf das Tumorwachstum und das Überleben und zeigten, daß die regionale Verabreichung der Cytostatica das entscheidende Prinzip der Therapie ist, denn weder die systemische Gabe der Substanzen noch die alleinige regionale Hyperthermie konnten das Schicksal der Tiere wesentlich beeinflussen.

Summary

Tumor growth, survival, and cause of death were compared in 92 homozygoous nude rats, 180 - 250 g, with subcutaneous Yoshida sarcomas of 0.55 ± 0.25 ml on the right limb. Of these animals, 23 received no treatment, 20 were treated with melphalan (0.5 mg/kg body weight) and dactinomycin (0.0075 mg/kg body weight) i.p., 24 were treated with regional hyperthermic perfusion (muscle temperature 41.5°C), and 25 were treated using hyperthermic perfusion with the same drugs for 1 h. A significant delay in tumor growth and prolongation of survival was found in the group of rats perfused hyperthermically with melphalan and dactinomycin, but there was no great benefit with the other therapy modalities. Thus, the regional application of chemotherapeutic agents in combination with regional hyperthermic perfusion is much more effective than systemic treatment with the same substances or regional hyperthermic perfusion alone.

Literatur

1. Nagel K (1986) Wirksamkeit der regionalen hyperthermen Zytostatikaperfusion im Tiermodell. In: Hottenrott C, Nagel K, Lorenz M (Hrsg) Regionale Chemotherapie der Leber und Extremitäten, Standortbestimmung. Kehrer-Verlag, Freiburg, S 274-282
2. Nagel K, Ghussen F, Krüger I, Isselhard W (1987) Miniature Equipment for the Perfusion of Rat Limbs. Res Exp Med 187: 1-8

3. Nagel K, Schaadt M, Isselhard W, Stützer H, Günther M (1987) Die regionale hypertherme Zytostatikaperfusion tumortragender Rattenextremitäten. In: Langenbecks Arch Chir [Suppl]. Springer, Berlin Heidelberg New York Tokyo, S 227-230

Univ.-Prof. Dr. K. Nagel, Klinik und Poliklinik für Allgemein- und Abdominalchirurgie, Klinikum der Johannes Gutenberg-Universität Mainz, Langenbeckstraße 1, D-6500 Mainz 1

10. Isolierung von Gen-Umschaltungsvarianten als Methode zur Herstellung gewünschter Isotypen CEA-spezifischer MAk

Production of Different Isotypes of a CEA-Specific Monoclonal Antibody by Isolation of Immunglobulin Class-switch Variants

M. Siebrecht, M. M. Heiss, R. Lammerz, P. Bader, B. U. von Specht und W. Brendel

Inst. f. Chirurg. Forschung, Chirurg. Klinik und Poliklinik, II. Med. Klinik der Lud.-Max.-Universität München, Klinikum Großhadern, Chirurg. Forschung, Universität Freiburg

Einleitung

Von Monoklonalen Antikörpern (MAk) gegen tumorassoziierte Antigene wird erhofft, daß sie in der perioperativen Mikrometastasen- und Rezidivprophylaxe wie auch in der Tumordiagnostik und -therapie den spezifischen Zugriff auf die Tumorzellen ermöglichen werden.

Die Funktion der MAk wird durch ihre Spezifität und ihre Effektoreigenschaften bestimmt. Während die Spezifität, d.h. die Antigen-erkennende Region, vom variablen Teil des Immunglobulinmoleküls bestimmt wird, hängen die biologischen Funktionen wie beispielsweise Cytotoxizität und Gewebeverteilung vom Isotypen des konstanten Teils der schweren Kette ab. Von Hybridomen ist bekannt, daß die von ihnen produzierten MAk nicht ausschließlich dem gleichen Isotyp angehören. In einer Frequenz von 0,1 bis 10^{-6} kommt es spontan zu Genumschaltungsprozessen, dem gen-switch (1). Dies führt zur Rekombination einer unterschiedlichen schweren Kette mit dem gleichen Antikörper-Idiotypen.

In der vorliegenden Arbeit wurde untersucht, ob der gen-switch von Hybridomen zur Isolierung von Genumschaltungsvarianten eines CEA-spezifischen Antikörper produzierenden Hybridoms genützt werden kann.

Methodik

Vor kurzem gelang es unserer Arbeitsgruppe, einen MAk (6B10) gegen CEA herzustellen, der nicht mit NCA kreuzreagiert sondern auf eines der streng CEA-spezifischen Epitope bindet. Radioimmu-

Chirurgisches Forum '88
f. experim. u. klinische Forschung
Hrsg.: K. H. Schriefers et al.

nologische, immuncytochemische und auch ausgedehnte immunhistochemische Untersuchungen (WAGENER, Aachen) bestätigen diese Befunde. Der Isotyp dieses Antikörpers ist, wie die meisten der bisher beschriebenen CEA-spezifischen MAk, IgGl und damit weitgehend biologisch inaktiv.

Die Selektionierung von gen-switch Varianten, welche einen anderen Isotypen produzieren, wurde nach dem Prinzip der sequentiellen Subklonierung vorgenommen (2). Ausgehend von $5,5x10^6$ Hybridomzellen (6B10) wurden auf Mikrotiterplatten jeweils 60 Wells mit 10.000 Zellen/Well ausplattiert. Zur Induktion von genswitch-Prozessen wurden $1,1x10^6$ Zellen direkt vor dem Ausplattieren für 1 h mit UV-Licht (280 nm) bestrahlt. Die Zellen der Wells, in welchen ein geswitchter Isotyp nachgewiesen werden konnte, wurden erneut auf Mikrotiterplatten mit diesmal 1.000 Zellen/Well ausplattiert. Dies bedeutete eine 10-fache Anreicherung des Subklons, der den geswitchten Isotypen produziert. Durch nun folgende weitere (mindestens 3) Subklonierungsschritte, die jeweils eine weitere Anreicherung bedeuten, wurde dieser Subklon isoliert dargestellt.

Zur Selektionierung der Genumschaltungsvarianten wurde ein Doppel-Sandwich-ELISA etabliert, bei welchem aus dem Kultur-Überstand der Hybridome der Isotyp des Ak-Moleküls bestimmt wird. Über den Festphasen-Antikörper (Kaninchen-anti-Maus Ig, Datopatts, Dänemark) wird der MAb angereichert. Der Nachweis erfolgt dann mit Isotyp-spezifischen Kaninchen-anti-Maus Ig-Antikörpern (anti IgG2a, anti IgG2b), welche Peroxidase-markiert sind (Sarcotec, England).

Bei Überprüfung des Idiotypen des geswitchten MAk wurde im ELISA für den Nachweis von anti-CEA-Antikörpern durchgeführt. Durch die Vorinkubation von CEA mit dem Ausgangs-MAb 6B10, sowie mit einem anderen MAb, der ein anderes nicht überlappendes CEA-Epitop erkennt, wurde die Inhibierbarkeit der Bindung des genswitch-MAk überprüft.

Ergebnisse

Von 550 ausplattierten Wells (entsprechend $5,5x10^6$ Hybridomzellen 6B10) konnten in 23 Genumschaltungsprozesse festgestellt werden. Ausgehend davon, daß statistisch in diese Wells von 10.000 Hybridomzellen jeweils eine Zelle den neuen Isotyp produziert (IgG2a oder IgG2b), kann daraus die gen-switch-Frequenz ermittelt werden. Die UV-bestrahlten Zellen zeigten eine gen-switch-Frequenz von $3,6x10^{-6}$, während die der nicht vorbehandelten Hybridomzellen $6,4x10^{-6}$ entsprach.

Der Doppel-Sandwich-ELISA zum Nachweis des neuen, geswitchten Isotypen war in der Lage, noch in 10.000fachem Überschuß an IgGl-Isotypen den Isotyp IgG2a oder IgG2b nachzuweisen. Abbildung 1 zeigt die Sensitivitätsüberprüfung dieses Assays. Eine 1/10.000-fache Verdünnung dieser IgG2a oder IgG2b in dem Überschuß IgGl ist noch mit doppeltem Hintergrundsignal nachweisbar. An der isolierten und etablierten gen-switch-Variante 10A2 wurde der Idiotyp überprüft. Der anti-CEA ELISA (Abb. 2) zeigte, daß 10A2 durch

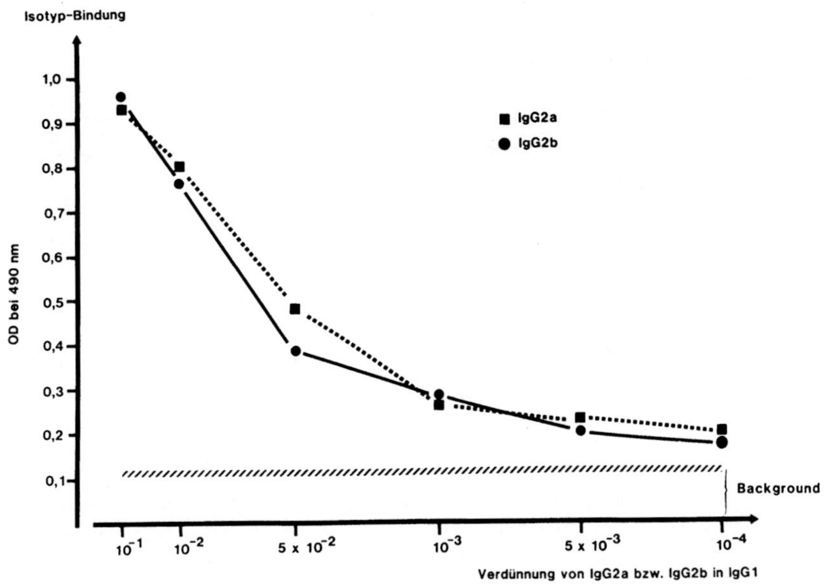

Abb. 1. Sensitivitätsüberprüfung des Isotyp-Nachweis ELISA. Mikrotiterplatten wurden mit polyklonalen Kaninchen-anti-Maus Ig Antikörpern beschichtet. Nach Zugabe des Gemisches eines IgG2a bzw. IgG2b-MAk, der in einem Überschuß von IgG1-MAk verdünnt worden war, erfolgt der Nachweis mit einem Peroxydase-markierten anti-Maus IgG2b bzw. -IgG2a spezifischen Antiserum

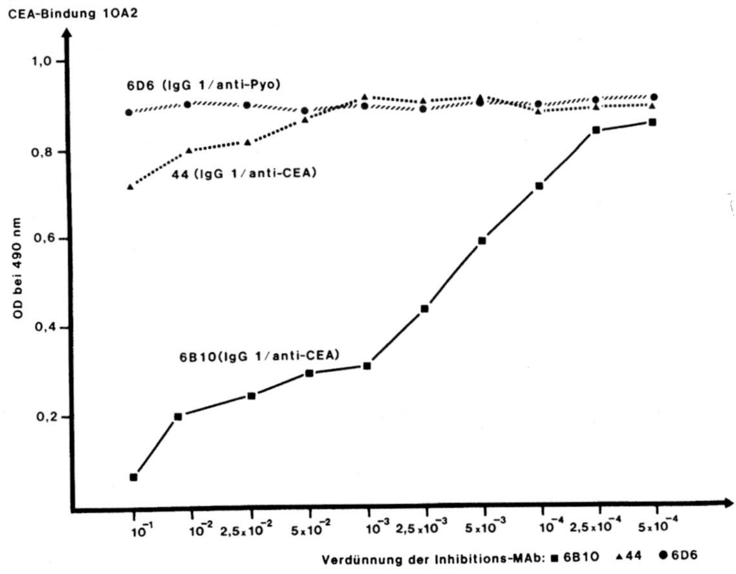

Abb. 2. Idiotyp-Nachweis des geswitchten MAk 10A2. Nach Inkubation des an einer Mikrotiterplatte adsorbierten gereinigten CEA-Proteins mit verschiedenen Verdünnungen des Ausgangs-MAk 6B10, mit dem ein differentes CEA-Epitop erkennenden MAk 44 und mit einem Kontroll-MAk 6D6 ohne Bindungsvermögen an CEA, wird der MAk 10A2 dazugegeben. Der Nachweis erfolgt mit einem IgG2b-spezifischen Peroxydase-markierten Antiserum im ELISA

den Ausgangs-MAb 6B10 voll in seiner Bindung an CEA inhibiert wurde. Die Kontrolle mit einem gegen ein anderes Epitop gerichtetes anti-CEA-MAb (44), sowie ein MAk, der nicht an CEA bindet, verdeutlichte, daß 10A2 und 6B10 das gleiche Epitop erkennen. Der Nachweis der Bindung von 10A2 an CEA erfolgte mit einem Maus IgG2b-spezifischen Antiserum, sodaß damit der gleichzeitige Nachweis von Idio- und Isotyp erbracht wurde.

Diskussion

Hybridome, die durch Fusion von Myelomzellen und B-Lymphoblasten erzeugte neue Zellinie, produzieren einen definierten MAb mit gleichbleibender Spezifität und Immunglobulin-Klasse. Allerdings kann es als zufälliges seltenes Ereignis zu einem Klassenwechsel des Immunglobulins kommen, d.h. der Synthese einer neuen konstanten Region der schweren Kette, ohne daß der Antikörper seine Spezifität ändert. Dieses Phänomen, der gen-switch, erfordert die Rekombination der VDI-Sequenz mit einem anderen, weiter flußabwärts des DNA-Moleküls gelegenen Gens für die konstanten Anteile der schweren Ketten. Die Frequenz für das Auftreten eines spontanen gen-switches wird i.a. mit 0,1 bis $10,0 \times 10^{-6}$ angenommen (1).

In dieser Arbeit wurde versucht, dieses Phänomen für die Herstellung gewünschter Isotypen von einem definierten CEA-spezifischen, nicht mit NCA kreuzreagierenden Antikörpers zu benutzen. Um das Auftreten der gen-switch-Varianten zu detektieren, war es notwendig, eine Nachweismethode zu benutzen, die in der Lage ist, noch unter 10.000 Zellen diejenige Zelle zu detektieren, welche den neuen Isotypen produziert. Wie in Abb. 1 gezeigt, ist der verwendete Doppel-Sandwich-ELISA zum Isotyp-Nachweis dazu in der Lage. Mit diesem Nachweis und der sequentiellen Reklonierung wurde eine IgG2b-Variante des CEA-spezifischen Hybridoms so angereichert, daß ein stabiler Klon etabliert und zur Massenproduktion dieses MAb 10A2 verwendet werden konnte.

Der Nachweis, daß dieser MAb tatsächlich als gen-switch Variante des Ausgangs-MAb 6B10 zu betrachten ist, läßt sich durch die Überprüfung seines Idiotypen führen. Die Inhibition seiner Bindung an das CEA-Molekül durch das Ausgangs-MAb, nicht aber durch den an ein differierendes Epitop bindenden MAb 44 macht dies deutlich.

Eine Steigerung der Genumschaltungsfrequenz um den Faktor 2 konnte durch die UV-Bestrahlung erreicht werden. Die zugrundeliegende Überlegung besteht in der durch UV-Bestrahlung induzierten, zu vermehrt auftretenden Rekombinationen führenden DNA-Labilität.

Mit dem hier beschriebenen Verfahren kann bei bestehenden, in ihrer Spezifität charakteristischen MAb, ein biologisch aktiver Isotyp eingeführt werden. Dadurch werden dessen Effektoreigenschaften wie C-abhängige Zytotoxizität, Gewebeverteilung und Ak-vermittelte anti-Tumor-Aktivität maßgeblich beeinflußt. Der uns vorliegende CEA-spezifische MAb von IgG2b-Isotyp bietet sich für diese Untersuchungen an.

Zusammenfassung

Die Isolierung von Genumschaltungsvarianten eines Hybridoms, welches einen CEA-spezifischen nicht mit NCA kreuzreagierenden MAb von IgGl-Isotyp produziert, wurde durch sequentielle Reklonierung und Anwendung eines sensitiven Isotyp-ELISA vorgenommen. Dadurch wurde es möglich, einen gewünschten Isotypen, der über die Effektorfunktionen eines MAb wesentlich entscheidet, mit der Spezifität des vorbestehenden charakterisierten MAb zu kombinieren. Die gen-switch-Frequenz betrug $3{,}6 \times 10^{-6}$ und bewegt sich damit innerhalb der Erwartungswahrscheinlichkeit von 0,1 bis $10{,}0 \times 10^{-6}$. Durch UV-Vorbestrahlung konnte die switch-Frequenz um den Faktor 2 erhöht werden. Die Spezifität entspricht der des Ausgangs-Antikörpers. Damit steht nun ein CEA-spezifischer MAb vom Isotyp IgG2b zur Überprüfung seiner potentiellen biologischen Effektorfunktionen zur Verfügung.

Summary

Hybridomas are known rarely to produce a gene-switch variant of their monoclonal antibody (MAb). This is caused by recombination of the idiotype-coding DNA sequence with a gene for a different heavy chain downstream on the DNA-molecule. A gene-switch variant was isolated from a hybrodoma secreting an IgG_1 isotypic MAb against the CEA molecule and characterized. Combining sequential sublining and recloning of the hybrodoma with a very sensitive method for isotype testing results in a method for obtaining the desired isotype from an already characterized specific antibody. The gene-switch frequency of 3.6×10^{-6} could be increased to 6.4×10^{-6} by irradiation with UV light for 1 h before sublining. The specifity of the switched CEA-specific IgG2b MAb corresponds to that of the starting IgG_1 MAb. The biological properties of this CEA-specific antibody are now under investigation.

Literatur

1. Radbruch A, in Weir DM, Herzenberg LA (eds) (1986) Handbook of Experimental Immunology, Vol. 4. Blackwell Scientific Publications, p 110.1
2. Müller CE, Rajewsky K (1983) Isolation of immunoglobulin class switch variants from hybridoma lines secreting anti-idiotype antibodies by sequential sublining. J Immunol 131(2): 877-81

Dr. M. Siebrecht, Institut für Klinische Forschung, Klinikum Großhadern, Marchioninistr. 15, D-8000 München 70

11. Auswirkungen von Magenteilresektionen (Billroth I und II) auf Anzahl und Verteilungsmuster Hormon-produzierender Zellen des gesamten Magen-Darm-Traktes

The Effect of Gastric Surgery (Billroth I and II) on Quantity and Distribution of Hormon Producing Cells in the Gastro Intestinal Tract

H. Gebhardt[1], E. Deltz[1], P. Schroeder[1], M.L. Hansmann[2] und H. Hamelmann[1]

[1]Abteilung Allgemeine Chirurgie,
[2]Institut für Pathologie
Chirurgische Universitäts-Klinik Kiel

Einleitung

Die Verdauungs- und Resorptionsleistung des Organismus hängt von der synchronen Aktivität aller an der Digestion beteiligten Organe ab. Neben der nervalen Regulation sorgen dabei vor allem Entero-Hormone des Magen-Darm-Traktes (MDT) für eine funktionelle Einheit von Leber, Pankreas, Gallenblase und MDT (1). Diese Hormone, die zusammen ein entero-endokrines Regulatorsystem (e.-e.T.) der Verdauung bilden, werden dabei von intraepithelial gelegenen Zellen des gesamten MDT nach Stimulation durch luminale Reize freigesetzt und beeinflussen Sekretion, Motilität sowie Resorption und Adaptation o.g. Organe (1). Verschiedene Gruppen konnten nach Messungen der Plasmaspiegel dieser Hormone zeigen, daß resezierende Eingriffe am oberen MDT (Billroth I und II) zu schweren Störungen des e.-e.R. führen (3,4). Eine umfassende Beurteilung des Produktionsortes dieser Hormone bzw. der hormonproduzierenden Zellen (h.p.Z.) des gesamten MDT nach o.g. Eingriffen konnte bisher im Großtiermodell bzw. beim Menschen nicht durchgeführt werden. Es wurden daher bei je 10 Wistarratten die Auswirkungen von Magenresektionen nach Billroth I und II auf Anzahl und Verteilungsmuster h.p.Z. von Cholecystokinin (CCK), Neurotensin (NT) und Entero-Glucagon (EG) des gesamten MDT untersucht.

Material und Methoden

Bei je 10 Wistarratten wurden in Äthernarkose Magenresektionen nach Billroth I (B I, n=10) bzw. II (B II, n=10) durchgeführt.

Chirurgisches Forum '88
f. experim. u. klinische Forschung
Hrsg.: K.H. Schriefers et al.

Scheinoperierte Tiere dienten als Kontrolle (K, n=11). Am 21. p.op. Tag wurde der gesamte MDT entfernt und mit monoklonalen Antikörpern (Immuno Nuclear Company, Stillwater, Minnesota, USA) die h.p.Z. von CCK, NT und EG dargestellt. Die Anzahl positiv gefärbter Zellen wurden durch zweimaliges Auszählen von mindestens 150 Zotten pro Darmsegment bei 250-facher Vergrößerung bestimmt.

Ergebnisse

Die Normalverteilungen (Abb. 1) der h.p.Z. entsprachen denen, die in der Literatur beschrieben sind (1, 2). CCK-positive Zellen zeigten sich am häufigsten im Duodenum und proximalen Jejunum, mit abnehmender Häufigkeit hin bis ins Ileum. H.p.Z. von NT und EG (Abb. 1) kamen hingegen hauptsächlich in der Mucosa des Ileums vor. Nach B I-Magenteilresektionen (Abb. 1) zeigten sich hingegen schwere Störungen der Anzahl bzw. des Verteilungsmusters der h.p.Z. Im Vergleich zu den Kontrollen traf dies bei CCK für den gesamten Dünndarm zu (im Duodenum bis zu 25%, Jejunum 34%, Ileum 37% Zunahme positiver Zellen). Auch die NT- und EG-positiven Zellen sind nach diesem Eingriff vermehrt (NT bis zu 30%, EG bis zu 25%).

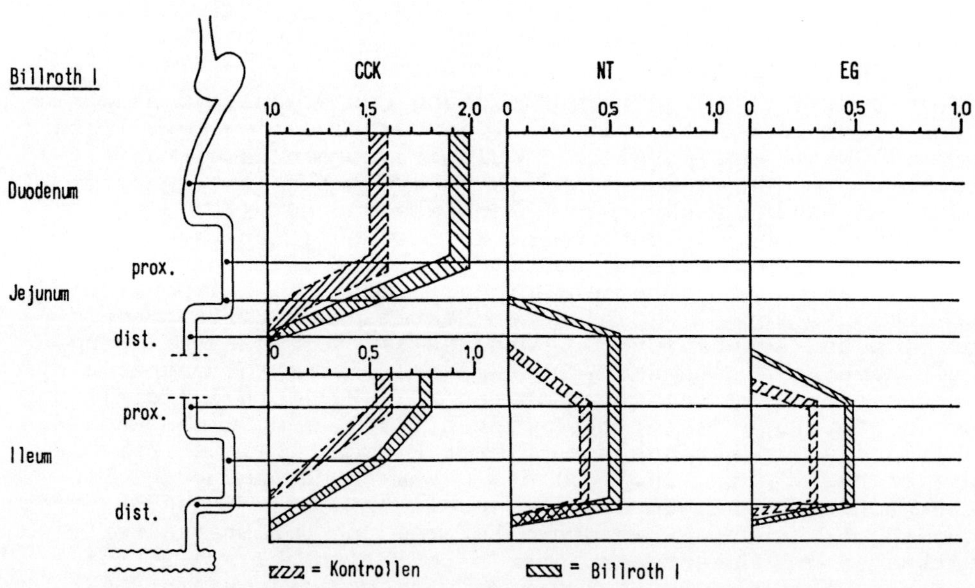

Abb. 1. Anzahl hormonproduzierender Zellen/Zotte von CCK, NT und EG b.Z.n. Billroth I-Gastrektomie (n=10)

Nach B II-Magenteilresektionen (Abb. 2) zeigte sich, nach Addition der Anzahl CCK-positiver Zellen der zu- und abführenden Schlinge, eine starke Zunahme der CCK-produzierenden Zellen im oberen Gastrointestinaltrakt (22,8%). Diese Addition wurde notwendig, da beide Schenkel bis zur Braunschen Fußpunktanastomose

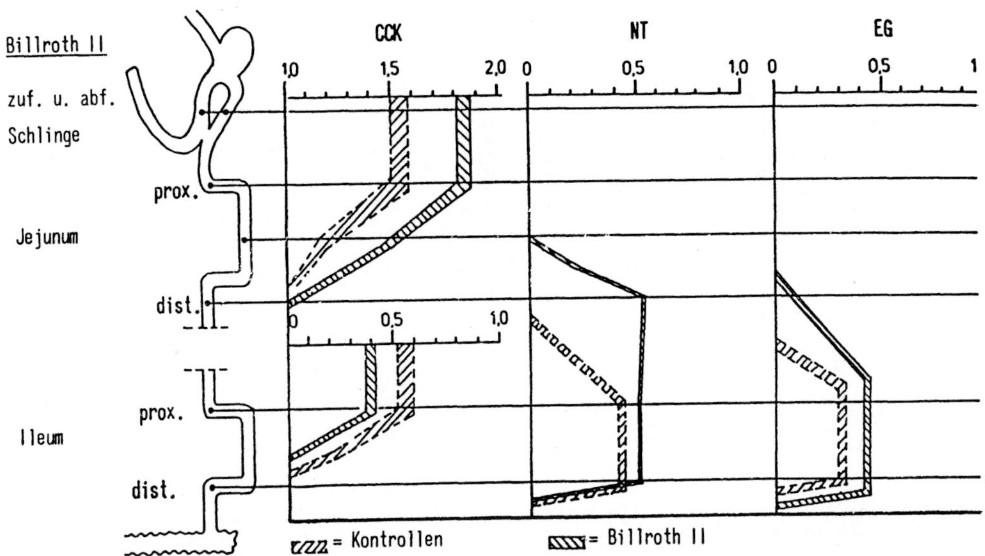

Abb. 2. Anzahl hormonproduzierender Zellen/Zotte von CCK, NT und EG b.Z.n. Billroth II-Gastrektomie (n=10)

zu gleichen Teilen mit dem Chymus in Kontakt kommen. Bei NT- und EG-produzierenden Zellen ist das Vorkommen weit nach proximal verschoben, das Maximum erhöht (bei NT bis zu 35% und EG bis zu 46%) und im Falle von NT bereits im Jejunum erreicht (Abb. 2).

Diskussion

Die Veränderungen in der Anzahl bzw. im Verteilungsmuster dieser Zellen entlang des MDT bei der Ratte korrelieren dabei mit den Messungen der entsprechenden Plasmaspiegel dieser Hormone im Großtiermodell bzw. beim Menschen (3, 4). Somit können jetzt sowohl die absolut erhöhten Werte der Plasmakonzentrationen dieser Hormone durch die Zunahme der diese Hormone produzierenden Zellen entlang des MDT als auch die von verschiedenen Gruppen beobachteten Änderungen des postprandialen Freisetzungsmusters dieser Hormone durch die Störungen im Verteilungsmuster h.p.Z. erklärt werden. Bisherigen Vermutungen, daß nach Magenteilresektionen der intensivere Kontakt des Chymus mit den h.p.Z. bzw. der beschleunigte intestinale Transit für die erhöhten Plasmaspiegel verantwortlich sei (5), muß nach unseren Ergebnissen hinzugefügt werden, daß dieses auch eine Folge der Änderungen in Anzahl und Verteilungsmuster der h.p.Z. sein kann. Diese Störungen können außerdem, aufgrund der vielfältigen Wirkungen dieser Hormone, zu Dysregulationen der Funktion einzelner Oberbauchorgane führen. Verspätet, von vermehrt im Ileum vorkommenden CCK-, NT- und EG-positiven Zellen oder verfrüht, von bereits im Jejunum auftretenden NT- oder EG-positiven Zellen, sezerniertes Hormon führt dabei zu einer asynchronen Funktion der Oberbauchorgane. Eventuell verspätet und vermehrt vom Ileum freigesetzte CCK könnte, aufgrund seiner Wirkungen an der Gallenblase bzw. dem exokrinen Pankreas, die im Postgastrektomiesyndrom zusammengefaßten Beschwerden, wie z.B. chologene Diarrhoen und galligen Reflux, mitverursachen bzw. unterhalten.

Diese immunhistochemisch, morphometrisch gewonnenen Ergebnisse stellen somit eine wesentliche Ergänzung zu den bisher beschriebenen Änderungen der Plasmaspiegel o.g. Hormone dar. Derartige Untersuchungen können außerdem, in Korrelation mit Messungen der Plasmaspiegel der entsprechenden Hormone, zu einer weiteren Klärung der Genese der im Postgastrektomiesyndrom zusammengefaßten postoperativen Beschwerden beitragen.

Zusammenfassung

In der vorliegenden Studie wurde die Auswirkung von Resektionen im Magen-Darmbereich (Billroth I und II) auf Anzahl und Verteilungsmuster der hormonproduzierenden Zellen von Cholecystokinin, Neurotensin und Enteroglucagon untersucht. Dabei konnten schwere Störungen der Anzahl und des normalen Verteilungsmusters dieser Zellen entlang des gesamten MDT beobachtet werden. Da den untersuchten Hormonen vielfältige Funktionen im Rahmen der Verdauungsphysiologie zugeschrieben werden, können diese Veränderungen für die Genese der im Rahmen des Postgastrektomiesyndroms auftretenden Erscheinungen mitverantwortlich gemacht werden. Außerdem können durch diese Ergebnisse die bisher in ihrer Ätiologie unklaren Veränderungen der Plasmaspiegel o.g. Hormone nach Magenteilresektionen erklärt werden.

Summary

We examined the effect of clinically established gastrectomies (Billroth I and II) on the quantity and distribution of the cells producing cholecystokinin, neurotensin, and enteroglucagon. Severe disturbances of the quantity and distribution of the cells were observed following these operations on the upper gastrointestinal tract. The hormones investigated play a major role in the control of digestion and resorption. Therefore, such disturbances may be responsible for the symptoms typical of the postgastrectomy syndrome. Furthermore these results could also explain the reported changes in the plasma levels of gastrointestinal hormone after gastric surgery.

Literatur

1. Bloom SR, Pollak JM (eds) (1981) Gut hormones, 2nd edition. Churchill Livingstone, Edinburgh London Melbourne New York
2. Grube D (1982) Die endokrinen Zellen des Verdauungsapparates. Klin Wochenschr 60:213-227
3. Hopman WPM, Jansen JBMJ, Lamers CBHW (1984) Plasma cholecystokinin response to oral fat in patients with Billroth I and Billroth II gastrectomy. Ann Surg 199:276-280
4. König F, Köhler R, Nustede R, Streich R, Schafmayer A (1987) Der Einfluß der Duodenalpassage auf die Neurotensinfreisetzung beim Hund. In: Langenbecks Arch Chir [Suppl]Chir Forum. Springer, Berlin Heidelberg New York Tokyo Paris London

5. Lawaetz O, Blackburn AM, Bloom SR, Aritas Y, Ralphs DNL (1983) Effect of pextin on gastric emptying and gut hormone release in the dumping syndrome. Scand J Gastroenterol 18: 327-336

Dr. H. Gebhardt, Chirurgische Universitätsklinik Kiel, Abteilung Allgemeine Chirurgie, Arnold-Heller-Str. 7, D-2300 Kiel 1

12. Endogenes Cholecystokinin induziert Pankreaswachstum nach Gastrektomie: Ergebnisse einer tierexperimentellen Studie

Endogeneous Cholecystokinin Induces Pancreatic Growth after Total Gastrectomy: Results of an Animal Experiment

H. Frieß[1], M. Büchler[1], P. Malfertheiner[2], R. Nustede[3] und H. G. Beger[1]

[1]Abteilung für Allgemeine Chirurgie, Universität Ulm
[2]Abteilung für Gastroenterologie, Universität Ulm
[3]Abteilung für Chirurgie, Universität Göttingen

Nach totaler Entfernung des Magens kommt es bereits nach 2 Wochen zu einer Hyperplasie des Rattenpankreas mit Zunahme der Konzentration von Amylase und Trypsin im Gewebe bei gleichzeitiger Abnahme der Lipasekonzentration (1). Da hiermit auch das klinische Problem der Pankreasadaptation nach Gastrektomie beim Menschen verquickt ist, wurde in einer weiteren Untersuchung der Einfluß der gastrointestinalen Hormone Insulin, Glucagon, Gastrin und Cholecystokinin auf die Anpassung der Bauchspeicheldrüse nach Magenentfernung analysiert. Aus den wenigen vorliegenden klinischen Untersuchungen ist bisher eine Einschränkung der exokrinen und endokrinen Pankreasfunktion nach Gastrektomie bekannt (2).

Material und Methode

Für die Untersuchung wurden 38 WKY-Ratten mit einem initialen Körpergewicht von 200 bis 240 g verwendet. Operative Interventionen wurden unter Intubationsnarkose mit Halothan vorgenommen. Die Tiere wurden 3 Gruppen zugeteilt:

Gruppe 1: Kontrollratten (K, n=10). Hier wurde eine transabdominelle Duodenalsonde implantiert (Silikon, 1,5 mm Durchmesser).

Gruppe 2: Kontrollratten mit Scheinoperation (S, n=11). Bei diesen Tieren erfolgte eine longitudinale Gastrotomie mit Reverschluß und in gleicher Weise die Implantation einer transabdominellen Duodenalsonde.

Gruppe 3: Totale Gastrektomie (G, n=17). Es wurde der gesamte Magen entfernt und eine End-zu-End-Anastomose zwischen Oesophagus und Duodenum ausgeführt. Zusätzlich erfolgte die Insertion einer Duodenalsonde.

Chirurgisches Forum '88
f. experim. u. klinische Forschung
Hrsg.: K.H. Schriefers et al.

14 Tage nach dem primär chirurgischen Eingriff wurde bei allen Tieren ein zentraler Venenkatheter über die rechte Jugularvene plaziert.

Nahrungsstimulation

Im Mittel 3 Tage nach der Implantation des zentralvenösen Katheters erfolgte eine Nahrungsstimulation über die liegende Duodenalsonde. Die flüssige Testmahlzeit bestand aus 3 ml Öl, 2 ml Aminosäurenlösung (0,2 g/ml, "Protein 88", Wander GmbH, Osthofen, BRD) und 1 ml 40%iger Glucose. Vor, sowie 5, 15, 30 und 60 min nach Verabreichung der Testmahlzeit wurden Blutproben zur Bestimmung der gastrointestinalen Hormone entnommen.

Hormonassays

Zur Insulinmessung wurde ein käuflicher Radioimmunoassay der Fa. Sorin, Biomedika (Saluggia, Italien) verwendet. Die Sensitivität betrug 0,08 ng/ml, die Intraassayvarianz 8,6%, die Interassayvarianz 12,8%. Die Bestimmung des pankreatischen Glucagons erfolgte ebenfalls radioimmunologisch. Der polyklonale Antikörper, welcher hochspezifisch aufgrund seiner C-terminalen Angriffsstelle pankreatisches Glucagon mißt, wurde freundlicherweise von Herrn PD Dr. Schusdziarra, München, zur Verfügung gestellt. Die Intraassayvarianz lag bei 9%, die Interassayvarianz bei 14%. Die Gastrinmessungen konnten im Labor von Prof. Feurle, Universität Heidelberg, vorgenommen werden. Es handelte sich um einen Radioimmunoassay mit einem polyklonalen Antikörper gegen G 34 und G 17 (3). Das Cholecystokinin wurde radioimmunologisch determiniert durch einen spezifischen polyklonalen Antikörper, der seine Hauptaffinität gegen CCK-8 besitzt. Er reagiert nicht mit dem C-terminalen Ende des Peptids, so daß eine Kreuzreaktivität mit Gastrin ausgeschlossen werden kann. Die Sensitivität des Assays betrug 0,70 pg/ml, die Intraassayvarianz lag bei 3,4%, die Interassayvarianz bei 7%.

Statistik: Die Werte wurden als Mediane und Quartile (25 + 75 Perzentile) aufgetragen. Signifikanzprüfungen erfolgten mit dem Wilcoxon-Test für unverbundene Stichproben.

Ergebnisse

Insulin und Glucose

Nach Gastrektomie wurde eine pathologische Glucosetoleranz beobachtet (K: 0 min 90, 5 min 155, 15 min 205, 30 min 140, 60 min 105 mg%; G: 0 min 94, 5 min 196, 15 min 335, 30 min 250, 60 min 110 mg%; Werte sind Mediane). Die korrespondierende Insulinfreisetzung war bei den gastrektomierten Tieren verzögert, wobei der Insulinpeak erst nach 30 min erreicht wurde. Die totale integrierte postprandiale Insulinfreisetzung innerhalb von 60 min nach Testmahlzeit war jedoch vergleichbar zwischen experimentellen und Kontrolltieren (K: 96,5; S:86,8; G: 106,9 ng×60 min/ml).

Pankreatisches Glucagon

Nach Gastrektomie fanden sich signifikant erhöhte Glucagonplasmaspiegel zu den Meßzeitpunkten 15, 30 und 60 min. (K: 0 min 1244, 5 min 2010, 15 min 3005, 30 min 2841, 60 min 2960 pg/ml; G: 0 min 1282, 5 min 2110, 15 min 3688, 30 min 3960, 60 min 4205 pg/ml, Werte sind Mediane). Die totale integrierte postprandiale Glukagonfreisetzung innerhalb von 60 min war um 58% vermehrt (K: 5373; S: 6308; G: 9843 pg×60 min/ml).

Gastrin

Sowohl die basalen als auch die postprandialen Gastrinplasmaspiegel waren nach Gastrektomie um 70% vermindert (Abb. 1). Nach duodenaler Applikation der Testmahlzeit kam es weder im experimentellen noch in den Kontrollkollektiven zu einer nahrungsabhängigen Gastrinstimulation.

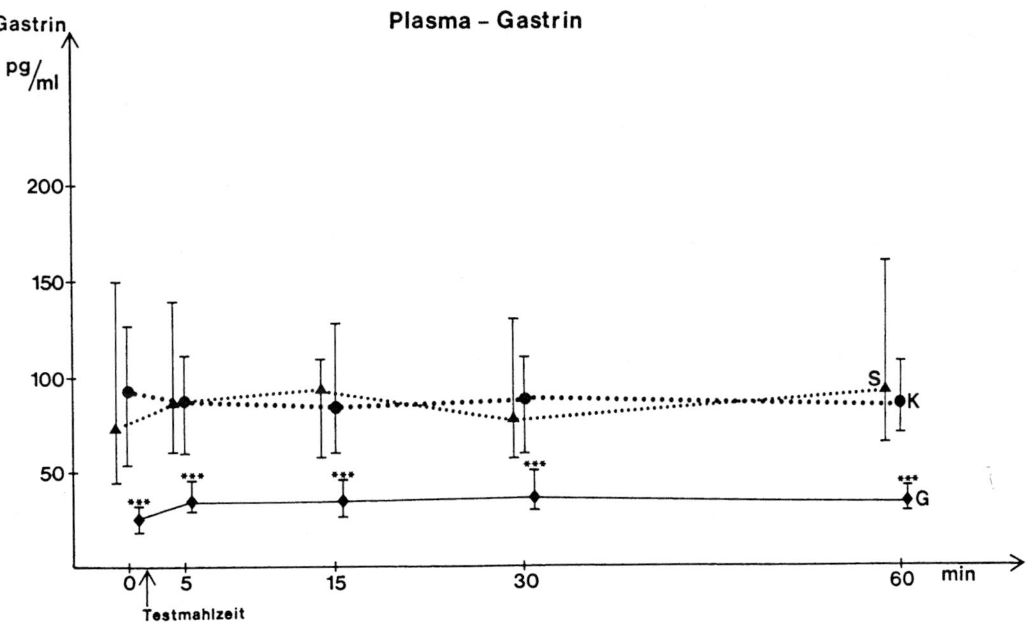

*Abb. 1. Plasmagastrin nach Testmahlzeit bei Kontrollen (K), Scheinoperierten (S) und Gastrektomierten (G). Werte sind Mediane (+ Quartile). *** = p < 0,001*

Cholecystokinin

Die basalen CCK-Spiegel waren in allen Kollektiven vergleichbar (Abb. 2). Nach Testmahlzeit wurde eine mit 72% signifikant erhöhte totale CCK-Freisetzung bei den gastrektomierten Tieren ermittelt (K: 21,4; S: 24,6; G: 36,1 pg×60 min/ml).

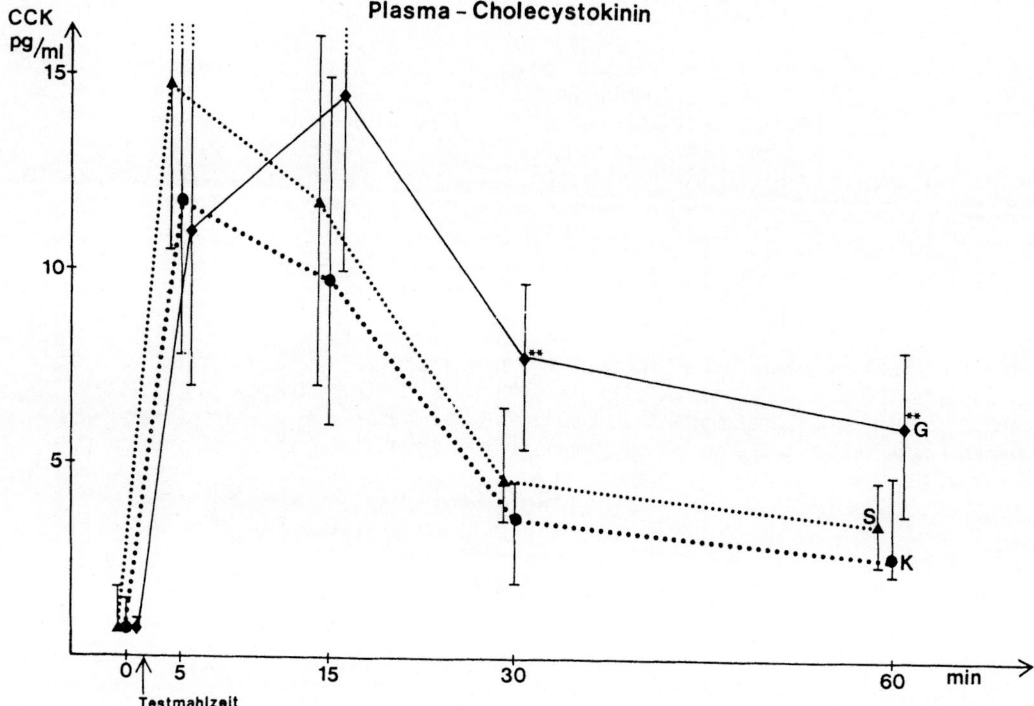

Abb. 2. Plasmacholecystokinin nach Testmahlzeit bei Kontrollen (K), Scheinoperierten (S) und Gastrektomierten (G). Werte sind Mediane (+ Quartile). ** = $p < 0,01$

Diskussion

Nach Gastrektomie kommt es bei Ratten zu einem ausgedehnten Pankreaswachstum, einhergehend mit einer Dissoziation der Konzentration von digestiven Enzymen (1). Vergleichbare Effekte können am Rattenpankreas erzielt werden durch die exogene Applikation des sekretagogen Hormons Cholecystokinin (4). Nach den vorliegenden Untersuchungen ist die postprandiale Freisetzung des duodenalen Cholecystokinins signifikant erhöht, so daß mit hoher Wahrscheinlichkeit hierin die Erklärung für die Adaptation des exokrinen Rattenpankreas nach Entfernung des Magens gesehen werden muß.

Einem anderen Hormon, dem in der Adaptation der Bauchspeicheldrüse eine wesentliche Rolle zugeschrieben wurde, dem Gastrin, kommt offensichtlich nach Gastrektomie keine Bedeutung zu, da die Hauptquelle des Gastrins, nämlich das Antrum, entfernt wurde, und die Serumspiegel um 70% erniedrigt waren.

Die Rolle des pankreatischen Glucagons ist nach Maßgabe der vorliegenden Ergebnisse nicht zu klären. Von den meisten Autoren wurde dieses Hormon als antitrophisch für das exokrine Pankreas eingestuft, so daß die erhöhten Plasmaspiegel nach Gastrektomie im Rattenmodell eigentlich zu einer Sekretions- und Wachstumshemmung führen müßten. Dieser Effekt kommt jedoch offensichtlich infolge des Überwiegens von trophischen Faktoren nicht zum Tragen. Nach Gastrektomie beim Menschen kommt es zu einer Einschränkung der exokrinen Pankreasfunktion (2), wobei Daten zu den gastrointestinalen Hormonen bisher nicht vorliegen. Es ist jedoch anzunehmen, daß es, ähnlich dem Tiermodell, zu einer kompensatorisch vermehrten Freisetzung von sekretagogen Hormonen kommt, um die folgenschwere pankreozibale Asynchronie auszugleichen.

Zusammenfassung

Die Gastrektomie führt bei der Ratte zu einer Hyperplasie des exokrinen Pankreas mit einer Dissoziation von Verdauungsenzymen. In einer weiteren Untersuchung wurde bei gastrektomierten Ratten die Rolle der gastrointestinalen Hormone Insulin, Glucagon, Gastrin und Cholecystokinin im Rahmen der Adaptation des exokrinen Pankreas untersucht. Die Hormonmessungen erfolgten im Plasma nach Applikation einer intraduodenalen Testmahlzeit.

Nach Gastrektomie fand sich eine pathologische Glucosetoleranz bei verzögerter, jedoch letztlich unveränderter Insulinsekretion. Pankreatisches Glucagon wurde bei gastrektomierten Ratten vermehrt freigesetzt. Die Gastrinplasmaspiegel waren erwartungsgemäß sowohl basal als auch postprandial wesentlich vermindert. Die postprandiale Sekretion des duodenalen CCK war nach Gastrektomie signifikant erhöht.

Vor allem die gesteigerte CCK-Freisetzung erklärt die Wachstumsadaptation des exokrinen Rattenpankreas.

Summary

In the rat total gastrectomy leads to exocrine pancreatic hyperplasia and enzyme dissociation. In a further experiment we analyzed the role of gastrointestinal hormones (insulin, glucagon, gastrin, cholecystokinin) during the process of pancreatic adaptation. The gastrointestinal hormones were determined before and after an intraduodenal test meal. After total gastrectomy we observed a pathologic glucose tolerance. Insulin secretion was delayed but the total postprandial insulin output was unchanged. As expected, the gastrin values were diminished before and after the test meal by about 70%. Pancreatic glucagon secretion was increased postprandially. The total postprandial output of duodenal cholecystokinin was significantly elevated following total gastrectomy. Particularly, the increase of cholecystokinin release in the gastrectomized animals seems to be responsible for exocrine pancreatic adaptation.

Literatur

1. Büchler M, Malfertheiner P, Glasbrenner B, Beger HG (1986) Rat exocrine pancreas following total gastrectomy. Intern J Pancreatol 1:389-398

2. Gullo L, Costa PL, Ventrucci M, Mattioli S, Labo G (1979) Exocrine pancreatic function after total gastrectomy. Scand J Gastroent 14:401-407
3. Feurle GE, Ketterer H, Becker HD, Creutzfeldt W (1972) Circadian serum gastrin concentrations in control persons and in patients with ulcer disease. Scand J Gastroent 7:177-183
4. Fölsch UR, Winckler K, Wormsley KG (1978) Influence of repeated administration of CCK and secretin to pancreas of the rat. Scand J Gastroent 13:663-671

Priv.-Doz. Dr. M. Büchler, Abteilung für Allg. Chirurgie der Universität Ulm, Steinhövelstr. 9, D-7900 Ulm

13. Zum Einfluß der Duodenalpassage auf die Sekretion von Cholcystokinin und Neurotensin bei Patienten nach totaler Gastrektomie

The Influence of Duodenal Passage on the Secretion of Cholecystokinin and Neurotensin in Patients After Total Gastrectomy

M. Barthel[1], R. Nustede[1], M. Büchler[2], H. Köhler[1] und A. Schafmayer[1]

[1]Klinik und Poliklinik für Allgemeinchirurgie der Universität Göttingen (Direktor: Prof. Dr. med. H.-J. Peiper)
[2]Chirurgische Universitätsklinik Ulm (Direktor: Prof. Dr. med. H.G. Beger)

Einleitung

Der Verlust des Magens ruft eine Reihe charakteristischer Störungen hervor, für die neben anderen pathophysiologischen Erklärungen auch eine diskoordinierte Freisetzung gastrointestinaler Hormone ursächlich sein können. In früheren Untersuchungen (1) konnte gezeigt werden, daß Patienten nach totaler Gastrektomie eine verminderte Pankreasenzymsekretion und dadurch bedingte Malabsorption aufweisen. Patienten nach totaler Gastrektomie und duodenaler Rekonstruktion hatten deutlich verminderte Stuhlfettkonzentrationen. Ziel dieser Studie war es daher, den Einfluß verschiedener Rekonstruktionsverfahren nach totaler Gastrektomie auf die postprandiale Freisetzung gastrointestinaler Hormone zu untersuchen.

Patienten und Methodik

Die CCK- und Neurotensinwerte von 4 Patientenkollektiven wurden mit denen von 10 gesunden Probanden verglichen. Bei allen Patienten lag die Operation länger als 1 Jahr zurück.

a) ohne Duodenalpassage

Gruppe I: 10 Patienten mit Rekonstruktion nach Lawrence-Hunt-Rodino (Durchschnittsalter 62 Jahre).

Gruppe II: 10 Patienten nach Roux-Y-Rekonstruktion (Durchschnittsalter 62 Jahre).

Chirurgisches Forum '88
f. experim. u. klinische Forschung
Hrsg.: K.H. Schriefers et al.

b) mit erhaltener Duodenalpassage

Gruppe III: 9 Patienten nach Anlegen eines "Tübinger Ersatzmagens" (Durchschnittsalter 49 Jahre).

Gruppe IV: 10 Patienten mit Rekonstruktion nach Longmire-Gütgemann-Schreiber (Durchschnittsalter 61 Jahre).

Nach einer 12stündigen Fastenperiode wurde bei allen Patienten eine periphere Armvene kanülliert und 2 Basalwerte in 15minütigen Abständen entnommen. Danach erhielten alle Teilnehmer eine standardisierte Testmahlzeit. In regelmäßigen Abständen wurden über 180 min 8 Blutproben zur Hormonbestimmung abgenommen.

CCK und Neurotensin wurden mittels von uns entwickelter hochspezifischer und sensitiver Radioimmunoassays bestimmt (5).

Ergebnisse

Die basalen Cholecystokinin- und Neurotensinkonzentrationen für die einzelnen Kollektive sind in Abb. 1 und 2 zusammengefaßt. Dabei zeigt sich, daß beide Hormone bei allen Patientengruppen postprandial gegenüber dem Normalkollektiv ansteigen. Die höchsten Werte sowohl von Neurotensin als auch von CCK finden sich nach den Rekonstruktionsverfahren mit Duodenalpassage (Longmire-Gütgemann-Schreiber und "Tübinger Ersatzmagen"), während diejenigen der Patienten ohne Duodenalpassage (Roux-Y und Lawrence-Hunt-Rodino) nur etwa doppelt so hoch wie die Normalwerte liegen.
90 min nach Einnahme der Testmahlzeit gleichen sich die CCK-Konzentrationen aller Patienten wieder den Normalwerten an. Die Neurotensin-Konzentrationen bleiben demgegenüber auch nach 180 min noch deutlich erhöht.

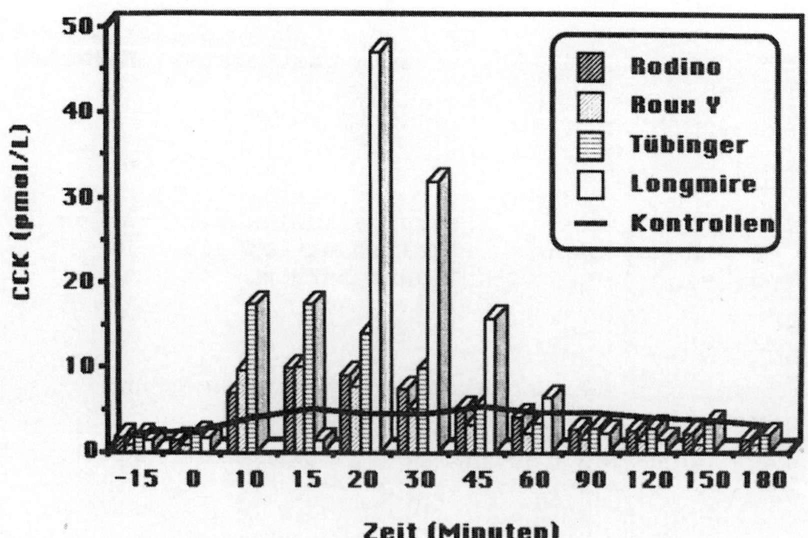

Abb. 1. CCK-Plasmakonzentrationen nach einer Testmahlzeit bei Patienten nach totaler Gastrektomie und einer Kontrollgruppe

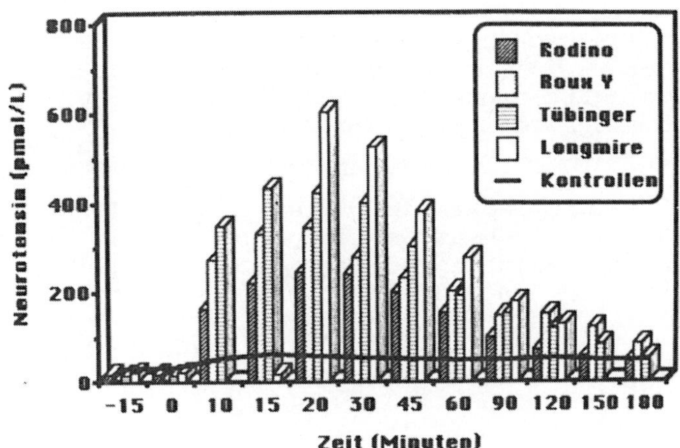

Abb. 2. Neurotensin-Plasmakonzentrationen nach einer Testmahlzeit bei Patienten nach totaler Gastrektomie und einer Kontrollgruppe

Diskussion

Unsere Ergebnisse demonstrieren, daß nach totaler Gastrektomie die CCK- und Neurotensin-Konzentrationen gegenüber einem gesunden Normalkollektiv signifikant erhöht sind. Die höchsten Plasmakonzentrationen fanden wir nach Rekonstruktionsverfahren mit Wiederherstellung der Duodenalpassage. Mögliche Ursachen für die unkoordinierte Ausschüttung der Hormone sind folgende:

1. Die Denervation des Gastrointestinaltraktes durch die bei der Gastrektomie vorgenommene Durchtrennung des N. vagus.
2. Die veränderte intestinale Transitzeit.
3. Die pancreatico-cibale Asynchronie.

Über einen neuralen Regulationsmechanismus der CCK-Freisetzung ist im Schrifttum bisher nur wenig bekannt. HOPMAN et al. (2) fanden bei vagotomierten Patienten signifikant höhere CCK-Spiegel nach einer fettreichen Mahlzeit, als bei Ulcuspatienten vor Operation. Eine neurale Ursache der erhöhten CCK-Spiegel nach totaler Gastrektomie kann somit durch eine gesteigerte Aktivität der CCK-Zellen bei fehlendem Vagotonus oder Aufhebung inhibitorischer vagaler Signale für die Hormonzellen erklärt werden. Andererseits mögen die erhöhten CCK-Werte durch den Kontakt des noch unverdauten Speisebreies mit den CCK-Zellen des Jejunums bedingt sein (3), wobei die hohen Werte nach wiederhergestellter Duodenalpassage wahrscheinlich durch den Kontakt der auch im Duodenum reichlich vorhandenen CCK-Zellen verursacht werden (3).

In früheren Untersuchungen konnten wir bei Patienten mit Duodenalpassage nur eine geringe Reduktion der Pankreasenzymsekretion nachweisen. Die nur gering verminderte Pankreasenzymsekretion ist möglicherweise auf die erhöhten CCK-Werte zurückzuführen und verursachen somit eine geringere Steatorrhoe. Die von MacGREGOR (4) beschriebene pancreaticocibale Asynchronie ist eine weitere Erklärung für die pathologisch erhöhten Stuhlfettwerte nach ausgeschalteter Duodenalpassage.

Neurotensin hat ebenfalls einen stimulierenden Effekt auf die Pankreasenzymsekretion. Die Hauptfreisetzung von Neurotensin findet im Gegensatz zu CCK im distalen Dünndarm statt. Jedoch sind im proximalen Jejunum ebenfalls Neurotensinzellen nachgewiesen worden, so daß sich dadurch eine frühe Freisetzung erklären läßt (biphasischer Verlauf). Auch die hohen Neurotensinwerte können einen Einfluß auf die gering veränderte Pankreasenzymsekretion haben.

Zusammenfassung

Die Cholecystokinin- und Neurotensin-Plasmakonzentrationen von 4 Patientengruppen nach Gastrektomie und verschiedenen Rekonstruktionsverfahren (Roux-Y, Lawrence-Hunt-Rodino, "Tübinger Ersatzmagen" und Longmire-Gütgemann-Schreiber) wurden mit denen einer Kontrollgruppe nach einer Testmahlzeit verglichen. Die Untersuchungen zeigen, daß sowohl die CCK-, als auch die Neurotensinkonzentrationen bei allen Patienten postprandial stark ansteigen. Nach Rekonstruktionsverfahren mit erhaltener Duodenalpassage ("Tübinger Ersatzmagen" und Longmire-Gütgemann-Schreiber) sind die Werte jeweils maximal erhöht, während diejenigen nach Rekonstruktion ohne Duodenalpassage (Roux-Y und Lawrence-Hunt-Rodino) etwa doppelte Höhe des Normalkollektivs hatten.

Summary

Cholecystokinin (CCK) and neurotensin concentrations were measured in four groups of patients after total gastrectomy and different reconstructions of the GI tract (Roux-en-Y, Lawrence-Hunt-Rodino, "Tübinger Ersatzmagen" and Longmire-Gütgemann-Schreiber) and compared to a group of healthy volunteers. In the study patients, CCK and neurotensin levels were significantly higher than in normal volunteers independent of the method of reconstruction. The causes of these elevated hormone levels may be found in faster intestinal transit time and denervation of the GI tract after total gastrectomy.

Literatur

1. Gullo L, Costa PL, Ventrucci M, Mattioli S, Viti G, Labo G (1979) Exocrine pancreatic function after total gastrectomy. Scand J Gastroenterol 14:401
2. Hopman WPM, Jansen JBMJ, Lamers CBHW (1984) Plasma cholecystokinin response to oral fat in patients with Billroth-I- and Billroth-II-Gastrectomy. Ann Surg 199:276-280
3. Jazrawi RT, Nortfield TC (1982) Role of CCK in control of bile acid, pool size and cholesterol saturation of gallbladder bile in man. Gut 23:A462

4. MacGregor IL, Parent J, Meyer JH (1977) Gastric emptying of liquid meals and pancreatic and biliary secretion after subtotal gastrectomy of truncal vagotomy and pyloroplasty in man. Gastroenterology 72:195
5. Schafmayer A, Nustede R, Pompino A, Köhler H Vagal influence on cholecystokinin and neurotensin release in conscious dogs. Scand J Gastroenterol (in press)
6. Thor K, Rökaeus A, Kager L, Rosell S (1980) Neurotensin and gastrointestinal motility in man. Acta Physiol Scand 110:327-328

Dr. M. Barthel, Klinik und Poliklinik für Allgemeinchirurgie der Universität Göttingen, Robert-Koch-Str. 40, D-3400 Göttingen

14. Das denervierte Pankreas: Seine Sekretionsleistung nach endogener und exogener Stimulation

The Denervated Pancreas: Its Secretory Response to Exogenous and Endogenous Stimulants

H. Köhler, J. Schleef, R. Nustede und A. Schafmayer

Klinik und Poliklinik für Allgemeinchirurgie der Universität Göttingen

Die Regulation der exokrinen Pankreassekretion erfolgt über ein kompliziertes neurohormonales System (1, 4, 5).

Neben verschiedenen gastrointestinalen Hormonen kommt besonders dem autonomen Nervensystem eine erhebliche Bedeutung beim Regelprozeß der sekretorischen Aktivität der Bauchspeicheldrüse zu (1 - 5).

Der Anteil der unterschiedlichen Mechanismen an der Sekretionsantwort des Pankreas ist zur Zeit Gegenstand umfangreicher Forschung (1 - 5). In der vorliegenden Untersuchung wurde das von DEBAS (3) beschriebene "orthotop autotransplantierte Hundepankreas" gewählt, um der Frage nachzugehen, welchen Anteil das extrinsische Nervensystem an der Sekretionsleistung der Bauchspeicheldrüse auf verschiedene Stimuli hat.

Material und Methodik

10 Hunden wurde eine Herrera-Pankreasfistel und Thomas-Magenfistel angelegt. Nach einer Erholungsphase wurden Dosis-Wirkungskurven für folgende Substanzen aufgestellt: 1. Sekretin i.v. (0,25 - 8,0 U/kg×h), 2. Caerulein i.v. (4-128 ng/kg×h), 3. L-Tryptophan intraduodenal (0,63 - 20 mmol/h), 4. 10%ige Fettlösung (Intralipid) intraduodenal (1,25 - 20 g/h).

Es wurde jeweils mit der niedrigsten Konzentration der Testsubstanz begonnen und die Dosis alle 30 min verdoppelt. Während der Basalperiode und nach Stimulation wurde aus dem in 30-Minuten-Fraktionen gewonnenen Pankreassaft die Bikarbonat- und Proteinmenge bestimmt. Bikarbonat wurde nach dem von DEBAS (2) beschriebenen Titrationsverfahren gemessen, die totale Proteinsekretion wurde als Index für die pankreatische Enzymsekretion angenommen. Die Proteinmenge wurde spektralphotometrisch bei

Chirurgisches Forum '88
f. experim. u. klinische Forschung
Hrsg.: K. H. Schriefers et al.

einer Wellenlänge von 280 nm bestimmt, wobei Rinderserumalbumin als Standard diente. Während der Teste blieben die Magenkanülen offen. In einer zweiten Operation erfolgte dann die Denervierung des Pankreas nach der von DEBAS et al. (3) angegebenen Methode. Die Vollständigkeit der Denervation wurde durch die fehlende Proteinantwort im Pankreassekret auf eine Insulinhypoglycaemie (0,5 U/kg KG) überprüft. Anschließend wurden die oben angegebenen Teste wiederholt.

Ergebnisse

Die basalen und stimulierten Werte der Bicarbonatsekretion vor Ausschaltung der Pankreasinnervation lagen bei 0,4 ± 0,1 mEq/30 min. Die Denervation des Pankreas hatte keinen Einfluß auf die Bicarbonatfreisetzung. Die integrierte Freisetzung von Bicarbonat ergab vor Denervation 229 ± 39 mEq×150 min und postoperativ 199 ± 21 mEq×150 min. Dagegen war die Proteinsekretion nach endogener Stimulation beim denervierten Pankreas deutlich vermindert (s. Abb. 1 und Tabelle 1). Die hormonelle Stimulation mit Caerulein brachte keine Unterschiede prä- und postoperativ (Abb. 1 und Tabelle 1).

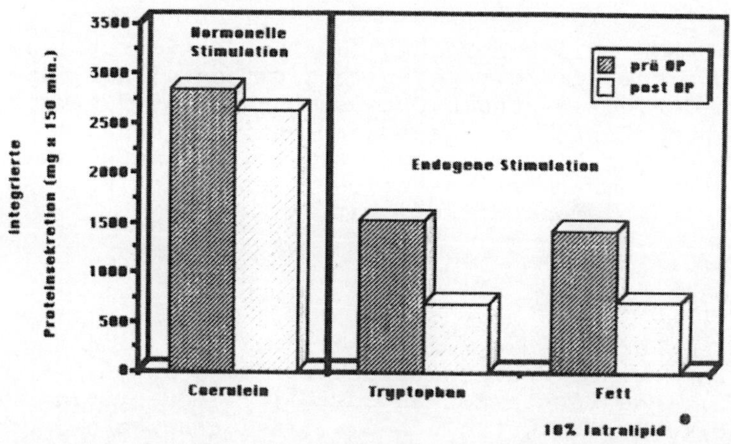

Abb. 1. Integrierte Sekretionsantworten nach hormoneller und endogener Stimulation beim intakten und denervierten Pankreas

Diskussion

Von den extrinsischen Nerven scheint dem N. vagus die Hauptfunktion bei der Stimulation des exokrinen Pankreas zuzukommen (2 - 5). Bei der Denervation werden alle nervalen Strukturen, die das Pankreas mit dem autonomen Nervensystem sowie dem übrigen Gastrointestinaltrakt verbinden, durchtrennt. Somit werden zentrale,

Tabelle 1. Basale und stimulierte Bicarbonat- und Proteinantwort vor und nach Denervation des Pankreas bei 10 Hunden

Stimulus		basal	peak	integriert
Sekretin[a]	präop	0,4 ± 0,1 mEq/30 min	3,8 ± 1,2 mEq/30 min	229 ± 39 mEq × 150 min
	postop	0,5 ± 0,1 mEq/30 min	3,5 ± 1,4 mEq/30 min	199 ± 21 mEq × 150 min
Caerulein[b]	präop	90 ± 6 mg/30 min	1100 ± 240 mg/30 min	2840 ± 495 mg × 150 min
	postop	82 ± 4 mg/30 min	1032 ± 312 mg/30 min	2624 ± 412 mg × 150 min
Tryptophan[b]	präop	100 ± 12 mg/30 min	380 ± 38 mg/30 min	1520 ± 196 mg × 150 min
	postop	82 ± 10 mg/30 min	110 ± 19 mg/30 min	689 ± 102 mg × 150 min
Fett[b]	präop	88 ± 7 mg/30 min	410 ± 56 mg/30 min	1428 ± 212 mg × 150 min
	postop	90 ± 8 mg/30 min	123 ± 18 mg/30 min	702 ± 146 mg × 150 min

[a] Bestimmung von Bicarbonat; [b] Bestimmung von Protein

gastropankreatische und enteropankreatische Reflexbögen unterbrochen, das Organ kann nur hormonell stimuliert werden (3, 4, 5). Unsere Ergebnisse zeigen, daß das denervierte Pankreas genau so sensitiv auf die Stimulation mit Sekretin und Caerulein reagiert, sie ergänzen ältere Studien von SOLOMON und GROSSMAN (4) und SINGER (5) mit dem autotransplantierten Processus uncinatus am Hund. Es gibt Hinweise dafür, daß cholinerge Aktivität eine Potenzierung des Effektes von Sekretin auf die Bicarbonatsekretion bewirkt (1). Dieser cholinerge Einfluß kann nach unseren Ergebnissen nicht durch die extrinsischen Nerven bewirkt werden. Möglicherweise scheint die intrinsische Aktivität des Pankreas auszureichen, um die Sekretionsantwort der Drüse auf Sekretin zu modulieren. Die extrinsischen Nerven nehmen ebenfalls keinen Einfluß auf die Enzymantwort auf Caerulein. Unsere Beobachtungen unterstützen weiterhin die Hypothese (4, 5), daß ca. die Hälfte der Enzymantwort der Bauchspeicheldrüse auf endogene Stimuli über extrinsische und enteropankreatische Reflexe vermittelt wird.

Summary

In the present study we examined the influence of pancreatic denervation on the secretion response of the gland to different stimuli. Denervation of the pancreas in 10 dogs caused a significant decrease in pancreatic secretion after stimulation with tryptophan and fat, whereas the secretory response to exogenous secretin and caerulein was not affected by the denervation procedure.

Literatur

1. Beglinger CH, Grossman MI, Solomon TE (1984) Interaction between stimulants of exocrine pancreatic secretion in dogs. Am J Physiol 246:G173-G179
2. Debas HT, Konturek SJ, Grossman MI (1975) Effect of extragastric and truncal vagotomy on pancreatic secretion in the dog. Am J Physiol 228:G1172-G1177
3. Debas HT, Taylor IL, Seal AM, Passaro EP jr. (1982) Evidence for vagus-dependent pancreatic polypeptide-releasing factor in the antrum: Studies with the autotransplanted dog pancreas. Surgery 92:309-314
4. Solomon TE, Grossman MI (1979) Effect of atropine and vagotomy on response of the transplanted pancreas. Am J Physiol 236: E186-E190
5. Singer MV (1986) Kontrolle der Bauchspeicheldrüsenfunktion. Z Gastroenterol Verh, Bd 21, S 165-181

Dr. med. H. Köhler, Klinik und Poliklinik für Allgemeinchirurgie der Universität Göttingen, Robert-Koch-Str. 40, D-3400 Göttingen

15. Intraoperative Kinetik des intakten menschlichen Parathormons als Beurteilungskriterium des Operationserfolges bei primärem Hyperparathyreoidismus

Intraoperative Human Parathyroid Hormone Kinetics as a Criterion of the Success of Surgery in Primary Hyperparathyroidism

S. Fischer, D. Flentje, H. Schmidt-Gayk, H. Meybier und H. Buhr

Chirurgische Univ.-Klinik Heidelberg, Abt. Allgemeinchirurgie

Einleitung

Mit der Entwicklung eines radioimmunometrischen Assays zur Bestimmung von Plasmakonzentrationen des intakten menschlichen Parathormones (Sequenz 1-84) wurde eine hohe Sensitivität und Spezifität in der Diagnostik eines autonomen Hyperparathyreoidismus erreicht (1, 5). Aufgrund der Halbwertszeit des intakten Parathormons von 2 - 5 min können Plasmakonzentrationsänderungen, die in kurzen Zeitintervallen auftreten, zuverlässig ermittelt werden. In einer prospektiven Studie wurde untersucht, ob durch sequentielle Plasmaparathormonanalysen während einer Halsrevision wegen eines autonomen Hyperparathyreoidismus die Entfernung von Epithelkörperchengewebe mit einem nachweisbaren Absinken der Plasma (1-84) PTH-Konzentrationen einhergeht, und ob anhand unterschiedlicher Plasma-PTH-Konzentrationsänderungen eine Differenzierung zwischen der Erkrankung eines oder mehrerer Epithelkörperchen möglich ist.

Patienten und Methoden

Von Oktober 1986 bis Juli 1987 wurden 32 Patienten (21 Frauen, 11 Männer), an denen wegen eines autonomen Hyperparathyreoidismus ein Eingriff an den Epithelkörperchen durchgeführt wurde, in einer prospektiven Studie untersucht. Bei 24 Patienten fand sich ein solitäres Epithelkörperchenadenom, bei 6 Patienten eine Hyperplasie aller Epithelkörperchen. In 2 Fällen konnte intraoperativ bei Darstellung aller 4 Epithelkörperchen kein pathologisch verändertes Epithelkörperchengewebe entfernt werden, so daß der Hyperparathyreoidismus persistierte.

Zur Ermittlung eines Basalwertes von (1-84) PTH wurden bei Narkoseeinleitung 5 ml peripher venösen Blutes abgenommen, deswei-

Chirurgisches Forum '88
f. experim. u. klinische Forschung
Hrsg.: K.H. Schriefers et al.

teren intraoperativ nach Freilegung der Epithelkörperchen und Ligatur des Gefäßstils des ersten vergrößerten und danach in Intervallen von 2 1/2 min. Die letzte Probeentnahme erfolgte 15 min nach Exstirpation des ersten oder einzigen vergrößerten Epithelkörperchens. Die entnommenen Proben wurden zunächst in Eiswasser gelegt, danach zentrifugiert und das EDTA-Plasma bis zur Bestimmung tiefgefroren. Die Analyse der (1-84) PTH-Konzentrationen erfolgte mittels radioimmunometrischem Assay nach der Methode von SCHMIDT-GAYK et al. (1) (Normbereich 1-6 pmol/l). Die Plasmaproben eines Patienten wurden in einem Assay-Ansatz analysiert. Um die unterschiedlichen basalen (1-84) PTH-Konzentrationen besser vergleichen zu können, erfolgte die Transformation in Prozentangaben (1-84) PTH basal = 100%). Zielgrößen der Auswertung bildeten die Halbwertzeiten der (1-84) PTH-Konzentrationen und die Konzentration 15 min nach Exstirpation des ersten Epithelkörperchens. Unterschiede in der Plasma (1-84) PTH-Konzentrationsänderung nach Exstirpation von Adenomen oder Epithelkörperchenhyperplasien wurden nach dem gepaarten t-Test überprüft.

Ergebnisse

Nach Entfernung von adenomatösen oder hyperplastischem Epithelkörperchengewebe ist ein signifikanter Abfall der (1-84) PTH-Konzentrationen im Plasma meßbar ((1-84) PTH basal vs (1-84) PTH 15 min $p < 0,0005$ gepaarter t-Test). 15 min nach Exstirpation der solitären Epithelkörperchenadenome sind die PTH-Konzentrationen auf 24% des Ausgangswertes im Mittel gesunken (4,24 $\pm$ 2,8 pmol/l).

Sie liegen damit über dem für eine angenommene Halbwertszeit von 5 min zu errechnenden Abfall auf 12,5%. Für die Gruppe der Patienten mit solitären Adenomen (n=24) und für die Gruppe der Patienten mit hyperplastischen Epithelkörperchen (n=6) finden sich unterschiedliche Änderungen der Konzentrationen von (1-84) PTH. Während bei Patienten mit solitären Adenomen bereits nach 2 1/2 min die (1-84) PTH-Konzentrationen auf die Hälfte des Ausgangswertes abgefallen sind, erreichen bei Patienten mit Epithelkörperchenhyperplasien die (1-84) PTH-Konzentrationen erst nach 7 1/2 min diese Größe ($p < 0,005$ t-Test). In der Gruppe der Patienten mit erfolgloser Halsrevision (n=2) findet sich keine meßbare Änderung der (1-84) PTH-Konzentration (Abb. 1).

Diskussion

Durch die radioimmunometrische Messung von Plasmakonzentrationen des intakten menschlichen Parathormons konnte in der differentialdiagnostischen Abklärung einer Hypercalcämie ein wesentlicher Fortschritt erzielt werden. Aufgrund der kurzen Halbwertszeit von intakten Parathormon mit 2 - 5 min gegenüber PTH-Fragmenten mit ca. 30 bis 60 min Halbwertszeit und der damit verbundenen Unabhängigkeit der Konzentrationen von der renalen Elimination liegen Sensitivität und Spezifität der (1-84) PTH-Analyse bei 97% bzw. 99% (1, 3, 4, 5). Die kurze Halbwertszeit des intakten Parathormons erlaubt eine zuverlässige Messung auftretender Konzentrationsänderungen. Durch sequentielle intraoperative Analysen der (1-84) PTH-Plasmakonzentrationen wurde festgestellt, daß die

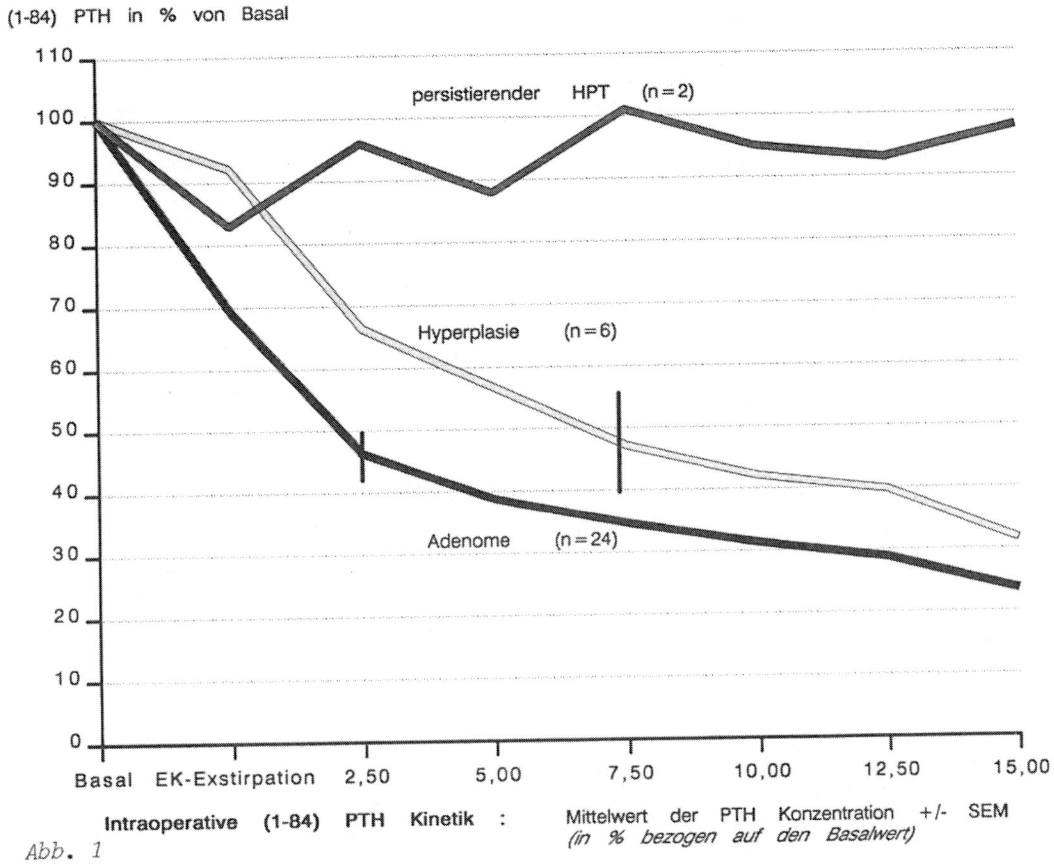

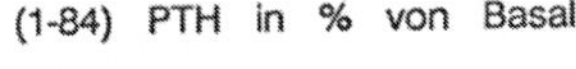

110
100
90
80
70
60
50
40
30
20
10
0

persistierender HPT (n=2)

Hyperplasie (n=6)

Adenome (n=24)

Basal EK-Exstirpation 2,50 5,00 7,50 10,00 12,50 15,00

Intraoperative (1-84) PTH Kinetik : Mittelwert der PTH Konzentration +/- SEM *(in % bezogen auf den Basalwert)*

Abb. 1

Exstirpation von pathologisch verändertem Epithelkörperchengewebe mit einer signifikanten Abnahme der (1-84) PTH-Konzentrationen verbunden ist. Die Konzentrationen des intakten Parathormons sinken am Ende des Meßzeitraumes in den Norm- bzw. in den leicht erhöhten Bereich ab. Der Konzentrationsabfall auf 50% der (1-84) PTH-Konzentration erfolgt signifikant früher als nach Exstirpation hyperplastischer Drüsen; bei erfolgloser Halsrevision mit Persistenz des Hyperparathyreoidismus ändert sich die (1-84) PTH-Konzentration nicht wesentlich, so daß sich der morphologische Eindruck in den funktionellen Ergebnissen bestätigt.

Der unterschiedliche PTH Konzentrationsverlauf beim solitären Adenom läßt sich zum einen durch eine nicht vollständige Suppression der gesunden Epithelkörperchen erklären, zum anderen wäre es möglich, daß neben der schnellen PTH-Elimination (t/2 = 2,5 min) noch eine protrahierte Komponente (t/2 über 5 min) existiert. Zur Zeit befindet sich ein Schnell-Assay für (1-84) PTH in Entwicklung, so daß die intraoperative Konzentrationsbestimmung unter Umständen für das operative Verfahren hilfreich sein kann und eine sofortige Erfolgskontrolle darstellt.

Zusammenfassung

In einer prospektiven Studie wurden bei 32 Patienten (solitäres Adenom n=24), Epithelkörperchenhyperplasie n=6, persistierender Hyperparathyreoidismus n=2) mit autonomem Hyperparathyreoidismus intraoperativ sequentielle (1-84) PTH Plasmakonzentrationsanalysen durchgeführt. Nach Entfernung von adenomatösen oder hyperplastischen Epithelkörperchengewebe konnte ein signifikanter Abfall der (1-84) PTH-Konzentration ermittelt werden. Der 50% Abfall der Ausgangs-(1-84) PTH-Konzentration wird nach Adenomexstirpation signifikant früher erreicht als nach Entfernung hyperplastischer Epithelkörperchen.

Summary

In a prospective study of 32 patients (24 with solitary adenoma, 6 with a hyperplasia and 2 with a persistent hyperparathyroidism, HPT) with an autonomous HPT, sequential (1-84) serum parathyroid hormone (PTH) concentration analyses were carried out intraoperatively. After the removal of adenomatous or hyperplastic parathyroid tissue a signifikant drop of (1-84)PTH concentration was seen. A 50% decrease in the basal PTH concentration was reached significantly earlier for adenomas than for hyperplasias.

Literatur

1. Blind E, Schmidt-Gayk H, Armbruster FP, Stadler A (1987) Measurement of intact human parathyrin by an extracting 2-site immunometric assay. Clin Chem 33:1376-1381
2. Nußbaum SR, Zahradnik RJ, Lavigne JR, Brennan GL, Nezawa LK, Kim LY, Keutman HT, Wand C, Potts JT, Segre GV (1987) Highly sensitive 2-site immunoradiometric assay of parathyrin and its clinical utility in evaluating patients with hypercalemia. Clin Chem 33:1364-1367
3. Chu SY, Chu AK (1986) Intact versus C-terminal/mild region parathyrin assay in diagnosis of hyperparathyroidism: a clinical evaluation. Clin Chem 32:2206-2207
4. Rianchi JA, Amadai JA, Anton C, Pasquera A, Villar M, Gonzales M, Gonzales-Macias J (1987) Time course of serum calcium, intact PTH and 1,25 dihydroxi Vit.D after parathyroid adenoma removal. Proceedings of the 9th International Conference on Calcium Regulating Hormones and Bone Metabolism, Cohn DV, Martin TJ, Meunier PJ (eds).Excerpta Medica, Amsterdam New York Oxford
5. Schmidt-Gayk H (1987) Unveröffentlichte Ergebnisse.

Dr. S. Fischer, Chirurgische Univ.-Klinik Heidelberg, Abt. f. Allgemeinchirurgie, Im Neuenheimer Feld 110, D-6900 Heidelberg

16. Die subtotale Parathyreoidektomie beim tertiären Hyperparathyreoidismus

Subtotal Parathyroidectomy in Clinically Overt Secondary Hyperparathyroidism

P. Buchmann, M. Kunz, M. Decurtins und F. Largiadèr

Klinik für Viszeralchirurgie, Departement Chirurgie, Universitätsspital Zürich

Unter einem tertiären Hyperparathyreoidismus verstehen wir ein Hypercalcämiesyndrom, welches sich aus einem sekundären Hyperparathyreoidismus entwickelt. Es wird vor allem bei chronisch niereninsuffizienten und auch erfolgreich nierentransplantierten Patienten beobachtet. Die permanente Stimulation der Parathormonsekretion (PTH) beim sekundären Hyperparathyreoidismus ist die Folge einer Hypocalcämie, welche ihrerseits durch die Hyperphosphatämie als Folge einer verminderten Phosphorausscheidung verursacht wird. Daneben spielen Störungen im Vitamin D Stoffwechsel und im Ansprechen des Skelettes auf das PTH mit. Sie führt zur Hyperplasie aller Epithelkörperchen. Wird in dieser Situation die PTH-Sekretion autonom und führt sie zur Hypercalcämie, sprechen wir vom tertiären Hyperparathyreoidismus (tHPT).

Die chirurgische Behandlung des tHPT erfolgt entweder durch eine totale Parathyreoidektomie und autologe Transplantation von Epithelkörperchengewebe in die Vorderarmmuskulatur oder durch die subtotale Parathyreoidektomie. In einer früheren Studie haben wir gezeigt, daß mit dem zweitgenannten Verfahren bei Patienten mit einem Nierentransplantat gute Ergebnisse zu erreichen sind (1). In einer neuen Serie wurde prospektiv der Verlauf der Serumcalciumwerte erhoben, um die Langzeitwirkung der subtotalen Parathyreoidektomie beurteilen zu können.

Patienten und Methode

Zwischen November 1984 und Dezember 1986 wurden 25 Patienten (10 Frauen und 15 Männer) mit einem mittleren Alter von 52 Jahren (26 - 64) operiert. Bei 14 Patienten war früher erfolgreich eine Niere transplantiert worden, 8 standen unter chronischer Hämodialyse, 3 unter kontinuierlicher, ambulanter Perito-

Chirurgisches Forum '88
f. experim. u. klinische Forschung
Hrsg.: K.H. Schriefers et al.

nealdialyse. Das präoperative mediane Serumcalcium betrug 3,0 mmol/l (2,75 - 4,1) bei einem Normwert von 2,15 - 2,6 mmol/l. Bei allen Patienten war der Parathormonspiegel erhöht.

Bei einem Teil der Patienten wurde die Eignung mehrerer Methoden (Sonographie, Szintigraphie, Computertomographie) zur Lokalisation der vergrößerten Nebenschilddrüsen untersucht (5); die Ergebnisse sind nicht Thema der vorliegenden Studie.

Die Operation wird unter Allgemeinanästhesie ausgeführt. Durch einen Kragenschnitt werden die 4 Epithelkörperchen dargestellt. Drei werden vollständig entfernt, vom vierten soviel belassen, daß die Größe eines halben Reiskornes übrigbleibt. Diese Stelle wird mit einem Silberklip markiert, damit der Restdrüsenkörper bei einer Reoperation leichter zu finden ist. In dieser Serie wurden von allen Patienten hyperplastisches Parathyreoideagewebe durch Tiefgefrieren konserviert.

Das Serumcalcium und das Phosphat wurden 3 Monate nach Spitalentlassung, dann nach 6 und 12 Monaten und später halbjährlich bestimmt. Das Parathormon wurde nur bestimmt, wenn ein erhöhtes Serumcalcium gefunden worden war.

Resultate

Bei allen 25 Patienten sank der Caciumspiegel am 1. postoperativen Tag sofort zur Norm oder darunter (2,2 mmol/l, 1,8 - 2,5). In 2 Fällen stieg er aber innert Tagen kurzfristig wieder über die obere Normgrenze und es wurde reoperiert. Einmal handelte es sich um einen Patienten, bei welchem bei der ersten Operation das vierte Körperchen nicht gefunden worden war. Bei der Reoperation wurde es entdeckt und entfernt, worauf sich das Calcium normalisierte. Beim zweiten Falle handelte es sich um einen Patienten, welcher schon vor Beginn unserer Studie auswärts angeblich einer 3 3/4 Resektion unterzogen worden war. Bei uns fanden sich zwei weitere Körperchen, welche entfernt wurden. Trotzdem kam es zum erneuten Anstieg des Serumcalciums. Man operierte zum dritten Mal und fand eine weitere Nebenschilddrüse, womit die Zahl der dargestellten Epithelkörperchen (bei Übernahme der Interpretation der auswärtigen Erstoperation) auf 7 angestiegen wäre. Obwohl von diesen 7 nur noch ein kleiner Rest eines Drüsenkörperchens zurückgeblieben ist, persistierte initial ein hoher Calciumwert. Der N-terminale PTH-Spiegel sank aber nach einem halben Jahr und nach 10 Monaten lag der Calciumwert im oberen Normbereich. Bei allen anderen Patienten ist bis zur Beendigung der Beobachtungszeit von mindestens einem halben Jahr bis zu 2 1/2 Jahren kein Rezidiv beobachtet worden.

Drei Patienten erlitten eine einseitige Recurrensparese, wobei diese Komplikation niemals bei einer Reoperation auftrat. Einmal mußte wegen einer Nachblutung operativ revidiert und eine Blutstillung durchgeführt werden. Todesfälle waren keine zu beklagen. Die postoperative Hypocalcämie verursachte keine vollausgebildete Tetanie. Bei 10 Patienten mußte mit Calciumbrausetabletten substituiert werden, 8 von ihnen benötigten zusätzlich Dihydrotachysterin.

Diskussion

In den Anfängen der operativen Behandlung des Hyperparathyreoidismus wurden gelegentlich Therapieversager beobachtet, weil dem Unterschied zwischen primärem und sekundärem resp. tertiärem Hyperparathyreoidismus nicht Rechnung getragen worden war. Auch heute noch begnügt man sich mancher Orts bei der Behandlung des primären Hyperparathyreoidismus mit der Resektion des zuerst angetroffenen Adenoms. Wir beharren auch bei dieser Form wie beim tHPT auf der Exploration von 4 Epithelkörperchen und finden bei der Hälfte der Patienten mehr als ein Adenom. Daß an der Hyperplasie der Parathyreoidea alle Drüsen beteiligt sind, ist seit vielen Jahren jedem bekannt, der diese Operationen durchführt, weshalb sich die Diskussion heute um die Frage dreht, ob eine totale Parathyreoidektomie durchgeführt werden soll, welche selbstverständlich von einer Autotransplantation begleitet werden muß, oder ob die subtotale Parathyreoidektomie ausreiche. Verschiedene Punkte müssen dabei beachtet werden.

Das technische Vorgehen am Hals ist für beide Operationen dasselbe, so daß die lokale Komplikationsrate nicht von der Wahl des Verfahrens abhängen kann. Durch die Autotransplantation wird der Eingriff verlängert und ein zweites Operationsgebiet, in der Regel der Vorderarm, eröffnet. Es wird aber nirgends berichtet, daß dadurch die postoperative Phase erschwert würde.

Die Mißerfolge der subtotalen Parathyreoidektomie in unserer Serie sind nicht durch zu große Restdrüsenkörper verursacht worden. In allen Fällen, wo eine Reoperation nötig wurde, fand sich ein weiteres, bei der ersten Operation nicht entdecktes Epithelkörperchen. Damit ist das Argument zu Gunsten der totalen Parathyreoidektomie entkräftet, ein erneuter Eingriff am Hals könne durch diese Operation vermieden werden (6). Zudem wurde die am meisten gefürchtete Komplikation, die Recurrensparese, nicht während einer Zweitoperation gesetzt. Wir sind nicht der Meinung anderer, daß wegen der Möglichkeit überzähliger Nebenschilddrüsen eine ausgedehnte Exploration des Halses nötig ist, auch wenn schon vier gefunden worden sind. Vier sollten aber intensiv gesucht werden, wie einer unserer initialen Versager demonstriert hat. Wir fanden kein Rezidiv eines tHPT als Folge einer Hyperplasie des zurückgelassenen Restkörperchens. Immerhin ist zu beachten, daß wir niemals mehr Drüsengewebe zurückgelassen haben, als es der Größe eines halben Reiskornes entspricht. In einer Serie von 22 Patienten, welche wir Ende 1983 abgeschlossen haben (1), wurde eine einzige Reoperation nötig, weil bei einem Patienten aus Angst vor den ossären Auswirkungen der Parathyreoidektomie nur 3 1/2 hyperplastische Epithelkörperchen entfernt worden sind, was uns später zur Reoperation und Nachresektion zwang.

Wegen eines vorübergehenden postoperativen Hypoparathyreoidismus muß auch nach der subtotalen Parathyreoidektomie in vielen Fällen Calcium und gelegentlich Dihydrotachysterin (A.T. 10) verabreicht werden. Eine vollausgebildete Tetanie haben wir nicht beobachtet. Die Substitutionsbedürftigkeit nach totaler Parathyreoidektomie mit Autotransplantation wird von den einen als bedeutendes Therapieproblem bei 75% der Patienten beschrieben (3), obwohl andere keinen Unterschied zur subtotalen Resektion fanden (6).

Man könnte befürchten, daß bei der bei uns üblichen massiven Reduktion des Gesamtdrüsenvolumens ein persistierender Hypoparathyreoidismus entstehen würde. Wir haben deshalb bei Operationen wegen tHPT immer Drüsengewebe kryopräserviert. Mit unserer Technik sind nach 2 Wochen 80 - 90% der Zellen vital (2). In der vorliegenden Serie wurde aber in keinem Fall die Indikation zur Replantation gestellt. Es wird deshalb bei uns wie von anderen ernsthaft diskutiert, ob die Kryopräservation als Routineverfahren aufgegeben werden soll (4).

Wegen unseren guten Erfahrungen mit der subtotalen Parathyreoidektomie, vor allem im Hinblick auf die Langzeitergebnisse, ohne einen persistierenden Hypoparathyreoidismus oder Rezidive als Folge des Nachwachsens des Restdrüsenkörpers, empfehlen wir diese Methode zur Behandlung des tHPT als Therapie der Wahl. Mit ebenso guten Argumenten führen andere die totale Parathyreoidektomie und Autotransplantation durch. Das Einwachsen des Transplantates scheint keine Schwierigkeiten zu bereiten, eine Hyperplasie des transplantierten Gewebes nur selten zur Entfernung von Teilen des Transplantates zu zwingen (4). Diese Operation darf aber nicht unterschätzt werden und erfordert gelegentlich mehrere ausgedehnte Eingriffe (3), so daß schlußendlich das Pendel nach unserer Meinung eindeutig zu Gunsten der subtotalen Parathyreoidektomie ausschlägt.

Zusammenfassung

25 Patienten mit einem tertiären Hyperparathyreoidismus wurden einer subtotalen Parathyreoidektomie unterzogen. Die Größe des Restdrüsenkörpers war niemals mehr als die eines halben Reiskornes. Zweimal trat früh postoperativ ein Rezidiv auf. Bei der Reoperation wurde jedesmal ein zusätzliches Epithelkörperchen gefunden. Damit ist die einzige Begründung, die totale Parathyreoidektomie mit Autotransplantation zu bevorzugen, entkräftet. Während einer Beobachtungszeit von einem halben bis zweieinhalb Jahren wurde kein weiteres Rezidiv gefunden. Aufgrund unserer Ergebnisse betrachten wir die subtotale Parathyreoidektomie als Therapie der Wahl beim tertiären Hyperparathyreoidismus.

Summary

In 25 patients with clinically overt secondary hyperparathyroidism a subtotal parathyroidectomy was performed. The endocrine tissue left behind never exceeded the size of half a rice grain. In two patients we observed early postoperative recurrent disease and on reoperation a supernumerary parathyroid gland was detected. This finding shows to be false the argument that with total parathyroidectomy and autotransplantation, reevaluation of the neck is avoidable. During a follow-up period of 0.5 - 2.5 years we detected no further recurrences. We conclude from our results that subtotal parathyroidectomy is the therapy of choice for clinically overt secondary hyperparathyroidism.

Literatur

1. Buchmann P, Keusch G, Ittner J et al. (1984) Tertiary hyperparathyroidism after cadaver-kidney transplantation. Transplantation Proc 16:1324
2. Duff C, Largiadèr F (1986) Kryopreservation von Nebenschilddrüsengewebe: Prüfung einer vereinfachten Methode. Langenbecks Arch Chir 367:227-234
3. Edis AJ, Levitt ND (1987) Supernumerary parathyroid glands: implications for the surgical treatment of secondary hyperparathyreoidism. World J Surg 11:398-401
4. Rothmund M, Wagner PK (1983) Chirurgische Behandlung von Nebenschilddrüsenerkrankungen. Chirurg 54:74-81
5. von Schulthess GK, Weder W, Goebel N et al. (1988) Prospective evaluation of 1.5 T MRI, CT, sonography and subtraction scintigraphy in hyperparathyroidism. Europ J Radiol (im Druck)
6. Welsh CL, Taylor GW, Cattell WR et al. (1984) Parathyreoid surgery in chronic renal failure: subtotal parathyroidectomy or autotransplantation? Br J Surg, pp 591-592

Wir bedanken uns bei Prof. Dr. U. Binswanger, Medizinische Klinik, Universitätsspital Zürich, für die Nachuntersuchungen.

Priv.-Doz. Dr. P. Buchmann, Klinik für Viszeralchirurgie, Departement Chirurgie, Universitätsspital Zürich, CH-8091 Zürich

17. Ist der transplantatabhängige Hypo- und Hyperparathyreoidismus zu verhindern? Vorläufige Ergebnisse einer morphologischen und funktionellen Studie an reaktiv hyperplastischen Epithelkörperchenfragmenten

Is it Possible to Prevent Graft-Dependent Hypo- and Hyperparathyroidism? Preliminary Results of a Morphological and Functional Study on Fragments of Hyperplastic Parathyroid Glands

B. Niederle[1], H. Hörander[2], R. Roka[1] und W. Woloszczuk[3]

[1] I. Chirurgische Universitätsklinik
[2] Institut für Elektronenmikroskopie
[3] Ludwig Boltzmann Institut für Klinische Endokrinologie, Wien

Einleitung

Obwohl eine Autotransplantation auf Grund experimenteller Untersuchungen einen Schutz vor einer Rezidiventstehung darstellt (4), wird diese zumindest in 3 - 25% bei Patienten mit reaktivem (renalem) Hyperparathyreoidismus nach totaler Parathyreoidektomie und Autotransplantation beobachtet (5). Trotz Verwendung einer annähernd standardisierten Gewebemenge wird in bis zu 10% von einer transplantatabhängigen Unterfunktion berichtet (5).

Ziel der Studie war es, ausschließlich *makroskopische* Kriterien zur optimalen intraoperativen Gewebeauswahl zu erarbeiten, um sowohl eine transplantatabhängige Unter- wie Überfunktion zu verhindern.

Material und Methode

Die *makroskopische Klassifikation* wurde intraoperativ an 1 mm dicken Querschnitten aus dem mittleren Drüsenanteil von 140 Epithelkörperchen durchgeführt. Folgequerschnitte wurden zur Autotransplantation sowie zur in vitro-Untersuchung verwendet (Tabelle 1).

Bei 6 - 20 je 1x1x1 mm großen Fragmenten aus 70 Drüsen wurde der PTH-Spiegel im Kulturmedium nach *in vitro-Simulation* einer Hypo-

Chirurgisches Forum '88
f. experim. u. klinische Forschung
Hrsg.: K.H. Schriefers et al.

Tabelle 1. Makroskopische Klassifikation von 140 Drüsen chronischer Hämodialysepatienten

Patienten	Drüsen	Drüsentyp		
		1		
n	n	1a	1b	2
35	140	44 (31%)	26 (19%)	70 50%)

(0,3 mmol Ca^{++}), Normo- (0,9 und 1,2 mmol Ca^{++}) und Hypercalcämie (3,0 mmol Ca^{++}) gemessen und dadurch ihre Supprimierbarkeit bestimmt (Tabelle 2).

Tabelle 2. Ergebnisse der in-vitro Untersuchungen an reaktiv hyperplastischen Epithelkörperchen

Drüsentyp		n	in vitro: (bei 3,0 mmol Ca^{++}) supprimierbar unter 50% d. max. PTH-Ausschüttung	Empfehlung zur Autotransplantation
1	1a	20	15 (75%)	optimal
	1b	11	2 (18%)	ungeeignet
2		39	21 (53%)	Vorsicht

Nach heterotoper Autotransplantation von 25 je 1x1x1 mm großen Parathyreoideafragmenten in die Muskulatur des Unterarms wurde ihre *Funktion klinisch und laborchemisch* 3 - 84 Monate (median 20 Monate) bei 36 Patienten beobachtet.

Ergebnisse

Makroskopische Klassifikation: Der Vergleich der Drüsenquerschnitte ermöglichte makroskopisch die Unterscheidung von zwei Drüsentypen: Typ 1-Drüsen - diffus; Typ 2-Drüsen - nodulär. Die nähere Betrachtung der Typ 1-Drüsen ermöglichte bei 10- bis 16-facher Vergrößerung die Differenzierung von zwei Subgruppen: *Typ 1a-Drüsen* zeigten einen homogenen, stellenweise lobulären Aufbau mit gleichmäßiger Verteilung von Stromafettzellen. Bei *Typ 1b-Drüsen* fehlten Fettzellen (!). Fallweise fanden sich schlecht sichtbare, unvollständige Septen (- 50 µm). *Typ 2-Drüsen* bauten sich aus verschieden großen Knoten auf, die von einer verschieden dicken Kapsel umgeben und durch Septen getrennt waren. Die Knoten hatten teilweise einen "hellen", teilweise einen "dunklen" Querschnitt. Manchmal ließ sich eine Schichtung mit dunkleren Randgebieten und hellerem Zentrum erkennen. Zwischen diesen Knoten lagen oft Areale, die homogen oder fein lobulär "mittelhell" imponierten und öfters Stromafettzellen enthielten.

In vitro-Untersuchungen: Entsprechend dem unterschiedlichen morphologischen Aufbau fand sich eine unterschiedliche Beeinflußbarkeit der PTH-Sekretion durch Calcium. So gelang bei hoher Calciumkonzentration (3,0 mmol Ca^{++}) bei 15 von 20 Typ 1a-Drüsen eine Suppression der Hormonsekretion unter 50% der maximalen PTH-Ausschüttung (= PTH-Sekretion bei 0,3 mmol Ca^{++}). Unter gleichen Bedingungen fand sich nur bei 21 von 39 Typ 2-Drüsen diese Eigenschaft, während sie nur bei nur 2 von 11 Typ 1b-Drüsen zu beobachten war (Tabelle 2).

Klinische Nachuntersuchung: Ein Patient mit Fragmenten einer Typ 1a-Drüse neigte zur Unterfunktion. Bei zwei Patienten mit Fragmenten von Typ 2-Drüsen wurde nach 24 bzw. 28 Monaten ein Rezidiv im Transplantat beobachtet. Bei einem weiteren Patienten dieser Gruppe besteht 29 Monate postoperativ laborchemisch der Verdacht auf ein Rezidiv (Tabelle 3).

Tabelle 3. Ergebnisse der klinischen Nachbeobachtung (median: 20 Monate) der Autotransplantate in Abhängigkeit vom Drüsentyp

Patienten n	Funktion	Autotransplantat (Drüsentyp)		
		1		2
		1a	1b	
36	Normal-	15	2	16[a]
	Unter-	1	0	0
	Über-	0	0	2[b]

[a]Verdacht auf transplantationsabhängiges Rezidiv; n = 1
[b]Transplantatabhängiges Rezidiv bioptisch bestätigt; n = 2

Diskussion

Seit den Untersuchungen von BROWN et al. (3) an Zellsuspensionen ist auch bei reaktiv hyperplastischen Nebenschilddrüsen ein im Vergleich zur normalen Parathyreoidea verändertes calciumabhängiges Hormonsekretionsverhalten bekannt. Vor allem zeigt sich durch Veränderung des "set-point" (= jene Calciumkonzentration, die notwendig ist, um die Parathormonsekretion um die Hälfte der maximalen Sekretion zu verringern; 2) eine calciumregulierte Hormonfreisetzung auf pathologisch hohem Niveau.

Wie durch BROWN et al. (3) angedeutet, gibt es nach Vergleich isolierter Parathyreoideazellen verschiedener Drüsen innerhalb ein und desselben Patienten unterschiedliche Verschiebungen im "set-point", sowie fallweise ein völliges Fehlen der Suppression bei Simulation einer Hypercalcämie.

Dieses unterschiedliche Verhalten war, wie in vorliegender Studie gezeigt, auch bei Untersuchung von Parathyreoideafragmenten zu beobachten und korrelierte mit deren unterschiedlichen morphologischen Aufbau. So zeigten die Typ 1a-Drüsen mikroskopisch mit ihrer diffusen Anordnung von Hauptzellen, oxyphilen Zellen und Fettzellen nahezu den gleichen Aufbau wie eine normale Drüse und waren auch überwiegend gut supprimierbar (75%). In Typ 1b-Drüsen fehlten die Fettzellen, ein folliculärer Zellaufbau dominierte, funktionell gleichbedeutend mit einer schlechten Supprimierbarkeit (18%), im Sinne einer "relativen" Autonomie (3). Die unterschiedliche makroskopische Färbung der Knoten in Typ 2-Drüsen korrelierte ebenfalls mit ihrem cellulären Aufbau. Intakte oxyphile Zellen waren sowohl im Semidünnschnitt wie auch im EM dunkel gefärbt. Degenerierende oxyphile Zellen waren hell gefärbt. Hauptzellnester lagen in ihrer Färbung zwischen beiden Extremen. Diese lagen meistens zwischen den Knoten und entsprachen letztlich dem Aufbau von Typ 1a-Drüsen. Insgesamt waren 51% dieser Drüsenfragmente supprimierbar. War es möglich, die Hauptzellnester selektiv zu untersuchen, reagierten diese funktionell wie reine Typ 1a-Drüsen. Nach den Kriterien von BRENNAN und BROWN (1) sind nur jene Drüsen optimal zur Autotransplantation geeignet, deren PTH-Sekretion im normocalcämischen Bereich (1,0 - 1,1 mmol Ca^{++}) auf zumindest 50% der maximalen PTH-Sekretion supprimierbar ist. Diese Bedingungen erfüllten überwiegend Typ 1a-Drüsen bzw. die Typ 1a-ähnlichen Areale der Typ 2-Drüsen. Auf Grund ihres Suppressionsverhaltens sind Typ 1b-Drüsen sowie einzelne Areale der Typ 2-Drüsen zur Autotransplantation ungeeignet. Bei zwei Patienten entwickelte sich ein transplantatabhängiges Rezidiv; beiden wurden Areale von Typ 2-Drüsen transplantiert, die nach heutigem Wissen für eine Transplantation ungeeignet erscheinen. Es ist also bei Anwendung makroskopischer Kriterien - die letztlich auf funktionelle Eigenschaften schließen lassen - möglich, Drüsenanteile, die schlecht supprimierbar sind, von einer Autotransplantation auszuschließen.

Keiner der Drüsentypen oder Drüsenareale neigt per se zur Unterfunktion. Diese dürfte eher auf unsachgemäße Vorbereitung der Fragmente (Temperatur des Mediums?), vor allem von (empfindlicheren?) Typ 1a-Drüsen, zurückzuführen sein, da eine transplantationsabhängige Unterfunktion ausschließlich bei diesem Drüsentyp beobachtet wurde.

Zusammenfassung

Trotz gleichem Stimulus durch die Hypocalcämie im Rahmen der Niereninsuffizienz zeigen sich innerhalb eines Patienten makroskopisch erkennbare Unterschiede der Epithelkörperchen, die einem unterschiedlichen morphologischen Aufbau und funktionellen Eigenschaften entsprechen. Auf Grund ihrer guten Supprimierbarkeit sind Typ 1a-Drüsen optimal für eine Autotransplantation, Typ 2-Drüsen bedingt und Typ 1b-Drüsen ungeeignet. Durch intraoperative Auswahl des Gewebes ist ein transplantatabhängiger Hyperparathyreoidismus (nur bei Typ 2-Drüsen gesehen), durch sorgfältige Gewebeaufbereitung ein transplantatabhängiger Hypoparathyreoidismus zu verhindern.

Summary

In spite of the same stimulation by hypocalcemia in renal insufficiency, macroscopic differences can be seen between parathyroid glands within one and the same patient, corresponding to morphological and functional differences between the parathyroids. Because of their good suppressibility, type 1a glands should be favored for autotransplantation, while type 2 glands should be used with caution and type 1b glands are unfit for grafting. The intraoperative selection of glands for grafting is important and can prevent graft-dependent hyperparathyroidism (seen only in type 2 grafts). Careful preparation of fragments for grafting can prevent graft-depending hypoparathyroidism.

Literatur

1. Brennan MF, Brown EM (1980) Prediction of in vivo function of human parathyroid tissue autografts by in vitro testing. World J Surg 4:747
2. Brown EM (1982) PTH secretion in vivo and in vitro. Mineral Electrolyte Metab 8:130
3. Brown EM, Wilson RE, Eastman RC, Pallotta J, Marvnick SM (1982) Abnormal regulation of parathyroid hormone release by calcium in secondary hyperparathyroidism due to chronic renal failure. J Clin Endocrin Metab 54:172
4. Pavlovitch H, Fontaine O, Balsan S (1977) Maintenance of calcemic response to parathyroid hormone in D-deficient rats by the prevention of severe hyperparathyroidism. Calcif Tiss Res 23:277
5. Roka R, Niederle B (1986) Parathyreoidektomie und Autotransplantation. Wien Klin Wochenschr 98:842

Dr. B. Niederle, I. Chirurgische Univ.-Klinik, Spitalgasse 2, A-1090 Wien

18. Tierexperimentelle Untersuchungen zur Nebenschilddrüsen-Allotransplantation ohne postoperative Immunsuppression*

Experimental Studies on Rats Concerning Allotransplantation of Parathyroid Glands Without Postoperative Immunosuppression

P.K. Wagner und M. Rothmund

Klinik für Allgemeinchirurgie (Leiter: Prof. Dr. M. Rothmund)
der Philipps-Universität Marburg

Erfahrungsberichte über tierexperimentelle Untersuchungen zur Allotransplantation der Nebenschilddrüsen lassen sich bis in das ausgehende letzte Jahrhundert zurückverfolgen. Die ersten Versuche dienten zur Erforschung der damals noch unbekannten Funktion der Epithelkörperchen (1), spätere Untersuchungen zielten darauf ab, einen Weg zu finden, den permanenten postoperativen Hypoparathyreoidismus als Komplikation von Struma- und Hyperparathyreoidismus-Operationen chirurgisch behandeln zu können. Allen Versuchen ist gemeinsam, daß sie ohne überzeugenden Erfolg blieben und die Allotransplantation von Nebenschilddrüsen ohne Immunsuppression in der Humanmedizin bisher keinen festen Stellenwert erreichte (2). Die Behandlung des permanenten postoperativen Hypoparathyreoidismus besteht daher üblicherweise immer noch in der täglichen Gabe von Calcium und Vitamin-D-Präparaten.

Diese medikamentöse Therapie muß als die problematischste und am schwersten steuerbare unter allen Unterfunktionszuständen der endokrinen Organe angesehen werden, da das fehlende Hormon mit seinen vielfältigen Wirkungen im Stoffwechsel nicht substituiert wird (4). Eine physiologische Lösung des Problems wäre die Nebenschilddrüsen-Allotransplantation, sofern kein kältekonserviertes Material für eine verzögerte Autotransplantation zur Verfügung steht. Wir haben aufgrund eigener günstiger Erfahrungen mit der Autotransplantation von menschlichem Nebenschilddrüsengewebe die folgenden Versuche durchgeführt mit der Fragestellung, ob die Abstoßungsreaktion von allotransplantierten Epithelkörperchen und der Verzicht auf eine gleichzeitige Immunsuppression durch eine spezielle Vorbehandlung des Gewebes verhindert werden kann.

---

*Mit Unterstützung der Deutschen Forschungsgemeinschaft (Ro 519/4-2)

Chirurgisches Forum '88
f. experim. u. klinische Forschung
Hrsg.: K.H. Schriefers et al.

Material und Methodik

Nebenschilddrüsen von DA-Ratten als Spendertieren wurden nach unterschiedlicher Vorbehandlung in die Rückenmuskulatur von Lewis-Ratten transplantiert. Diese Empfängertiere waren 10 Tage vor der Replantation ebenfalls parathyreoidektomiert worden und zum Zeitpunkt der Transplantation hypocalcämisch. In Abhängigkeit von der Vorbehandlung des Gewebes wurden 5 Gruppen zu jeweils 10 bis 12 Empfängertieren und zwei weitere, gleich große Kontrollgruppen gebildet:

Gruppe I: Allotransplantation des Gewebes nach 25tägiger Kultivierung in RPMI als Gewebekulturmedium

Gruppe II: Allotransplantation nach Bestrahlung mit 1000 rad und 25tägiger Kultivierung in RPMI

Gruppe III: Allotransplantation nach Nacktmauspassage über 25 Tage

Gruppe IV: Allotransplantation nach 1000 rad Bestrahlung und Nacktmauspassage für 25 Tage

Gruppe V: Allotransplantation nach 1000 rad Bestrahlung

Kontrolle

Gruppe VI: Isotransplantation zwischen DA-Ratten ohne Vorbehandlung des Gewebes

Gruppe VII: Allotransplantation ohne Vorbehandlung.

Das Anwachsen der Transplantate wurde durch die Bestimmung von Calcium und Parathormon 7, 14 und 21 Tage postoperativ sowie durch die histologische Untersuchung des explantierten Nebenschilddrüsengewebes am Versuchsende überprüft.

Ergebnisse

Die Resultate variieren in Abhängigkeit von der jeweiligen Vorbehandlung des Gewebes. Die besten Ergebnisse zeigte die Gruppe II, hier wuchsen 9 von 11 Transplantaten an. In Gruppe I waren es 6 von 10, in Gruppe III 4 von 11, in Gruppe IV 5 von 11 und in Gruppe V nur 1 von 11. 9 von 10 Isotransplantaten der Gruppe VI und keines der unvorbehandelten Allotransplantate aus Gruppe VII wuchsen an.

Die Calciumwerte in Gruppe II stiegen nach der Replantation langsam an und differierten am 21. postoperativen Tag signifikant zu denen von Gruppe VII ($p < 0,001$, t-Test). Für die Parathormonwerte betrug der Unterschied $p < 0,05$ (Tabelle 1). Die histologische Untersuchung zeigte beim Anwachsen des Gewebes normal aussehende Transplantate, bei Abstoßung einen dichten Leukocytenwall oder nur noch Fadengranulome.

Diskussion

Unsere Erfahrungen zeigen, daß allotransplantierte Nebenschilddrüsen nach Bestrahlung und Passage durch ein Gewebekulturmedium bei den meisten Tieren anwachsen und daß andere Wege der Vorbehandlung zu schlechteren Resultaten führen. Über die jeweiligen

Tabelle 1. Verlauf von Calcium und Parathormon in Gruppe 2 (höchste Anwachsrate) und Gruppe 7 (alle Transplantate abgestoßen)

	Calcium (mmol/l)		Parathormon (pmol/l)	
Zeitpunkt	Gruppe 2	Gruppe 7	Gruppe 2	Gruppe 7
Explantation	2,47±0,1	2,53±0,1	198±82	245±98
Replantation	1,05±0,1	1,12±0,1	176±76	212±172
7. p.o. Tag	1,21±0,1	1,45±0,3	219±98	147±90
14. p.o. Tag	1,22±0,2	1,15±0,1	216±127	155±75
21. p.o. Tag	1,26±0,1[a]	1,07±0,1	121±34[b]	71±27

[a] $p < 0,001$; [b] $p < 0,05$

Gründe dieser unterschiedlichen Ergebnisse können wir nur spekulieren. Als wahrscheinliche Ursache gilt in der Literatur eine Reduzierung bis Elimination der Leukocyten im Transplantat durch die jeweilige Vorbehandlung (3). Offensichtlich läßt sich dieses Ziel durch Bestrahlung und Gewebekulturpassage am besten erreichen, um die Abstoßungsreaktion hinauszuzögern oder ganz zu verhindern. Dieses Verfahren ist somit möglicherweise ein Weg zur operativen Behandlung des permanenten postoperativen Hypoparathyreoidismus.

Zusammenfassung

Nebenschilddrüsen wachsen trotz Verzichts auf eine gleichzeitige Immunsuppression im Tierexperiment nach Vorbehandlung durch Bestrahlung und Gewebekulturpassage häufig an. Andere Verfahren der Vorbehandlung wie alleinige Gewebekultur, Nacktmauspassage, Bestrahlung mit Nacktmauspassage oder alleinige Bestrahlung brachten deutlich schlechtere Ergebnisse. Das Anwachsen der Transplantate wurde histologisch sowie durch wiederholte Bestimmung von Calcium und Parathormon verifiziert.

Summary

In experiments on animals parathyroid glands often take function after X-ray treatment and passage through tissue culture, even without immunosuppression. Other treatment like tissue culture only, nude mice passage, X-ray treatment with nude mice passage, or X-ray treatment only had significantly worse results. The transplanted tissue's integrity and function was proved histologically both by serum calcium and parathyroid hormone determinations.

Literatur

1. Enderlen E (1898) Untersuchungen über die Transplantation der Schilddrüse in die Bauchhöhle von Katzen und Hunden. Mitt Grenzgeb Med Chir 3:474-531
2. Roka R, Niederle B, Fritsch A (1982) Die Transplantation der Nebenschilddrüse. Urban & Schwarzenberg, Wien München Baltimore
3. Sollinger HW, Mack E, Cook K, Belzer FO (1983) Allotransplantation of human parathyroid tissue without immunosuppression. Transplantation 36:599-602
4. Wagner PK, Rothmund M (1987) Replantation von autologem kältekonservierten Nebenschilddrüsengewebe beim permanenten postoperativen Hypoparathyreoidismus. Dtsch Med Wochenschr 112: 1160-1162

Dr. P.K. Wagner, Klinik für Allgemeinchirurgie der Philipps-Universität, Baldingerstraße, D-3550 Marburg/Lahn

19. Langfristige metabolische Vorteile der Transplantation Langerhansscher Inseln unter die Nierenkapsel gegenüber der intraportalen Implantation*

Long-term Metabolic Advantages of Renal Subcapsular over Intraportal Transplantation of Isolated Islets of Langerhans

W. Hiller, J. Klempnauer und R. Pichlmayr

Klinik für Abdominal- und Transplantationschirurgie der Medizinischen Hochschule Hannover (Leiter: Prof. Dr. R. Pichlmayr)

Aufgrund ihres geringen Volumens können isolierte Langerhanssche Inseln prinzipiell an vielen Stellen des Organismus implantiert werden. Neben der subcutanen, intramusculären, intravenösen und intraperitonealen Applikation wurden die Transplantation in die Leber, unter die Nierenkapsel, in den Hoden, in die vordere Augenkammer und in Gehirnventrikel erprobt. Es kommen jedoch nur solche Implantationsorte in Frage, die die Gewähr für eine gute und dauerhafte endokrine Transplantatfunktion bieten. Der optimale Implantationsort für Langerhanssche Inseln ist nach wie vor umstritten; experimentell und klinisch haben sich die intraportale Applikation in die Leber und die Implantation unter die Nierenkapsel durchgesetzt (1). In Langzeitversuchen wurde bei streptozotocin-diabetischen isogenen Ratten die Qualität der endokrinen Transplantatfunktion Langerhansscher Inseln in Abhängigkeit von diesen Implantationsorten verglichen.

Tiere, Material und Methoden

Die Versuche wurden an 8 bis 12 Wochen alten ingezüchteten männlichen LEW-Ratten aus der Zucht des Zentralen Tierlaboratoriums der Medizinischen Hochschule Hannover durchgeführt. 5 Tage vor Transplantation wurde bei den Transplantatempfängern ein chemischer Diabetes mellitus durch einmalige intravenöse Gabe von Streptozotocin (55 mg/kg KG) induziert. Von drei Spendern wurden die Langerhansschen Inseln durch intraductale Kollagenaseapplikation (Worthington Typ IV CLS), 25minütige Inkubation im

*Mit Unterstützung der DFG (Hi 391/1-1 und Pi 48/11-1)

Chirurgisches Forum '88
f. experim. u. klinische Forschung
Hrsg.: K.H. Schriefers et al.

Wasserbad (38°C) und anschließende Trennung im Ficoll-Dichtegradienten isoliert. 1800 Inseln wurden unter einem Stereomikroskop handverlesen und bei jeweils 9 Tieren in die Pfortader bzw. unter die linke Nierenkapsel injiziert. 12 normale und 12 unbehandelte streptozotocin-diabetische Tiere dienten als Kontrollen. Die Transplantatfunktion wurde durch wöchentliche Bestimmungen von nicht-nüchtern Serumglucosespiegeln und Gewicht über 12 Monate kontrolliert. 1, 3, 6, 9 und 12 Monate nach Transplantation wurde ein intravenöser Glucosetoleranztest (1 g Glucose/kg Körpergewicht i.v.) durchgeführt, Futter- und Wasseraufnahme sowie Faeces- und Urinproduktion bestimmt.

Ergebnisse

Durch Streptozotocin wurde bei allen Tieren ein stabiler Diabetes mellitus mit Hyperglykämie (Abb. 1), Polydipsie, Polyphagie, Polyurie und stark reduzierter intravenöser Glucosetoleranz induziert (Abb. 2). Innerhalb von 8 h nach Transplantation isolierter Langerhansscher Inseln normalisierten sich die Serumglucosewerte. Einen Monat post transplantationem lagen die Glucosewerte nach intraportaler (P) (6,7 ± 0,7 mmol/l) und subcapsulärer Implantation unter die Nierenkapsel (S) (7,0 ± 0,9 mmol/l)

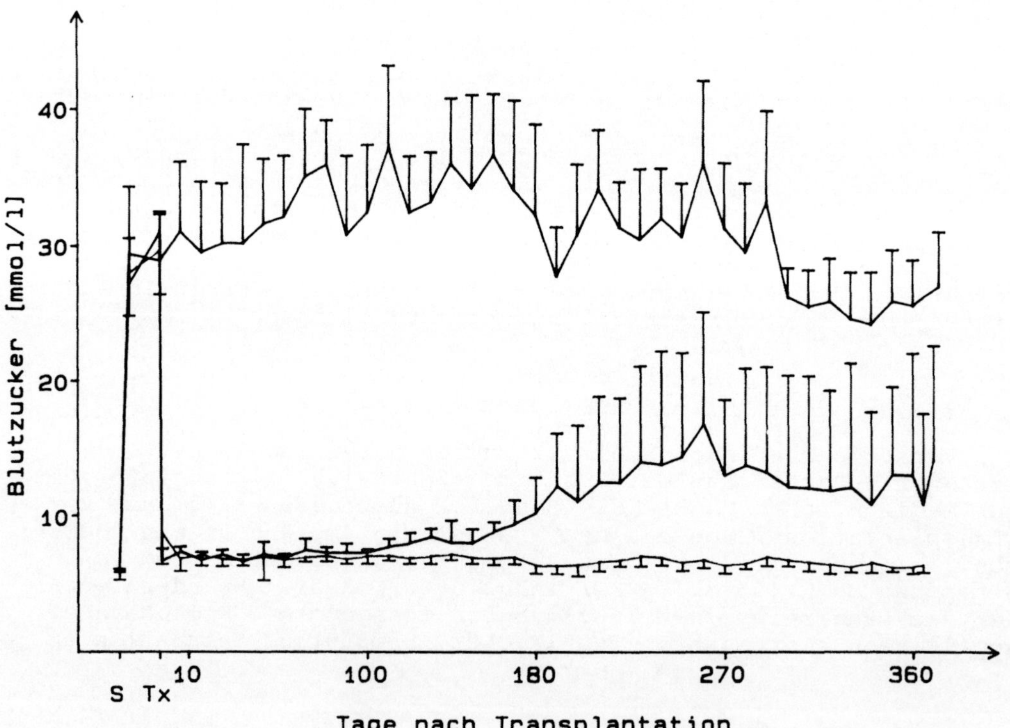

Abb. 1. Nicht-nüchtern Serumglucosewerte vor und bis zu 365 Tagen nach Gabe von Streptozotocin (S). Oben: unbehandelte diabetische Tiere; Mitte: diabetische Tiere nach intraportaler Transplantation (Tx) Langerhansscher Inseln; Unten: diabetische Tiere nach Transplantation Langerhansscher Inseln unter die Nierenkapsel (Mittelwert ± Standardabweichung)

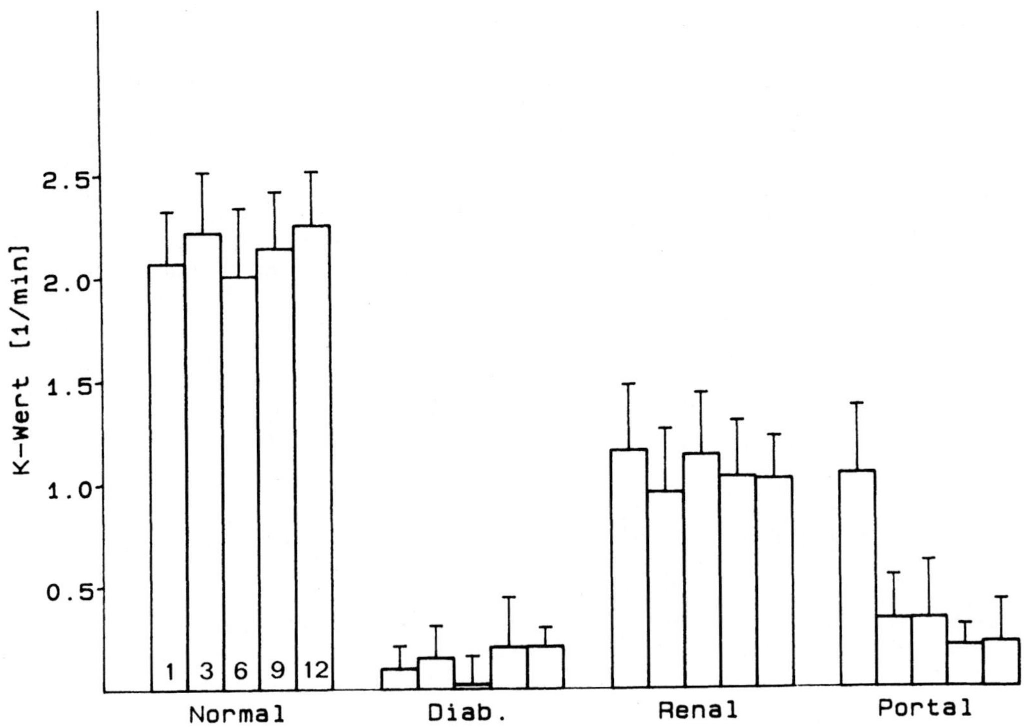

Abb. 2. Glucoseassimilationskoeffizient (K) nach intravenöser Glucosebelastung 1, 3, 6, 9 und 12 Monate nach Transplantation Langerhansscher Inseln in die Pfortader (Portal) bzw. unter die Nierenkapsel (Renal) im Vergleich zu normalen und unbehandelten diabetischen Tieren (Mittelwert ± Standardabweichung)

gleichermaßen im oberen Normbereich (N) (5,8 ± 0,8 mmol/l). Die diabetische Polydipsie (110 ± 34 ml/Tag) und Polyurie (103 ± 27 ml/Tag) wurden normalisiert (P: 21 ± 6 bzw. 11 ± 3 ml/Tag; S: 25 ± 3 bzw. 8 ± 3 ml/Tag; N: 24 ± 5 bzw. 9 ± 2 ml/Tag). Der Glucoseassimilationskoeffizient K war gegenüber diabetischen Tieren (D) signifikant verbessert (P: 1,04 ± 0,33/min; S: 1,15 ± 0,32/min; D: 0,10 ± 0,11/min), gegenüber unbehandelten Kontrolltieren jedoch signifikant eingeschränkt (2,07 ± 0,26/min; Abb. 2). Nach Transplantation unter die Nierenkapsel blieb die endokrine Funktion über 12 Monate stabil, nach intraportaler Implantation zeigte sich jedoch ein progressiver Funktionsverlust. Bereits 3 Monate nach Transplantation war der K-Wert im Glucosetoleranztest mit 0,34 ± 0,21/min signifikant geringer als nach subcapsulärer Applikation (1,13 ± 0,12/min) ($p < 0,05$). Nach 9 Monaten waren die Werte nicht mehr von denen diabetischer Tiere verschieden (Abb. 2). 6 Monate nach Transplantation kam es zu einem signifikanten Anstieg der nicht-nüchtern Glucosewerte sowohl gegenüber den Spiegeln 1 Monat postoperativ als auch gegenüber gleichaltrigen Tieren nach subkapsulärer Inseltransplantation (Abb. 1). Ein Anstieg der Wasseraufnahme und Urinausscheidung fand sich nur bei den 3 von 9 Tieren, die nach intraportaler Inseltransplantation Glucosewerte über 15 mmol/l aufwiesen.

Diskussion

In verschiedenen experimentellen Studien wurde nach Transplantation Langerhansscher Inseln in die Pfortader ein Funktionsverlust einzelner Transplantate beobachtet (2, 3, 4), ohne daß diesem Phänomen weitere Bedeutung geschenkt wurde. Am Modell der streptozotocin-diabetischen Ratte konnte gezeigt werden, daß es nach intraportaler Transplantation isogener Langerhansscher Inseln generell zu einem progredienten endokrinen Funktionsverlust kommt. Bei einer Beobachtungszeit von 12 Monaten wurde ein Drittel der Tiere nach anfänglich guter Transplantatfunktion sogar vollständig diabetisch. Der endokrine Funktionsverlust zeigte sich bereits drei Monate nach Transplantation durch eine Einschränkung der intravenösen Glucosetoleranz bei allen Tieren. Nach einem Intervall von weiteren drei Monaten kam es dann zu einem Anstieg der nicht-nüchtern Serumglucosespiegel. Polyurie und Polydipsie fanden sich jedoch nur bei Transplantatempfängern mit persistierenden Blutzuckerwerten über 15 mmol/l. Die Ursache für den Funktionsverlust ist weitgehend ungeklärt; es müssen strukturelle Umbauvorgänge in den Periportalfeldern der Leber diskutiert werden, die über eine eingeschränkte Blutversorgung zu einer funktionellen Erschöpfung der Langerhansschen Inseln führen. Die Implantation Langerhansscher Inseln unter die Nierenkapsel bietet dagegen langfristig die Gewähr für eine dauerhafte Normoglykämie mit gleichbleibender Glucosetoleranz, die jedoch gegenüber normalen Kontrolltieren oder Empfängern vascularisierter Pankreastransplantate (5) signifikant reduziert ist.

Zusammenfassung

Am Modell der streptozotocin-diabetischen Ratte zeigten Langerhanssche Inseln nach Implantation unter die Nierenkapsel über ein Jahr eine stabile Transplantatfunktion. Nach Transplantation in die Pfortader kam es dagegen zu einem progredienten endokrinen Funktionsverlust, der sich nach 3 Monaten in einer verminderten Glucosetoleranz und nach 6 Monaten in erhöhten Serumglucosespiegeln manifestierte.

Summary

Islets of Langerhans transplanted under the renal capsule of streptozotocin diabetic rats sustained a stable endocrine function over 1 year. In contrast, islets injected into the portal vein showed a progressive deterioration of function. This was first detected by a decreased glucose tolerance 3 months postoperatively, followed by elevation of non-fasting serum glucose levels at 6 months.

Literatur

1. Gray DWR, Morris PJ (1987) Developments in isolated pancreatic islet transplantation. Transplantation 43:321-331
2. Ziegler MM, Reckard CR, Barker CF (1974) Long term metabolic immunological considerations in transplantation of pancreatic islets. J Surg Res 16:575-581

3. Alejandro R, Cutfield RG, Shienvold FL, Polonsky KS, Noel J, Olson L, Dillberger J, Miller J, Mintz DH (1986) Natural history of intrahepatic canine islet cell autografts. J Clin Invest 78:1339-1348
4. Sutton R, Gray DWR, McShane P, Peters M, Morris PJ (1987) The metabolic efficiency and long term fate of intraportal islet grafts in the cynomolgus monkey. Transplant Proc 19: 3575-3576
5. Klempnauer J, Steiniger B, Lück R, Brüsch U, Pichlmayr R (1986) Impact of different surgical techniques on graft morphology and endocrine function following vascularized rat pancreas transplantation. Transplant Proc 18:1149-1151

Dr. W. Hiller, Klinik für Abdominal- und Transplantationschirurgie, Medizinische Hochschule Hannover, Konstanty-Gutschow-Str. 8, D-3000 Hannover 61

20. In-vitro-Farbschnelltest zur Kontrolle der Vitalität von isolierten humanen Pankreasinseln vor Transplantation

An In Vitro Rapid Colorimetric Assay for Viability Control of Isolated Pancreatic Human Islets before Transplantation

F. Kühn, H. Lippert, N. Gütte und H. Wolff

Chirurgische Klinik der Humboldt-Universität (Charité) Berlin
(Direktor: Prof. Dr. Dr. H. Wolff)

Einleitung

Der kritischste technische Faktor für die erfolgreiche klinische Erprobung der Inseltransplantation beim Typ-I-Diabetes stellt die Inselisolierung dar. Dabei steht im Vordergrund die Qualitätskontrolle des Inseltransplantats mit Nachweis der erhaltenen Vitalität isolierter Inseln (1). Kurz vor der Inseltransplantation ist die Auswertung der üblichen in-vitro-Messung der glucosestimulierten Insulinsekretion nicht möglich. Deshalb war das Ziel der Studie, den von MOSMAN (2) beschriebenen MTT-Vitalitätstest auf Verwendbarkeit für isolierte Pankreasinseln zu überprüfen.

Material und Methodik

Bei insgesamt 11 hirntoten Organspendern erfolgte bei Multiorganentnahme die Pankreasexcision. Als Isolierungstechnik kam die für humanes Pankreas modifizierte Horaguchi-Methode zur Anwendung (3, 4).

Für den Farbtest wurden unter dem Stereomikroskop mit Pasteurpipette 20 Inseln ohne exokrine Verunreinigung in Proberöhrchen mit 200 µl TCM-199 (2,5 mmol/l Glucose) unter Zusatz von 20 µl hellgelber 0,5%iger MTT-Stammlösung (Thiazolyl-tetrazolin-Salz, MTT, Sigma) eingelesen und bei 37°C eine Stunde inkubiert. Nach Entfernen des Inkubationsmediums erfolgte mit 200 µl Dimethylsulfoxid (DMSO) die Cytolyse der blaugefärbten Inseln und Lösung der Farbkristalle (37°C, 15 min). Mittels Photometer ließ sich bei 436 nm die Extinktion der Lösung ermitteln. Diese Farbproduktion entspricht der Umwandlung des Tetrazoliumsalzes in Formazan und ist an vitale Zellfunktionen gebunden (2).

Chirurgisches Forum '88
f. experim. u. klinische Forschung
Hrsg.: K.H. Schriefers et al.

Als Vergleich diente der konventionelle in-vitro-Insulin-Sekretionstest (4) zum Nachweis der spezifischen Beta-Zellfunktion und lichtmikroskopische Untersuchungen isolierter Inseln zum Ausschluß von Zellnekrosen.

Ergebnisse und Diskussion

Mittels Insulinmessung und stereomikroskopischer Zählung konnte (n = 9) die Inselausbeute nach Isolierung der Spenderpankreata mit einem Durchschnittsgewicht von 62 g auf 112 461 ± 11 828 Inseln kalkuliert werden. Die licht- und stereomikroskopische Beurteilung des isolierten Gewebes zeigte vorwiegend acinäre Gewebefragmente in Form von Acinuskomplexen unter 100 µm und in der Suspension frei liegende Langerhanssche Inseln mit einem lockeren Saum exokriner Zellen. Es bestanden keine Verunreinigungen mit vasculärem und ductalem Gewebe.

Die in-vitro-Sekretionsleistung der Beta-Zellen isolierter Langerhansscher Inseln war nach Glucosestimulation 3,8fach höher als unter Basalbedingungen (Tabelle 1). Lichtmikroskopische Untersuchungen der Inseln ergaben kompakte Zellverbände ohne Cytoplasma- und Kernveränderungen. Analog dazu wurde die Blaufarbstoff-Produktion MTT-inkubierter Inseln anhand der Extinktionsmessung charakterisiert (Tabelle 1). Für 20 handgelesene Pankreasinseln (Diameter 120 µm) betrug die Extinktion durchschnittlich 0,487 (n = 16). Im Vergleich dazu lag die Extinktion kultivierter (48 h) und kryokonservierter Inseln (1°C/min Tieffrierrate, 10% DMSO) etwa 50% niedriger.

Tabelle 1. Extinktion MTT-inkubierter Inseln im Vergleich mit Insulingehalt und Insulinsekretion

	Insel-Insulin-Gehalt (pmol/Insel)	in-vitro-Insulin-Freisetzung (pg/min/Insel) 2,5 mmol/l Glucose	in-vitro-Insulin-Freisetzung (pg/min/Insel) 15,0 mmol/l Glucose	MTT-Extinktion (E/20 Inseln)
mean	5,49	5,903	22,239	0,487
SEM	0,67	1,164	3,943	0,058
n	9	18	19	16

Die Ergebnisse zeigen, daß mittels MTT-Test innerhalb kurzer Zeit eine Aussage zum Überleben der Pankreasinseln nach Isolierung anhand eines Meßwertes noch vor Implantation möglich wird.

Zusammenfassung

Nach humaner Inselisolierung (n = 9) wurden Proben von 20 handgelesenen Pankreasinseln mit MTT (Sigma) inkubiert (60 min,

37°C). Die Blaufarbstoff-Produktion in MTT-inkubierten Inseln wurde photometrisch (436 nm) nach Cytolyse mit DMSO gemessen. Im Vergleich zur Inselsekretionsleistung und histologischen Untersuchungen definierten wir einen Grenzwert der Farbproduktion für die Vitalität isolierter Inseln anhand der Extinktion von 0,487 pro 20 Inseln.

Summary

After human islet isolation, samples of 20 hand-picked purified pancreatic islets were incubated with MTT Sigma (60 min, 39°C). The blue color production in MTT-incubated islets was measured by photometer (436 nm) after cytolysis with DMSO. In comparison to insulin secretion capacity and histological examination we defined a limit of color production for viability of 0.487 (N = 16) per 20 islets.

Literatur

1. Scharp DW, Alderson D, Kneteman NM (1986) Optimization of islet preparation for clinical transplantation. Transplant Proc XVIII:1814-1816
2. Mosman T (1983) Rapid colorimetric assay for cellular growth and survival. J Immunol Methods 63:55-63
3. Horaguchi A, Merrell RC (1981) Preparation of viable islets cells from dogs by a new method. Diabetes 30:455-458
4. Kühn F, Wolff H, Hahn HJ, Lorenz D, Lippert H, Güttel N (1986) Pankreasspenderoperation für Inselisolierung und Transplantation. Zbl Chir 111:556-564

Dr. F. Kühn, Chirurgische Klinik und Poliklinik, Bereich Medizin (Charité), Humboldt-Universität, Schumannstraße 20-21, DDR-1040 Berlin

21. Paratope und heterotope Pankreastransplantation – Einfluß der Transplantatposition auf die Hormonausschüttung

Paratopic and Heterotopic Pancreas Transplantation – Effect of Graft Positioning on Glucose Homeostasis

J. Limmer und H. G. Beger

Abteilung für Allgemeine Chirurgie, Universität Ulm

Einleitung

Trotz Verbesserung in der konventionellen Therapie des Diabetes mellitus konnte keine Verbesserung oder ein Stillstand der diabetischen Spätkomplikationen erreicht werden. Die Transplantation von vascularisiertem Pankreasgewebe ist die logische Alternative zur konventionellen Therapie. Die zunehmende Zahl der durchgeführten Transplantationen und die steigenden Erfolgszahlen der Transplantat-Überlebensraten untermauern dies. Die Frage, ob die Hormonausschüttung der Transplantate naturgemäß dem Pfortaderkreislauf zugeführt werden soll oder ob eine periphere Einleitung - der technisch einfachere Weg - genügt, ist nicht geklärt.

Methodik

Bei BN-Ratten wurde ein experimenteller Diabetes mellitus durch eine einmalige i.v.-Injektion von Streptozotocin in einer Dosis von 60 mg/kg Körpergewicht erzeugt. Nach Kontrolle der diabetischen Stoffwechsellage wurde den Tieren ein ganzes vascularisiertes Pankreas transplantiert. In Gruppe I erfolgte der venöse Anschluß des Transplantates an die infrahepatische Vena cava, in der Gruppe II an die Pfortader des Empfängertieres. Der arterielle Transplantatanschluß erfolgte in allen Gruppen an die Aorta abdominalis. Zur Kontrolle des exokrinen Pankreas wurde eine Duodeno-Duodenostomie des mittransplantierten Duodenum mit dem unteren Duodenalsegment des Empfängertieres durchgeführt. Beide Gruppen beinhalteten je 10 Tiere. 12 Wochen nach Transplantation wurde die hormonelle Ausschüttung durch einen i.v.-Glucose-Toleranz-Test (0,5 g/kg Körpergewicht) überprüft. Im folgenden sind die Ergebnisse des 12 Wochen-Tests als Medianwerte dargestellt.

Chirurgisches Forum '88
f. experim. u. klinische Forschung
Hrsg.: K.H. Schriefers et al.

Ergebnisse

Zeitpunkt in Minuten		0	2	5	10	20
Glucose mmol/l	I	4,4	15,4	11,1	7,2	4,7
	II	4,5	12,7	9,5	6,7	5,1
Insulin pmol/l	I	132	1390	1039	540	146
	II	137	754	660	292	144
C-Peptid pmol/l	I	240	1130	1107	887	442
	II	288	886	851	734	427
Molares Verhältnis	I	1,8	0,9	1,1	1,9	2,5
C-Peptid/Insulin	II	1,8	1,2	1,3	2,4	3,1
Insulin Inkrement	I		1219 ┐x	4407 ┐x	7525	8650
pmol/l×min	II		615 ┘	2267 ┘	4006	5012
C-Peptid Inkrement	I		830	3458	7041	10645
pmol/l×min	II		651	2603	5302	8648

x: p = 0,0032

Diskussion

Diese Ergebnisse zeigen eine vollkommene Normoglykämie in beiden Gruppen. In Gruppe I liegt jedoch ein ausgeprägter Hyperinsulinismus vor, der auf die Hormonausschüttung des Transplantats in den peripheren Kreislauf zurückzuführen ist. Von Untersuchungen mit dem künstlichen Pankreas zur geregelten Normalisierung des Blutzuckers durch periphere Insulinzufuhr wissen wir, daß trotz Normoglykämie nicht alle Wege des intermediären Stoffwechsels normalisiert werden (1, 2). Ob der Hyperinsulinismus Ausdruck oder auslösender Faktor einer Insulinresistenz ist, ist nicht erwiesen (3, 4). Gesichert ist jedoch, daß hohe Insulinspiegel eine Arteriosklerose begünstigen (5). Die sinnvolle Therapie des Diabetes mellitus durch die Transplantation eines vascularisierten Pankreas wird in ihrer heterotopen Variante nicht allen Aspekten der Glucosehomöostase gerecht und kann bestehende diabetische Komplikationen letztendlich verstärken.

Deshalb scheint die paratope Pankreastransplantation der physiologisch sinnvollere Weg zu sein.

Zusammenfassung

Diese Arbeit untersucht den Einfluß von paratoper und heterotoper Pankreastransplantation auf die Glucosehomöostase. Die heterotope Transplantatposition ergibt einen ausgeprägten Hyperinsulinismus, welcher als Risikofaktor in der Entstehung der Arteriosklerose angesehen wird. Dies und die Tatsachen, daß die periphere Insulinzufuhr nicht alle Wege des intermediären Stoffwechsels zu regulieren vermag, deuten darauf hin, daß die paratope Transplantatposition der physiologischere Weg zur Normalisierung des Diabetes mellitus durch Pankreastransplantation darstellt.

Summary

This study investigates the effect of paratopic and heterotopic pancreas transplantation on the glucose homeostasis. Heterotopic positioning of the graft results in marked hyperinsulinism which is a well-known factor in the genesis of atherosclerosis. This and the fact that peripheral insulin administration may not normalize all the pathways of the intermediary metabolism indicate that the paratopic positioning of the graft is the more physiological way of normalizing glucose homeostasis.

Literatur

1. Hanna AK et al. (1980) Insulin, glucagon, and aminoacids during glycemic control by the artificial pancreas in diabetic men. Metabolism 29:321-332
2. Nosadini R et al. (1982) The metabolic and hormonal response to acute normoglycemia in type I (Insulin-dependent) diabetes: Studies with a glucose controlled insulin infusion system (artificial endocrine pancreas). Diabetologia 23:220-228
3. Whittaker J et al. (1978) Effects of chronic hyperinsulinemia on insulin bindung and glucose metabolism in rat adipocytes. Am J Physiol 235:E53-62
4. Trimble ER et al. (1984) Increased insulin responsiveness in vivo and in vitro consequent to induced hyperinsulinemia in the rat. Diabetes 33:444-449
5. Stout RW (1979) Diabetes and atherosclerosis - the role of insulin. Diabetologia 16:141-150

Dr. J. Limmer, Abteilung für Allgemeine Chirurgie, Universität Ulm, Steinhövelstr. 9, D-7900 Ulm

22. Endoskopische Durchblutungsmessungen am allotransplantierten Pankreas bei Hunden – Ein Parameter zur frühzeitigen Erkennung der Organabstoßung

Endoscopic Blood-Flow Measurements in the Allotransplanted Canine Pancreas – A Parameter of Early Recognition of Organ Rejection

N. Senninger, N. Runkel, G. Frank, R. von Kummer* und Ch. Herfarth

Chirurgische Universitätsklinik (Direktor: Prof. Dr. med. Ch. Herfarth) und Neurologische Universitätsklinik (Direktor: Prof. Dr. med. H. Gänshirt), Heidelberg

Einleitung

Obwohl sich die Ergebnisse der Pankreastransplantation in den letzten Jahren verbessert haben, werden die der Transplantation anderer parenchymatöser Organe noch bei weitem nicht erreicht (1). Einer der hierfür verantwortlichen Gründe ist die Schwierigkeit der frühzeitigen Abstoßungserkennung: Zum Zeitpunkt des Glucoseanstieges sind bereits mehr als 80% der Inselzellen irreversibel geschädigt (1, 2), so daß eine Antirejektionstherapie zu spät kommen muß.

Da das exokrine Pankreas auf eine Abstoßung früher reagiert als das endokrine, wurde in mehreren Zentren die Ableitung der Sekrete in die Harnblase bevorzugt, da hier ein Rückgang der Sekretionsleistung leicht zu erkennen und eine bevorstehende Abtossung früher therapierbar ist (1, 2).

Ein durch uns entwickeltes Verfahren ("Intestinalisierung" (3)) bei der Pankreastransplantation, wobei die Drüse in das Lumen einer endoskopisch zugänglichen Darmtasche verlagert wird, erlaubt erstmals häufigen und direkten Zugang zum Pankreas ohne erneute Operation oder Narkose, was unter anderen die Durchblutungsmessung auf endoskopischem Wege mittels H_2-Clearance-Technik ermöglicht. In der vorliegenden Untersuchung wurde erstmals im Tierexperiment das Verhalten der Pankreasdurchblutung bei Organ-

*Die Arbeit wurde in Teilen unterstützt durch das Ausbildungsstipendium Se 409/1-3 der DFG, Bonn-Bad Godesberg

Chirurgisches Forum '88
f. experim. u. klinische Forschung
Hrsg.: K.H. Schriefers et al.

abstoßung auf endoskopischem Wege charakterisiert. Zusätzlich wurden die erhaltenen Daten mit dem etablierten Parameter der Amylasekonzentration im exokrinen Sekret verglichen.

Material und Methode

Operationsverfahren

Fünf konditionierte Foxhound-Paare beiderlei Geschlechts, Gewicht 15 bis 24 kg, wurden unter kombinierter Barbiturat-Lachgasanästhesie operiert (Na-Pentobarbital, 25 mg/kg). Den Spendertieren wurde das Pankreas mit dem beidseits stumpf verschlossenen Duodenum, der versorgende Truncus coeliacus mit Aortenpatch sowie ein die Vena pancreaticoduodenalis superior drainierendes Pfortadersegment entnommen. Das Transplantat wurde anschließend mit auf 4°C gekühlter heparinisierter Ringerlösung perfundiert (150 ml pro Organ) und unter Kühlschrankbedingungen bis zur Implantation aufbewahrt. Die durchschnittlichen Zeiten der kalten Ischämie betrugen 80 ± 10 min, die der zweiten warmen Ischämie 35 ± 5 min. Das Transplantat wurde anschließend heterotop im Empfängertier in die rechte Iliacalgegend transplantiert. Hierbei wählten wir eine End-zu-Seit Truncoiliacostomie (Distanzanastomose, Prolene 6-0) sowie eine infrarenale Interposition des Pfortadersegmentes in die Vena cava. Die exokrine Drainage erfolgte mittels Seit-zu-Seit Duodenocystostomie. Nach kompletter Entfernung des eigenen Pankreas wurde ein 40 cm langes Segment des mittleren Jejunum isoliert und durch Spülung gereinigt. Das caudale Ende wurde als Stoma ausgeleitet, das proximale Ende zu einem S-Pouch umgestaltet. Dieser Pouch wurde dergestalt über dem transplantieren Duodenum vernäht, daß das gesamte Pankreas intestinalisiert wurde. Die Eintrittsstelle der Gefäße wurde mittels sorgfältiger Omentumplastik primär wasserdicht vernäht, ohne die Gefäße zu komprimieren. Abschließend wurde der Pouch retroperitoneal fixiert. Die Tiere erhielten perioperativ einmalig 5 Mega Penicillin i.v. als Prophylaxe. Freier Zugang zu Wasser erfolgte am 1. postop. Tag, ab dem 2. postop. Tag wurde normal gefüttert, ergänzt durch Pankreon-Granulat 3 EL pro Mahlzeit. Eventuelle Säure-Basen-Störungen wurden täglich korrigiert.

Meßverfahren

Beginnend am 2. postop. Tag, der als "Kontrolle" definiert wurde, erfolgten tägliche Bestimmungen der Nüchternglucose im Plasma, der Amylasekonzentration im Urin und der Pankreasdurchblutung. Zu letzterem wurde unter leichter Neuroleptsedierung (Combelen, 2 ml i.m.) mittels eines pädiatrischen Proktoskopes das Pankreas über das Jejunostoma endoskopiert und Platinelektroden zur H_2-Clearance-Messung in das Parenchym eingestochen (genauere Beschreibung bei (3)). An drei unterschiedlichen Punktionsstellen wurde jeweils dreimal gemessen, der Mittelwert aller Messungen wurde als Referenzwert für den betreffenden Tag angenommen. Als Abstoßungstag "R" wurde der Tag definiert, bei dem die Nüchternglucose erstmalig über 150 ml/dl betrug. Veränderungen der genannten Parameter wurden gegenüber den Kontrollwerten mittels des gepaarten t-Tests auf Signifikanz geprüft. Nach erfolgter Abstossung wurden die Tiere erneut durch Barbiturat betäubt und anachließend durch i.v. Injektion einer gesättigten KCl-Lösung getötet. Das Pankreas wurde histologisch zum Beweis der Abstossung aufgearbeitet.

Ergebnisse

Die Tiere überlebten alle komplikationsfrei bis zum Versuchsende. Der Tag "R" wurde nach 7, 8, 9 und 10 Tagen erreicht. Alle Gefäßanastomosen waren zu diesem Zeitpunkt offen. Die Werte der gemessenen Parameter sind auf Tabelle 1 dargestellt. Sowohl die Konzentration der Urinamylase als auch die Pankreasdurchblutung waren 3 Tage vor "R" signifikant erniedrigt, während zu dieser Zeit die Nüchternglucose noch keine Veränderungen zeigte. Die histologischen Veränderungen zeigten in allen Fällen das typische Bild der Organabstoßung am Pankreas mit diffuser lympho-plasmocellulärer Infiltration, disseminierten Azinuszellnekrosen und Insulitis.

Tabelle 1. Nüchternglucose, Urinamylase und Pankreasdurchblutung während der Abstoßungsphase nach Pankreasallotransplantation

	Kontrolle	Tage vor "R"	
	2.p.o.	-4	-3
Nüchternglucose (mg/dl)	95 ± 21	103 ± 10	99 ± 15
Urinamylase (U/l)×1000	33,5±7,4	31,5±6,9	18,5±3,3*
Pankreasdurchblutung (ml/100g/min)	83 ± 17	79 ± 16	56 ± 12*

	Tage vor "R"		Abstoßungstag
	-2	-1	"R"
Nüchternglucose (mg/dl)	110 ± 20	135 ± 14	177 ± 15*
Urinamylase (U/l)×1000	9,9±2,3**	2,1±0,9**	1,2±0,5**
Pankreasdurchblutung (ml/100g/min)	35 ± 17**	29 ± 15**	28 ± 10**

Angaben als Mittelwert ± 1 Standardabweichung; *p < 0,05, **p < 0,01, signifikant verschieden vom Kontrollwert am 2.p.o. Tag

Diskussion

Die vorliegenden Daten bestätigen zum einen die Befunde anderer Autoren, daß ein Absinken der exokrinen Leistung des allotransplantierten Pankreas einen frühzeitigen Abstoßungsparameter darstellt (1, 2, 4). Darüberhinaus konnte gezeigt werden, daß eine Verminderung der Pankreasdurchblutung in gleicher Weise frühzeitig eine Organabstoßung signalisiert. Der Nachteil der exokrinen

Blasenableitung in Form teils schwerer metabolischer Acidose kann bei Wahl des Parameters "Durchblutung" umgangen werden, da bei unserer Methode der Intestinalisierung die Drainage des exokrinen Sekretes auch problemlos enteral erfolgen kann. Die Intestinalisierung bietet zudem neben einem Schutz des Empfängers vor dem Pankreas im Falle eines Transplantatverlustes (3) die Möglichkeit, die Drüse endoskopisch zu inspizieren und zu biopsieren. Die gewählte Methode der Durchblutungsmessung mittels H_2-Clearance erlaubt auf wenig kostspieligem und invasivem Wege im Experiment beliebig häufige Kontrollmessungen. Weitere Studien zur Evaluierung dieses Parameters bei Allotransplantation unter Immunsuppression, insbesondere zur Einleitung einer Antirejektionstherapie, scheinen gerechtfertigt.

Zusammenfassung

Bei 5 Hunden mit heterotopem Pankreas-Duodenum-Allotransplantat und Duodenocystostomie ohne Immunsuppression wurden die Parameter Urinamylase und Pankreasdurchblutung auf ihre prädiktatorische Wertigkeit hinsichtlich Abstoßung untersucht. Das Pankreas wurde hierzu nach einer durch uns entwickelten Methode in das Lumen eines endoskopisch zugänglichen Jejunumpouches verlagert ("Intestinalisierung"), was direkte Inspektion und Durchblutungsmessung mittels H_2-Clearance-Methode erlaubte. Wir konnten zeigen, daß sowohl Urinamylase als auch Pankreasdurchblutung bereits drei Tage vor Abstoßung signifikant erniedrigt waren. Eine weitere Evaluierung des Parameters Durchblutung hinsichtlich der Modifizierung der immunsuppressiven Therapie bei drohender Organabstoßung erscheint vielversprechend.

Summary

In five canine recipients of a heterotopic pancreatoduodenal allograft and duodenocystostomy without immunosuppression, urinary amylase and pancreatic blood flow were evaluated for early indication of rejection. According to a method developed by us the pancreas was placed inside an endoscopically accessible jejunal pouch ("intestinalization"), facilitating direct inspection and blood flow measurements by the H_2-clearance technique. We were able to show that both urinary amylase and pancreatic blood flow were significantly decreased 3 days before rejection occurred. Further studies to evaluate pancreatic blood flow as a parameter in the modification of immunosuppressive therapy for cases of imminent rejection would appear to be well justified.

Literatur

1. Sollinger H, Kalayoglu M, Hoffmann RM, Belzer FC (1985) Results of segmental pancreatosplenic transplantation with pancreaticocystostomy. Transplant Proc 17:360
2. Prieto M, Sutherland DER, Fernandez-Cruz L, Heil J, Najarian JS (1987) Experimental and clinical experience with urine amylase monitoring for early diagnosis of rejection in pancreas transplantation. Transplantation 43:73-79

3. Senninger N, Runkel N, Machens HG, von Kummer R (1987) Intestinalisierung von Pankreasfragmenten bei Hunden - ein neues Modell zur nicht-invasiven Durchblutungsmessung am Pankreas. Langenbecks Arch Chir [Suppl]. Springer, Berlin Heidelberg New York London Paris Tokyo, S 339-342
4. Tao L, Sutherland DER, Cavallini M, Najarian JS (1983) Duct drainage in the bladder for management of exocrine secretions of segmental pancreas grafts in dogs. Surg Forum 34:376-378

Dr. N. Senninger, Chirurgische Univ.-Klinik, Im Neuenheimer Feld 110, D-6900 Heidelberg

23. Ergebnisse nach Transplantation vascularisierter Pankreata und intralienal injizierter Inselzellen beim Hund

Results After Transplantation of Vascularized Pancreatic Grafts and Intrasplenic-Injected Islets Cells in Dogs

G. Florack[1], J. P. Squifflet[2], D. E. R. Sutherland[2] und U. Hesse[2]

[1]Chirurgische Klinik und Poliklinik, Technische Universität München (Direktor: Prof. Dr. J.R. Siewert)
[2]Department of Surgery, University of Minnesota, Minneapolis, Minnesota (Chairman: Prof. Dr. J.S. Najarian)

Einleitung

Durch Transplantation von Pankreata mit sofortigem Gefäßanschluß des Transplantats an die Empfängergefäße, in der Regel die Iliacalarterie und -vene, kann die diabetische Stoffwechselsituation sofort verbessert werden, während die intralienale oder intraportale Injektion isolierter Inselzellen bzw. gereinigter Inselzellgewebssuspension bislang keine konstant erfolgreichen Ergebnisse erbracht hat wegen der wenig standardisierbaren Technik der Gewebszubereitung, variierender Kollagenaseaktivität und unterschiedlicher Implantationsorte. Um die Effektivität beider Transplantationsmethoden zu vergleichen, wurde in einem autologen Pankreastransplantationsmodell beim Hund die endokrine Funktion überprüft.

Material und Methodik

Die Untersuchungen wurden an 16 Hunden durchgeführt, deren Restpankreas entlang des Duodenums nach Entnahme der Transplantatsegmente total entfernt wurde. Bei 6 Hunden (Gruppe II) wurde der linksseitige Pankreasanteil (Pankreasschwanz) mit dem Gefäßstiel von Milzarterie und -vene excidiert, mit kalter Ringerlactat-Lösung durchspült und sofort an die Iliacalgefäße der Tiere anastomosiert. Bei 6 Tieren (Gruppe III) wurde das Pankreas nach intraductaler Durchspülung mit Hanks-Lösung zerkleinert und das Gewebe während 20 min bei 37°C einer Kollagenasedigestion ausgesetzt (1). Nach Reinigungsprozessen wurde die inselzellangereicherte Gewebssuspension in die Milzpulpa injiziert.

Eine modifizierte Inselzellzubereitungsform zur Transplantation wurde bei 4 weiteren Hunden (Gruppe IV) vorgenommen (2). Nach In-

Chirurgisches Forum '88
f. experim. u. klinische Forschung
Hrsg.: K.H. Schriefers et al.

stillation mit Hanks-Lösung wurden die Pankreassegmente an die Anschlüsse einer Mox-100 Organperfusionskammer konnektiert und bei 37°C zwanzig min lang mit 20 ml/min Kollagenase perfundiert. Nach weiterer Inselzellpräparation wurde das gewonnene Gewebe retrograd über das lienale Gefäßsystem in die Milz eingegeben.

Sechs Hunde mit einem intakten Gesamtpankreas dienten als Kontrolle (Gruppe I).

Postoperativ wurden Plasma-Glucose, Serum-Insulin und Serum-Amylase täglich bestimmt. Vier Wochen nach Transplantation wurden unter Anästhesiebedingungen Katheter in die Pfortader (PV), in die Iliacalvene (IV) und in eine periphere Vene (V. jugularis, JV) gelegt und während eines intravenösen Glucosetoleranztestes (IVGTT - 0,5 g Glucose/kg) simultan über 180 min Blutproben zur Messung der Glucose- und Insulinspiegel entnommen.

Ergebnisse

Nach Transplantation vascularisierter Pankreassegmente waren alle Tiere sofort normoglykämisch mit maximalen individuellen Blutzuckerschwankungen zwischen 52 und 153 mg/dl (Abb. 1). Nach Inselzelltransplantation werden Senkungen des Blutzuckerspiegels nicht konstant erreicht, wie die Ergebnisse einer Parallelstudie zeigten, wobei durch Inselzellzubereitung nach HORAGUCHI 15/20 und nach Präparation mittels MIRKOVITCH-Technik 14/44 Empfängertieren normoglykämisch wurden. Selbst bei den langzeitig erfolgreich verlaufenden Transplantationen in unseren Experimenten wurden in der postoperativen Phase Erhöhungen der Blutzuckerspiegel

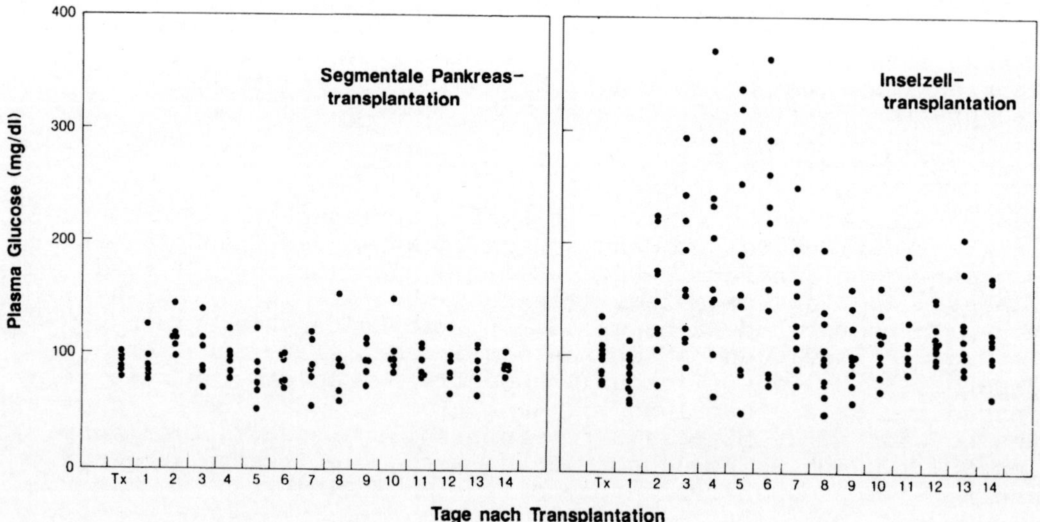

Abb. 1. Postoperative Glucosewerte bei total pankreatektomierten Hunden nach Transplantation vascularisierter Pankreassegmente und intralienal injizierter Inselzellen (Gruppen der Inselzellpräparation nach MIRKOVITCH und HORAGUCHI zusammengefaßt)

mit Maximalwerten bis zu 372 mg/dl beobachtet. Ein signifikanter Unterschied im Verhalten der täglichen Nüchtern-Glucosewerte zwischen beiden Inselzelltransplantationsgruppen bestand nicht, weshalb sie in Abb. 1 zusammengefaßt dargestellt sind. Eine Normalisierung der Glucosespiegel erfolgte zwischen dem 8. und 10. postoperativen Tag. Die Messung der Glucose- und Insulinwerte während IVGTT in Venen am Transplantat und in peripheren Venen erfolgte, um subtile Differenzen in der endokrinen Effizienz der verschiedenen untersuchten Transplantationsmethoden entdecken zu können. Dabei stellt die V. portae die zentrale venöse Abstromroute bei der Inselzelltransplantation und bei in situ belassenen intaktem Pankreas dar, während für heterotope Pankreastransplantate die V. iliaca in Höhe der Transplantatanastomose der direkte venöse Insulindrainageweg ist.

Die K-Werte drücken den Glucoseabfall von Spitzenwerten nach Bolusinjektion während 30 min aus. Sie waren nach Glucosemessung in peripheren Venen bei den Kontrolltieren: K = -2,09 ± 0,07%; nach vascularisierter Pankreastransplantation: K = -2,02 ± 0,24%; nach Inselzelltransplantation (MIRKOVITCH): K = -1,66 ± 0,12%; und nach Inselzelltransplantation (HORAGUCHI): K = -1,94 ± 0,28%.

K-Werte, errechnet nach Bestimmung der Glucosespiegel an den zentralen Entnahmestellen, verhielten sich proportional dazu. In allen Gruppen, gleichgültig welche Transplantationstechnik gewählt worden war, waren die Glucoseabfallkurven am steilsten für die V. portae.

Die Werte der Insulinsekretion während IVGTT sind in Tabelle 1 dargestellt. Es liegt ein biphasisches Sekretionsmuster vor, wobei initialer Insulinanstieg, Abfall und erneuter Gipfel bei Tieren nach Transplantation von vascularisierten Pankreata bzw. von Inselzellen (HORAGUCHI-Technik) zeitlich leicht verzögert gegenüber den Kontrolltieren auftreten, während die Insulinsekretion bei Inselzelltransplantation, präpariert nach der MIRKOVITCH-Technik, deutlich verspätet einsetzt.

Der maximale Insulinausstoß, gemessen im zentralen venösen Abstromgebiet (Tabelle 1) ist ähnlich für segmentale Pankreastransplantate und intakte Pankreata in situ, aber deutlich geringer nach beiden Inselzelltransplantationsmethoden; dies stimmt mit den Serum-Insulinwerten aus den peripheren Venen überein.

Diskussion

Die klinischen Ergebnisse nach Transplantation vascularisierter Pankreata sind in den letzten Jahren deutlich verbessert worden, mit Ein-Jahresfunktionsraten von ca. 70% in einzelnen Transplantationszentren (3). Dennoch bereiten das Monitoring der Organabstoßung und die Behandlung des exokrinen Drüsenanteils immer noch Probleme. Die Transplantation von Inselzellen ist zwar technisch sicherer, durch diese Methode ist jedoch gegenwärtig keine langzeitige Insulinunabhängigkeit bei Empfängern erreicht worden.

Unsere experimentellen Untersuchungen zeigen, daß durch Transplantation vascularisierter Pankreata sofort eine Blutzucker-

Tabelle 1. Insulinkonzentrationen während intravenöser Glucosetoleranztests bei Hunden 4 Wochen nach Transplantation vascularisierter Pankreassegmente oder intralienal injizierter Inselzellen und bei Kontrolltieren mit intaktem Pankreas

Gruppe	n	Lokalisation	Basiswert	Insulin (μU/ml) und Zeit (min)		
				1. Gipfel	Tiefpunkt	2. Gipfel
I. Intaktes Pankreas	6	J.V.	5	25 (3')	15 (10')	16 (20')
		[a]P.V.	55	149 (1')	109 (5')	160 (20')
		I.V.	6	26 (3')	18 (5')	21 (10')
II. Segmentale Pankreastransplant.	6	J.V.	6	20 (5')	16 (10')	20 (30')
		P.V.	6	15 (5')	14 (10')	17 (30')
		[a]I.V.	63	148 (5')	85 (20')	142 (30')
III. Inselzelltransplant. - Mirkovitch	6	J.V.	4	10 (10')	8 (30')	8 (60')
		[a]P.V.	14	43 (5')	30 (20')	49 (60')
		I.V.	5	9 (10')	6 (30')	7 (60')
IV. Inselzelltransplant. - Horaguchi	4	J.V.	3	10 (5')	7 (20')	8 (30')
		[a]P.V.	21	59 (3')	36 (5')	72 (20')
		I.V.	3	9 (5')	7 (20')	9 (30')

[a]venöses Abstromgebiet des Transplantats bzw. des Pankreas in situ

normalisierung erreicht werden kann, während dies in den ersten postoperativen Tagen selbst nach erfolgreicher Inselzelltransplantation nicht möglich war. Trotz reduzierter Gewebsmasse und unphysiologischer systemischer venöser Drainage unter initialer Umgehung des Pfortaderkreislaufs war die endokrine Funktion nach Transplantation von Pankreassegmenten besser als nach Transplantation einer Inselzellsuspension in die Milz. Durch modifizierte Inselzellpräparationstechnik (HORAGUCHI vs. MIRKOVITCH) konnte gezeigt werden, daß die Funktionsrate der Inselzelltransplantate gesteigert und ihre endokrine Effizienz, ausgedrückt als K-Wert, der bei Normaltieren angenähert werden kann.

Zusammenfassung

Nach Transplantation (Tx) vascularisierter Pankreata waren alle Empfängerhunde sofort normoglykämisch, während es nach Inselzell-Tx temporär zu Hyperglykämien (> 200 mg/dl) kam. Eine biphasische Insulinsekretion wurde während IVGTT bei allen Tx-Gruppen beobachtet. Die initialen Insulingipfel waren höher und traten früher auf nach Tx vascularisierter Pankreata als nach Tx von Inselzellen. Durch Inselzellpräparation nach HORAGUCHI konnte die endokrine Funktion gegenüber der MIRKOVITCH-Technik verbessert werden.

Summary

Following transplantation of vascularized pancreatic grafts all canine recipients immediately became normoglycemic whereas after islet cell transplantation hyperglycemia (> 200 mg/dl) occurred temporarily. A biphasic insulin secretion was observed during IV glucose tolerance test in all groups. The initial peak insulin levels were higher and started earlier after transplantation of vascularized pancreatic grafts than after that of islet cells. The endocrine function could be improved by using the islet cell processing according to Horaguchi rather than the Mirkovitch technique.

Literatur

1. Mirkovitch V, Campiche M (1976) Transplantation 21:265-269
2. Horaguchi A, Merrell RC (1981) Diabetes 30:455-458
3. Sutherland DER, Moudry KC (1987) Transplant Proc 19:113-120

Priv.-Doz. Dr. G. Florack, Chirurgische Klinik und Poliklinik der Technischen Universität München, Klinikum rechts der Isar, Ismaningerstr. 22, D-8000 München 80

24. Auswirkungen der Transplantat-gegen-Wirt-Reaktion bei der Pankreastransplantation an der Ratte

Effects of Graft-Versus-Host Reactions on Pancreas Transplantation in the Rat Model

W. Timmermann, C. Stoffregen, G. Schubert und A. Thiede

Chirurgische Universitätsklinik Kiel

Einleitung

Das Pankreas gehört zu den Organen, die direkt von Lymphknoten umgeben sind bzw. deren Parenchym lymphatisches Gewebe enthält (1). Dies zeigt sich bei der für die Transplantation isolierter Langerhans-Inseln erforderlichen mechanischen und enzymatischen Zerkleinerung des Organs, bei der auch lymphatische Gewebeanteile entfernt werden müssen. Theoretisch besteht die Möglichkeit, daß nach der Transplantation eines Pankreas dieses lymphatische Gewebe im Empfänger der Ausgangspunkt für eine Transplantat-gegen-Wirt-Reaktion (GVHR) darstellen kann. Konzept längerfristiger Versuche war daher am Rattenmodell die Überprüfung des Auftretens dieser GVHR und die Abschätzung von deren Bedeutung bei der durch die Transplantation ausgelösten Immunantwort des Empfängers. In einer Versuchsreihe wurde daher zunächst durch gezielte Wahl von Hybridkombinationen, die zwar GVHR, aber nicht Wirt-gegen-Transplantat-Reaktionen (HVGR) erlauben, das Auftreten einer GVHR morphologisch nachgewiesen (2). In den hier geschilderten Untersuchungen wurde einmal die celluläre, immunologische Reaktivität im lymphatischen Gewebe des Transplantates bei unbeeinflußter vollallogener Abstoßung "in vitro" untersucht. Zum anderen wurde eine mögliche "in vivo"-Bedeutung der GVHR für die Wirkung der Immunsuppression mit Cyclosporin A (CSA) im vollallogenen System überprüft.

Material und Methoden

Für die Versuche erfolgte die Vollorgantransplantation heterotop mit Ableitung des exokrinen Sekretes durch Mitnahme des dem Pankreas anhaftenden Dünndarmanteils (3). Die Empfängertiere wurden mit Streptozotocin in einer Dosis von 55 mg/kg diabetisch gemacht. Nach erfolgter Transplantation wurde der normale Blut-

Chirurgisches Forum '88
f. experim. u. klinische Forschung
Hrsg.: K.H. Schriefers et al.

zucker bis 200 mg% definiert, die Abstoßung über 300 mg%. Cyclosporin A (CSA; Sandimmun) wurde peroral (p.o.) als Lösung in Olivenöl appliziert in einer Dosis von 15 mg/kg/Tag; die intramuskuläre (i.m.) Injektion erfolgte mit der intravenösen Präparation (5 mg/kg/Tag). Die CSA-Applikation erfolgte für 14 Tage postoperativ. Verwendung fanden die Inzuchtrattenstämme DA ($RT1^{av1}$), Lewis ($RT1^{l}$) und deren Hybridkombination ((Da×LEW)F1; Abkürzung DA/LEW).Die Gruppe V1 (Tabelle 1) diente als Modellkontrolle, die Allogengruppen V2 bis V7 der Beobachtung der Transplantatfunktionsrate ohne Immunsuppression sowie nach CSA-Behandlung. Die "in vitro"-Untersuchungen wurden in der Stammkombination DA-LEW unternommen. Am 3. Tag nach Transplantation wurden Lewis-Empfängertiere für Versuche in den Gemischten Lymphocytenkulturen (MLC; n = 8) und nach 4 Tagen für Untersuchungen im Mikrocytotoxizitätstest (MCA; n = 10) verwendet. Nach der Transplantation kam es insbesondere bei Allotransplantaten zu einer Vergrößerung der Lymphknoten im Corpus-Kopf-Bereich. Diese Lymphknoten wurden excidiert und mechanisch durch Siebpassage und Filtration eine Einzelzellsuspension hergestellt. Diese enthielt bei Allotransplantaten $4\text{-}7 \times 10^7$ Lymphocyten. Die T-Zellproliferation wurde mit der MLC untersucht. Es wurde die Proliferation der Transplantatzellen (1×10^5 Zellen gegen Mitomycin-C blockierte Empfänger-, Spender- und Drittstamm ($RT1^{n}$)-Stimulatorzellen (5×10^5 Zellen) überprüft. Die cytotoxische Effektorzellreaktivität wurde im MCA gemessen, als Zielzellen dienen Empfänger-, Spender- und Drittstammfibroblasten. Beginnend mit 2×10^5 Effektorzellen wurden 5 Zweifach-Verdünnungsstufen hergestellt (Effektor-Target-Zellverhältnis zu Beginn 70:1; Inkubationsperiode 24 h). Die Ergebnisse wurden als spezifische Lyse dargestellt. Cytotoxische Allo-Antiseren gegen den Empfänger- (DA anti Lewis Antiserum) oder Spenderantigen (Lewis anti DA-Antiserum) wurden dazu benutzt, die jeweiligen Zielzellen zu eliminieren und so wahlweise selektiv Spender- oder Empfängerreaktivität zu messen. Signifikanzberechnungen erfolgten mit dem Wilcoxon-U-Test. Als signifikant wurde ein $p < 0{,}01$ definiert.

Tabelle 1. Transplantatfunktionszeiten der Versuchsgruppen (Medianwerte in Tagen)

Gruppe	n	Behandlung	Kürzel	$\bar{x}$ Transplantatf. Tage	Spannweite
LEW - LEW	10	Ø	V1	> 100	/
DA - LEW	6	Ø	V2	8	7-9
DA/LEW - LEW	6	Ø	V3	9	8-10
DA - LEW	6	CSA p.o.	V4	26	25-27
DA - LEW	6	CSA i.m.	V5	25	24-29
DA/LEW - LEW	5	CSA p.o.	V6	30	28-40
DA/LEW - LEW	7	CSA i.m.	V7	32	27-39

Ergebnisse

Nach der cytotoxischen Behandlung jeweils einer Transplantatzellpopulation wird in der MLC erkennbar, daß ein starker Anstieg in der empfängerzellabhängigen Proliferationsantwort gegen das Spender- (455 + 58%) und das Drittstammantigen (292 + 33%), aber nicht gegen das eigene Antigen (160 + 68%) vorhanden ist, wenn die Ergebnisse mit den Proliferationsantworten der Transplantatlymphocyten, die nach syngener Transplantation gewonnen werden, verglichen werden. Die spenderzellabhängige Antwort ist gegen das Empfänger- (369 + 42%) und das eigene Antigen (232 + 12%) signifikant erhöht, nicht jedoch gegen das Drittstammantigen (132 + 37%). Im MCA ist nach der Behandlung mit jeweils einem cytotoxischen Antiserum und Komplement eine spezifische spenderzellabhängige Effektorreaktivität gegen das Empfängerantigen (22 + 2%) sowie zur selben Zeit eine empfängerzellabhängige Effektorreaktivität gegen das Spenderantigen nachweisbar (18 + 4%). Bei den Untersuchungen der Transplantatfunktionszeiten vor, sowie nach Immunsuppression, zeigte sich (Tabelle 1) ohne Immunsuppression: geringfügige Differenz der Transplantatfunktionszeiten zwischen der Tierkombination, welche GVHR und HVGR erlaubt (V2) und der, bei der nur HVGR stattfindet (8 versus 9 Tage); mit Immunsuppression: eine signifikante Verlängerung der Transplantatfunktionszeiten in den Gruppen, in denen nur noch HVGR abläuft (V6 und V7) im Vergleich zu den Gruppen, in denen HVGR und GVHR stattfindet (V4 und V5); (30 und 32 Tage versus 26 und 25 Tage).

Diskussion

Nach LAFFERTY et al. (1983) besitzt der lymphatische Anteil des Transplantates große Bedeutung für die Immunogenität des Transplantates (4). Diese Ansicht kann durch die hier vorgestellten "in vitro"-Ergebnisse zur Reaktivität im lymphatischen Gewebe des Pankreastransplantates verstärkt werden. Neben der zu erwartenden HVGR findet zur gleichen Zeit eine stark ausgeprägte GVHR statt; dies konnte erstmals nach allogener Transplantation gezeigt werden. Die GVHR könnte eine weitere Ursache für die starke Immunogenität des Pankreastransplantates und das frühzeitige Auftreten immunologischer Reaktivität im lymphatischen Gewebe sein.

Mit den "in vivo"-Untersuchungen sollten Hinweise auf die Bedeutung der GVHR für die Immunsuppression nach allogener Transplantation gefunden werden. Ohne Immunsuppression war die Abstoßungszeit in der Hybridkombination im Vergleich zur vollallogenen Kontrolle nicht signifikant verändert, obwohl nur noch eine HVGR möglich war; dies zeigte, daß die Immunogenität dieser Kombination nur gering verändert war und so getestet werden konnte, welchen Einfluß CSA auf die HVGR besitzt, wenn keine GVHR vorhanden ist. Hier konnte jetzt eine deutliche Verlängerung der Transplantatfunktionszeit erzielt werden. Diese Ergebnisse weisen indirekt darauf hin, daß auch nach Immunsuppression eine Interferenz von HVGR und GVHR auftritt, die möglicherweise zu einer Beschleunigung der Transplantatabstoßung führt. Ziel weiterer Untersuchungen muß daher sein, diese Phänomenologie weiter zu analysieren und die Bedeutung des lymphatischen Gewebes des Transplantates während der Immunsuppression für die Pankreastransplantation experimentell zu klären.

Zusammenfassung

In vorangehenden Versuchen konnte gezeigt werden, daß das lymphatische Gewebe des Pankreastransplantates unter Umständen zu Spender- gegen Empfängerreaktionen (GVHR) führt. Unklar ist bisher jedoch, ob GVHR auch nach vollallogener Transplantation vorhanden ist, wenn also in vivo die HVGR zur Zerstörung des Transplantates führt. Dies war Anlaß, die immunologische Reaktivität im lymphatischen Gewebe des Pankreastransplantates in vitro zu überprüfen sowie mögliche Hinweise auf die Bedeutung der GVHR nach Cyclosporin A Behandlung zu suchen. Es konnte gezeigt werden, daß im lymphatischen Gewebe ohne Immunsuppression parallel HVG- und GVH-Reaktionen ablaufen. Die Ergebnisse nach Immunsuppression weisen indirekt auf mögliche Beschleunigung der Transplantatabstoßung hin, wenn GVH-Reaktionen während der Therapie möglich sind.

Summary

Lymphatic tissue has been found to induce graft-versus-host reactions (GVHR) in vivo, at least in hybrid strain combinations where no host-versus-graft reaction (HVGR) is possible. In this study we investigated GVHR in a fully allogeneic strain combination capable of HVGR and where in vivo only HVGR can be seen, in the presence or the absence of immunosuppression by cyclosporin A. Results of in vitro testing of intragraft immunological reactivity revealed the presence of both GVHR and HVGR in the absence of immunosuppression. GVHR seems to facilitate earlier graft rejection with cyclosporin A immunosuppression, as was suggested by indirect results of in vivo studies.

Literatur

1. Dubernard JM, La Rocca E, Gelet A et al. (1986) Transplant Proc 18:1848
2. Timmermann A, Schubert G, Schang T, Deltz T, Thiede A (1986) Transplant Proc 18:1177
3. Lee S, Tung K, Koopmanns H et al. (1972) Transplantation 13: 421
4. Lafferty K, Prowse S, Simeonovic S (1983) Ann Rev Immunol 1:1143

Dr. W. Timmermann, Chirurgische Universitätsklinik Kiel, Arnold-Heller-Straße, D-2300 Kiel

25. Werden beide Organe im Rahmen einer kombinierten Nieren-Pankreastransplantation unabhängig voneinander abgestoßen?

Are Organs Rejected Independently of One Another in Combined Kidney-Pancreas Transplantations?

R. Margreiter[1], G. Klima[2], A. Königsrainer[1], E. Steiner[1] und Th. Schmid[1]

[1]Abteilung für Transplantationschirurgie an der I. Univ. Klinik für Chirurgie
[2]Institut für Histologie und Embryologie der Universität Innsbruck

Von der kombinierten Herz-Lungen-, aber auch der kombinierten Leber-Nierentransplantation weiß man, daß beide Organe, obwohl sie vom selben Spender stammen, unabhängig voneinander vom Empfänger abgestoßen werden können. Aus diesem Grund kann ein Organ nicht zur immunologischen Überwachung des anderen herangezogen werden. In diesem Zusammenhang scheint es von besonderem Interesse, ob Abstoßungsreaktionen der Niere im Rahmen einer kombinierten Nieren-Pankreastransplantation immer simultan mit denen des Pankreas auftreten, ist es doch in vielen Zentren üblich, die Niere als Abstoßungsindikator auch für das Pankreas nach kombinierter Transplantation heranzuziehen. Da die Überwachung der exokrinen Pankreastransplantatfunktion eine verläßliche Abstoßungsdiagnostik ermöglicht, haben wir versucht, diese Frage anhand unseres eigenen Krankengutes zu beantworten.

Patienten und Methoden

Insgesamt 46 Pankreasallotransplantationen wurden zwischen 1979 und August 1987 an unserer Abteilung durchgeführt. Bei 35 Patienten wurde das Pankreas zusammen mit einer Niere vom selben Spender transplantiert. Vier weitere Pankreastransplantationen erfolgten einige Zeit nach erfolgreicher Nierenverpflanzung und 7 Transplantationen wurden bei 5 nichturämischen Patienten durchgeführt. Bei diesem letzten Empfängerkollektiv war immer eine therapierefraktäre proliferative diabetische Retinopathie Indikation für die Transplantation. Bei den letzten 30 Patienten dieser Serie wurde der Pankreassaft über ein Drain für durchschnittlich 53 (5 - 70) Tage nach außen abgeleitet. Dadurch wurde eine genaue Überwachung der exokrinen Funktion möglich. Täglich gemessen wurden neben der Pankreassaftgesamtmenge noch dessen Amylase-

Chirurgisches Forum '88
f. experim. u. klinische Forschung
Hrsg.: K.H. Schriefers et al.

und LDH-Gehalt. Zusätzlich wurde jeden Tag die Pankreassaftcytologie durchgeführt. Insgesamt wurden 884 cytologische Präparate (4 - 85 pro Patient) aufbereitet: Zehn ml Pankreassaft wurden für 5 min bei 1000 Umdrehungen zentrifugiert, das Sediment dann auf einen Objektträger aufgebracht, luftgetrocknet und nach May-Grünwald-Giemsa gefärbt. Bei jedem Präparat wurden insgesamt 400 weiße Blutzellen ausgezählt und differenziert. Darüberhinaus wurden die epithelialen Zellen dem Ausmaß ihrer Schädigung entsprechend klassifiziert (1). Basierend auf früheren Erfahrungen wurde eine akute Abstoßung angenommen, wenn zwei oder mehrere der folgenden Kriterien gegeben waren:

a) Zunahme der Gesamtzahl weißer Blutzellen pro mm^3.
b) Mehr als 5% aller gezählten Zellen sind Lymphocyten.
c) Nachweis von eosinophilen Granulocyten.
d) Nekrotische Epithelzellen.

Die Abstoßungsdiagnose der Niere basierte neben der klinischen Symptomatik und den Laborparametern auf der Feinnadel-Aspirationscytologie und vor allem der Histologie. Die Immunosuppression erfolgte bei allen Patienten mit Cyclosporin, Steroiden und Azathioprin. Akute Abstoßungsreaktionen wurden mit hohen Methylprednisolon-Dosen behandelt.

Insgesamt wurden 22 Empfänger eines kombinierten Nieren-Pankreastransplantates, deren Transplantate entsprechend lange funktionierten, für diese Studie analysiert.

Ergebnisse

Gleichzeitige Abstoßung von Niere und Pankreas wurde in 14 Fällen diagnostiziert. Eine Abstoßung der Niere allein ohne jeden Hinweis auf eine Abstoßung des Pankreastransplantates haben wir bei insgesamt 8 Patienten einmal und bei einem Patienten zweimal beobachtet. Vier dieser Abstoßungen waren vorwiegend cellulär und die restlichen sechs wurden als vasculär bezeichnet. Eine Abstoßung des Pankreastransplantates allein trat zehn Mal bei 8 Patienten auf. Sechs dieser Abstoßungen wurden als schwer klassifiziert und entsprechend behandelt. Die restlichen vier Abstoßungsepisoden wurden als leicht und daher als nicht behandlungsbedürftig eingestuft. Vier der sechs schweren Abstoßungsreaktionen erwiesen sich als reversibel, während sich alle leichten Abstoßungsreaktionen spontan zurückbildeten. Zur Zeit sind 18 dieser Patienten zwischen 4 und 40 Monaten am Leben, 16 davon haben ein normal funktionierendes Nierentransplantat und 14 Patienten sind ohne Insulin normoglykämisch.

Diskussion

Die verläßliche und rechtzeitige Erfassung einer akuten Abstossungsreaktion ist nach wie vor eines der Kernprobleme der Transplantationschirurgie. Zur Überwachung von Pankreastransplantaten hat sich die endokrine Funktion als nicht zielführend erwiesen. Dies wird durchaus verständlich, wenn man bedenkt, daß etwa 90% der Inselzellmasse zerstört sein müssen, damit der Kohlehydratstoffwechsel nachweisbar pathologisch wird. Ähnliches gilt für die aufwendige Bestimmung von Insulin und C-Peptid im Serum. Aus diesem Grund haben wir uns schon vor Jahren dem Monitoring der exokrinen Transplantatfunktion zugewandt (2). Besonders die Pankreassaftcytologie hat sich als sehr aussagekräftig, nicht nur im Hinblick auf die Diagnose einer Abstoßung, sondern auch anderer Komplikationen wie Pankreatitis oder bakterielle Kontamination erwiesen. Damit wurde die Voraussetzung für eine verläßliche Überwachung von Pankreastransplantaten geschaffen. Wenn auch in einem relativ hohen Prozentsatz Niere und Bauchspeicheldrüse vom selben Spender simultan abgestoßen werden, so kommen doch isolierte Abstoßungen eines der beiden Organe vor. Noch größere Bedeutung dürfte dieser Form der Abstoßungsdiagnostik im Rahmen von alleiniger Pankreastransplantation bei nichturämischen Patienten zukommen. Erklärtes Ziel muß es ja sein, noch vor Eintreten der schweren Komplikationen des Diabetes jeden Zuckerkranken mit einem biologischen Ersatz zu versorgen.

Ein gravierender Nachteil dieser Überwachung besteht darin, daß reiner Pankreassaft benötigt wird. Bei Ableitung des Pankreassaftes in den Darm besteht überhaupt keine Möglichkeit dieses Monitorings und bei Drainage in die Blase nur in sehr eingeschränkter Weise. Aus diesem Grund geben wir zur Zeit der Pancreatocystomie gegenüber der sicherlich weit physiologischeren Darmanastomose den Vorrang. Solange jedoch noch keine verläßlicheren immunologischen Marker zur Verfügung stehen, wird man sich auf diese Form der Überwachung stützen müssen.

Schlußfolgerungen

1) Die Bauchspeicheldrüse kann im Rahmen einer kombinierten Nieren-Pankreastransplantation unabhängig von der Niere abgestoßen werden. Aus diesem Grunde eignet sich die Niere nicht in allen Fällen für die immunologische Überwachung des Pankreastransplantates.

2) Das Pankreas scheint etwas weniger anfällig für Abstoßungen zu sein als die Niere.

Summary

1) In a combined kidney-pancreas transplantation the pancreas may be rejected independently of the kidney. For this reason, the kidney is not appropriate in all cases for the immunological control of a transplanted pancreas.

2) The pancreas appears to be somewhat less susceptible to rejection than is the kidney.

Literatur

1. Klima G, Margreiter R, Königsrainer A, Steiner E: Transpl Proc (im Druck)

2. Steiner E, Klima G, Niederwieser D et al. (1987) Transpl Proc XIX:2336-2338

Dr. R. Margreiter, I. Univ. Klinik für Chirurgie, Abt. f. Transplantationschirurgie, Anichstr. 35, A-6020 Innsbruck

26. Die Therapie der Cortison-refraktären Abstoßung nach Nierentransplantation mit OKT 3

Therapy of Steroid-Resistant Rejection of Kidney Transplants with OKT3

R. Bartkowski[1], F.-E. Isemer[1], K. Dietrich[1], T. Eisenhauer[2] und H.-J. Peiper[1]

[1] Zentrum Chirurgie der Universität Göttingen, Abteilung für Allgemeinchirurgie (Direktor: Prof. Dr. H.-J. Peiper)
[2] Zentrum Innere Medizin der Universität Göttingen, Abteilung Nephrologie und Rheumatologie (Direktor: Prof. Dr. F. Scheler)

Zielsetzung

Immunologische Vorbedingungen für eine erfolgreiche Nierentransplantation sind eine sorgfältige HLA-Typisierung mit entsprechender Selektion der Transplantatempfänger sowie eine effektive postoperative Immunsuppression. Obwohl hier in letzter Zeit erhebliche Fortschritte erzielt werden konnten, treten bei der Mehrzahl der Patienten eine oder mehrere akute Abstoßungsphasen auf, die meist auf eine hochdosierte Cortison-Therapie ggf. in Kombination mit Anti-Thymocyten-Globulin ansprechen. In 5 - 10% aller Fälle bleiben jedoch die Abstoßungskrisen therapierefraktär und führen im ersten Jahr nach der Transplantation zum Organverlust. Ein neues Prinzip bei der Behandlung der akuten Transplantatabstossung stellt der Einsatz von monoklonalen Anti-T-Lymphocyten-Antikörpern dar (1 - 3). In der vorliegenden Untersuchung soll die Prognose der Cortison-refraktären Abstoßungskrise nach Behandlung mit Orthoclone OKT3 evaluiert werden.

Methodik

Das analysierte Patientenkollektiv rekrutierte sich aus den Transplantatempfängern des Göttinger Transplantationszentrums. Für die Auswahl der Organempfänger waren die entsprechenden Empfehlungen von Eurotransplant maßgeblich. Eine immunsuppressive Behandlung wurde mit Cyclosporin (4 mg/kg/12 h p.o., erste Applikation ca. 6 h postoperativ) und Decortin (7,5 mg/kg intraoperativ, am 1. postoperativen Tag 100 mg mit Dosisreduktion um 10 mg alle 2 Tage bis zur Erhaltungsdosis von 10 mg) durchgeführt. Zur perioperativen Antibioticaprophylaxe wurde Baypen 2x5 g eingesetzt. Die

Chirurgisches Forum '88
f. experim. u. klinische Forschung
Hrsg.: K.H. Schriefers et al.

first-line Therapie von akuten Abstoßungskrisen nach Nierentransplantation wurde in der Regel in Form einer hochdosierten Cortisongabe (250 - 500 mg Decortin/die) über 3 Tage mit anschließender stufenweiser Dosisreduktion durchgeführt. Kriterien der Abstoßungsdiagnose waren klinische Zeichen wie Schmerzen des Transplantatlagers und Fieber, Rückgang der Urinproduktion und Anstieg der harnpflichtigen Substanzen. In jedem Fall wurde die Diagnose durch eine Nierenbiopsie gesichert. Bei Ausbleiben eines therapeutischen Effektes oder Befundverschlechterung einer Kontrollbiopsie wurde unverzüglich mit der Gabe von OKT3 (5 mg/die i.v. über 14 Tage) begonnen. Der Wasserhaushalt wurde vor Therapiebeginn aufgrund der Flüssigkeitsbilanz, des zentralen Venendruckes und einer Röntgenuntersuchung des Thorax beurteilt und im Falle einer Hyperhydratation eine Hämofiltration durchgeführt. Zur Reduzierung der Nebenwirkungen erfolgte eine zusätzliche Behandlung mit Decortin (initial 100 - 250 mg, dann 40 mg/die) sowie die Gabe von Clemastin 2 mg i.v. und Ranitidin 150 mg i.v. Die Cyclosporin-Immunsuppression wurde bis zum 12. Tag der OKT3-Behandlung ausgesetzt. Während der Abstoßungstherapie wurde der Wasser- und Elektrolythaushalt streng überwacht und die Indikation zur Hämofiltration großzügig gestellt.

Ergebnisse

Im Jahre 1987 wurden im Göttinger Zentrum insgesamt 57 Nierentransplantationen durchgeführt. Bei 27 Patienten (47%) kam es zu mindestens einer akuten Abstoßungskrise, die die Behandlung mit Cortison erforderlich machte. Diese Therapie war in acht Fällen (30%) ohne Erfolg, so daß zwischen dem 9. und 27. postoperativen Tag (Median = 14. Tag) die Indikation zur OKT3-Behandlung gestellt wurde. Die Diagnose der therapierefraktären Abstoßung wurde in allen Fällen durch eine Nierenbiopsie gesichert, wobei in vier Fällen eine rein vasculäre, in drei Fällen eine vasculäre und interstitielle und in einem Fall eine schwerste interstitielle Abstoßung nachgewiesen wurde. Es handelte sich um 2 männliche und 6 weibliche Patienten im Alter von 32 - 65 Jahren (Median 49,5 Jahre). Die Grundkrankheit war bei der Hälfte der Patienten eine chronische Glomerulonephritis, bei jeweils einem Patienten Cystennieren, Zustand nach Tumornephrektomie, Nephrosklerose bei chronischer Pyelonephritis bzw. Lupus erythematodes. Bei drei Patienten handelte es sich um eine Zweittransplantation. Die Zahl der mismatches betrug im Durchschnitt 2,6 und war damit im Vergleich mit dem Gesamtkollektiv deutlich höher (bei 57 Patienten 1,9). Jedoch lag bei einer Patientin auch ein sehr gutes matching mit lediglich einem mismatch (HLA-B) vor. Cytotoxische Antikörper waren bei drei Patienten präoperativ nachweisbar (14 - 28%). Die kalte Ischämiezeit betrug im Mittel 24,4 ± 3,6 h, die Anastomosenzeit 23,3 ± 4,7 min. Die Unterschiede zum Gesamtkollektiv sind nicht signifikant. Eine Primärfunktion des Transplantates wurde jedoch vergleichsweise selten bei nur zwei (25%) Patienten beobachtet. Zum Zeitpunkt des Behandlungsbeginns mit OKT3 waren sieben (88%) Patienten dialysepflichtig. Die Urinausscheidung betrug im Mittel 585 ± 420 ml/24 h, der Serum-Kreatininspiegel 10,2 ± 4,1 mg/dl, Harnstoff-Stickstoff 149 ± 56 mg/dl, Leukocyten 11700 ± 2860/µl. Bei allen Patienten kam es zu einem Ansprechen auf die Therapie. In der Regel kam es bereits vom zweiten Behandlungstag an zu einem deutlichen Ansteigen der Urinproduktion und entsprechenden Abfall der harnpflichtigen Substanzen. Bei der Hälfte der Patienten war nur noch eine weitere Hämofiltration erforderlich, lediglich bei einem Patienten kam es zu einem verzögerten Ansprechen, so daß noch vier Hämofiltrationsbehandlungen notwendig waren. 20 Tage nach Therapiebeginn betrug die mittlere Urinausscheidung 2217 ± 814 ml/24 h, der Serum-Kreatininspiegel und Harnstoff-Stickstoff waren auf 3,7 ± 1,6 mg/dl bzw. 61,2 ± 27,7 mg/dl abgefallen (Abb. 1). Bei einer Nachuntersuchung nach 6 Monaten hatte sich der Serum-Kreatininspiegel weiter verbessert (2,0 ± 0,8 mg/dl). Während der ersten Stunden nach erstmaliger Applikation von OKT3 traten bei drei Patienten trotz adjuvanter Medikation erhebliche Begleitreaktionen auf, insbesondere Schüttelfrost und Fieber bis 39,5°C, Dyspnoe, Übelkeit und häufiges Erbrechen. Diese Symptome traten nach der zweiten Applikation deutlich abgeschwächt auf und blieben später völlig aus. Nicht beobachtet wurde eine therapiebedüftige Ateminsuffizienz oder ein Lungenödem. Unterschiedlich schwere Komplikationen entstanden durch die spezifische Immunsuppression. Die Leukocytenzahl war nach mäßigem vorübergehenden Anstieg abgefallen auf 5300 ± 2050/µl. Bei einer Patientin kam es zu einer Leukocytopenie (2200/µl). Bei allen Patienten trat eine Reaktivierung einer Herpes-simplex-Infektion mit vorwiegender Manifestation im Bereich der Lippen auf. In zwei Fällen kam es zu einem schweren, z.T. nekrotisierenden Befall der Zunge und Mundschleimhaut, bei einem Patienten war die Perianalregion befallen. Zusätzlich wurde in einem Fall eine frische Herpes-zoster-Infektion klinisch und serologisch nachgewiesen. Es wurde jeweils eine systemische Be-

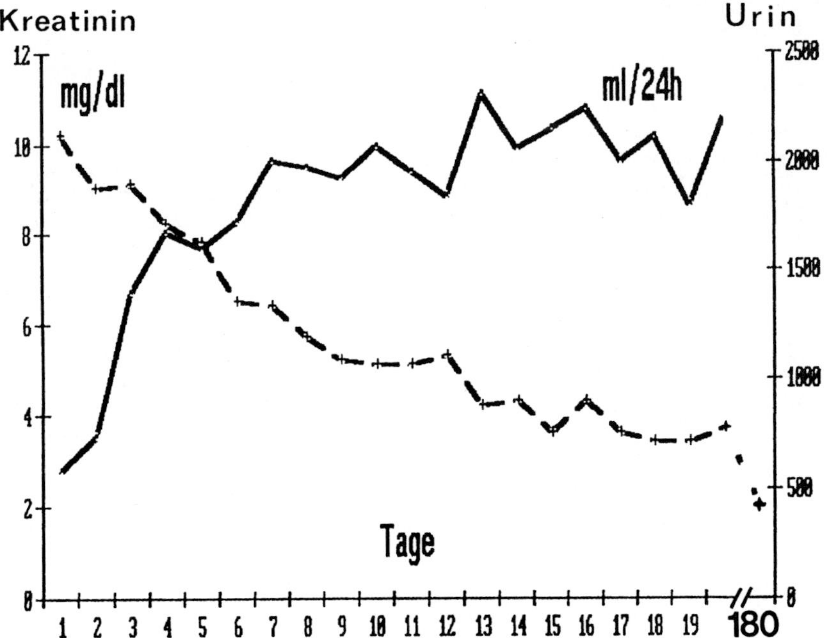

Abb. 1. Abstoßungstherapie mit OKT3 von Tag 1 bis 14. Mittelwerte des Verlaufs von Serum-Kreatinin und Urinausscheidung bei h 8 Patienten

handlung mit Aciclovir über 5 Tage durchgeführt, unter der sich der Lokalbefund in allen Fällen deutlich besserte. Bei einem Patienten trat eine schwere atypische Pneumonie auf, die auf die Behandlung mit Cephalosporinen nicht ansprach. Mit Ciprofloxazin konnte die Infektion beherrscht werden. Serologisch konnte schließlich eine Legionellose nachgewiesen werden. Im Verlauf eines Beobachtungszeitraumes von 6 Monaten traten bei keinem Patienten weitere schwere Komplikationen auf. Bei einer Patientin trat eine dritte leichte Abstoßung auf. Diese konnte erfolgreich mit Decorin behandelt werden.

Zusammenfassung

Interstitielle und vasculäre Cortison-refraktäre Abstoßungskrisen nach Nierentransplantation konnten durch den Einsatz des monoklonalen Anti-T-Lymphocyten-Antikörpers Orthoclone OKT3 in allen Fällen beherrscht werden. Als Begleitreaktion der Therapie wurde hohes Fieber, Schüttelfrost, Dyspnoe und Erbrechen beobachtet. Zur Reduzierung der Nebenwirkungen ist die sorgfältige Bilanzierung des Wasserhaushaltes sowie zusätzliche Gabe von Cortison erforderlich, bewährt hat sich ferner die adjuvante Behandlung mit H_1- und H_2-Receptoren-Blockern. Die Infektionsgefährdung ist deutlich erhöht, insbesondere muß mit dem Auftreten von schwer verlaufenden, u.U. atypischen Pneumonien oder der Reaktivierung einer Herpes-simplex-Infektion gerechnet werden. Die prophylaktische Gabe von Aciclovir ist bei positivem Antikörpertiter zu empfehlen. Die Indikation zur Therapie mit OKT3 erfordert wegen der ernsten Nebenwirkungen und hohen Kosten eine sorgfältige Prüfung und sollte auf Cortison-refraktäre Abstoßungskrisen beschränkt bleiben.

Summary

Interstitial and vascular steroid-resistant rejections of kidney transplants were treated successfully in all cases with the monoclonal T-lymphocyte antibody Orthoclone OKT3. Adverse effects of therapy were pyrexia, chill, dyspnoea and vomiting. Supplemental treatment with cortisone and antihistamines combined with control of fluid balance was carried out in order to reduce these side effects. There is a markedly increased risk of critical infections. Severe pneumonia and reactivation of herpes simplex infection were observed. We suggest giving aciclovir prophylactically in patients with elevated antigen titer. The indication for OKT3 therapy has to be evaluated carefully because of the severe side effects and high costs and should therefore be limited to steroid-resistant rejections.

Literatur

1. Goldstein G, Schindler J, Tsai H et al. (1985) A randomized clinical trial of OKT3 monoclonal antibody for acute rejection of cadaveric renal transplants. N Engl J Med 313:337-342
2. Ponticelli C, Rivolta E, Tarantino A et al. (1987) Treatment of severe rejection of kidney transplants with Orthoclone OKT3. Clin Transplantation 1:99-103

3. Norman DJ, Shield III CF (1986) Orthoclone OKT3: First-line therapy or last option? Transplant Proc 18:949-953

Dr. R. Bartkowski, Zentrum Chirurgie der Universität Göttingen, Abteilung für Allgemeinchirurgie, Robert-Koch-Str. 40, D-3400 Göttingen

27. Zur Antigenität von kältekonserviertem Knochen – Experimentelle und klinische Untersuchungen

On the Antigenicity of Cryopreserved Bone – Experimental and Clinical Studies

H.E. Schratt[1], J.L. Spyra[1], R. Ascherl[2], F. Lechner[3] und G. Blümel[1]

[1]Institut für Experimentelle Chirurgie (Direktor: Prof. Dr. G. Blümel)
[2]Chirurgische Klinik und Poliklinik rechts der Isar (Direktor: Prof. Dr. J.R. Siewert) der Technischen Universität München
[3]Kreiskrankenhaus Garmisch-Partenkirchen (Ärztl. Dir.: Prof. Dr. F. Lechner)

Als wesentliche Kriterien der klinischen Praktikabilität der Knochenkonservierung gelten nach ILLGNER (3):

- vertretbarer technischer Aufwand,
- Sterilität,
- mechanische Stabilität,
- Erhaltung der osteoinduktiven Eigenschaft,
- Verminderung der Antigenität.

Sowohl experimentell als auch klinisch erfüllt eine geeignete Kältekonservierung die drei erstgenannten Anforderungen. Nicht eindeutig geklärt bleibt die Transplantatheilung (Osteoinduktion und/oder Osteokonduktion); die deutlich reduzierte Antigenität kältekonservierter Knochentransplantate KTx) wurde zwar wiederholt postuliert (2, 4), ein eindeutiger Nachweis einer verminderten Immunogenität wurde bislang nicht erbracht.

Ziel der experimentellen und klinischen Untersuchungen war die Überprüfung der immunogenen Eigenschaften von Knochen nach Kältekonservierung.

Material und Methoden, Krankengut

Die experimentellen Untersuchungen wurden an allogenen Wistar-Ratten durchgeführt. Als Transplantate dienten ca. 1 cm lange, diaphysäre, von Mark und Periost befreite Tibiasegmente, welche orthotop mittels intramedullärem Kirschner-Draht fixiert wurden. Die Transplantationen erfolgten unter Allgemeinnarkose (Ketamin

Chirurgisches Forum '88
f. experim. u. klinische Forschung
Hrsg.: K.H. Schriefers et al.

100 mg/kg KG - Xylazin 5 mg/kg KG i.m.) bei sterilen Bedingungen. Zur vergleichenden Untersuchung kamen allogene, kältekonservierte (-70°C/4 Wo) Tx, sowie autogene und allogene Frisch-Tx. Nach einer Beobachtungszeit von 3, 6, 9, 12 und 18 Wochen wurden makroskopische, radiologische und histologische Beurteilungen der entnommenen Tx vorgenommen, zudem wurde eine mikromorphologische Auswertung von Milz und regionalen Lymphknoten durchgeführt (Tabelle 1).

Tabelle 1. Experimentelle Tx (Ratte) und Beobachtungszeiträume

t (Wo)	autogen F-Tx (n)	allogen F-Tx (n)	allogen kältek. Tx (n)
0	7	7	7
3	8	7	7
6	7	10	7
9	7	7	7
12	7	12	8
18	7	7	7
N	43	50	43

Als in vitro-Nachweis der cellulären Immunreaktion diente der Leukocytenmigrationsinhibitionstest (LMI) in einer modifizierten Form: Die gemessene Wanderungshemmung von Leukocyten in Anwesenheit des corpusculären Antigens (Knochenmehl) ist direkt proportional zur Freisetzung eines Hemmfaktors (MIF) aus sensibilisierten Lymphocyten und damit zur Stärke der cellulären Immunantwort. Alle Werte über einem berechneten "cut-off" von 10% (Mittelwert der Nullwerte + doppelte Standardabweichung (1)) sind als positiver Nachweis einer Immunreaktion zu werten. Humorale Antikörper wurden mittels Kapillarpräzipitation (CPT) bestimmt.

Die Testung der Immunreaktion erfolgte jeweils gegen das Tx sowie allogenen Kontrollknochen (Kk). Durch den Quotienten (MIF_{Tx} : MIF_{Kk}) konnte die Spezifität der gemessenen Immunreaktion bestimmt werden. In der klinischen Studie wurden 41 Patienten mit endoprothetischen und posttraumatischen Mehrfacheingriffen sowie Spongiosa-Tx (Bankknochen, -90°C, trocken, -90 d) mit den entsprechenden immunologischen Testen (LMI, CPT) untersucht. Die Beobachtungszeit betrug, je nach Dauer des Krankenhausaufenthaltes, 4 - 8 Wochen; 40 Wochen p.op. erfolgte bei 15 Patienten eine Nachuntersuchung. Als Referenzgruppe dienten 11 Patienten mit Revisionsoperationen ohne Spongiosa-Tx.

Ergebnisse

Bei den experimentellen Tx wiesen die allogenen Tx im Vergleich zur autogenen Gruppe eine verzögerte Einheilung auf. 18 Wochen p.op. zeigten aber alle Tx eine klinische und radiologische Stabilität. Bei der histologischen Untersuchung von Milz und Lymphknoten war bei beiden allogenen Gruppen eine deutliche Zunahme von Sekundärfollikeln zu beobachten, Maximalwerte fanden sich zur 3. und 6. Woche. Zelluläre Immunreaktionen waren in allen Gruppen ab der 3. Woche über den gesamten Beobachtungszeitraum nachweisbar (Abb. 1).

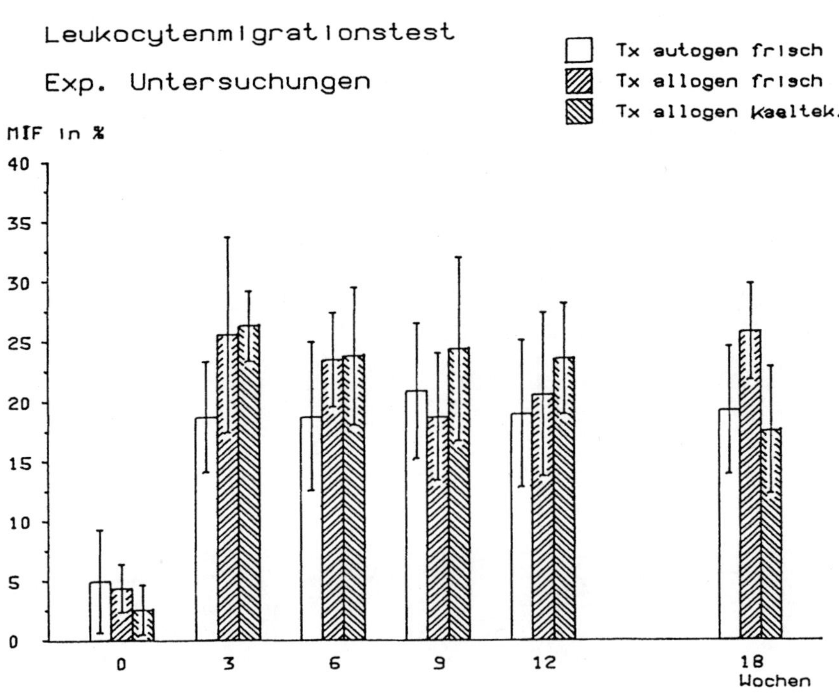

Abb. 1. Links: reaktiv vergrößerte Pulpa der Milz nach allogener Knochen-Tx; rechts: Befund nach Schein-OP (Ratte, Milz, HE, 20-x)

Beide allogenen Tx liegen hierbei jedoch deutlich über den Werten der autogenen Gruppe, weisen aber im gegenseitigen Vergleich keine wesentlichen Unterschiede auf!

Im CPT fanden sich positive Befunde nach Transplantation von allogenem Knochen, maximale Werte ergaben sich zur 3. Woche in der Gruppe mit kältekonservierten Knochen Tx (90% positiv).

Die Auswertung der cellulären Reaktion gegen den "Kontrollknochen" erbrachte eine deutlich niedrige Individualspezifität der Immunreaktion (MIF_{Tx} : MIF_{Kk}) von autogenen Frisch-Tx, sowie allogenen kältekonservierten Tx. Lediglich die allogenen Frisch-Tx zeigten zu Beginn (3. und mit Einschränkung 6. Woche) eine transplantatspezifische Immunantwort (Abb. 2).

In der klinischen Studie waren bei allen Empfängern von allogenen Bankknochen Immunreaktionen nachweisbar. Mittels CPT fand sich bei 21 Patienten (51%) eine positive Antikörperbestimmung.

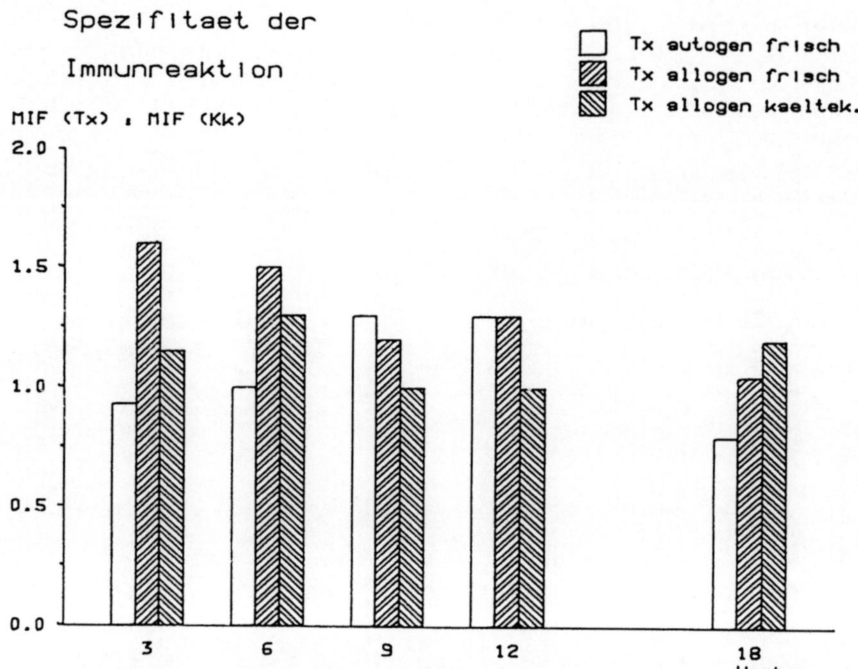

Abb. 2. Unterschiedliche "Individualspezifität" der untersuchten Tx 3 und 6 Wo p.op.

Im LMI war ein deutlicher Anstieg der cellulären Immunreaktion gegen das Tx (Abb. 3) festzustellen. Die Kontrollknochen wiesen einen ähnlichen Verlauf bei niedrigeren Werten auf. Die Spezifität der Immunreaktion war gegenüber den experimentellen Ergebnissen deutlich erhöht (Markgewebe ?). Bei der Referenzgruppe sowie 40 Wochen p.op. waren keine Reaktionen mehr nachweisbar.

Diskussion

Sowohl die experimentellen als auch klinischen Ergebnisse belegen eindeutig das Auftreten einer Immunreaktion nach Transplantation von allogenem kältekonserviertem Knochen; dies bestätigt frühere Berichte von ELVES (1).

Der Vergleich zu frisch allogenen Tx ergibt keinen Hinweis auf eine allgemeine Reduktion der antigenen Eigenschaften des Knochens durch Kältekonservierung. Die divergierende Spezifität der Immunreaktionen von kältekonservierten Tx in Experiment und Klinik resultiert aus unterschiedlichen Antigenitätsdifferenzen im experimentellen Ansatz (Wistar-Ratten) und Klinik (80% Tx blutgruppendiskordant!), sowie dem erheblichen Markgehalt bei Bankspongiosa.

Das Auftreten einer cellulären Immunreaktion nach autogenen Tx - bei fehlendem histomorphologischem Korrelat (Milz, Lymphknoten) - sowie die niedrige Spezifität in allen Untersuchungsgruppen ab der 9. Woche weisen auf die Existenz von zwei unterschiedlichen Antigenkomponenten (individualspezifisch, knochenspezifisch) hin.

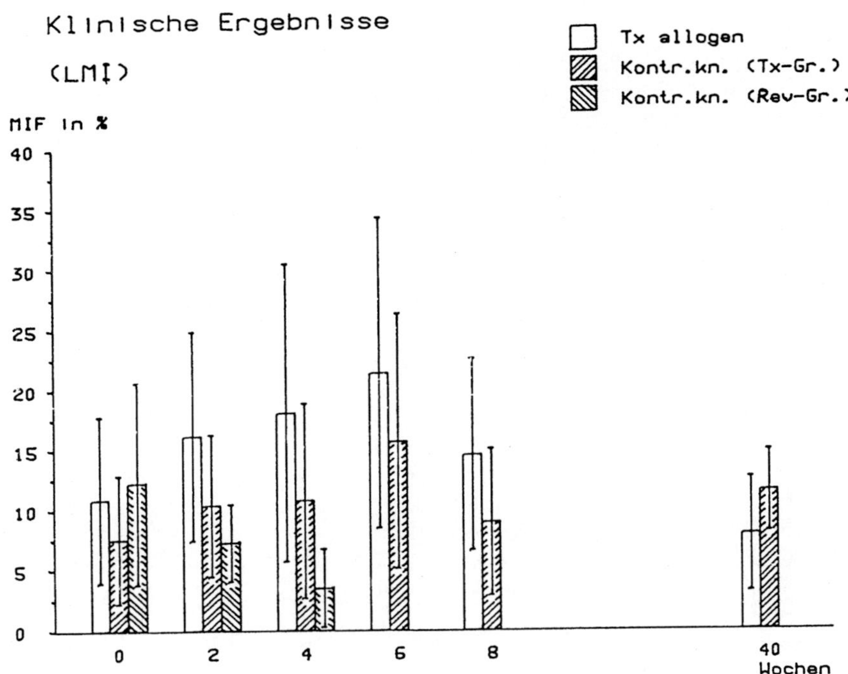

Abb. 3. Celluläre Immunantwort nach klinischer Transplantation (n = 41) allogener Bankspongiosa

Ob physikalische Einflüsse beim Gefrierprozeß eine leichtere und raschere Zugänglichkeit mit Erkennen der knochenspezifischen Antigenstrukturen am kältekonservierten Knochen bewirken, bedarf weiterer Klärung. Dies könnte die schon anfänglich niedrige Spezifität der Immunreaktion zu Untersuchungsbeginn erklären; eine Reduktion der individualspezifischen Antigenität ließ jedoch nicht feststellen, wie die Höhe der gemessenen Immunreaktion (Absolutwerte!) zeigt. Inwieweit die osteoinduktive Potenz durch immunogene Eigenschaften beeinflußt wird, kann gegenwärtig nicht schlüssig beantwortet werden.

Dies darf jedoch nicht zu einer Vernachlässigung der Blut- und Rhesusgruppen-Antigene im klinischen Gebrauch führen. Eine allgemeine Reduktion der Antigenität darf von der Kältekonservierung nicht erwartet werden.

Zusammenfassung

Im experimentellen und klinischen Modell wurden die Immunreaktionen nach Transplantation von kältekonserviertem allogenen Knochen mittels Leukocytenmigration sowie Capillarpräzipitation ermittelt, wobei im Tierexperiment zusätzlich ein Vergleich zu auto- und allogenen Frischtransplantaten, sowie eine histologische Auswertung von Tx, Milz und Lymphknoten erfolgte. Eine Reduktion der Antigenität durch Kältekonservierung konnte nicht festgestellt werden. Es ergaben sich Hinweise für die Existenz von individual- wie auch knochenspezifischen Antigenstrukturen.

Summary

Immune reactions following transplantation of cryopreserved allogeneic bone grafts were evaluated both experimentally and clinically using the leukocyte migration inhibition and capillary precipitation tests. Furthermore, in the experimental study fresh auto- and allografts were transplanted. Grafts, regional lymph nodes, as well as the spleen were investigated histologically in these series. Cryopreservation of the graft did not result in a reduction of antigenicity. There seems to be evidence of individual- and bone specific antigen structures.

Literatur

1. Elves MW (1978) Cell mediated immunity of allografts of fresh and treated bone. Int Orthop 2:171-175
2. Friedlaender GE (1987) Current concepts review bone grafts. The basic science rationale for clinical applications. J Bone Joint Surg [Am] 69:786-790
3. Illgner A (1987) Organisation der Knochenbank. Hefte Unfallheilkd, Heft 185. Springer, Berlin Heidelberg New York Tokyo, S 305-311
4. Kuner E, Keller H (1986) Knochenbank - Ausstattung, Gewebegewinnung, Kältekonservierung, Organisation, Sicherheit. Orthopädie 15:16-21

Dr. H.E. Schratt, Institut für Experimentelle Chirurgie der Technischen Universität, Ismaningerstr. 22, D-8000 München 80

28. Dreidimensionale biomechanische Analyse der statischen und hydrodynamischen Beanspruchung des Hüftgelenkes zur Deutung der Ätiologie der Coxarthrosen und der Erfolgsbeurteilung chirurgischer Behandlungskonzepte

Three-Dimensional, Biomechanical Analysis of the Elastostatic and Hydrodynamic Straining of the Hip Joint: A Causal Explanation for the Pathogenesis of Coxarthrosis and the Outcome of Surgical Concepts

D. Schröder, H. Gall und H. Hamelmann

Chirurgische Universitätsklinik Kiel

Zielsetzung

Die Ursachen für die Knorpelzerstörung bei primären und sekundären Coxarthrosen werden vornehmlich auf gelenkmechanische Normabweichungen zurückgeführt. Im Gegensatz dazu wird ein mechanisch bedingter Knorpelverschleiß bei Arthritiden, wenn überhaupt, nur als sekundäre Schädigung betrachtet (1, 2, 3). Demgegenüber wurden in jüngerer Zeit nachteilige rheologische Veränderungen der viscoelastischen Schmiereigenschaften der Synovia bei entzündlichen und degenerativen Gelenkerkrankungen nachgewiesen, die ebenso für den Verschleiß verantwortlich gemacht werden können (3, 4). Die Zusammenhänge zwischen der für die reibungsfreie Bewegung erforderlichen hydrodynamischen Druckentwicklung und der damit verbundenen Tragfähigkeit des Schmierfilms im Gelenkspalt sind bei diesen Untersuchungen nicht weiter verfolgt worden.

Ziel der vorliegenden Arbeit war es deshalb, die biomechanischen Folgen der Veränderungen der elastostatischen und hydromechanischen Einflüsse auf den normalen Beanspruchungszustand am Beispiel des Hüftgelenkes unter nachfolgenden Fragestellungen zu untersuchen.

1. Wie stellt sich der räumliche statische Beanspruchungszustand dar?
2. Welchen Einfluß haben die elasto-mechanischen Eigenschaften der Knorpelsubstanz auf diesen Zustand?
3. Welche hydromechanische Bedeutung ergibt sich aus der Beachtung der rheologischen Eigenschaften der Synovialflüssigkeit bezüglich der Verteilung des Spannungszustandes?

Chirurgisches Forum '88
f. experim. u. klinische Forschung
Hrsg.: K.H. Schriefers et al.

Methoden

Anhand einer computerunterstützten theoretischen Belastungsanalyse, der Finten-Element-Methode (FEM), wurde ein nach Normdaten räumlich modular ausgebautes individuell anpaßbares vollständiges Becken-Hüft-modell erstellt. Der Beckennachbau wurde aus mehreren Einzelteilen (den finiten Elementen) zusammengesetzt und als Schalentragwerk generiert. Für die als ideal-elastisch unterstellten Werkstoffe wurden folgende Materialeigenschaften zu vergleichenden Berechnungen angesetzt: Elastizitätsmodul der Corticalis am Becken: 180 000 kp/cm^2, am Femurkopf: 140 000 kp/cm^2, Poisson'sche Konstante für die Querkontraktion $\mu = 0,166$, Spongiosa im Femurkopf 20 000 kp/cm^2, $\mu = 0,495$ für die Knorpelsubstanz im Acetabulum und Femur.

Die Verteilung der normal (senkrecht) zu den Oberflächen der beiden Gelenkkörper (Femurkopf und Acetabulum) gerichteten Hauptspannungen des gesunden räumlichen Spannungszustandes ist der Abb. 1 zu entnehmen. Sie wurde an dem räumlichen (FEM)-Modell bei unveränderlicher Geometrie und Belastung errechnet. Die für den Gleichgewichtszustand des Einbeinstandes bestimmte "Gelenkresultierende" hatte den

Wert $P_R = \sqrt{P_X^2 + P_Y^2 + P_Z^2} = 179,521$ kp.

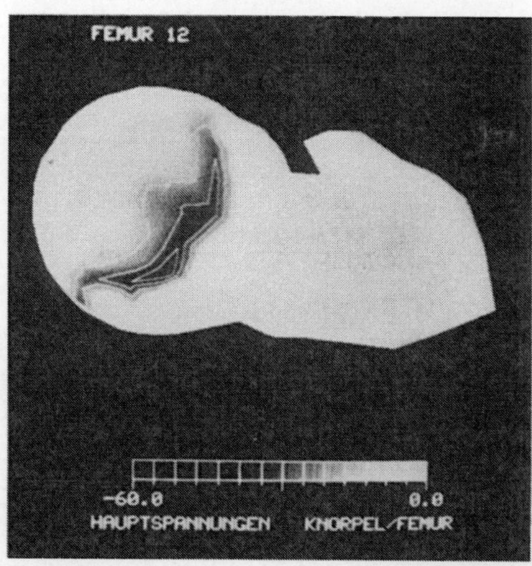

Abb. 1. Verteilung der Hauptdruckspannungen im Knorpel eines gesunden Hüftgelenkes. Die Intervalle zwischen den auf den Femurkopf projezierten Linien gleicher Spannungsgrößen entsprechen jeweils 1/5 des bei der Skalierung angegebenen Grenzwertes

In Analogie der für geschmierte Lager geltenden physikalisch-mathematischen Beziehungen wurde das hydrodynamische Prinzip im Gelenkspalt aufgezeigt und analytisch berechnet. In der Abbildung 2 ist die qualitative Ausbildung der hydrodynamischen Druckverteilung in dem im Gelenkspalt integrierten Schmierspalt sowie deren Änderung in Abhängigkeit von der Viscosität der Synovia in dimensionsloser Darstellung für ein ansonsten unverändertes gesundes System (schraffiert) wiedergegeben.

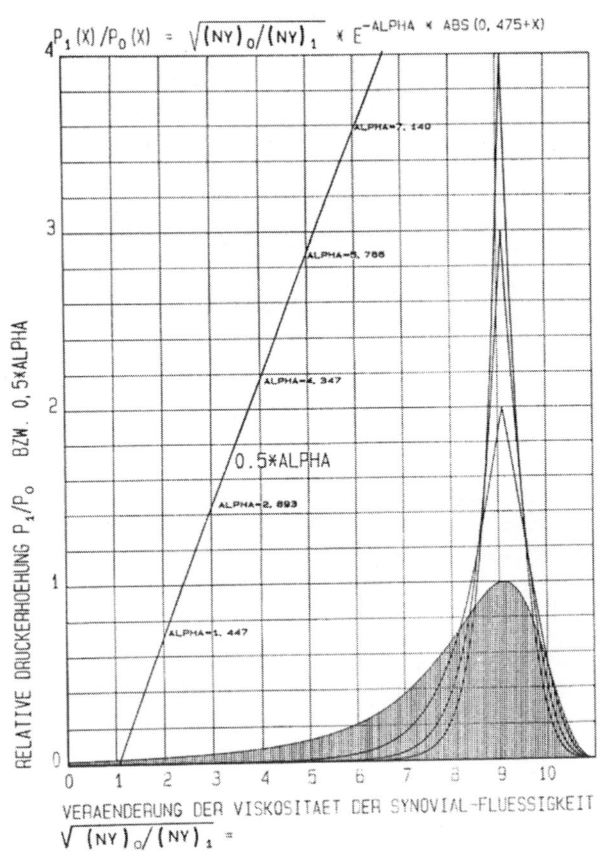

Abb. 2. Veränderungen der auf den Gelenkknorpel einwirkenden Druckspannung in Abhängigkeit von der Viscosität (schraffierter Bereich: Verteilung des normalen Druckprofils)

Ergebnisse

Die für die Beanspruchung des Knorpels maßgebliche Verteilung der Druckspannungen ist von der Verformungssteifigkeit der vorgegebenen Skelettgeometrie sowie dem besonderen elastomechanischen Materialverhalten der Knorpelsubstanz gegenüber dem einer "idealen Flüssigkeit" abhängig.

Entgegen den bisherigen Betrachtungen von PAUWELS (5) ist die Beanspruchungsform des Gelenkknorpels im Bereich des Pfannendaches von der Lage der resultierenden Gelenkkraft nahezu unabhängig, womit aber keine vollständige Aussage über den Gleichgewichtszustand gemacht ist. Sie tritt über alle normal möglichen Bewegungen hinweg immer in der Nähe des durch die Beckenschaufel ausgesteiften Pfannenrandes auf. Eine Veränderung der resultierenden Gelenkkraft wird auf diese Verteilung von untergeordnetem Einfluß sein, zumal sie nur in geringem Ausmaß möglich ist.

Aus der analytischen Berechnung der hydrodynamischen Verhältnisse im Gelenkspalt ergibt sich das in dimensionsloser Darstellung abgebildete hydrodynamische Druckprofil (Abb. 2), dessen qualitative Ausbildung unabhängig von den geometrischen Normabmessungen des Hüftgelenkes ist. Gleichzeitig ist auch die aus biomechanischer Sicht zu fordernde Identität der Verteilungsformen der hydrodynamischen Beanspruchung und der räumlichen statischen, nach der F.R.-Methode (Abb. 1) berechneten, zu erkennen. Sie umfaßt in beiden Fällen einen zum Pfannenrand hin gelegenen Gelenkabschnitt von etwa 10 - 14 mm.

Die funktionelle Korrelation zwischen den biomechanischen und biochemischen Wirkungskomponenten der Synovial-Flüssigkeit und ihre diagnostische Bedeutung für die Früherkennung wird durch die Gleichung (1) ausgedrückt.

$$\max p = K_G \cdot \sqrt{1/(NY)} \qquad (1)$$

Danach hat eine Abminderung der Viskosität, unabhängig ob sie durch eine Temperaturänderung oder einen sonstigen pathologischen Einfluß bedingt ist, hydromechanisch zur Folge, daß der Spitzenwert der Gelenkdruckspannungen (max p) umgekehrt proportional zur Quadratwurzel der dynamischen Viskosität (NY) ansteigt.

($K_G = 0{,}281477 \cdot P_G^3/(I_Y^3 \cdot V_0 \cdot R^2)$, faßt die - ob gesund oder krank - zu jedem Zeitpunkt einer bestimmten Bewegungsphase als konstant anzusehenden Größen in einer dazu gehörenden "Körperkonstanten" zusammen). Bezeichnet man allgemein die Viscosität einer gesunden Synovia mit $(NY)_0$ und die einer pathologisch veränderten, niedrigeren mit $(NY)_1$, so wird das zunächst für die Diagnose - besonders von Frühstadien bei Arthritiden - wesentliche Ergebnis aus Gl.(1) in der nachfolgenden Form der Gl.(2) und der Abb. 2 deutlich:

$$\max p_1 = \max p_0 \cdot \sqrt{(NY_0) \;/\; (NY)_1}. \qquad (2)$$

($\max p_0$ = Maximalwert der im gesunden Gelenk auftretenden Druckspannungen und $\max p_1$ der unter denselben Voraussetzungen (gleiche Körperkonstante) im Gelenk auftretende Größtwert, der *allein* als Folge einer Verminderung der Viskosität der Synovia bei der Übertragung der unveränderten Gelenkresultierenden P_G auftritt).

In der Abb. 2 sind die Verteilungskurven für eine 2-, 3- und 4-fache Erhöhung des maximalen Gelenkdruckes im Vergleich zu der normalen Verteilung (schraffierte Fläche) dargestellt. Schon bei geringem Ansteigen der maximalen Gelenkdrücke wird die damit verbundene Verengung des Flächenabschnittes deutlich, in dem die relevanten Druckspannungen auftreten und auf den Gelenkknorpel einwirken. Durch die Zunahme der Haupt-Normalspannung erhöht sich auch gleichzeitig die tangential gerichtete Abriebbeanspruchung. Die Beanspruchung der Knorpelschichten wird bei Abnahme der Viscosität der Synovial-Flüssigkeit somit in zweierlei Hinsicht grundlegend geändert.

Die Druckspannungsspitzen werden bei dauernd wechselnder Einwirkung auf die Knorpelmatrix zweifellos mechanisch unverträglich sein und müssen somit als Initiale für Normabweichungen abgesehen werden, die den Knorpelverschleiß einleiten.

Diskussion

Die vorgestellten Ergebnisse weisen darauf hin, daß die Größen und die Verteilung der Beanspruchungszustände in den normalen Gelenken allgemein von den rheologischen Eigenschaften der Synovia sowie den Verformungssteifigkeiten des räumlichen Systems abhängig sind. Die dabei erkannten Zusammenhänge werden nicht nur in Bezug auf die Klärung der Ätiopathogenese der Arthrosen und Arthritiden von Bedeutung sein, sondern insbesondere auch eine frühzeitigere Diagnostik und kausale Therapie eröffnen. Nachdem aus diesen Untersuchungen hervorgeht, daß der hydrodynamische Schmierspalt eine wesentliche Voraussetzung für die Tragfähigkeit des belastenden Gelenkes darstellt, muß diese Erkenntnis auch bei operativen Eingriffen berücksichtigt werden. Solange die durch die Steifigkeitsverhältnisse am Hüftgelenk und durch die Hydrodynamik bestimmten Scheitelpunkte, an denen die maßgeblichen Druckspannungen auftreten, in einem biomechanisch verträglichen Maß (physiologische Fehlertoleranz) an identischer Stelle liegen, werden degenerative Gelenkveränderungen vermieden.

Die Erkenntnisse sollten deshalb in die bisherigen konservativen und operativen Behandlungskonzepte der Coxarthrosen eingegliedert werden.

Zusammenfassung

An einem räumlichen Becken-Hüftmodell wird mit der Methode der Finiten Elemente (FEM) dargelegt, daß der Beanspruchungszustand des Hüftgelenkes durch die Verformungssteifigkeit des Systems bestimmt wird. Der Maximalwert der hydrodynamischen Druckspannung im geschmierten Gelenkspalt verhält sich umgekehrt proportional zur Quadratwurzel der Viscosität (NY) der Synovia. Der Verschleiß des Gelenkknorpels kann durch die deutliche Eröhung des von diesen Zusammenhängen abhängigen Beanspruchungszustandes erklärt werden.

Summary

The three dimensional, finite element stress analysis of the hip joint leads to the conclusion that the pertinent compressive pressure transmitted in the joint depends on the degree and distribution of the deformation rigidity of the system. The elastohydrodynamic maximum pressure within the "fluid-film" is inversely proportional to the square root of the dynamic viscosity of the synovial fluid. The signs of wear can be ascribed to factors dependent on and related to this.

Literatur

1. Rainer F, Ribitsch V (1985) Viskoelastische Eigenschaften der intakten Human-Synovia und ihr Bezug zur Biomechanik. Z Rheumatol 44:114-119
2. Zeidler H, Altmann S, Langer HE (1986) Experimentelles Modell zur Untersuchung des mechanischen Knorpelabriebes an Hüftgelenken. In: Hauss WH (ed) Der Rheumatismus, Bd 45, S 189-196
3. Gierse H, Hackenbroch MH (1984) Größe und Lage von Knochenglatzen bei fortgeschrittenen degenerativen Veränderungen am Hüftkopf. Z Orthotop 122:314-319
4. Kleesiek K, Brackerz D, Greiling H (1983) Pathobiochemische Mechanismen bei chronisch-entzündlichen Gelenkerkrankungen. In: Lang H, Greiling H (eds) Pathobiochemie der Entzündung. Springer, Berlin Heidelberg New York Tokyo, S 203-225
5. Pauwels F (1965) Gesammelte Abhandlungen zur funktionellen Anatomie des Bewegungsapparates. Springer, Berlin Heidelberg New York

Dr. D. Schröder, Chirurgische Universitätsklinik, Arnold-Heller-Str. 7, D-2300 Kiel 1

29. Primäre Stabilität zementfreier Hüftprothesen

Primary Stability of Cementless Hip Prostheses

E. Schneider, C. Kinast und J. Eulenberger

Klinik für Orthopädie und Traumatologie, Inselspital Bern

Einleitung

Bei zementierten Hüfttotalprothesen kann es zu einer klinisch relevanten Lockerung der Prothese und zur Zerstörung des ossären Implantatlagers kommen. Durch die Implantation von Hüftprothesen ohne Zement hofft man, die Schädigung des Knochens so zu verringern, daß Prothesenwechsel-Operationen vergleichsweise einfacher durchzuführen sind. Das Design zementfrei implantierbarer Hüftprothesen berücksichtigt verschiedene Hypothesen zur Verankerung der Implantate im Knochen. Dabei bestehen zum Teil wesentliche Unterschiede zwischen der Befestigung der Pfanne und des Prothesenschaftes. Bei der Verankerung der Prothese im proximalen Femur kommen im wesentlichen folgende Verankerungsprinzipien zur Anwendung: 1. die Verklemmung im corticalen Rohr (Press-fit) (6), 2. Verklemmung im proximalen metaphysären Bereich (5), 3. Verzahnung der Makrostruktur der Prothese in der Spongiosa (Makrofit) (4), 4. biologische Verankerung, die ein Einwachsen von Knochen und Bindegewebe in die poröse Oberfläche der Prothese erfordert (1), 5. Krafteinleitung über einen Prothesenkragen. Das Design der zementfrei implantierbaren Prothesenschäfte zielt auf eine oder mehrere dieser Verankerungsweisen. Allen gemeinsam ist, daß eine ausreichend große direkte Kontaktzone zwischen Prothese und Knochen angestrebt wird. Um das Maß der primären Stabilität festzustellen, wurde eine in-vitro Methode entwickelt, mit deren Hilfe die Bewegung der Hüftprothesenschäfte im Kadaverknochen gemessen werden kann (4). Bei der vorliegenden Untersuchung wurden 4 verschiedene zementfreie Prothesenschäfte getestet und die Bewegung der Prothesen nach dynamischer Belastung ausgewertet.

Material und Methode

Getestet wurden die Hüftprothesenschäfte: Müller '85 (Protek) (M85); CLS Spotorno (Protek) (CLS) (4); PCA (Howmedica) (1); Zweymüller (Allopro) (ZWE) (6) (Abb. 1).

Chirurgisches Forum '88
f. experim. u. klinische Forschung
Hrsg.: K.H. Schriefers et al.

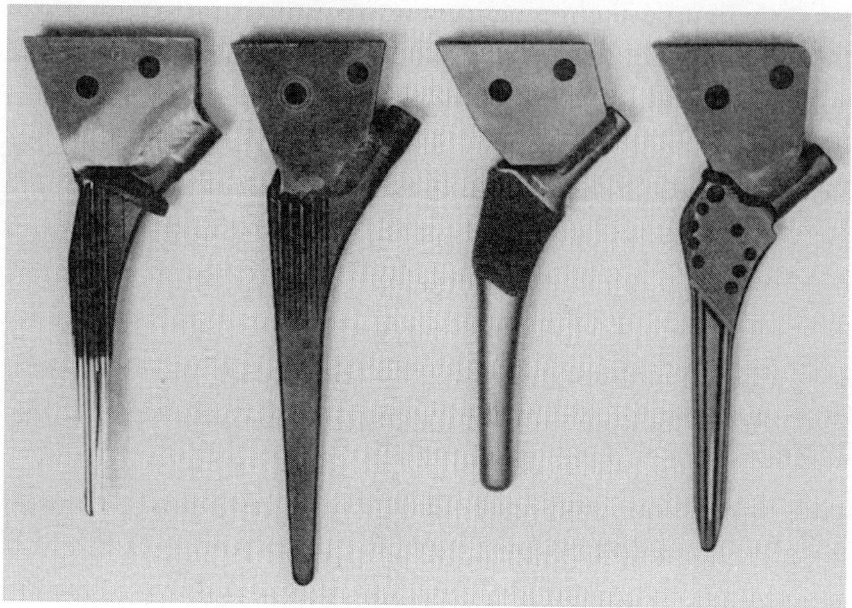

Abb. 1. Zementfreie Prothesenschäfte ohne Hüftkopf mit den für die Testung angeschweißten Metallplatten: Müller '85, CLS, PCA, Zweymüller (von links nach rechts)

Die Prothesen wurden gemäß der Standardtechnik in je 6 Kadaverknochen implantiert, die frisch entnommen, aufbewahrt (-20°C) und zur Implantation aufgetaut worden waren. Bei der Implantation wurde insbesondere auf die weitgehende Bewahrung der Spongiosaarchitektur des proximalen Femurs geachtet, so daß eine optimale Adaptation zwischen Prothese und Spongiosa erreicht wurde. Der präoperativen Planung entsprechend wurde die Prothesengröße gewählt. Es wurden ganze Femura verwendet, so daß die Antetorsion der Prothese im Verhältnis zu den Condylen berücksichtigt werden konnte. Anhand von Röntgenbildern wurde die achsengerechte Implantation überprüft und ein punktuelles Aufsitzen der Prothesenspitze im Markkanal ausgeschlossen. Die Knochen ähnelten sich bezüglich Alter und Gewicht. (Alter Jahre: M '85 63 ± 9/CLS 54 ± 11/PCA 61 ± 13/ZWE 63 ± 7; Gewicht kg: M '85 66 ± 15/CLS 67 ± 17/PCA 80 ± 18/ZWE 73 ± 20). Die Messungen wurden auf einer Instron Materialtestanlage durchgeführt. Zwei auf die Prothesenschulter geschweißte Metallplatten (Abb. 1) erlaubten die Fixierung der Prothesen. Getestet wurde unter dynamischer Belastung (0,5 Hz) in den Stufen 1-4 (je 600 Cyclen) mit 1-4fachem Körpergewicht in axialer Richtung des Prothesenschaftes bei gleichzeitig pulsierender Rotationsbelastung von 8 Nm. Gemessen wurde die Bewegung des Knochens in der Frontalebene (X), in der Sagittalen (Y), in Schaftrichtung (Z) und die Rotation R der Prothese um ihre Längsachse relativ zum Knochen. Die Meßwerte zementierter Müller-Geradschaftsprothesen dienten bei der Auswertung der Resultate als Referenzwerte.

Resultate

Die Gesamtbewegung nach 2400 Cyclen, d.h. die Bewegung der Prothesen in X-Y- und Z-Richtung und die Rotation wurde für jede Gruppe ermittelt.

Tabelle 1. Gesamtbewegung als Mittelwert und Standardabweichung

Prothesen	X (mm)	Y (mm)	Z (mm)	R (Grad)
Referenz-P.	0,3±0,4	0,6±0,5	0,3±0,04	0,03±0,05
M85	0,4±0,3	0,8±0,9	0,4±0,2	0,2±0,2
CLS	0,4±0,4	0,9±0,8	3,0±2,3	0,5±0,2
PCA	0,8±0,6	1,4±1,3	2,3±2,2	0,9±0,4
ZWE	0,1±0,1	1,7±1,1	2,3±1,7	0,3±0,2

Die Gesamtbewegung in der Frontalebene (X) wies unabhängig vom Vorhandensein eines Kragens für die überwiegende Zahl der Prothesen eine Valgustendenz auf. Die ZWE, M85 und CLS zeigten in allen Tests eine frontale Stabilität, vergleichbar mit derjenigen der zementierten Referenzprothesen. Bei der PCA streuten die Werte stärker und lagen zweimal bei 1,5 mm und damit deutlich oberhalb der Referenzwerte. In der Sagittalebene (Y) lag der Mittelwert der zementierten Referenzprothese zwar bei nur 0,6 mm, jedoch wurde bei diesen Prothesen auch ein Maximalwert von 1,3 mm gefunden. In diesem Bereich lagen auch die Mehrzahl der zementfreien Prothesen; wobei einzelne Prothesen, insbesondere die M85, sehr kleine Bewegungen in dieser Ebene aufwiesen. Die Meßwerte des Einsinkens (Z) der Prothesen zeigten, daß die zementierte Prothese sich wenig, die Prothese mit Kragen (M85) sich ähnlich gering nach distal bewegte. Die kragenlosen Prothesen (CLS, PCA, ZWE) sanken deutlich ein (bis zu 6,3 mm). Einzelne Prothesen erreichten aber ähnlich kleine Werte wie die Referenzprothese.
Die Rotations-Stabilität der M'85-Prothesen lag dreimal im Bereich der zementierten Prothese. Insgesamt wurden bei dem vorgegebenen Drehmoment sehr geringe Rotationsbewegungen (0,004 - 1,3°) festgestellt. Die zementfreien Prothesen ohne Kragen rotierten bei allen Tests mehr als die Referenzprothese, jedoch teils in einem ähnlichen Ausmaß wie die Prothese mit Kragen.

Diskussion

Zur Evaluation der Stabilität unzementierter Hüftprothesen werden in der Literatur verschiedene indirekte Verfahren angegeben. Es sind dies klinische Parameter wie Rotationsschmerzen im Oberschenkel, oder radiologische Zeichen wie Randsäume (2) oder szintigraphische Lockerungszeichen. In vivo lassen sich größere Bewegungen der Prothesen mit der Röntgenstereophotogrammetrie feststellen (3). Bei der vorliegenden Untersuchung der primären Stabilität im Kadaverknochen können Mikrobewegungen der Prothesenschäfte unter weitgehend standardisierten Bedingungen experimentell bestimmt werden. Die Versuchsanordnung dieses Tests berücksichtigt verschiedene physiologische Größen - das individuelle Körpergewicht, gleichzeitige axiale und rotatorische Belastung in physiologischer Frequenz. Die Richtung der Belastung ist dabei so gewählt, daß vor allem der Schaftbereich getestet wird, was nur einem Teil der physiologischen Last entspricht. In Anbetracht der standardisierten Belastungsbedingungen und der präzisen Meßtechnik lassen sich die Bewegungen der Prothesen im Vergleich zueinander beurteilen. Die Größenordnung dieser Bewegungen läßt sich in Relation zu den Meßwerten der zementierten Geradschaftsprothesen abschätzen. Die Bewegung zwischen Beginn und Ende des Testablaufes reflektiert die Instabilität zementfrei implantierter Prothesenschäfte, die durch die Implantation und die geometrische Beschaffenheit von Prothesen und Knochenbett erreicht wurde. Sie ist für eine evtl. nachfolgende biologische Reaktion unabdingbar. Die biologischen Reaktionen mit Knochenanbau und -abbau, wie sie in der Klinik ablaufen, sind jedoch mit diesem Experiment nicht abschätzbar.

Bei der gesamthaften Betrachtung der Bewegungskomponenten der Prothesen muß festgestellt werden, daß keine Testgruppe der zementfreien Prothesen gleich stabil im Femurschaft ruhte wie die zementierte Geradschaftprothese, die hier als Referenz diente. Einzelne zementfreie Prothesen können jedoch ähnlich stabil implantiert werden wie zementierte Prothesen. Das deckt sich mit den klinischen Erfahrungen, daß es beschwerdefreie Patienten mit stabilen zementfreien Prothesen gibt, deren prozentualer Anteil aber geringer ist als der mit zementierten Prothesen.

Zusammenfassung

In einer in vitro Untersuchung wurde die Stabilität von zementfrei implantierbaren Hüftprothesen (Müller '85, CLS, PCA und Zweymüller) in je 6 Kadaverknochen unter dynamischer Belastung gemessen. Die Auswertung der Bewegung der Prothesen nach cyclischer Belastung ergab, daß insgesamt keine Gruppe der zementfreien Prothesenschäfte ähnlich stabile Werte erreichte wie die zementierte Geradschaftprothese, einzelne zementfreie Prothesen aber eine mit den zementierten Prothesen vergleichbare primäre Stabilität aufwiesen.

Summary

The stability of cementless femoral stems (Müller '85, CLS, PCA, and Zweymüller) was tested in an in vitro investigation using cadaver femora (n=6) under a dynamic load. The overall evaluation of the femoral stem motion after cyclic testing showed for none of the groups of cementless stems results equally as stable as those for the cemented straight stem, but some of the tested stems demonstrated primary stability comparable to the cemented prostheses.

Literatur

1. Hungerford DS et al. (1984) Total hip arthoplasty: a new approach. University Park Press, Baltimore

2. Kinast C, Ganz R (1987) Erfahrungen mit der zementfreien Implantation einer modifizierten Geradschaftprothese. Hefte Unfallheilkd, Heft 183. Springer, Berlin Heidelberg New York Tokyo, S 106-114
3. Mjöberg B et al. (1984) Instability, migration and laxity of total hip prostheses. A roentgenophotogrammetric study. Acta Orthop Scand 55:141-145
4. Schneider E, Eulenberger J, Steiner W, Wyder D, Friedmann RJ, Perren SM (1988) Experimental method for the in vitro testing of the initial stability of cementless hip prostheses. J Biomechanics (in press)
5. Spotorno L et al. (1987) Unsere Erfahrungen mit nichtzementierten Prothesen. Orthopädie 16:225-238
6. Zweymüller K (1986) A cementless titanium hip endoprosthesis system based on press-fit fixation: basic research and clinical results. Instructional Course Lectures, Vol 35, Anderson LD (ed), pp 203-225

Dr. E. Schneider, Klinik für Orthopädie und Traumatologie, Inselspital, CH-3010 Bern

30. Biomechanische und morphometrische Untersuchungen zum Stabilitätsverhalten des Labrum glenoidale

Biomechanic and Morphometric Investigations of Stability Performance of the Glenoid Labrum

H.-J. Oestern[1], M. Bertram und J. Sturm[2]

[1]Unfallchirurg. Klinik Allgemeines Krankenhaus Celle
[2]Unfallchirurg. Klinik Med. Hochschule Hannover

Die Rezidivrate bei Schulterluxationen im jugendlichen Alter beträgt über 50% (1, 3, 4). Außer der knöchernen und muskulären Führung ist für die Stabilität des Schultergelenkes der Kapsel-Band-Apparat mit dem Limbus glenoidalis von entscheidender Bedeutung. Im Rahmen einer heute differenzierten Therapie der akuten und der habituellen Schulterluxation gewinnt die Verletzung des Limbus glenoidalis eine zentrale Bedeutung.

Ungeklärt sind dabei bislang morphologische und biomechanische Eigenschaften des Limbus glenoidalis.

Ziel der Untersuchungen war es deshalb:

1. die Häufigkeit und Lokalisation von Ablösungen des Limbus in der Normalpopulation zu ermitteln.
2. den nach SAHA (5) für die Schulterluxation bedeutungsvollen glenohumeralen Index anhand direkter Messungen zu ermitteln.
3. das Stabilitätsverhalten des Limbus im Hinblick auf seine Zugfestigkeit und eine mögliche Abhängigkeit vom Alter, vom Geschlecht und von der Körperseite zu untersuchen.

Material und Methodik

110 autoptisch gewonnene Schultergelenke, ohne traumatische Vorschäden, wurden untersucht. Die Präparation der Gelenke erfolgte über den Sulcus deltoideo-pectoralis unter Durchtrennung des M. subcapsularis. Nach Eröffnen des Gelenkes wurden folgende Messungen durchgeführt:

1. Ablösungsstrecke des Labrum in cm.
2. Gelenkflächenberechnung nach der von HERTZ (2) vorgeschlagenen Formel.
3. Berechnung des glenohumeralen Index nach SAHA (5), der als

Chirurgisches Forum '88
f. experim. u. klinische Forschung
Hrsg.: K.H. Schriefers et al.

Quotient aus größtem Pfannendurchmesser und größtem Kopfdurchmesser bestimmt wird (Vertikaler glenohumeraler Index (VghI), horizontaler glenohumeraler Index (hghI)).

Das Labrum wurde entnommen und in einer Zugprüfungsmaschine der Firma Zwick (Typ 1361, Meßkopf 7709, Backen 3806/1 Mp) in Schraubbacken eingespannt.

Die Prüfung erfolgte in Längsrichtung bei einem Vorschub von 15 mm/min. Bestimmt wurde die Zugfestigkeit und die Zugspannung. Die Prüfkurven wurden mittels Analogschreiber aufgezeichnet.

Ergebnisse

Morphologische Untersuchungen

Das Erscheinungsbild des Labrum glenoidale war sehr unterschiedlich.

Der Limbus war dorsal am stärksten, dagegen im anterior-inferioren Bereich - der Hauptluxationsrichtung - am geringsten entwickelt. Ablösungen ließen sich in allen Altersgruppen nachweisen: Bis zum 40. Lebensjahr waren 42,8% der Labra unversehrt, in der Gruppe zwischen dem 41- und 60. Lebensjahr 35,3% und bei den über 60jährigen waren nur noch 29,7% der Labra nicht verletzt.

Die Lokalisation der Ablösungen lag dorso-cranial, nahe dem Ansatz der langen Bicepssehne.

Gelenkflächenmessungen

Das Labrum glenoidale trug ein knappes Drittel zur Bildung der Gelenkfläche bei. Nach Entfernung des Labrum verkleinerte sich die durchschnittlich 9,7 ± 1 cm^2 große Pfanne beim Mann um 31,4 ± 8,7% auf 6,6 ± 1,0 cm^2, während die durchschnittliche Gelenkfläche bei den Frauen von 7,4 ± 1,1 cm^2 um 34,7 ± 10,6% auf 4,5 ± 0,7 cm^2 abnahm. Der prozentuale Anteil des Limbus glenoidalis verringerte sich mit zunehmendem Alter. In der Gruppe der Patienten bis zum 40. Lebensjahr betrug der Anteil des Limbus 35,0 ± 1,6% gegenüber 29,3 ± 1,1% (♂) bei den über 40jährigen.

Während SAHA 85) den glenohumeralen Index zur Beurteilung einer Schulterpfannenhypoplasie radiologisch ermittelte, wurde in der vorliegenden Untersuchung der Index aufgrund direkter Messungen bestimmt. Der VghI betrug im Durchschnitt 79,3 ± 6,4% (♂), 77,1 ± 5,3% (♀), der im Hinblick auf die Hauptluxationsrichtung erheblich aussagefähigere hghI lag wegen des im Vergleich zum vertikalen sehr viel kleineren horizontalen Durchmessers der Fossa glenohumeralis mit 63% deutlich niedriger (♂ 63,7 ± 4,9%, ♀ 62,8 ± 5,2%).

Zugfestigkeit

Die absolute Zugfestigkeit, sowie die auf den Querschnitt bezogene Zugspannung, nahmen mit fortschreitendem Alter signifikant ab ($p < 0,01$) (Tabelle 1). Keine signifikanten Unterschiede zeigten sich im Hinblick auf Seitenlokalisation und Geschlecht.

Tabelle 1. Zugfestigkeit und Zugspannung in Abhängigkeit vom Alter bei 110 Schultergelenken ($\bar{x} \pm$ SEM)

Altersgruppe	bis 40 Jahre (n=36)	41-60 Jahre (n=36)	über 60 Jahre (n=38)
Zugfestigkeit (N)	332,6 ± 26,3	266,7 ± 17,9	217,7 ± 20,4
Zugspannung (N/mm^2)	33,3 ± 2,7	28,4 ± 2,2	20,6 ± 1,4

Diskussion

Die altersbedingte Labrumablösung scheidet aufgrund ihrer Anordnung am oberen hinteren Gelenkpol als begünstigender Faktor für die Genese einer habituellen Schulterluxation aus, da deren Hauptrichtung in entgegengesetzter Richtung verläuft. Die aufgezeigten Lösungen sind sicherlich ursächlich durch den Zug der langen Bicepssehne bedingt, die an ihrer Insertion mit zwei ausstrahlenden Schenkeln am Labrum ansetzt.

Obwohl der gewählte Prüfmodus nicht mit dem In-Vitro-Mechanismus einer Schulterverrenkung zu vergleichen ist, so zeigt sich doch, daß ein jugendliches Labrum biomechanisch erheblich belastbarer ist, als ein älteres.

Gleichzeitig nimmt der Limbus beim jugendlichen einen signifikant höheren Anteil der Gelenkfläche ein, als beim älteren Menschen.

Diese beiden Eigenschaften erklären experimentelle Befunde, die eine höhere Gewalteinwirkung zur Ausbildung einer Luxation beim jungen Patienten nachweisen konnten. Die häufige Rezidivquote beim Jüngeren liegt deshalb in einer höheren Verletzbarkeit des Limbus glenoidalis begründet. Die klinische Konsequenz sollte in der arthroskopischen Untersuchung jeder frischen Schulterluxation beim jüngeren Patienten bestehen. Ein abgerissener Limbus sollte dann in gleicher Sitzung versorgt werden.

Zusammenfassung

Bei 110 autoptisch gewonnenen Schultergelenken wurden Messungen der korrespondierenden Gelenkflächen von Humerus und Scapula durchgeführt und der Limbus glenoidalis hinsichtlich seines Ablösungsverhaltens und seiner biomechanischen Eigenschaften untersucht.

Bis zum 40. Lebensjahr waren 42,8% der Labra völlig unversehrt, in der Gruppe zwischen dem 41. und 60. Lebensjahr 35,3% und bei den über 60jährigen nur noch 29,7%. Die Lokalisation der Ablösungen lag dorso-cranial, nahe dem Ansatz der langen Bicepssehne.

Der Limbus trug nur ein knappes Drittel zur Bildung der Gelenkfläche bei. Mit zunehmendem Alter nahm der prozentuale Anteil des Limbus an der Gelenkfläche ab. Nach Entfernung des Limbus verkleinerte sich die durchschnittlich 9,7 ± 1 cm^2 große Pfanne beim Mann auf 6,6 ± 1,0 cm^2, bei der Frau von 7,4 ± 1,1 cm^2 auf 4,5 ± 0,7 cm^2.

Die Prüfung der Zugfestigkeit des Labrums auf einer Zwick-Zugprüfmaschine ergab ein signifikant stabileres Labrum beim jungen Menschen gegenüber älteren Schultergelenken.

Summary

Measurements of the surface area in 110 human shoulder joints were performed. The amounts of detachment of the labrum from the underlying scapula increases with age. Until the fourth decade only 42.8% of the labra were undamaged; up to 60 years of age, 35.3%; and in people over 60 years, only 29.7% of the labra were not detached. The area of detachment was dorsal-superior, near the attachment of the long biceps tendon.

The limbus covered only one-third of the joint surface area. The size of the limbus decreases with increasing age. The strength of the limbus was significantly diminished in the older patient groups as compared with the younger.

Literatur

1. Henry JH, Genung JA (1982) Natural history of glenohumeral dislocation-revisted. Am J Sports Med 10:135
2. Hertz H (1984) Die Bedeutung des Limbus glenoidale für die Stabilität des Schultergelenkes. Wien Klin Wochenschr [Suppl] 96:152:1
3. Hovelius L (1987) Anterior dislocation of the shoulder in teen-agers and young adults. J Bone Joint Surg [Am] 69:393
4. Oestern H-J, Reilmann H, Lentschig E, Haubitz B (1987) Biometrische Stabilitätsparameter-Indikatoren für die Entstehung der rezidivierenden Schulterluxationen . In: Hefte Unfallheilkd, Heft 196. Springer, Berlin Heidelberg New York London Paris Tokyo, S 121
5. Saha AK (1978) Rezidivierende Schulterluxationen; Pathophysiologie und operative Korrektur. Enke, Stuttgart

Prof. Dr. H.-J. Oestern, Unfallchirurgische Klinik, Allgemeines Krankenhaus Celle, Siemensplatz 4, D-3100 Celle

31. Der intramedulläre Druck während Marknagelosteosynthesen

Intramedullary Pressure During Osteosynthesis

K. Wenda, G. Ritter, J. Rudigier und J. Degreif

Klinik und Poliklinik für Unfallchirurgie (Leiter: Prof. Dr. C. Ritter), Klinikum der Johannes Gutenberg-Universität Mainz

In einer Sammelstudie der AO fand ECKE (1) 1985 bei 1257 Marknagelosteosynthesen wegen isolierter Femurfraktur in 4% der Fälle schwere pulmonale Komplikationen wie Fettembolie, Lungenversagen und Pneumonien. Die pulmonale Komplikationsrate war bei den unter dreißigjährigen primär operierten Patienten ebenfalls 4%, so daß altersbedingte Risikofaktoren als alleinige Ursache ausscheiden.

ECKE berichtet in derselben Arbeit über zwei gesunde junge Patienten, die nach Oberschenkelmarknagelung noch am Operationstag verstarben. Die Genese der kardiopulmonalen Komplikationen nach Marknagelosteosynthesen war bisher unbekannt.

Infrafemorale Drucksteigerungen in der Markhöhle bei der Marknagelung sind bekannt und mehrfach nachgewiesen (2). Mit Einführung der transösophagealen Echokardiographie konnten bei Hüftprothesenimplantationen erstmals Einschwemmungen von Knochenmarksubstanz infolge des hohen infrafemoralen Druckes während der Implantation nachgewiesen werden (3, 4, 5). Der Gedanke lag nahe, daß auch die pulmonalen Komplikationen bei Marknagelungen und seltene perioperative Todesfälle entweder direkt durch Markeinschwemmungen ausgelöst werden könnten, oder daß die eingeschwemmte Marksubstanz Prozesse in Gang setzt, die ihrerseits dann zur pulmonalen Beeinträchtigung führen.

Methode

Die Untersuchungen wurden während 20 geschlossener Oberschenkelmarknagelosteosynthesen bei Patienten im Alter von 19 bis 62 Jahren durchgeführt. Die Operationen erfolgten zwischen dem 4. und dem 11. Tag nach erlittener Fraktur.

Zur Messung des intramedullären Druckes wurde eine 3 mm Kanüle durch ein durch eine Stichincision mit einem speziell geschliffenen 2,9 mm Bohrer angelegtes Bohrloch im supracondylären Bereich intramedullär plaziert. Die Meßkanüle wurde mit sterilen

Chirurgisches Forum '88
f. experim. u. klinische Forschung
Hrsg.: K.H. Schriefers et al.

Einmalsets, wie sie zur Pulmonalisdruckmessung verwendet werden, mit einem Druckaufnehmer (Bell and Howell, Pasadena, USA) verbunden und über einen speziellen Brückenverstärker an einen Analogschreiber (Rikadenki, Freiburg) angeschlossen. Zuvor hatte sich das System zur Aufzeichnung von Drucken bis 2000 mm Hg als effektiv erwiesen. Vor und nach jeder Messung erfolgte eine Eichung unter Luftfüllung. Nach Plazierung der Kanüle wurde das System mit Kochsalzlösung gefüllt und genauestens entlüftet. Danach konnten in allen Fällen pulssynchrone Druckamplituden zwischen 30 und 60 mm Hg aufgezeichnet werden.

Für die transösophageale Echokardiographie wurde ein Echoskop mit einem 3,5 MHZ-Schallkopf im Ösophagus in Höhe des rechten Herzens plaziert. Ein Sonographiegerät (Typ 6400/Diasonics/Sonotron) diente zur Aufzeichnung, die Dokumentation erfolgte mit einem handelsüblichen VHS-Videorecorder.

Ergebnisse

Während aller Aufbohrvorgänge wurden erhebliche intramedulläre Drucksteigerungen registriert. Der maximale Druck bei den einzelnen Operationen lag zwischen 420 und 1510 mm Hg ($\bar{x}$ = 835 mm Hg). Der höchste gemessene Druck von 1510 mm Hg wurde bei einer proximalen Fraktur, die mit einem Verriegelungsnagel versorgt wurde, bei der letzten 14 mm Bohrung verzeichnet. Es konnte ein Trend beobachtet werden, daß proximale Frakturen zu höheren intramedullären Druckspitzen führen. Es zeigte sich ein typisches Verlaufsmuster während der einzelnen Bohrungen: Hohe Druckwerte bei den ersten beiden Bohrungen (9 und 9,5 mm) zwischen 260 und 630 mm Hg; mittlere Drucksteigerungen zwischen 140 und 830 mm Hg bei den Aufbohrungen mit mittlerem Bohrerdurchmesser und maximale Drucksteigerungen zwischen 480 und 1510 mm Hg bei den beiden letzten Bohrvorgängen. Beim Einschlagen des Nagels traten wesentlich geringere Drucksteigerungen zwischen 140 und 210 mm Hg auf. In der transösophagealen Echokardiographie kam es während aller Aufbohrvorgänge mit einer Verzögerung von einigen Sekunden und auch während des Einschlagens des Nagels zur Darstellung sonographischer Echos im normalerweise völlig echofreien rechten Vorhof (Abb. 1). Zwei Phänomene konnten unterschieden werden, die Darstellung zahlreicher kleinerer Echos, die den gesamten rechten Vorhof ausfüllten (Abb. 2 - sogenanntes Schneegestöber), die während aller Bohrungen und während des Einschlagens des Nagels auftraten und die Darstellung größerer echogener Partikel mit einer Ausdehnung bis zu 4 cm Länge, die bei vier der zehn echokardiographisch untersuchten Operationen zum Teil mehrfach auftraten (Abb. 3). Diese Phänomene überdauerten die einzelnen Bohrungen und das Einschlagen des Nagels zwischen 40 und 80 s.

Diskussion

Ziel der Untersuchungen war es, in Analogie zu den bei Prothesenimplantationen nachgewiesenen Markeinschwemmungen, diese auch bei Marknagelosteosynthesen echokardiographisch darzustellen. Tierexperimentell sind pulmonale Beeinträchtigungen wie Anstieg

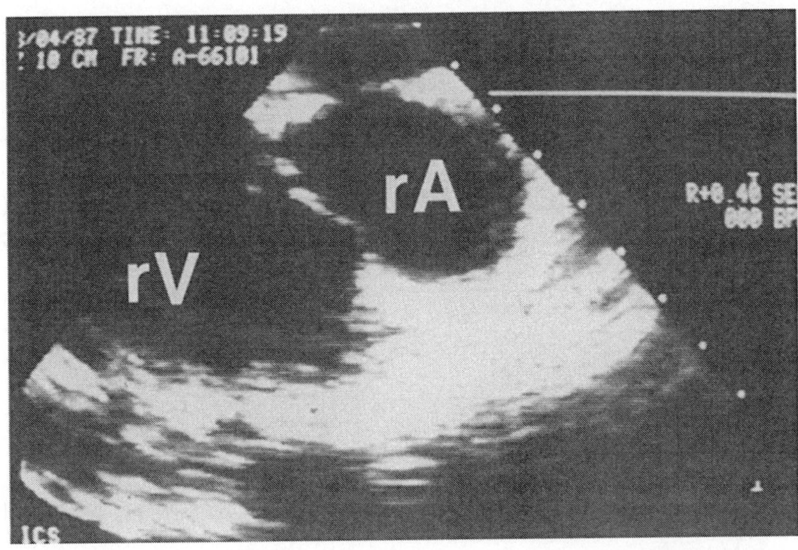

Abb. 1. Normalbefund: Echofreies einheitlich schwarz abgebildetes re. Atrium (rA), links davon die Tricuspidalklappe und der re. Ventrikel (rV)

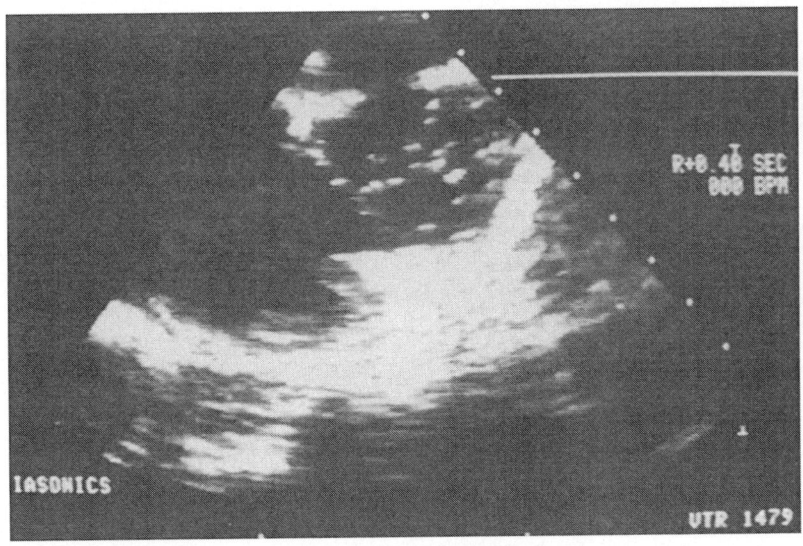

Abb. 2. "Schneegestöber" während des Aufbohrens der Markhöhle

des pulmonalarteriellen Druckes, Abfall des arteriellen pO_2 und Anstieg des pCO_2 Partialdruckes infolge Einschwemmung von Knochenmarksubstanz vielfach nachgewiesen. Eine pathogenetische Auslösung der von ECKE in 4% der Fälle bei Marknagelosteosynthesen gefundenen schweren pulmonalen Komplikationen (1) ist nahelie-

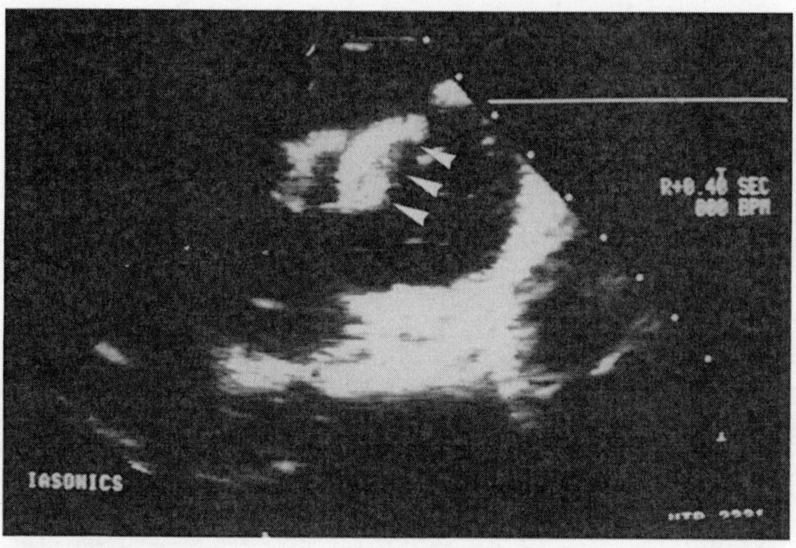

Abb. 3. Großer 4 cm langer Markembolus im rechten Vorhof

gend. Die Aufzeichnungen des intramedullären Druckes bei Oberschenkelmarknagelungen ergaben Drucksteigerungen bis zu 1510 mm Hg. Derart hohe Drucksteigerungen müssen auf Grund des ausgedehnten venösen Drainagesystems der Markhöhlen langer Röhrenknochen vor allem im metaphysären Bereich zur Einschwemmung von Knochenmarksubstanz führen. Diese konnten mittels der intraoperativen transösophagealen Echokardiographie zweifelsfrei nachgewiesen werden. Sonographische Echos im rechten Vorhof traten nach Drucksteigerungen von 200 mm Hg auf. Eine quantitative Korrelation der Einschwemmungen mit den auftretenden Drucken war bei dem bisher untersuchten Kollektiv und der Schwierigkeit echokardiographische Echos zu quantifizieren, nicht möglich. Die Beobachtung, daß die sonographischen Echos isoliert im rechten Herzen auftraten, erlaubt den Ausschluß von Artefakten und belegt die Elimination der Partikel in der Lunge. Als Korrelat der regelmäßig und in großer Zahl bei Prothesenimplantationen auftretenden kleineren sonographischen Echos werden Luftbläschen, Markpartikel und Gerinnungsaggregate diskutiert. Die Einschwemmung von Luftblasen in derart großer Zahl bei geschlossenen Marknagelungen erscheint unwahrscheinlich, eine Ausbildung von Aggregaten innerhalb weniger Sekunden ebenfalls, so daß wir auch das sogenannte Schneegestöber als Effekt von kleinen Markpartikeln interpretieren. Die mehrere Zentimeter langen länglichen Echos können aufgrund physikalischer Gesetze nicht durch Luft bedingt sein, da Gase in Flüssigkeiten rund zur Darstellung kommen müssen. Von STÜRMER (2) wurde eine Auskleidung der Haverschen Kanäle und des corticalen Gefäßsystems mit Markinhalt nach Marknagelungen histologisch nachgewiesen. Aufgrund der echokardiographischen Untersuchungen kann eine Einschwemmung von Knochenmarksubstanz durch das venöse corticale Drainagesystem bei allen Aufbohrvorgängen als gesichert angesehen werden. Klinisch bleiben die meisten Einschwemmungen von Knochenmarksubstanz inapparent. Bei den untersuchten Patienten traten in einem Fall klinisch sichere Zeichen einer pulmonalen Embolie (Tachykardie bis 180 Schläge/min, Abfall des arteriellen pO_2 bei ausreichender Volumenzufuhr) auf.

Welche Faktoren die klinische Manifestation einer pulmonalen Funktionsbeeinträchtigung durch die Einschwemmung von Knochenmarksubstanz begünstigen, bedarf weiterer Untersuchungen. Gegenwärtig wird die Effektivität eines supracondylären 4,5 mm Bohrloches zur Senkung des intramedullären Druckes und zur Prophylaxe der Einschwemmung von Knochenmarksubstanz überprüft.

Zusammenfassung

Zur Klärung der Genese pulmonaler Komplikationen nach Marknagelosteosynthesen wurde bei zwanzig Oberschenkelnagelungen der intramedulläre Druck im supracondylären Bereich aufgezeichnet. Außerdem wurde intraoperativ eine transösophageale Echokardiographie durchgeführt. Während aller Aufbohrvorgänge kam es zur Darstellung zahlreicher sonographischer Echos im normalerweise völlig kontrastfreien rechten Vorhof. Mehrfach konnte die Passage bis zu 4 cm langer Markemboli durch den rechten Vorhof und Ventrikel mit einer Videoeinheit aufgezeichnet werden. Die Untersuchungen zeigen, daß es infolge des intramedullären Druckes während der Aufbohrvorgänge regelmäßig zur Einschwemmung erheblicher Mengen Knochenmarksubstanz in das Gefäßsystem und in die Lungen kommt.

Summary

For clarification of the pathogenesis of pulmonal complications after intramedullary nailing, the intramedullary pressure in the supracondylar area was measured during 20 osteosyntheses of the femur by a nail. In addition an intraoperative transesophageal echocardiogram was performed. During each single drilling process multiple sonographic echoes were seen in the right atrium and ventricle, which usually appear free of contrasts. In several cases the passage of emboli up to 4 cm in length was recorded with a video unit. It could be demonstrated that the increase of the intramedullary pressure during normal drilling results in a passage of bone marrow cavity contents into the vascular system and the lungs.

Literatur

1. Ecke H, Faupel P, Quioka P (1985) Gedanken zum Zeitpunkt der Operation bei Frakturen des Oberschenkelknochens. Unfallchirurgie 11:89-93
2. Stürmer KM, Schuchardt W (1980) Neue Aspekte der gedeckten Marknagelung und des Aufbohrens der Markhöhle im Tierexperiment. Unfallheilkd 83:346-352
3. Heinrich H, Kremer P, Winter H, Wörsdörfer O, Ahnefeld FW (1985) Transösophageale zweidimensionale Echokardiographie bei Hüftendoprothesen. Anaesthesist 34:118-123

4. Roewer N, Beck H, Kochs E, Kremer P, Schörder E, Schöntag H, Jungbluth KH, Schulte am Esch J (1985) Nachweis venöser Embolien während intraoperativer Überwachung mittels transösophagealer zweidimensionaler Echokardiographie. Anästh Intensivther Notfallmed 20:200-205
5. Ulrich C, Burri C, Wörsdörfer O, Heinrich H (1986) Intraoperative transesophageal two-dimensional echocardiography in total hip replacement. Arch Orthop Trauma Surg 274-278

Dr. K. Wenda, Klinik und Poliklinik für Unfallchirurgie, Klinikum der Johannes Gutenberg-Universotät Mainz, Langenbeckstr. 1, D-6500 Mainz 1

32. Durchdrehmoment und axiale Kraft von Corticalis- und Spongiosaschrauben bei der transpediculären Osteosynthese*

Stripping Torque and Axial Force of Cortical and Cancellous Screws in Transpedicular Fixation

H. R. Kortmann[1,2], J. Cordey[1], D. Wolter[2] und K. Seide[2]

[1]Labor für Experimentelle Chirurgie, Davos (Leiter: Prof. Dr. S.M. Perren)
[2]Abteilung für Unfall-, Wiederherstellungs- und Handchirurgie des Allgemeinen Krankenhauses St. Georg, Hamburg (Leiter: Prof. Dr. D. Wolter)

Einleitung

Aufgrund der geringen Pedikeldimensionen der thoracolumbalen Wirbelsegmente sollten bei der transpediculären Osteosynthese Schrauben mit einem möglichst geringen Schaftdurchmesser verwandt werden (2). Im Rahmen von Plattenspondylodesen kann die Verwendung von Corticalisschrauben an osteoporotischem Knochenmaterial allerdings aufgrund des frühzeitigen Überschreitens des maximalen Drehmoments Schwierigkeiten bereiten: bevor eine ausreichende Kraft auf die Platte appliziert werden kann, die eine genügende Annäherung der Platte gegen den Pedikel und damit die erforderliche Gesamtsteifigkeit des Systems garantiert, wird die Schraube überdreht. Es stellt sich hierbei die Frage, inwieweit der Wechsel von einer 4,5 mm Corticalis- zur 6,5 mm Spongiosaschraube einen Stabilitätsgewinn bietet. Zielsetzung dieser Untersuchung ist die Bestimmung von maximalem Drehmoment (= Durchdrehmoment) sowie axialer Kraft der genannten Schraubentypen und deren Abhängigkeit von der Knochenqualität.

Material und Methode

30 Wirbelsegmente (Th11-L5) wurden innert 24 h postmortal von 5 Leichnamen (Geschl.: 2 w, 3 m; Alter: 44 - 80 J) entnommen. Von jedem Segment wurden axiale Röntgenaufnahmen angefertigt, die Dichtebestimmung erfolgte nach Angaben von MATTER (3) mit einem Belichtungsmesser. Die einzelnen Wirbelsegmente wurden in

*Mit Unterstützung der DFG (Ko 839/1-1)

Chirurgisches Forum '88
f. experim. u. klinische Forschung
Hrsg.: K.H. Schriefers et al.

einem Schraubstock verklemmt, die Pedikel mit dem 3,2 mm Bohrer beiderseits aufgebohrt, jeweils der rechte Pedikel mit einem 4,5 mm Gewindeschneider für Corticalisschrauben, der korrespondierende links mit einem 6,5 mm Gewindeschneider für Spongiosaschrauben (AO-Instrumentarium) vorgeschnitten.

Die Messung der axialen Kraft erfolgte durch eine piezoelektrische Kraftmeßdose (Fa. Kistler Typ 9021). Diese Kraftmeßdose wurde zwischen zwei AO-Platten positioniert, wobei die untere dem Pedikel auflag. Die Signale wurden über einen Ladungsverstärker (Fa. Kistler, Typ S/N 2284) einem Zweikanalschreiber zugeleitet. Die Messung der Drehmomente erfolgte mittels eines Drehmomentschraubendrehers der Firma Rumul. Über einen Brückenverstärker (Fa. Rumul, Typ Tensicator 7207) gelangten auch hier die Meßergebnisse auf den genannten Schreiber.

Aufgrund der Versuchsanordnung wurden 70 mm lange Schrauben verwandt, um zu gewährleisten, daß die Schraubenspitzen sicher über den Pedikel hinaus bis in den Wirbelkörper eindringen konnten.

Ergebnisse

90 Messungen (3 pro Segment) der Knochendichte ergeben durchschnittlich 9,7 Lichtwerte (SD = 0,87, Range R: 8,13 - 11,03). Statistisch handelt es sich um eine Normalpopulation (Kolmogorovs D: 0,101; Significance Level: 0,55). Eine Abhängigkeit der Knochendichte von der Segmenthöhe wird nicht beobachtet.

Bei je 30 Messungen ergibt sich ein durchschnittliches maximales Drehmoment (= Durchdrehmoment) von 1,54 Nm (SD = 1,38, R: 0,30 - 5,15 Nm) für Corticalisschrauben und von 3,51 Nm (SD = 2,41, R: 0,70 - 8,98 Nm) für Spongiosaschrauben (Abb. 1). Der Unterschied ist signifikant (T-Test: SL = 0,0001; Wilcoxon: SL = 0,01).

Die durchschnittliche maximale axiale Kraft (= Ausreißkraft) beträgt bei Corticalisschrauben 590 N (SD = 448, R: 99 - 1432 N) und bei Spongiosaschrauben 991 N (SD = 644, R: 210 - 2806 N). Die Ausreißkräfte für Spongiosaschrauben sind signifikant höher (T-Test: SL = 0,0001; Wilcoxon: SL = 0,01). Dabei besteht zwischen Drehmoment und axialer Kraft eine enge lineare Beziehung: der Korrelationskoeffizient beträgt für beide Schraubentypen 0,96. Das Durchdrehmoment steigt für beide Schraubentypen exponentiell mit zunehmender Knochendichte (Abb. 2). Der Korrelationskoeffizient zwischen den Lichtwerten und den log-Werten des Durchdrehmomentes beträgt für Corticalisschrauben 0,80, für Spongiosaschrauben 0,87.

Diskussion

Im Hinblick auf den dauerhaften Schraubensitz beschränken sich bisherige Untersuchungen zur Haltefestigkeit transpediculärer Schrauben auf die Bestimmung der axialen Ausreißkraft unter direktem Zug an der Schraube oder bei Applikation eines Biegemomentes auf die Wirbelkörperdeckplatte. Bei Verwendung von Plattensystemen kann jedoch bereits intraoperativ bei minderer Kno-

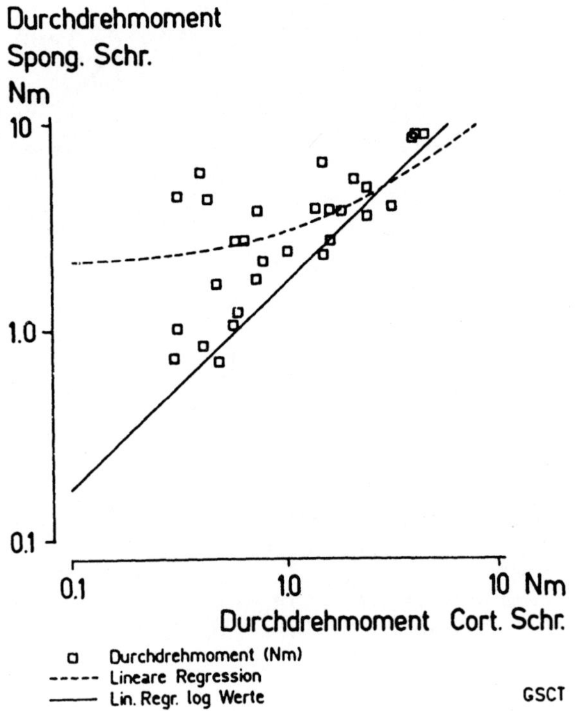

Abb. 1. Verhältnis des Durchdrehmoments von Spongiosaschrauben zu Corticalisschrauben, gemessen im Seitenvergleich

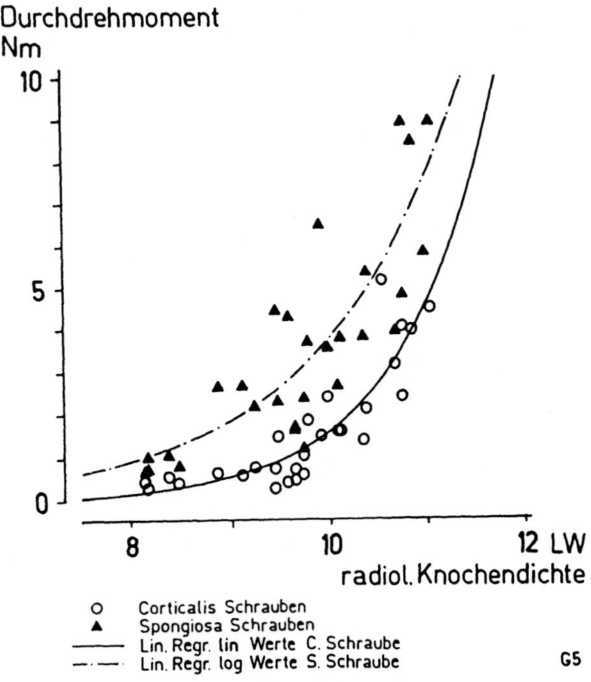

Abb. 2. Verhältnis von Durchdrehmomenten der verschiedenen Schrauben zur radiologisch bestimmten Knochendichte

chenqualität das maximale Drehmoment einer transpedikulären Schraube überschritten werden, ohne daß ein fester Sitz der Platte erzielt wurde. Unsere Versuchsanordnung trägt diesem Rechnung.

Die Ergebnisse zeigen, daß sowohl Durchdrehmomente als auch Axialkräfte bei Spongiosaschrauben nahezu doppelt so hoch liegen wie bei Corticalisschrauben und bestätigen tendenziell frühere Untersuchungen zur Haltefestigkeit von Schrauben im Wirbelkörper (4, 5).

Durchdrehmoment und axiale Kraft sind exponentiell abhängig von der Knochendichte. Die sich daraus ergebenden extrem geringen Werte des Durchdrehmoments von Corticalisschrauben bei minderer Knochenqualität weisen auf die Problematik der intraoperativen Applikation eines optimalen Drehmoments: hier wird das ansonsten gute Gefühl für den suffizienten Schraubensitz (1) überfordert, die Schraube wird leicht überdreht. Bei osteoporotischem Knochen kann die Verwendung von Spongiosaschrauben somit notwendig sein, wobei das Risiko der Verletzung der präganglionären Wurzel wegen der geringen Pedikeldimensionen allerdings steigt.

Die exponentielle Abhängigkeit der Haltefestigkeit transpedikulärer Schrauben von der Knochenqualität verweist im übrigen auf die Bedeutung der Bestimmung der Knochendichte bei vergleichenden biomechanischen Untersuchungen.

Zusammenfassung

Im Seitenvergleich wurden an 30 thoracolumbalen Leichenwirbelsegmenten Durchdrehmoment und axiale Kraft von AO-Corticalis- und AO-Spongiosaschrauben im Rahmen transpediculärer Plattenosteosynthesen verglichen: beide Parameter sind bei der Spongiosaschraube durchschnittlich nahezu doppelt so hoch wie bei der Corticalisschraube und jeweils exponentiell abhängig von der radiologischen Knochendichte. Bei osteoporotischem Knochenmaterial kann mit der Spongiosaschraube ein möglicherweise entscheidender Stabilitätsgewinn erzielt werden.

Summary

Measurements of stripping torque and axial force comparing ASIF-cortical and -cancellous screws were performed on 30 thoracolumbar human spine segments with respect to plate fixation systems. Generally, both parameters were found to be approximately twice as high for the cancellous screws as for the cortical screw and to depend exponentially on radiological bone density. Therefore, in osteoporotic bone, only cancellous screws can possibly provide sufficient stability.

Literatur

1. Cordey J, Schläpfer F, Cordey P, Divis M, Perren SM (1980) Stripping of bone screws at insertion. Acta Orthop Belg 46:816

2. Kortmann HR, Friedrich A (1986) Die Bedeutung der Pedikeldimension für die transpedikuläre Osteosynthese. 138. Tagung der Vereinigung Nordwestdeutscher Chirurgen vom 4.-6. Dezember 1986 in Hamburg. Rodewald G (Hrsg). Hansisches Verlagskontor H. Scheffler, Lübeck
3. Matter T, Rahn BA, Cordey J, Mikuschka-Galcoczy E, Perren SM (1977) Die Beziehung zwischen Röntgendichte und maximal erreichbarer Axialkraft von AO-Schrauben im Knochen. Unfallheilkunde 80:165
4. Stürz H (1983) Die Belastbarkeit implantierter Schrauben an der Wirbelsäule. Hefte Unfallheilkd, Heft 165. Springer, Berlin Heidelberg New York Tokyo, S 23
5. Teschner W, Manitz U, Holzweiig F, Hellinger J (1983) Verankerungsversuche an menschlichen Leichenwirbelkörpern mit Hilfe von verschiedenen Schraubentypen. Z Orthop 121:206

Dr. H.R. Kortmann, Abteilung für Unfall-, Wiederherstellungs- und Handchirurgie, Allgemeines Krankenhaus St. Georg, Hamburg, Lohmühlenstr. 5, D-2000 Hamburg 1

33. Experimentelle Untersuchungen zur Knochendefektüberbrückung mit verschiedenen Implantatmaterialien

Experimental Study on Bone Defect Bridging with Different Materials

H.-J. Wilke, L. Claes, H. Kiefer und A. Meschenmoser

Labor für Experimentelle Traumatologie der Abteilung für Unfallchirurgie, Hand-, Plastische und Wiederherstellungschirurgie (Ärztlicher Direktor: Prof. Dr. C. Burri) der Universität Ulm

Zielsetzung

Um große Knochendefekte aufzufüllen wurde in den letzten Jahren eine Vielzahl verschiedener Implantatmaterialien mit unterschiedlichen Ergebnissen (1, 3, 4) mehr oder weniger erfolgreich eingesetzt. Das Ziel dieser tierexperimentellen Untersuchung war es zu testen, welche Bedeutung die spezifischen Eigenschaften verschiedener Implantatmaterialien für die Fähigkeit einer Knochendefektüberbrückung haben.

Material und Methoden

Die Geometrie der verwendeten Implantate war immer gleich und entsprach ungefähr dem zu überbrückenden und zu ersetzenden corticalen Knochendefekt. Die Implantate bestanden aus zwei Schalen, die von einer 1,5 mm Schraube zusammengehalten wurden. Die äussere Schale wies 4 Kanäle auf. Je zwei mit den Querschnittsgrössen von 0,5 x 0,5 mm und 1,5 x 1,5 mm, die über die gesamte Länge gingen und damit eine Verbindung der distalen und proximalen Knochenresektionsflächen ermöglichten (s. Abb. 1). Fünf verschiedene Implantatmaterialien wurden getestet: Tricalciumphosphat (TCP, Xeros 82) und Hydroxylapatit (HA, Xeros 80), beides hochdichte Keramiken mit einer Restporisität von weniger als 2%, Titan, ein PMMA-Knochenzement (Sulfix) und Polyacetalharz (PAH). Rasterelektronenmikroskopische Aufnahmen von den Kanälen in den verschiedenen Implantaten zeigten die unterschiedlichen Oberflächen. Titan und Polyacetalharz hatten die glattesten Oberflächen, während Hydroxylapatit, Tricalciumphosphat und Knochenzement eine leicht körnige Oberfläche mit einer geringen Porosität < 2% aufwiesen.

Chirurgisches Forum '88
f. experim. u. klinische Forschung
Hrsg.: K.H. Schriefers et al.

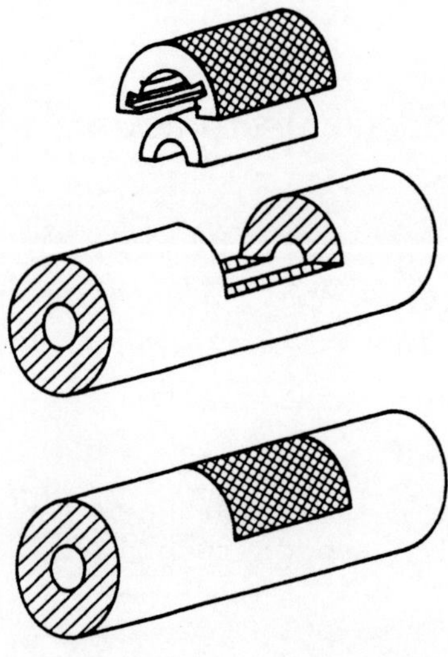

Abb. 1. Schematische Darstellung der Implantate

Je fünf Schafe pro Implantattyp, mit einem Gewicht von 65 - 70 kg, wurden unter allgemeiner Narkose operiert. Mit einer oscillierenden Säge wurde in der Diaphyse des rechten Metatarsus über den halben Durchmesser ein Defekt mit einer Länge von 20 mm gesetzt, mit einem Implantat überbrückt und mit Hilfe einer Platte gegen Frakturen gesichert. Durch das Anpressen der Platte gegen das Implantat konnte eine absolut stabile Fixierung des unbelasteten Implantats erreicht werden. In zwei Fällen, je Keramikimplantat einmal, bekam das Implantat Risse, was jedoch weder zu einer Verschiebung noch zu einer Lockerung führte. Nach der Operation durften sich die Schafe frei bewegen und zeigten bereits nach einer Woche einen normalen Gang. Nach 16 Wochen wurden die Tiere getötet und die Knochen präpariert. Nachdem die Platte und die kleine Schraube, die das Implantat zusammenhielt, entfernt waren, wurde die äußere Schale vorsichtig abgehoben. Bei den Implantaten aus Titan, Polyacetalharz und Knochenzement war dies ohne Schwierigkeiten durchführbar, während die Keramik durch den eingewachsenen Knochen eine so starke Verbindung hatte, daß das Abheben der äußeren Schale nur schwer möglich war.

Von dem Gewebe, das in die Kanäle eingewachsen war, wurden Proben entnommen und unter dem Rasterelektronenmikroskop untersucht. Soweit wie möglich wurden die Implantate entfernt und die Knochenproben in Methylmethacrylat eingebettet. Durch die Defektzone wurden Querschnitte durch das Gewebe, das in die Kanäle eingewachsen war, Längsschnitte für unentkalkte knochenhistologische Präparate hergestellt. An diesen Präparaten erfolgte mit Hilfe eines automatischen Bildauswertesystems die Bestimmung des prozentualen Knochenvolumens, das sich in den defektüberbrückenden Kanälen der Implantate gebildet hatte.

Ergebnisse

Ein Schaf mit einem Implantat aus Hydroxylapatit mußte wegen einer Fraktur vorzeitig getötet werden. Bei allen anderen Tieren gab es keinerlei Komplikationen. Einwachsen von gut vascularisiertem

Gewebe konnte bei allen Materialien und für beide Kanalgrößen festgestellt werden. Die quantitativen Bestimmungen des prozentualen Anteils von Knochen in diesem Gewebe zeigten signifikante Unterschiede (p < 0,01, Kruskal Wallis Test), siehe Diagramm 1. Die Ergebnisse der Auswertungen der Quer- und Längsschnitte deckten sich gut. Der höchste Knochenanteil konnte für TCP mit 68,5%, gefolgt von HA mit 63,3%, festgestellt werden (3). Im Vergleich dazu wurde für PAH nur 10,6%, für Titan 14,8% und für Sulfix 24,2% neugebildeter Knochen gemessen (Abb. 2). Diese Neubildung fand bei den Keramikimplantaten hauptsächlich an der Gewebe-Implantatgrenze statt, während sich bei den anderen Implantaten nur vereinzelte Knocheninseln im Inneren des Kanals formierten. Dies soll anhand von Abb. 3 exemplarisch an Ausschnitten von Längsschnitten demonstriert werden. Abb. 3a zeigt ein charakteristisches Beispiel für ein Implantat aus Hydroxylapatit und Abb. 3b einen entsprechenden Ausschnitt eines Präparates mit Knochenzement. Diese Abbildungen zeigen den Anfang des neugebildeten Gewebes an der Knochendefektgrenze. Die schwarzen Flächen repräsentieren den neugebildeten Knochen, die weißen Flächen Bindegewebe bzw. Gefäße. Bei allen Materialien, mit Ausnahme der Keramiken, zeigte sich eine starke Bindegewebsschicht mit vielen Fibroblasten und einigen Fremdkörperzellen.

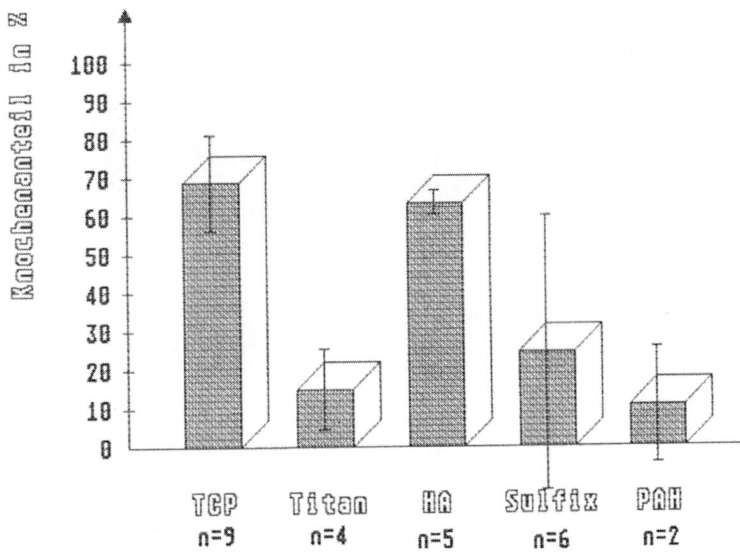

Abb. 2. Prozentualer Knochenanteil in den Längsschnitten der in die Kanäle eingewachsenen Gewebe

Diskussion

Die Ergebnisse zeigen, daß sowohl Bindegewebe als auch Knochen in kleine Kanäle in Implantaten eingewachsen und somit einen Knochendefekt langstreckig überbrücken kann. Gefäße konnten sowohl in den größeren als auch in den kleineren Kanälen gefunden werden. Deutliche Unterschiede fanden sich in den Knochenvolumen-

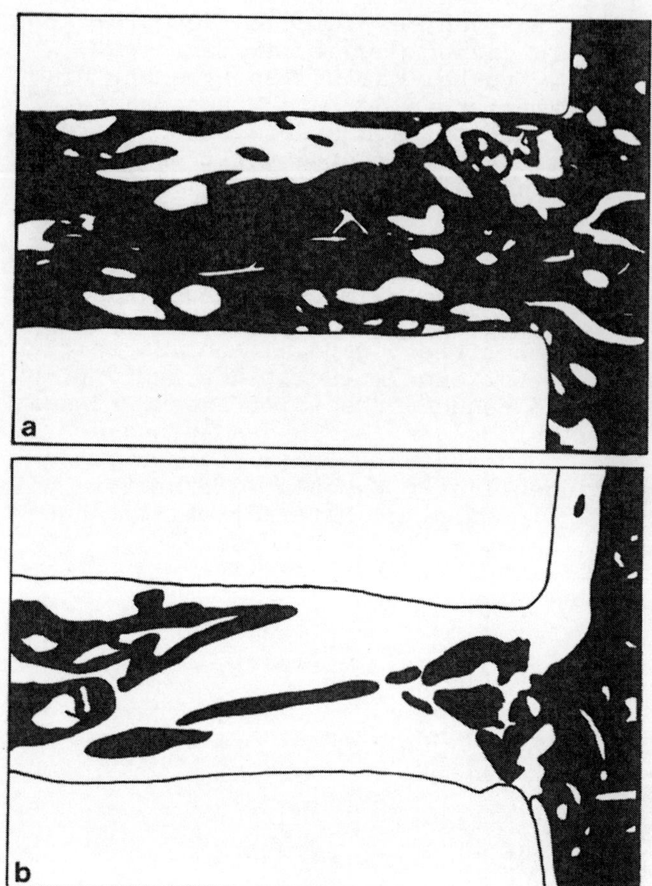

Abb. 3a,b. Schematische Darstellung der in den Implantatkanälen gefundenen Gewebe (schwarz: Knochen, weiß: Bindegewebe und Gefäße). a charakteristisches Beispiel für ein Hydroxylapatit-Implantat; b charakteristisches Beispiel für ein Knochenzement-Implantat

dichten. Die keramischen Implantate wiesen signifikant höhere Knochendichten in den Kanälen auf als die Kunststoffe und Titan. Für die Überbrückung von Knochendefekten ist nach diesen Ergebnissen nicht nur die Vorgabe einer defektüberbrückenden Struktur (Leitschiene), sondern auch der materialspezifische Einfluß entscheidend. Die signifikant besseren Ergebnisse der keramischen Materialien, die auch von anderen Autoren bestätigt werden (3, 4), sind auf deren bessere osteokonduktive Wirkung zurückzuführen.

Zusammenfassung

Fünf verschiedene Implantatmaterialtypen zur Knochendefektüberbrückung mit gleicher Geometrie, aber aus unterschiedlichen Materialien wurden im Tierexperiment untersucht. Die Ergebnisse zeigten, daß eine erfolgreiche Knochendefektüberbrückung nicht nur durch die Vorgabe der Struktur (Leitschiene) in den Implantaten, sondern auch stark von den spezifischen Materialeigenschaften abhängig ist. Keramische Materialien zeigten signifikant die besseren Ergebnisse als Kunststoffe und Titan.

Summary

Five different types of implants for bone bridging with the same geometry but different materials were investigated in an animal experiment. This study shows that successful bridging of bone defects is dependent not only on the structure (bone growth chamber) in the implants but also on the specific characteristics of the material. Ceramic materials showed significantly better results than plastics and titanium.

Literatur

1. Albrektsson T (1984) Osseous Penetration Rate into Implants Pretreated with Bone Cement. Arch Orthop Trauma Surg 102:141-147
2. Claes L, Wilke H-J, Kiefer H, Meschenmoser A (1988) Bone Defekt Bridging With Different Implant Materials. The Third World Biomaterials Congress, Kyoto
3. Eitenmüller J, Schmickal T, Schmidt KH, Gellissen G, Reichmann W (1985) Die mechanische Belastbarkeit der Knochen-Implantat-Grenzschicht unter Verwendung von Implantaten aus Methyl-Methacrylat, kohlenstoffverstärktem Kunststoff, Reintitan, Titan-Eisen-Legierung (TiAlFe), Aluminiumoxyd-Keramik und Hydroxylapatit. In: Langenbecks Arch Chir [Suppl]. Springer, Berlin Heidelberg New York Tokyo, S 19-24
4. Rueger JM, Siebert HR, Wagner K, Pannike A (1984) Synthetische und biologische Knochenersatzmittel. Tierexperimentelle Untersuchungen der osteoinduktiven Eigenschaft. In: Langenbecks Arch Chir [Suppl]. Springer, Berlin Heidelberg New York Tokyo, S 223-227

Diese Arbeit wurde unterstützt aus Mitteln der AO-Stiftung Bern.

Dr. H.-J. Wilke, Labor für Experimentelle Traumatologie der Abteilung für Unfallchirurgie, Hand-, Plastische- und Wiederherstellungschirurgie der Universität Ulm, Steinhövelstraße 9, D-7900 Ulm

34. Dehnungsbeanspruchung der menschlichen Kniebänder unter simulierten Muskelkräften

Strain Pattern in Human Knee Ligaments with Simulated Muscle Forces

H. Kiefer, L. Dürselen und L. Claes

Labor für Exp. Traumatologie (Leiter: Prof. Dr. L. Claes) der Abteilung für Unfallchirurgie (Ärztl. Direktor: Prof. Dr. C. Burri) der Universität Ulm

In der postoperativen Behandlung nach Kniebandchirurgie setzen sich Bewegungsverbände und funktionelle Nachbehandlung zunehmend durch (3). Über Nutzen oder Schaden der durch Bewegung und Muskelaktivität auf die operierten Bänder auftretenden Krafteinwirkung gibt es jedoch nur Einzelmitteilungen (1, 4). Untersucht wurde daher das Dehnungsmuster der 4 Hauptbänder beim reinen Flexionscyclus und unter Simulation der kniegelenksübergreifenden Muskelgruppen.

Material und Methoden

Acht frische Leichenkniegelenke von Organspendern wurden von Fett- und Muskelgewebe befreit und bis zur Untersuchung tiefgefroren aufbewahrt. Die knöchernen Enden von Femur und Tibia wurden mit PMMA in Einspannhalterungen eingegossen. Kleine omegaförmige Dehnungsmeßelemente wurden fest aufgenäht: auf das anteromediale Bündel des vorderen (ACL) und das posteromediale Bündel des hinteren Kreuzbandes (PCL), das laterale Seitenband (LCL) sowie den ventralen und dorsalen Anteil des breiteren Innenbandes (MCL). Hierzu erfolgte die Exposition des ACL mittels einer parapatellaren Incision, durch die sich auch eine "notchplastik" zur Raumerweiterung für den ACL-Aufnehmer vornehmen ließ. Die Gelenkkapsel wurde nachfolgend wieder verschlossen. Das Präparat wurde in einen speziellen Kniebelastungssimulator eingespannt (2), in dem eine motorbetriebene Flexion/Extension erfolgte. Durch die Geometrie der sehr reibungsarmen Lager konnte sich das Kniegelenk entsprechend seiner individuellen Kinematik zwanglos einstellen. Nach Nullabgleich der Dehnungsmeßaufnehmer bei 60° Flexion wurden ihre Signale alle 10° zwischen 0° und 110° Beugung im Kniegelenk registriert und mit einem Computer on line aufgezeichnet. 10% der bei der Kniebeugung aktiven Muskelkräfte (5) wurden in druckwandlergesteuerten Preßluftzylindern erzeugt und über Seilzüge und Schrauben entsprechend ihrer Zugrich-

Chirurgisches Forum '88
f. experim. u. klinische Forschung
Hrsg.: K.H. Schriefers et al.

tung auf die Muskelansätze übertragen. Die Größe der Kräfte war dabei vom jeweiligen Beugewinkel abhängig. Durch Zusammenfassung der Synergisten ließen sich 3 Muskelgruppen bilden: Quadricepssartorius, Gastrocnemius-, ischiocrurale Muskelgruppe. Registriert wurden die Dehnungen während des reinen Flexionscyclus sowie unter Simulation der einzelnen Muskelgruppen und ihrer Kombinationswirkung.

Ergebnisse

In Streckstellung waren die durchschnittlichen relativen Dehnungen der 8 Kniegelenke am größten (Abb. 1) für das LCL (3,5%), das MCL_d (5%) und das ACL (2%). Das ACL zeigte ein Dehnungsminimum bei 40° Flexion (-0,5%) und ein zweites Maximum (1%) bei 110° Beugung. Das PCL (-2%) und das MCL_v (-0,5%) waren in Streckung entspannt und beide in Beugung leicht gedehnt. Bei keiner Einzelmessung betrug die Dehnung eines Bandanteiles mehr als 9%.

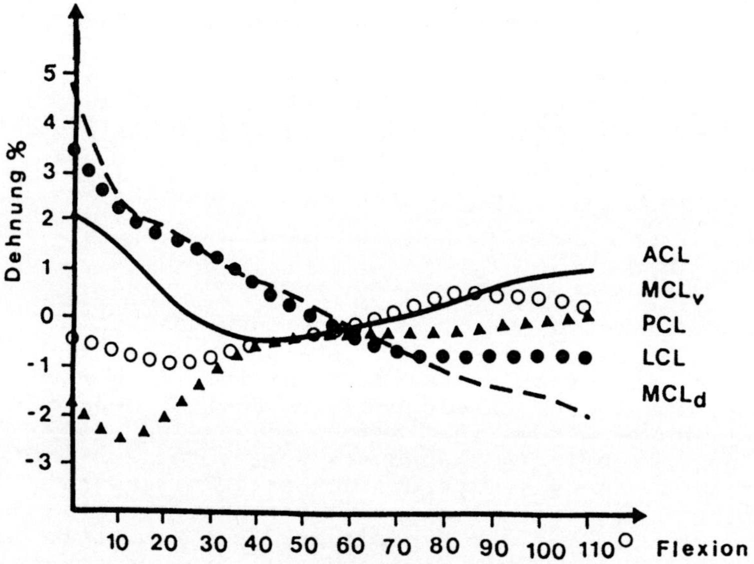

Abb. 1. Relative Banddehnungen in Abhängigkeit von der Kniebeugung. Reiner Flexionscyclus, Nullabgleich bei 60°

Die Simulation der Quadricepskraft erhöhte im ACL, LCL und MCL_d die Dehnung während der ersten 40 Flexionsgrade um 2%, was bei einer Standardabweichung von ± 1% statistisch signifikant ist (Abb. 2). Das PCL wurde zwischen Streckung und 60° Beugung um 0,5 - 2% entlastet (Abb. 3). Die simulierte Aktivität der ischiocruralen Muskelgruppe und des Gastrocnemius bewirkten keine signifikanten Dehnungsänderungen gegenüber reiner Flexion. Die kombinierte Kraftentfaltung aller knieübergreifender Muskelgruppen erhöhte die Dehnung signifikant in ACL und MCL_v um 1,5% zwischen 0° und 30° Beugung, während sie bei weiterer Flexion zu einer

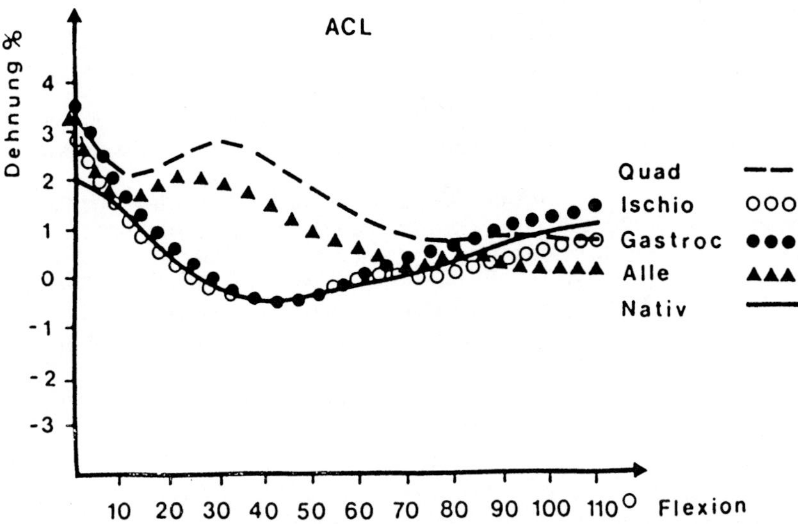

Abb. 2. Dehnungsverlauf im vorderen Kreuzband unter dem Einfluß der Muskelkräfte: Quad = Quadriceps; ischio = ischiocrurale Muskelgruppe; Gastroc = Gastrocnemius; Nativ = reiner Flexionscyclus

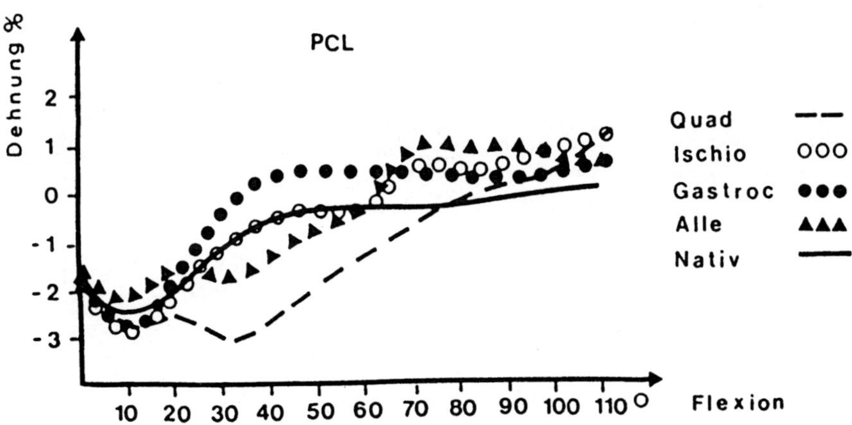

Abb. 3. Einfluß der Muskulatur auf die Dehnung im hinteren Kreuzband. Benennungen s. Abb. 2

geringen, nicht signifikanten Abnahme der Dehnungen führte. Die anderen Bänder blieben durch den kombinierten Muskelzug unbeeinflußt.

Diskussion

In Ermangelung zuverlässiger Meßmethoden für die in den Bändern während der Kniebeugung herrschenden Kräfte kommt der Kenntnis der Banddehnungen, die den Kräften proportional sind, grundlegende Bedeutung zu. Diese ist unabdingbare Voraussetzung für die chirurgischen Techniken für Bandnaht und Bandersatz sowie für die postoperative Nachbehandlung. Mit der beschriebenen Methode können simultan die Dehnungen an den Hauptbändern aufgezeichnet werden. Die Ergebnisse sind gut reproduzierbar, wie der Vergleich der jeweils registrierten vierten und fünften Beugecyclen ergab (die ersten 3 Cyclen dienten der "Einspielung" des Gelenkes unter den jeweils veränderten Bedingungen). Die Dehnungsmeßaufnehmer sind genügend klein, um auch an den intraarticulären Bändern verläßliche Meßdaten zu liefern. Ungewollter Druck von außen auf die Dehnungsmeßstreifen ließ sich sofort erkennen und durch geänderte Positionierung oder erweiterte "Notchplastik" verhindern. Auch nach mehreren Stunden Meßtätigkeit unter Feuchtkammerbedingungen (Ringer-Lösung) waren die Ergebnisse noch verläßlich, wie Kontrollmessungen ergaben.

Widersprüchliche Angaben über die Banddehnungen in der Literatur rühren von unterschiedlichen Meßbedingungen und der oftmals nicht gewährleisteten zwangfreien Einstellung des Kniegelenkes während der Bewegung her. Die vorgestellten Ergebnisse belegen eindeutig die jeweils größte Dehnung in Streckung für das ACL, das LCL und das MCL_d. Die beiden letzteren zeigten bei nahezu allen Messungen ganz ähnliche Dehnungen, während das MCL_v eher einen reziproken Kurvenverlauf aufwies. Der Nullabgleich wurde bei 60° Beugung vorgenommen, da hier für alle Bänder relativ niedrige Dehnungen auftraten. Alle dargestellten Dehnungen sind somit Relativveränderungen zu diesem definierten Nullpunkt.

Quadricepsaktivierung erhöht die Dehnung im ACL während der ersten 40° Beugung um 2%, was einer Dehnung auf das doppelte (!) gegenüber der reinen Flexion entspricht. Bei weiterer Beugung bleiben die Werte geringfügig, aber nicht signifikant erhöht. Die Ergebnisse korrelieren gut mit Einzelangaben aus der Literatur (1, 4). Anders als bei RENSTRÖM (4) wurden die Dehnungen in ACL, LCL und MCL_d durch Simulation der Beuger nicht signifikant reduziert. Auch bei gleichzeitiger Aktivität aller Muskeln blieben die Dehnungen im ACL während der ersten 30° signifikant erhöht; die Quadricepswirkung kann durch die Kniebeuger nicht voll kompensiert werden.

Aus den biomechanischen Daten muß für die Klinik gefolgert werden, daß nach Verletzungen des vorderen Kreuzbandes die Streckung auf 30° - 40° begrenzt werden muß. Diesseits dieser Grenze darf isometrisches Muskeltraining erlaubt werden. Für das rekonstruierte hintere Kreuzband sind hingegen 10° Streckung und Flexion bis 70° sowie Muskelaktivität nicht kritisch.

Zusammenfassung

An Leichenkniegelenken wurden die Banddehnungen der 4 Hauptbänder bei Bewegung und Streckung registriert. Der Einfluß des Quadriceps, des Gastrocnemius und der ischiocruralen Muskelgruppe auf die Banddehnung wurde ermittelt. Das vordere Kreuzband wird zwischen 0° und 40° Beugung durch Quadricepszug signifikant stärker gedehnt, was auch durch die Kniebeuger nicht voll kompensiert werden kann. Die Seitenbänder werden kaum beeinflußt, während das hintere Kreuzband zwischen 0° und 70° Flexion durch Muskelaktivität entlastet wird.

Summary

Strain measurement in the main ligaments was performed during flexion and extension of human cadaver knee joints. The effect of the quadriceps, gastrocnemius and hamstring muscles on the strain on the ligaments was registered. In the anterior cruciate ligament the strain was increased between 0° and 40° of flexion when the quadriceps was simulated. This could not be compensated by simultaneous activation of the flexor muscles. No muscle influence was seen in the collateral ligaments, while the strain on the posterior cruciate ligament was decreased between 0° and 70° of flexion by combined muscle activity.

Literatur

1. Arms SW et al. (1984) The biomechanics of anterior cruciate ligament rehabilitation and reconstruction. Am J Sports Med 12:8-18
2. Claes L, Dürselen L, Kiefer H (1986) The determination of ligament strain by a computer controlled knee loading apparatus. Abstract Europ Soc Biomat, Berlin S 99
3. Müller W (1982) Das Knie. Springer, Berlin Heidelberg New York
4. Renström P et al. (1986) Strain without the anterior cruciate ligament during hamstring and quadriceps activity. Am J Sports Med 14:83-87
5. Röhrle H, Scholten R, Sollbach W (1977) Kraftschlußberechnungen in Knochenstrukturen und Prothesen, Phase II, BMFT Bericht 01VG 106-ZK 14MT267

Dr. H. Kiefer, Labor f. Exp. Traumatologie der Abteilung für Unfallchirurgie der Universität Ulm, Steinhövelstr. 9, D-7900 Ulm

35. Hinterer Kreuzbandersatz – Makroradiographische und histologische Untersuchungen in der Frühphase der Einheilung eines Patellasehnentransplantates (PST) bei frühfunktioneller Nachbehandlung

Posterior Cruciate Ligament Replacement by a Free Patellar Tendon Graft – A Morphological Study of Early Phase Healing by Early Motion

U. Bosch[1], W. Kasperczyk[1], H.-J. Oestern[2] und H. Tscherne[1]

[1]Unfallchirurgische Klinik, Medizinische Hochschule Hannover
[2]Unfallchirurgische Abt., Allgemeines Krankenhaus Celle

Zielsetzung

Die Einheilung eines biologischen Kreuzbandersatzes ist ein komplexer Prozeß mit einer Serie sich überlappender morphologischer Stadien. Die intraoperativ sichere und isometrische Transplantatfixierung sowie die schnelle und stabile Einheilung des Transplantates sind eine Grundvoraussetzung für die erfolgreiche frühfunktionelle Nachbehandlung. Ziel dieser Untersuchung war die morphologische Analyse der Transplantateinheilung innerhalb der ersten 16 Wochen anhand eines standardisierten Tierversuchsmodells bei frühfunktioneller Nachbehandlung.

Material und Methodik

Bei 6 zweijährigen, weiblichen deutschen Schwarzkopfschafen mit einem durchschnittlichen Gewicht von 75,16 ± 6,3 kg wurde in Intubationsnarkose das hintere Kreuzband am linken Hinterlauf über eine anterolaterale Hautincision und mediale Arthrotomie komplett reseziert. Die resultierende Instabilität wurde klinisch überprüft. Das autologe, zentrale Patellasehnendrittel wurde standardisiert präpariert. Die anhängenden Knochenblöckchen aus Patella und Femur wurden mit je zwei nicht resorbierbaren Fäden der Stärke 0 armiert und an korrekter Position an Femur und Tibia durch 6 mm weite Bohrkanäle eingezogen. Bei 70° gebeugtem Kniegelenk, vorderer Schublade und einer Vorspannung von 50 N wurde das Transplantat über die Fäden an jeweils einer Spongiosaschraube mit Unterlegscheibe fixiert. Eine postoperative Protektion des operierten Beines erfolgte nicht. Die Tiere hatten freien Auslauf.

Chirurgisches Forum '88
f. experim. u. klinische Forschung
Hrsg.: K.H. Schriefers et al.

Nach einer initialen Phase der Teilbelastung und des eingeschränkten Bewegungsumfanges kamen die Tiere innerhalb von 4 - 6 Wochen postoperativ zur Vollbelastung und zum uneingeschränkten Bewegungsumfang des operierten Kniegelenkes.

Nach 2, 6, 12 und 16 Wochen wurden die Tiere getötet und die Präparate makroskopisch befundet. Die femoralen und tibialen Transplantatfixpunkte wurden an Seriensägeschnitten unter Verwendung des Faxitrons makroradiographisch untersucht. Das Transplantat selbst wurde zu 6 µ-Schnitten aufgearbeitet, gefärbt (HE, Masson-Goldner, van Gieson) und histologisch-morphometrisch nach dem pattern-point-System (2500 Punkte/Transplantat) in 100 Gesichtsfeldern ausgewertet.

Ergebnisse

Makroskopie

Zu allen Zeitpunkten war das Transplantat in seiner Kontinuität als eindeutig identifizierbare Struktur vorhanden. Nach 2 Wochen war der Kreuzbandersatz von ventral fast vollständig synovialisiert.

Übersichtsmakroradiographie

2 Wochen postoperativ war eine geringfügige Knochenneubildung um die knöchernen Fixpunkte zu erkennen. Nach 6, 12 bzw. 16 Wochen gab es eine deutliche fusionierende Knochenneubildung zwischen dem spongiösen Knochenblockanteil und der transossären Bohrkanalwand, jedoch keine zwischen der Corticalisseite des Blockes und der Spongiosa. Die Knochenblöcke waren stets an der operativ gewählten Lokalisation zu finden. Tibial erfolgte die Fixierung letztendlich nur bei Knochenkontakt (2).

Histologie/Morphometrie

2 Wochen postoperativ: eine ausgeprägte Synovialisierung war zu diesem Zeitpunkt zu erkennen. Zu einem Drittel bot das Transplantat, vor allem peripher, vitale, längsorientierte Faserbündel. Zentral fanden sich 48,0% konfluierte Nekrosen und zellreiches Granulationsgewebe.

6 Wochen postoperativ: der Nekroseanteil hatte auf 11,4% abgenommen. Die reparative Fibroblastenproliferation überwog mit 26,6% Volumenanteil. Die spärliche Faserneubildung (9,5%) ließ polarisationsoptisch eine Ausrichtung vermissen.

12 Wochen postoperativ: zentral waren immer noch kleinfleckige Nekrosen (7,2%) vorhanden. Peripher ließen die Fibroblasten (30%) teilweise eine Längsorientierung erkennen.

16 Wochen postoperativ: zwischen straßenförmigen Fibroblastenanhäufungen (23,5%) waren mit 27,1% Volumenanteil Kollagenfasern mit partieller Längsorientierung sichtbar. Polarisationsoptisch fehlte ein "crimping" als Zeichen der reifen Kollagenfasern (3) (Abb. 1).

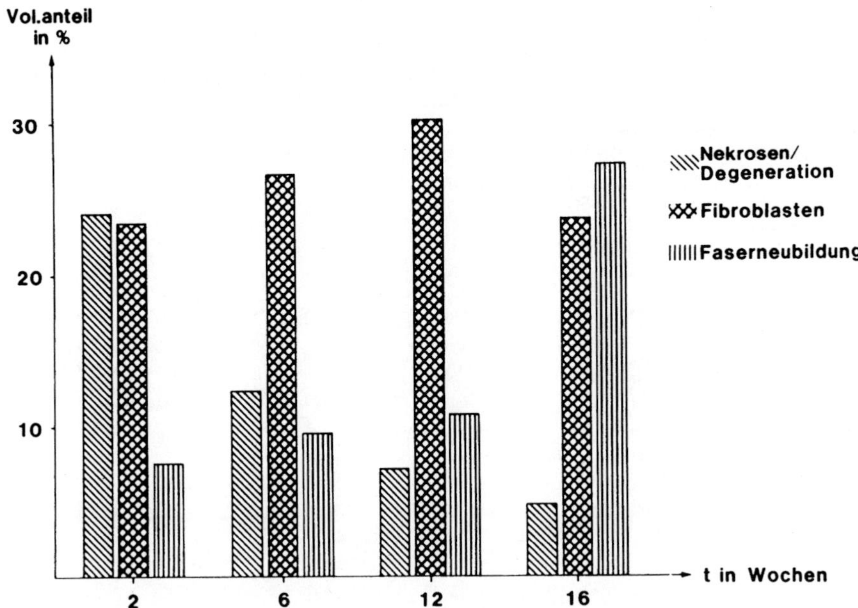

Abb. 1. Morphometrische Analyse der Transplantateinheilung

Schlußfolgerung

Neben der Vermeidung von Immobilisationsschäden liegt die Bedeutung einer frühfunktionellen Nachbehandlung in der induktiven Wirkung auf die Einheilung und den Umbau des biologischen Transplantates (1).

Die morphologischen Untersuchungen zeigen:

1. Die Revitalisierung und Revascularisation des Transplantates erfolgte über die Synovia.
2. Die Knochenblöcke waren nach 6 - 8 Wochen in der initial gewählten, isometrischen Lokalisation eingeheilt.
3. Die stabile ossäre Einheilung verhinderte eine frühzeitige Transplantatauslockerung und Laxität, wodurch die stimulierende Wirkung einer dosierten frühfunktionellen Nachbehandlung erhalten blieb.
4. Die initial hohe Nekroserate des Transplantates muß bei der Nachbehandlung berücksichtigt werden. Bei fehlendem Streß entsteht jedoch ein funktionsloses Narbengewebe (4).
5. Die Zunahme der Faserneubildung von 10,7% auf 27% Volumenanteil zwischen der 12. und 16. Woche erklärt als morphologisches Korrelat die in eigenen Untersuchungen gefundene biomechanische Stabilitätszunahme.

Zusammenfassung

Die Frühphase der Einheilung eines freien Patellasehnentransplantates als Ersatz des hinteren Kreuzbandes wurde makroradiographisch und histologisch-morphometrisch an 6 Schafen bei frühfunktioneller Nachbehandlung untersucht. Die ossären Transplantatfixpunkte waren bei isometrischer Lokalisation nach 6 - 8 Wochen knöchern eingeheilt. Der initial hohen Nekroserate des Transplantates (48%) folgte nach Synovialisierung eine reparative Fibroblasteninfiltration. Zwischen der 12. und 16. Woche wurde ein Anstieg der Faserneubildung um 152% ermittelt. Dosierte frühfunktionelle Reize sind deshalb für eine induktive Wirkung auf die Transplantateinheilung von Bedeutung.

Summary

The posterior cruciate ligaments of six adult sheep were replaced using the central one-third of the patellar tendon as a free graft with functional aftertreatment. The early phase of the graft healing was analysed by macroradiographical and quantitative histological studies. After 6 - 8 weeks the isometric localised bone pegs of the graft were osseously fixed to bone. The initial high rate of necrosis of the graft (48%) was followed after synovialisation by an infiltration of "replacement" fibroblasts. There was an increase of 152% of fibre formation between the 12th and 16th week. Therefore, early functional stimuli in measured quantities are important to inductive efficacy with regard to graft healing.

Literatur

1. Amiel D, Inoue M, Kleiner JB, Harwood FL, Akeson WH (1987) "Ligamentization": a functional adaptation. 33rd Annual Meeting, Orthopaedic Research Society, San Francisco, California
2. Bosch U, Kasperczyk W, Oestern HJ, Tscherne H (1987) Hinterer Kreuzbandersatz - Makroradiographische und biomechanische Untersuchungen zur Einheilung eines Patellasehnentransplantates. 5. Deutsch-Österreichisch-Schweizerische Unfalltagung, Berlin
3. Frank C, Amiel D, Woo SLY, Akeson WH (1985) Normal Ligament Properties and Ligament Healing. Clin Orthop 196:15-25
4. Piper TL, Whiteside LA (1980) Early Mobilization after Knee Ligament Repair in Dogs. Clin Orthop 150:277-282

Förderung durch die Deutsche Forschungsgemeinschaft Az Oe 88/2-1.

Dr. U. Bosch, Unfallchirurgische Klinik, Medizinische Hochschule Hannover, Konstanty-Gutschow-Str. 8, D-3000 Hannover 61

36. Die frühe Stabilität beim hinteren Kreuzbandersatz mit freiem Patellarsehnentransplantat

Early Stability of Posterior Cruciate Ligaments with a Free Patellar Tendon Graft

W. Kasperczyk, U. Bosch, H.-J. Oestern und H. Tscherne

Medizinische Hochschule Hannover, Unfallchirurgische Klinik
(Direktor: Prof. Dr. H. Tscherne)

Das bevorzugte autologe Transplantat zum Ersatz des vorderen und hinteren Kreuzbandes ist das Patellarsehnentransplantat. Ein Schwachpunkt dieses Transplantates ist die sog. "mechanische Stabilitätslücke", eine initiale Phase erheblich verminderter Belastbarkeit durch Um- und Abbauvorgänge des körpereigenen Gewebes. Die Augmentation des autologen Transplantates mit einem synthetischen Band mit guter Primärstabilität kann die kritische Einheilungsphase überbrücken. Ein geeignetes Nachbehandlungsregime muß das Transplantat einerseits vor zu starker Belastung schützen, andererseits sollen Immobilisationsschäden am Kniegelenk vermieden werden.

Ein Ziel einer auf 2 Jahre terminierten Studie war die biomechanische Analyse der Gelenkstabilität nach hinterem Kreuzbandersatz durch ein freies Patellarsehnentransplantat unter frühfunktionellen Nachbehandlungsbedingungen. Ziel der vorliegenden Studie war die Analyse während der ersten 6 Monate postoperativ. Es sollte die Frage beantwortet werden, inwieweit die Augmentation mit einem synthetischen Band die Gelenkstabilität und den Transplantatquerschnitt beeinflussen.

Material und Methode

Bei 48 ausgewachsenen, reinrassigen weiblichen Schafen (Deutsches Schwarzkopfschaf) wurde unter Intubationsnarkose das resezierte hintere Kreuzband (LCP) des linken Hinterlaufes durch zwei unterschiedliche Transplantate ersetzt. In Gruppe 1 (n = 24) erfolgte der Ersatz durch ein freies Patellarsehnentransplantat (PT). In der Gruppe 2 (n = 24) wurde das PT mit einem Polypropylenband (3M LAD) augmentiert (PT+LAD). Die Fixation des LAD erfolgte femoral und tibial mittels Spikehülsen und Schrauben. Die tibiale Fixation wurde 8 Wochen postoperativ ent-

Chirurgisches Forum '88
f. experim. u. klinische Forschung
Hrsg.: K.H. Schriefers et al.

fernt. Die Entnahme des autologen, zentralen Transplantates wurde unter Standardbedingungen vorgenommen. Transplantatlänge inkl. anhängender patellarer und tibialer Knochenblöckchen: 94,7 ± 4,0 mm. Transplantatbreite: 5 mm = ca. 40% der Patellarsehnengesamtbreite (13,5 ± 0,8 mm). Die Knochenblöckchen hatten eine keilartige Form und eine Länge von 19,4 ± 2,4 mm, eine Breite und Dicke von 5 mm. Die isometrische Plazierung erfolgte unter einer Vorspannung von 50 N bei 70 Grad gebeugtem Knie. Es wurde ein frühfunktionelles Nachbehandlungsregime angeschlossen, d.h. keinerlei Immobilisationsmaßnahmen durchgeführt. Die Tiere wurden 10 Tage post-Op zur Herde auf eine Farm gebracht. Innerhalb von 4 - 6 Wochen post-Op kamen sie von der Teilbelastung und eingeschränktem Bewegungsumfang des Kniegelenkes zur Vollbelastung und uneingeschränktem Bewegungsumfang.

Die biomechanischen Untersuchungen wurden 0, 8, 16 und 26 Wochen post-Op durchgeführt. Die dynamische Stabilitätstestung erfolgte als kontinuierliche anterior-posterior Kraft-Elongationsmessung an der Universalprüfmaschine Zwick Typ 1387, Kraftmeßdose U1 (2000 N), Genauigkeitsklasse 1 bei einer Dehnungsrate von 5 mm/min. Das Knie war 90 Grad gebeugt, Femur und Tibia in Spezialhalterungen fixiert. Das Femur war vertikal positioniert, die Tibia in Neutralrotation rotationsstabil fixiert. A-P Laxitätsmessung bei ± 30 N. Datenaufnahme mittels X-Y-Schreiber. Die Berechnungen der Gelenksteifigkeit erfolgten nach der Methode von MARKOLF (5) als Tangenten an den Belastungskurven bei ± 30 N (s. Abb. 1). Das Präparat bestand aus dem Kniegelenk mit ca.

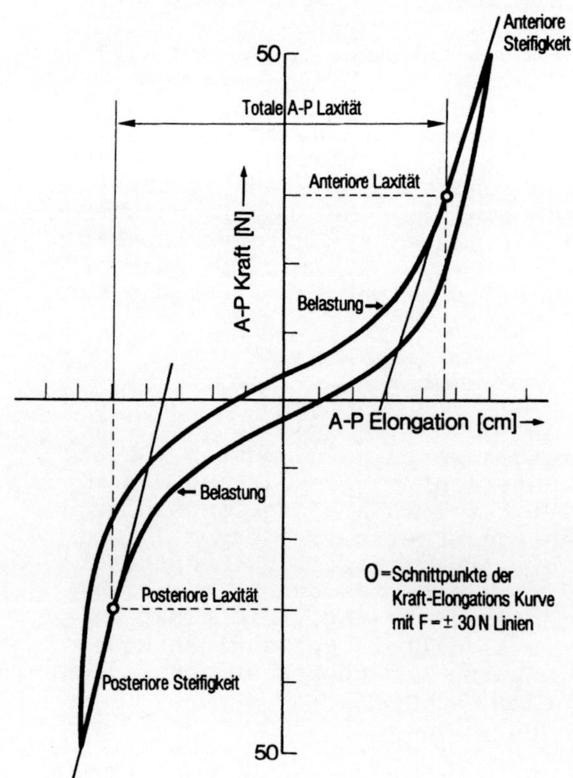

Abb. 1. Stabilitätstestkurve zur Ermittlung der Parameter: Laxität und Steifigkeit bei einer Kraft von 30 N

15 cm anhängendem Femur und Tibia sowie umgebenden Weichteilen. Folgende periarticuläre Strukturen wurden in Gelenkspalthöhe durchtrennt: Mediales und laterales Collateralband, Popliteussehne, medial, laterale und posteriore Kapsel.

Die Berechnung des Transplantatquerschnittes erfolgte nach der Methode von ELLIS (2) als Kontakt-Druckmessung. Meßdauer 2 min, Druck 0,12 MPa. Zur statistischen Auswertung wurde der student's t-test herangezogen.

Ergebnisse

Die Operation wurde stets am linken Hinterlauf durchgeführt, das nicht-operierte Bein fungierte als Kontrolle. Zu jedem Zeitpunkt wurden in den einzelnen Gruppen 12 Präparate (6 = op, 6 = nicht-op) getestet.

A-P Laxität

Die Mittelwerte der Messungen sind Tabelle 1 zu entnehmen. Die Normalwerte für das Schafsknie entnahmen wir den nicht-operierten Kontrollseiten. Folgende Werte (periarticuläre Strukturen durchtrennt) wurden ermittelt:

Tabelle 1. A-P Kraft-Elongationsergebnisse (Mittelwert ± SD). Statistisch signifikante Unterschiede bei $p < 0,05$

Wochen-post-op	0				8				16				26			
	Ant. Laxität (mm)	Ant. Steifigk. (N/mm)	Post. Laxität (mm)	Post. Steifigk. (N/mm)	Ant. Laxität (mm)	Ant. Steifigk. (N/mm)	Post. Laxität (mm)	Post. Steifigk. (N/mm)	Ant. Laxität (mm)	Ant. Steifigk. (N/mm)	Post. Laxität (mm)	Post. Steifigk. (N/mm)	Ant. Laxität (mm)	Ant. Steifigk. (N/mm)	Post. Laxität (mm)	Post. Steifigk. (N/mm)
Gruppe 1: n = 24	1,2 ± 0,3	52,0 ± 8,9	2,4 ± 0,2	15,4 ± 2,3	1,8 ± 0,2	49,3 ± 5,7	4,1 ± 0,5	22,0 ± 2,7	1,6 ± 0,2	54,6 ± 5,5	3,5 ± 0,6	31,0 ± 3,9	1,4 ± 0,2	53,0 ± 6,6	3,1 ± 0,4	29,7 ± 5,2
Signifikanz			s	s			ns	ns			ns	ns			ns	ns
Gruppe 2: n = 24	1,2 ± 0,2	47,4 ± 7,0	1,8 ± 0,2	23,9 ± 2,2	2,3 ± 0,3	58,8 ± 5,8	4,3 ± 0,6	21,1 ± 3,1	1,9 ± 0,3	53,5 ± 5,5	3,4 ± 0,5	29,3 ± 3,8	1,6 ± 0,2	48,2 ± 6,7	3,0 ± 0,4	35,8 ± 5,0

Transplantat-querschnitt	mm^2	%	mm^2	%	mm^2	%	mm^2	%
Gruppe 1:	17,3 ± 0,90	77,1	30,9 ± 1,24	137,8	35,5 ± 1,89	158,7	39,7 ± 1,54	177,0
Signifikanz	ns		s		s		ns	
Gruppe 2:	20,2 ± 1,30	89,3	22,2 ± 1,01	99,0	29,6 ± 2,07	132,0	36,5 ± 1,87	162,8

Anteriore Laxität: 0,72 ± 0,1 mm
Anteriore Steifigkeit: 53,7 ± 6,4 N/mm
Posteriore Laxität: 0,80 ± 0,1 mm
Posteriore Steifigkeit: 49,8 ± 5,0 N/mm.

Bis zum Lösen der tibialen Fixation waren die Knie der Gruppe PT+LAD signifikant stabiler. Die anteriore Laxität der operierten Knie war zu allen Zeitpunkten, bei gleichbleibender anteriorer Steifigkeit, signifikant größer als die nicht-operierte Kontrollseite. Nach Resektion des hinteren Kreuzbandes *ohne* plastischen Ersatz (jedoch op-bedingter Durchtrennung der posterioren Kapsel) wurden folgende Stabilitätsparameter ermittelt:

Anteriore Laxität: 1,2 ± 0,3 mm
Anteriore Steifigkeit: 55,8 ± 6,6 N/mm
Posteriore Laxität: 11,9 ± 2,4 mm
Posteriore Steifigkeit: 7,9 ± 1,5 N/mm

Nach Durchtrennung der periarticulären Strukturen (s.o.) wurden folgende Werte ermittelt:

Anteriore Laxität: 1,4 ± 0,2 mm
Posteriore Laxität: 14,1 ± 2,4 mm

Transplantatquerschnitt
Der Querschnitt (s. Tabelle 1) war 8 und 16 Wochen postoperativ in der Gruppe PT signifikant vermehrt.

Normalwert LCP Schaf: 22,42 ± 1,78 mm^2.

Diskussion

Dynamische biomechanische Testungen sind heute ein unverzichtbarer Bestandteil der Erfolgskontrolle nach experimenteller Kreuzbandrekonstruktion (4). Das subjektive Stabilitätsempfinden kann durch standardisierte Messung der Gelenklaxität und -steifigkeit ersetzt und damit objektiv vergleichbar werden (5). Geringe Laxität und hohe Steifigkeit signalisieren ein stabiles Knie. Die normale Gelenkkinematik des Kniegelenkes, eine Roll-Gleitbewegung, setzt normale Gelenkstabilität voraus. Auffälligstes Ergebnis ist der Einfluß der hinteren Kreuzbandrekonstruktion auf die anteriore Laxität (AL). MARKOLF et al. (5) fanden bei gleicher Untersuchungstechnik an menschlichen Präparaten eine Zunahme der Laxität bei Durchtrennung eines jeden primären oder sekundären Stabilisators, insbesondere auch eine vermehrte AL bei Durchtrennung der posterioren Kapsel. Im Gegensatz dazu beschreiben BUTLER et al. (1) bei differenter Meßmethode keinen Einfluß des LCP auf die vordere Schublade. Unsere Resultate belegen, bei Fehlen vergleichbarer Studien, die Beeinträchtigung der anterioren Stabilität durch Veränderungen am hinteren Pfeiler. Diese Ergebnisse stehen in Übereinstimmung mit HUGHSTON (3), der dem LCP eine dominierende Rolle als primärer Kniegelenksstabilisator und zentraler Drehpunkt des Gelenkes zuschreibt.

In der Frühphase nach Kreuzbandrekonstruktion muß das Transplantat einerseits geschützt werden, andererseits führt eine "Overprotection" zur Atrophie. Eigenen histologischen Untersuchungen entsprechend sind die knöchernen Fixationen des Transplantates nach 8 Wochen fest eingeheilt. Der Umbauprozeß des sehnigen Transplantates befindet sich zu diesem Zeitpunkt noch in der Anfangsphase und bestimmt die Gelenkstabilität. Unsere Ergebnisse zeigen, daß die temporäre Augmentation des Patellarsehnentransplantates mit einem Polypropylenband die Gelenkstabilität initial verbessert. Nach Lösen der tibialen Fixation 8 Wochen post-Op (Aufheben des stress shielding) ist die resultierende Gelenkstabilität dem nicht augmentierten Transplantat gleichwertig. Der initial protektive Einfluß der Augmentation wird von einer anhaltenden Verminderung des Transplantatquerschnittes der LAD-Gruppe begleitet.

Ziel der vorliegenden Untersuchungen war die dynamische biomechanische Analyse während der ersten 6 Monate post-Op. Eine definitive Beurteilung des Behandlungserfolges kann nur aufgrund von Langzeitergebnissen erfolgen. Nach 6 Monaten ist das Transplantat von den biomechanischen Eigenschaften eines normalen Kreuzbandes weit entfernt.

Zusammenfassung

An 48 ausgewachsenen Schafen wurde das hintere Kreuzband der linken Seite durch ein freies Patellarsehnentransplantat (PT) ersetzt. Bei 24 Tieren wurde zusätzlich eine Augmentation mit einem Polypropylenband (3M LAD) durchgeführt (PT+LAD). Es wurde frühfunktionell nachbehandelt, d.h. keine protektiven Maßnahmen vorgenommen. Nach 0, 8, 16 und 26 Wochen post-Op wurden mittels standardisierter Meßmethode Laxität (mm) und Steifigkeit (N/mm) der op wie der nicht-op Kniegelenke ermittelt. Die Gelenkstabilität der Gruppe PT+LAD war bis zum Lösen der tibialen Fixation, 8 Wochen post-Op, signifikant vermehrt. Der Querschnitt der autologen Transplantate der LAD-augmentierten Tiere war bis zur 26. Woche im Vergleich mit den nicht-augmentierten Gelenken (PT) anhaltend vermindert. Alle operierten Kniegelenke zeigten nach hinterer Kreuzbandrekonstruktion eine Verminderung der anterioren Stabilität.

Summary

One posterior cruciate ligament in each of 48 mature sheep was replaced with a free patellar tendon graft (PT). In half of the cases the patellar tendon graft was augmented by a polypropylen ligament (3M LAD), the PT+LAD group. Postoperatively the knees were not protected from weightbearing or motion. At 0, 8, 16, and 26 weeks following implantation the stability (laxity and stiffness) of the knees was evaluated biomechanically. The knees of the group PT+LAD had significantly greater stability until the tibial fixation was loosened 8 weeks postoperatively. The cross-sectional area of the autogenous transplants in the LAD-augmented group was continuously decreased over time. The anterior stability of all operated knees (PT and PT+LAD) was influenced by the replacement of the posterior cruciate ligament.

Literatur

1. Butler DL, Noyes FR, Grood ES (1980) Ligamentous restraints to anterior-posterior drawer in the human knee. J Bone Joint Surg [Am] 62:259-270
2. Ellis DG (1969) Cross-sectional area measurements for tendon specimen. J Biomech 2:175-186
3. Hughston JC, Andrews JR, Cross MJ, Moschi A (1976) Classification of knee ligament instabilities part 1. The medial compartment and cruciate ligaments. J Bone Joint Surg [Am] 58:159-172
4. Jackson DW, Grood ES, Arnoczky SP, Butler DL, Simon TM (1987) Freeze dried anterior cruciate ligament allografts - preliminary studies in a goat model. Am J Sports Med :295-303
5. Markolf KL, Mensch JS, Amstutz HC (1976) Stiffness and laxity in the knee - the contributions of the supporting structures. J Bone Joint Surg [Am] 58:583-594

Förderung durch die Deutsche Forschungsgemeinschaft AZ Oe 88/2-1

Biomechanische Untersuchungem mit freundlicher Unterstützung der Amtlichen Materialprüfanstalt der Technischen Universität Hannover

Dr. W. Kasperczyk, Unfallchirurgische Klinik der Medizinischen Hochschule Hannover, Konstanty-Gutschow-Str. 8, D-3000 Hannover 61

37. Ultrastruktur der Nerven im menschlichen Pankreas: Morphologische Belege zur Schmerzpathogenese bei chronischer Pankreatitis

Ultrastructure of Human Pancreatic Nerves: Morphological Contribution to the Generation of Pain in Chronic Pancreatitis

M. Büchler[1], D. Bockmann[2], P.R. Bittner[1] und H.G. Beger[1]

[1]Abteilung für Allgemeine Chirurgie, Universität Ulm
[2]Department of Anatomy, Medical College of Georgia, Augusta, USA

Schmerz ist das Leitsymptom der chronischen Pankreatitis. Zahlreiche wissenschaftliche Untersuchungen haben sich mit der Entstehung des Schmerzes bei chronischer Pankreatitis befaßt. Ein erhöhter intraductaler Druck, Calcifikationen im Parenchym und akute Exacerbationen der Grunderkrankung wurden für Schmerzgeneration verantwortlich gemacht. Keines dieser Konzepte hat jedoch zu einer schlüssigen Lösung des Problems "Schmerzgenese" geführt, da Schmerzen bei chronischer Pankreatitis sowohl mit als auch ohne die vorgenannten morphologischen oder klinischen Symptome auftreten können. Es war daher unser Anliegen, die Morphologie der neuralen Elemente im menschlichen Pankreas bei chronischer Pankreatitis zu analysieren, unter besonderer Berücksichtigung der Assoziation mit Entzündungszellen.

Material und Methoden

Pankreasgewebe von 18 Patienten mit chronischer Pankreatitis wurden im Rahmen einer duodenumerhaltenden Pankreaskopfresektion (1) gewonnen. Die Proben, welche in der Regel aus dem Übergang Kopf/Corpus stammten, wurden nach BOUIN und KARNOVSKY fixiert und für licht- und elektronenmikroskopische Untersuchungen weiter aufgearbeitet. Es handelte sich um 14 männliche Patienten (Alter 27 bis 54 Jahre, Durchschnitt 39,9) und 4 Frauen (Alter 38 bis 49 Jahre, Durchschnitt 41,3). Als Kontrollen dienten Pankreasgewebe von 10 Organspendern (8 männlich, Alter 10 bis 66 Jahre, Durchschnitt 35,9; 2 weiblich, Alter 31 und 54 Jahre).

Zur Analyse des Verhältnisses Bindegewebe zu Pankreasparenchym, von Zahl und Durchmesser der Pankreasnerven und des mittleren

Chirurgisches Forum '88
f. experim. u. klinische Forschung
Hrsg.: K.H. Schriefers et al.

Gewebeanteils pro Nerv wurden spezielle morphometrische und Färbetechniken (3) verwendet. Von jedem Patientenpräparat konnten mindestens 4 verschiedene Regionen morphologisch aufgearbeitet werden.

Statistik

Die Daten sind wiedergegeben als Mittelwerte ± Standardabweichung. Statistische Berechnungen erfolgten mit dem Student-T-Test für unverbundene Stichproben.

Ergebnisse

Erwartungsgemäß war die Masse an Bindegewebe bei den Patienten mit chronischer Pankreatitis beträchtlich vermehrt (Kontrollen: 16 ± 4%; chronische Pankreatitis 54 ± 5% relativer Bindegewebsanteil). Der ermittelte Durchmesser von Pankreasnerven war signifikant größer bei chronischer Pankreatitis (Kontrollen: 28,2 ± 3,7 µm; chronische Pankreatitis 49,4 ± 3,4 µm). Die Anzahl an Nervenfasern pro Gewebeeinheit war signifikant erhöht bei chronischer Pankreatitis. Dies repräsentiert jedoch nur eine relative Vermehrung, da das Gewebe bei chronischer Pankreatitis durch die Fibrose schrumpft, was durch den mittleren Gewebeanteil pro beobachteten Nerv belegt wurde (Kontrollen 5,33 ± 1,46 mm^2; chronische Pankreatitis 1,52 ± 0,15 mm^2).

Entzündliche Infiltrate mit vorwiegend lymphocytärer Struktur wurden häufig in der Umgebung von Nerven beobachtet (Abb. 1),

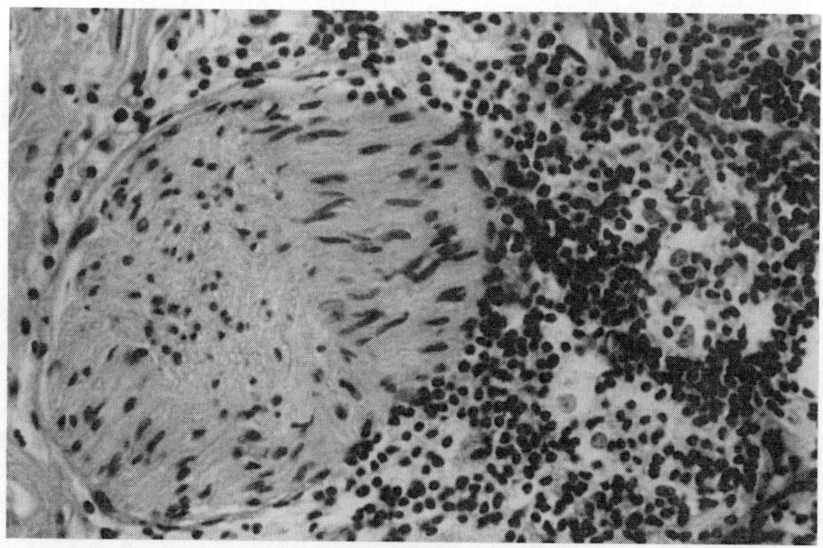

Abb. 1. Pankreasnerv (links) umgeben von einem lymphoplasmacellulären entzündlichen Infiltrat bei chronischer Pankreatitis. Eine Invasion durch Entzündungszellen ist nicht zu beobachten

wobei die Invasion von neuralen Elementen durch Entzündungszellen ein eher seltenes Ereignis darstellte. Grundlegend neue Erkenntnisse zur neuralen Morphologie wurden durch die elektronenmikroskopischen Untersuchungen gewonnen. Das Perineurium, die Barriere zwischen Nerv und umgebendem Gewebe, war bei Patienten mit chronischer Pankreatitis in charakteristischer Weise verändert. Der normale Aufbau des Perineuriums mit 3 bis 6 Schichten von geordneten Bindegewebszellen (Abb. 2) war im chronisch entzündlichen Pankreas aufgelöst und nur noch angedeutet und schemenhaft nachweisbar (Abb. 3). Darüberhinaus fanden sich im Inneren der Nervenfasern zahlreiche Vacuolen mit Zellabbauprodukten als Ausdruck von degenerativen Veränderungen (Abb. 4).

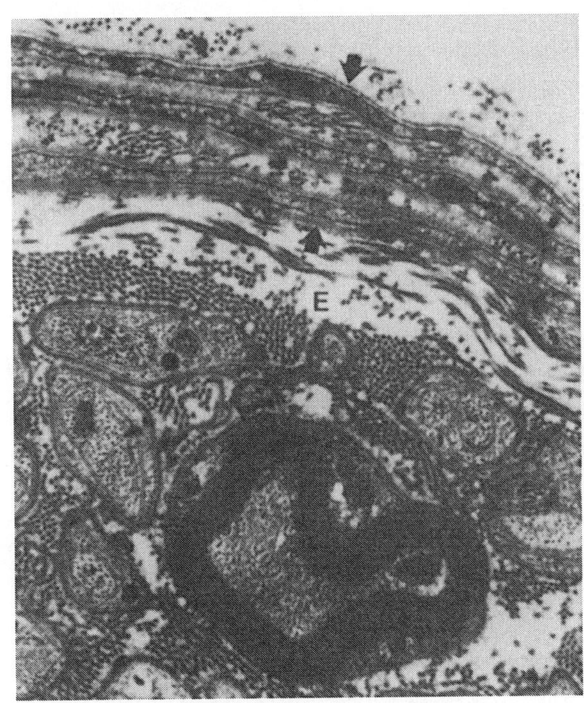

Abb. 2. Elektronenmikroskopische Darstellung einer gesunden Nerveneinheit im menschlichen Pankreas. E = Endoneurium. Zwischen den schwarzen Pfeilen ist die perineurale Grenzschicht, bestehend aus 3 Bindegewebszellen mit 6 Zellmembranen, abgebildet

Diskussion

Der Nachweis von einerseits vermehrten und andererseits größeren neuralen Elementen im Pankreasgewebe von Patienten mit chronischer Pankreatitis könnte verursacht sein durch aktives Nervenwachstum. Viel wahrscheinlicher ist jedoch eine relative Vermehrung, da im chronisch entzündlichen Gewebe das Funktionsparenchym durch Fibrose ersetzt wird, wobei die neuralen Strukturen erhalten blei-

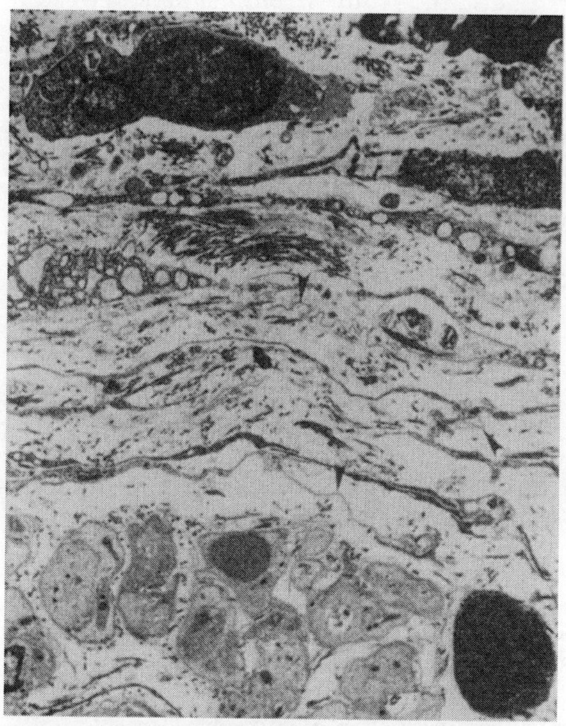

Abb. 3. Quergeschnittener Nerv bei chronischer Pankreatitis im unteren Bildrand. Die Pfeile bezeichnen die Überreste von Membranen der perineuralen Grenzschicht. Zu beobachten ist eine völlige Disintegration des Perineuriums

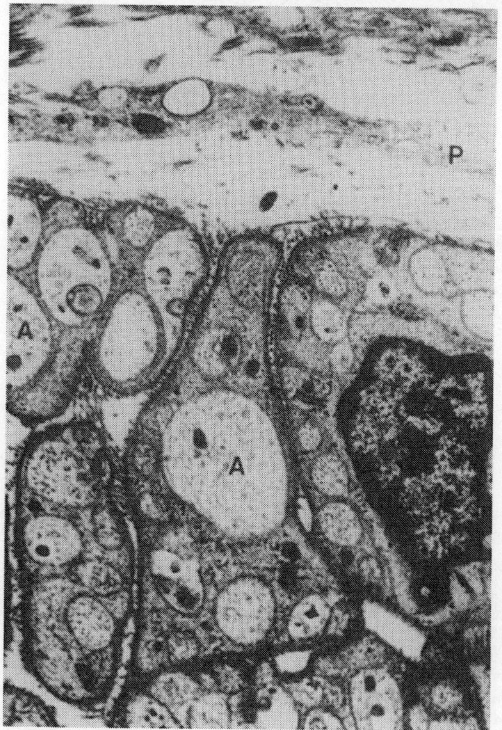

Abb. 4. Quergeschnittener Nerv bei chronischer Pankreatitis. Am rechten Bildrand ist der Kern einer Schwannschen Zelle zu erkennen. Im Inneren der Nervenfasern finden sich vermehrt große Vacuolen (A), welche Zellabbauprodukte enthalten. Am oberen Bildrand wiederum das nur noch schemenhaft zu erkennende Perineurium (P)

ben. Für die zweite Annahme spricht auch der von uns erhobene Befund eines signifikant verringerten mittleren Gewebeanteils pro beobachteten Nervs bei chronischer Pankreatitis.

Die eindrucksvollsten morphologischen Veränderungen wurden in der vorliegenden Untersuchung beobachtet auf der Ebene des Perineuriums. Die normale perineurale Grenzschicht hat wesentliche Barrierefunktion gegenüber den umgebenden Geweben. Sie ist normalerweise undurchlässig auch für kleinmolekulare Substanzen und garantiert einen erhöhten endoneuralen Druck (2). Die Desintegration des Perineuriums bei chronischer Pankreatitis läßt die Vermutung zu, daß nach Wegfall der Barrierefunktion ein ungehinderter Einstrom von Entzündungsmediatoren, aktiven Pankreasenzymen und Blutplasmakomponenten stattfindet. Insbesondere die ausgeprägte Assoziation von Nerven und entzündlichzelligen Infiltraten spricht für diese Annahme.

Da die beschriebenen Nervenveränderungen bisher bei keinem anderen Krankheitsbild nachgewiesen wurden (3), muß von einer krankheitsspezifischen Neuropathie bei chronischer Pankreatitis ausgegangen werden. Der charakteristische und über Jahre andauernde Schmerzverlauf bei chronischer Pankreatitis könnte hiermit in Zusammenhang gebracht werden. Daß mehr als 90% der vorgestellten Patienten bereits kurz postoperativ schmerzfrei waren, erhärtet den Befund einer Neuropathie im Pankreas. Als therapeutische Konsequenz bei Patienten mit chronischer Pankreatitis und entzündlichem Pankreaskopftumor empfiehlt sich daher die Resektion des Pankreaskopfes, wann immer möglich, unter Erhaltung des Duodenums (1).

Zusammenfassung

Um einen tieferen Einblick in die Schmerzpathogenese bei chronischer Pankreatitis zu erhalten, wurden die Operationspräparate von 18 Patienten mit chronischer Pankreatitis licht- und elektronenmikroskopisch analysiert. Die Gewebe wurden jeweils im Rahmen einer duodenumerhaltenden Pankreaskopfresektion gewonnen. Analysiert wurden Größe und Anzahl von Nerven im Pankreas, ihre Assoziation zu Bindegewebe und entzündlichen Infiltraten sowie die Ultrastruktur der Nerven. Als Kontrollen dienten Pankreaspräparate von 10 Organspendern. Bei chronischer Pankreatitis fand sich eine beträchtliche Vermehrung des bindegewebigen Anteils (Kontrollen 16%, chron. Pankr. 54%) einhergehend mit einer relativen Vermehrung und Vergrößerung der neuralen Strukturen. Elektronenmikroskopisch wurde eine charakteristische Zerstörung des Perineuriums beobachtet, bei ansonsten weitgehend intakten Nerven. Die Auflösung des Perineuriums entspricht einem Verlust der Barriere zwischen Nerv und umgebendem Entzündungsgewebe bei chronischer Pankreatitis.

Die erstmals beobachtete spezifische Neuropathie bei chronischer Pankreatitis könnte für das chronische Schmerzsyndrom verantwortlich sein.

Summary

To analyze the structure of neural elements in chronic pancreatitis, specimens were taken from 18 patients undergoing duodenum-preserving pancreatic head resection. Ten pancreatic tissues of organ donors served as controls. We determined the size and number of nerves, their association to fibrous tissue and inflammatory infiltrates, and the ultrastructural features. In chronic pancreatitis there was an increase of fibrotic tissue (controls 16%; chronic pancreatitis 54%) accompanied by a relative increase in the number and size of nerves. Using electron microscopy we observed characteristic lesions at the perineurial sheath in otherwise almost normal nerves. The destruction of the perineurium represents a significant loss of barrier function between the nerve and its surroundings, including imflammatory elements in chronic pancreatitis. For the first time there is evidence of a specific neuropathy in chronic pancreatitis which could be responsible for persisting pain.

Literatur

1. Beger HG, Krautzberger W, Bittner R, Büchler M, Limmer J (1985) Duodenum preserving resection of the head of the pancreas in patients with severe chronic pancreatitis. Surgery 97:467-473
2. Low PA, Dyck PJ (1977) Increased endoneural fluid pressure in experimental lead neuropathy. Nature 269:427-428
3. Bockmann DA, Büchler M, Malfertheiner P, Beger HG (1988) Analysis of nerves in chronic pancreatitis. Gastroenterology (im Druck)

Priv.-Doz. Dr. M. Büchler, Abteilung für Allgemeine Chirurgie, Universität Ulm, Steinhövelstr. 9, D-7900 Ulm

38. Änderung der pankreatischen Mikrozirkulation bei experimenteller akuter Pankreatitis: Computertomographische Manifestation

CT Manifestation of Altered Pancreatic Microcirculation in Experimental Acute Pancreatitis

W. Maier und R. Roscher

Radiologische und Chirurgische Kliniken der Universität Ulm

Zielsetzung

Bereits seit längerer Zeit ist die Veränderung der intrapankreatischen Hämodynamik Gegenstand zahlreicher Untersuchungen. Sowohl durch direkte als auch durch indirekte Messungen der Pankreasperfusion bei experimentell induzierter Pankreatitis konnten zahlreiche Autoren (1, 2) nachweisen, daß die Durchblutung der Drüse annähernd parallel zum Stadium der Pankreatitis abnimmt. Diese Befunde veranlaßten uns, experimentell zu untersuchen, inwieweit die Reduktion der pankreatischen Perfusion computertomographisch erfaßbar ist und weiterhin, ob sich zwischen den computertomographischen Perfusionsparametern und dem Stadium der experimentell induzierten Pankreatitis eine Korrelation herstellen läßt.

Material und Methoden

Bei 20 Hunden (Beagles) wurde durch intraductale Injektion eines Trypsin-Taurocholat-Gemisches eine akute Pankreatitis induziert.

Die Kontrastmittelapplikation erfolgte mit einer Injektionsgeschwindigkeit V_1 = 1,1 g Jod/s (Gesamtmenge = 11,1 g Jod) bzw. V_2 = 5,7 g Jod/s (Gesamtmenge = 7,6 g Jod).

Nach Durchführung der Computertomographie wurden die Tiere getötet, das Pankreas excidiert, in Serienschnitte aufgearbeitet und quantitativ histologisch untersucht. Exakt einander korrespondierende computertomographische und histologische Schnitte wurden mittels gängiger mathematisch-statistischer Verfahren (Rangkorrelation nach SPEARMAN) miteinander korreliert. Als computertomographischer Parameter des Pankreatitisstadiums diente das Enhancementverhalten (Kontrastmittelaufnahme) des Pankreas, als histologischer Paremeter die quantitative Ausdehnung der Pankreasnekrose im jeweiligen Schnitt.

Chirurgisches Forum '88
f. experim. u. klinische Forschung
Hrsg.: K.H. Schriefers et al.

Ergebnisse

Die Enhancementkurve (Bolusdurchgangskurve) des normalen caninen Pankreas ist gekennzeichnet durch einen initialen Steilanstieg (Abb. 1), eine kurzdauernde Gipfelzeit sowie einen etwas flacheren Abfall. Bei interstitieller Pankreatitis war der initiale Steilanstieg in der Regel erhalten oder nur geringgradig abgeflacht, das Enhancementmaximum wies annähernd ein gleiches Niveau auf wie beim normalen Pankreas, der wash out des Kontrastmittels aus dem Pankreas war normal oder geringgradig verzögert. Bei particller Pankreasnekrose (Abb. 1) war in der überwiegenden Zahl der Fälle das Kontrastmaximum deutlich herabgesetzt, die Steilheit des initialen Anstieges vermindert und der postinitiale Kurvenabfall (wash out) deutlich bis hochgradig verzögert.

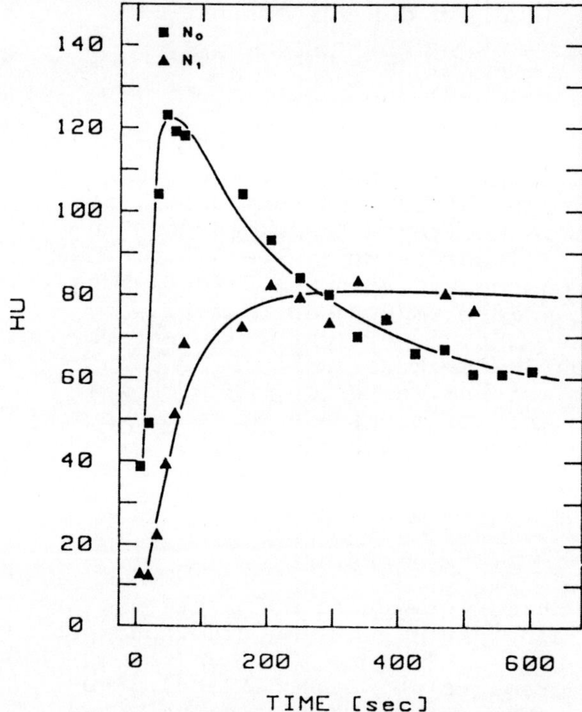

Abb. 1. Computertomographische Zeit-Dichte-Kurven bei normalem caninen Pankreas (obere Kurve) und bei teilnekrotisierender Pankreatitis (untere Kurve)

Bei subtotaler und totaler Pankreasnekrose war eine weitere Reduzierung der Kontrastmaxima zu verzeichnen, die im Extremfall bis zum vollständigen Enhancementverlust ging. Der initiale Kurvenanstieg war verzögert und der Kontrastmittelausstrom aus dem Pankreas hochgradig verlangsamt.

Bei 13 Tieren wurde der initiale Anstieg (m_1) der Zeit-Dichte-Kurve mit dem histologisch ermittelten Nekroseausmaß getrennt für den linken und rechten Pankreasschenkel nach Spearman korreliert (unverbundene Stichproben). Für den linken Pankreasschenkel errechnete sich aus 12 Wertepaaren (m_1-Wert versus Nekroseausdehnung) ein Rangkorrelationskoeffizient $r_{s(1)} = -0{,}899$ bei einem Signifikanzniveau von 99%. In der gleichen Tiergruppe ergab sich für den rechten Pankreasschenkel aus 13 Wertepaaren (m_1 versus Nekroseausmaß) ein Rangkorrelationskoeffizient von $r_{s(2)} = -0{,}888$ auf einem Signifikanzniveau von 99%.

Diskussion

In unseren Experimenten zeigten die computertomographischen Enhancementkurven (Zeit-Dichte-Kurven) mit Auftreten einer akuten Pankreatitis charakteristische Änderungen: In Abhängigkeit vom Schweregrad der Entzündung konnte eine entsprechende Abflachung des initialen Kurvenanstieges und des postinitialen Kurvenabfalles beobachtet werden; weithin war die Gipfelhöhe der Kurven erniedrigt. Diese Befunde entsprechen einer Verlängerung der Bolusdurchgangszeit des Kontrastmittels durch das Pankreas und repräsentieren die Herabsetzung der Strömungsgeschwindigkeit der pankreatischen Hämoperfusion bzw. die gesteigerte Capillardurchlässigkeit. Die Erniedrigung der Gipfelhöhe der Enhancementkurven ist (wie die Verzögerung des Kurvenanstieges und -abfalles) Ausdruck der reduzierten Pankreasdurchblutung.

Die in unseren Experimenten nachgewiesene , statistisch signifikante Korrelation zwischen Schweregrad der Pankreatitis und Änderung (Abflachung) der computertomographischen Enhancementkurven zeigt dabei eine erstaunliche Parallelität zu Untersuchungsergebnissen anderer Autoren (1, 2), welche eine Reduktion der pankreatischen Hämoperfusion in Abhängigkeit von der Intensität der Pankreatitis fanden.

Da die Pankreasdurchblutung nicht nur von intrapankreatischen sondern auch von präpankreatischen Kreislauffaktoren abhängt, haben wir in unseren Untersuchungen durch geeignete intraindividuelle Korrelationsanalysen nachgewiesen (3), daß die beschriebenen Änderungen der Enhancementkurven tatsächlich Ausdruck einer veränderten pankreatischen Hämoperfusion sind.

Unsere Untersuchungen zeigen, daß die vasculäre Komponente einer akuten Pankreatitis mit großer Präzision computertomographisch erfaßbar ist; zugleich stellen sie eine experimentelle Untermauerung der mit großem Erfolg praktizierten klinischen Computertomographie der Pankreatitis dar (4).

Zusammenfassung

Bei 20 Hunden mit experimentell induzierter akuter Pankreatitis wurde das computertomographische Kontrastmittelverhalten (Enhancement) des Pankreas mit dem histologischen Schweregrad der Pankreatitis korreliert. Dabei ergab sich für die regressionsanalytische Beschreibung der Enhancementkurven und die Ausdehnung intrapankreatischer Nekrosen ein hochsignifikanter Zusammenhang.

Summary

In 20 dogs with experimentally induced acute pancreatitis enhanced CT images were compared with the histological findings. A highly significant correlation was found between regression analysis of CT time-density curves and the extent of pancreatic necroses.

Literatur

1. Donaldson LA, William RW, Schenk WG (1978) Experimental pancreatitis: effect of plasma and dextran on pancreatic blood flow. Surgery 84:313
2. Eckhauser FE, Knol JA, Imman NG, Strodel WE (1985) Efficacy of pharmacologic glucagon in acute experimental pancreatitis. Arch Surg 120:355-360
3. Maier W (1985) Experimentelle und klinische Untersuchungen zur Rolle der Computertomographie in der Stadieneinteilung der akuten Pankreatitis. Ulm 1985
4. Maier W (1987) Staging of acute pancreatitis by computed tomography. In: Beger HG, Büchler M (eds) Acute pancreatitis. Springer, Berlin Heidelberg New York London Paris Tokyo

Dr. W. Maier, Radiologische und Chirurgische Kliniken der Universität Ulm, Steinhövelstraße 9, D-7900 Ulm

39. Morphologische und funktionelle Pankreasveränderungen in vitro bei der experimentellen Urämie

Morphologic and Functional Changes of the Pancreas in Vitro in Experimental Uremia

M. M. Lerch[1], G. Winkeltau[2], K.-H. Treutner[2], F. Hofstädter[3], V. Schumpelick[2] und S. Matern[1]

[1]Abt. Innere Medizin III,
[2]Chirurgie, und
[3]Pathologie der Medizinischen Fakultät der Rhein.-Westf. Techn. Hochschule Aachen

Einleitung

In verschiedenen klinischen und pathologisch-anatomischen Studien wurden wiederholt Funktionsstörungen der Bauchspeicheldrüse bei chronischer Niereninsuffizienz beschrieben. Bei chronischen Hämodialysepatienten liegt die Häufigkeit des Auftretens einer exokrinen Pankreasinsuffizienz bei bis zu 72% (1). Nahezu ebenso häufig wurden autoptische Pankreasveränderungen im Sektionsmaterial von Patienten mit chronischer Niereninsuffizienz gefunden (2). Ziel der vorliegenden Studie war die Untersuchung der urämiebedingten Pankreasschäden unter kontrollierten tierexperimentellen Bedingungen.

Material und Methoden

Als Versuchstiere dienten 42 weiße, weibliche Sprague-Dawley Laborratten (Jovanowas Kissleg) im Alter von drei Wochen und einem Durchschnittsgewicht von 150 g.

Urämie: Die experimentelle Urämie wurde durch eine fünf-sechstel Nephrektomie erzielt. Nach Einleitung einer intraperitonealen Phenobarbitalnarkose (50 mg/kg KG) wurde transabdominell die linke Niere nach Präparation am Hilus abgesetzt und von der rechten Niere der obere und untere Pol reseziert (3). Ein scheinoperiertes Kollektiv diente als Kontrolle. Die Tiere wurden zwischen zwölf Stunden und acht Wochen postoperativ nach zwölfstündigem Fasten bei Flüssigkeit ad libitum decapitiert und das Pankreas sofort entnommen.

Chirurgisches Forum '88
f. experim. u. klinische Forschung
Hrsg.: K.H. Schriefers et al.

Läppchenpräparation: Aus dem entnommenen Pankreas wurden stereomikroskopisch Gewebsstücke aus allen Organteilen entnommen und in das Bindegewebe auf 37°C temperiertes und mit Carbogen begastes Medium injiziert. Die hierdurch aus den prall gefüllten Septen hervortretenden Läppchen lassen sich mit Injektionskanülen leicht herauslösen. Die Hälfte der Läppchen wurde in gepuffertem Glutaraldehyd (3,5%) fixiert, mit 1% Osmiumtetroxyd nachfixiert und in Araldit eingebettet. Semidünnschnitte wurden nach Azur-II-Methylenblau-Färbung untersucht. Kontrastiert wurde mit 2% Uranylacetat und 0,2% Bleicitrat. Die Untersuchung der Ultradünnschnitte erfolgte am Philips 400 TST. Mineralanalytische Untersuchungen ausgewählter unkontrastierter Proben erfolgten am angeschlossenen EDAX-System.

In vitro Inkubation: Die andere Hälfte der Läppchen wurde in ein in vitro Inkubationssystem eingebracht. Jeweils 15 - 30 mg Läppchen wurden in eine, aus Einmalspritzen gefertigte PVC Kapsel mit einem Volumen von 250 µl Inhalt eingefüllt. Über die mit einem Nylon 60 HC Sieb gesicherten Läppchen wurde mit einer nachgeschalteten Schlauchpumpe eine Perfusion von 1 ml Medium/min über 120 min aufrechterhalten. Das Medium besteht aus einem modifizierten Krebs-Ringer-Bicarbonat Puffer (4) unter Zusatz von β-Hydroxybutyrat und Aminosäuren in äquimolaren Mengen zu Rattenserum. Das Medium wird vor Verwendung auf 37°C erwärmt und mit Carbogen begast. Die Stimulation erfolgte von der 15. bis zur 20. Minute mit $1,4 \times 10^{-8}$ M Cholecystokinin-Pankreozymin (Kabi-Karolinska).

Ergebnisse

Die Unversehrtheit und Vitalität der Läppchen im Inkubationssystem ließ sich zum einen durch in vivo Trypanblaufärbung, zum anderen durch die Messung der Lactatdehydrogenase (LDH) im Perfusionsmedium nachweisen. Bei einem LDH-Gehalt von 17,178 U/mg Protein in den Läppchen wurden während einer dreistündigen Inkubation 0,403 U LDH pro mg Protein ins Medium verloren, was einer Zellschädigung von 2,35% in diesem Zeitraum entspricht.

In zwölf Vorversuchen wurde fernerhin die Stimulierbarkeit der Läppchen im Inkubationssystem nachgewiesen. Hierbei erwies sich CCK-PZ in einer Konzentration von $1,4 \times 10^{-8}$ gegenüber anderen Stimulatoren und anderen Konzentrationen als Sekretagogue mit maximaler Stimulationsantwort und einem Amylase- und Lipaseanstieg um das Zehnfache über dem basalen Niveau.

Der Erfolg der Operation ließ sich anhand der Serumretentionswerte belegen. Von durchschnittlich 0,53 mg% bei scheinoperierten Tieren stiegen die Kreatininwerte auf ein Maximum von 7,03 mg% nach 36 h nach fünf-sechstel Nephrektomie, um danach wieder abzufallen und sich auf Werte um 1,10 mg% bis zum Ende der acht Wochen einzupendeln (Abb. 1).

Während sich die basale Enzymsekretion bei nephrektomierten und scheinoperierten Tieren nicht unterschied, war die stimulierte Enzymsekretion nach 36h bei der Amylase um 70% und bei Lipase um 82% erhöht. Die Sekretion fällt dann auf Minimalwerte von

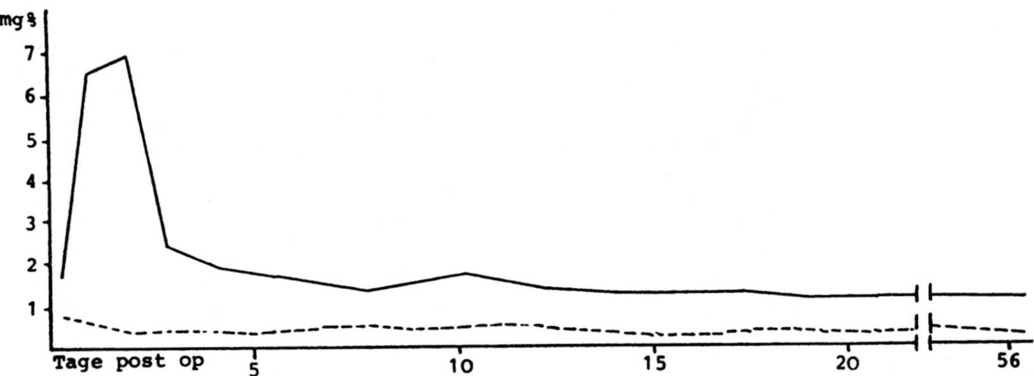

Abb. 1. Serumkreatinin der 5/6 nephrektomierten ——— und scheinoperierten ------- Tiere

36% und 39% zwischen Tag fünf und Tag acht und steigt bis zum 22. Tag wieder in den Bereich der scheinoperierten Vergleichstiere (Abb. 2). Die Unterschiede sind statistisch gesichert ($n = 42$, $t = 2,935$, $p < 0,01$).

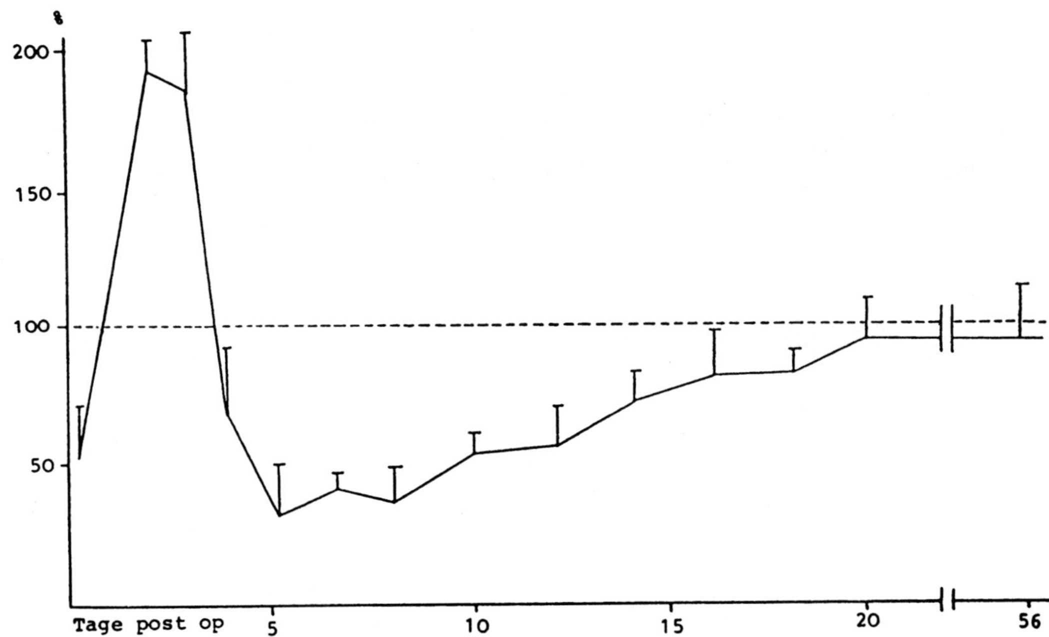

Abb. 2. CCK stimulierte Amylasesekretion aus Pankreasläppchen nach 5/6 Nephrektomie in %. Scheinoperierte Tiere = 100%

Elektronenmikroskopie: Bei den ultrastrukturellen Veränderungen stand in der akuten Urämie die gesteigerte Sekretion auch morphologisch im Vordergrund. Neben dicht gepackten Zymogengranula von normaler Form und Größe fand sich reichlich Sekret in den dilatierten Ausführungsgängen. Im aufgelockerten endoplasmatischen Reticulum in teilweise zirkulärer Anordnung finden sich zahlreiche cytoplasmafreie Vacuolen und multivesiculäre Körperchen. Die Zahl der Zymogengranula nimmt absolut und relativ zu den anderen Zellorganellen im Verlauf der Urämie ab bis zu einer allmählichen Wiederzunahme nach circa drei Wochen. Im Zusammenhang mit den Zeichen der Crinophagie wie Lysosomen und multivesiculären Körperchen kommt es zur Entstehung von kleinen, stark osmiumkonrastierenden Proteinaggregaten im RER, in vergrößerten Golgikomplexen und in einzelnen Vacuolen. Diese erreichen die Größe von Zymogengranula und finden sich mit zunehmendem Fortschreiten der Urämie vermehrt in der Nachbarschaft der basolateralen Zellmembranen oder im intercellulären Raum. Die energiedispersive Röntgenanalyse ergibt einen gegenüber freiem Gangsekret, Zymogengranula und anderen Organellen um das dreifache erhöhten Gehalt von Calcium. Die Zahl dieser Microcalculi nimmt im Verlauf der Urämie zu bis auf Absolutwerte von 16 calculi pro Einzelzelle bei durchschnittlich 63% betroffener Acinuszellen nach 42 Tagen (Abb. 3).

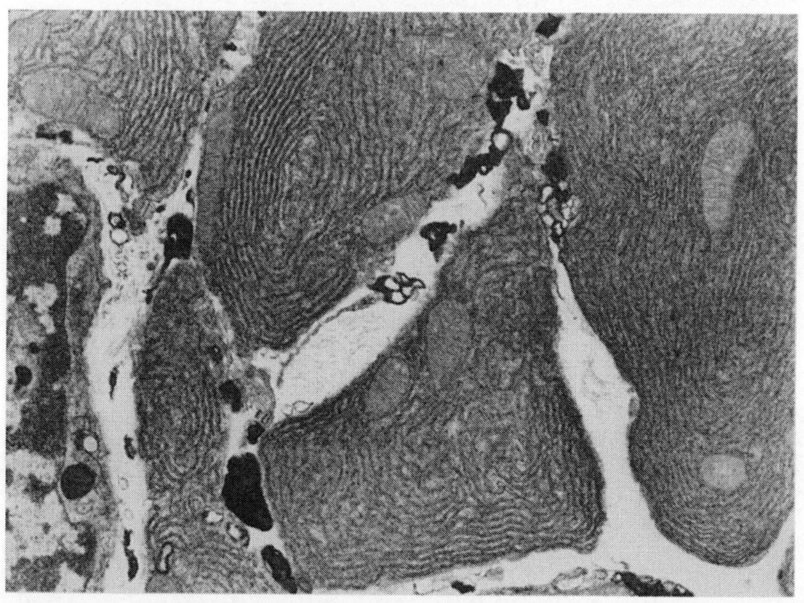

Abb. 3. Acinuszelle fast ohne Zymogengranula 7 Tage Urämie Mikrocalculi im Interstitium. EM x 8000

Diskussion

Die Ergebnisse der Sekretionsuntersuchungen in vitro belegen eine deutliche Hypersekretion des exokrinen Pankreas in der Frühphase der Urämie, gefolgt von einer passageren Pankreasinsuffizienz. Die deutlich gesteigerte Sekretionsantwort auf exogene Stimulation bei unveränderter Basalsekretion steht in Übereinstimmung mit in vivo Beobachtungen anderer Untersucher (HOPPE-SEYLER et al. 1982; FLEISCHER und KASPER 1974; GLADISCH und KREMPIEN 1975). Die morphologischen Beobachtungen, die eine dazu parallel verlaufende Zunahme und spätere Reduktion exportabler Enzyme in Form von Zymogengranula zeigen, können belegen, daß es sich hierbei nicht um eine rezeptorvermittelte Änderung der CCK stimulierten Ausschleusung, sondern um eine Veränderung im Proteinsynthesestoffwechsel der Zelle handelt. Die Wiederanpassung an die normale Pankreasfunktion zwischen der dritten und achten Woche läßt sich durch die erhebliche Regenerationsfreudigkeit des Nierengewebes junger Ratten erklären, die bereits nach der ersten Woche postoperativ eine kompensierte Retention mit doppelt bis dreifach normalen Serumretentionswerten ermöglicht.

Als nicht passagere Veränderung tritt dagegen die gesteigerte Crinophagie und Autophagocytose in Erscheinung. Dieses Phänomen existiert nicht nur in der Urämie (JONAS und PUTZKE 1978), sondern auch bei anderen Formen der experimentell induzierten Pankreasschädigung (5). Die hierbei auftretenden morphologischen Veränderungen stellen möglicherweise einen einheitlichen pathogenetischen Mechanismus bei unterschiedlicher toxischer Einwirkung auf die Acinuszelle dar. Das Auftreten von Mikrocalcifikationen mit konsekutiven Einzelzellnekrosen könnte einer der Gründe für die am Patienten beobachteten chronischen Pankreasfunktionsstörungen sein. Trotz der großen Ähnlichkeit der intracellulären Veränderungen bei der Urämie mit verschiedenen Formen experimentell induzierter Pankreatitis und auch der Frühphase der akuten Pankreatitis beim Menschen (KLÖPPEL et al. 1986) handelt es sich bei der hier vorliegenden Pankreasschädigung weder um eine akute noch eine chronische Entzündung der Bauchspeicheldrüse, sondern um eine rein toxisch-metabolische Störung. Inwieweit sich die akute und chronische Urämie als experimentelles Modell für die pathophysiologische Entstehung chronischer Pankreasschäden verwenden läßt, bleibt weiteren Untersuchungen vorbehalten.

Zusammenfassung

Bei Patienten mit chronischer Niereninsuffizienz findet sich in bis zu 70% der Fälle eine gleichzeitig bestehende Störung der exokrinen Pankreasfunktion. Zur Untersuchung der funktionellen und morphologischen Veränderungen wurden Pankreasläppchen urämischer Ratten zwischen 12 h und acht Wochen nach 5/6 Nephrektomie elektronenmikroskopisch untersucht und in vitro stimuliert. In der Initialphase der Urämie zeigten die Läppchen eine deutliche Hypersekretion nach Stimulation bei unveränderter Basalsekretion. Im weiteren Verlauf kommt es zu einer passageren Pankreasinsuffizienz bis zur dritten Woche. Bei den morphologischen Veränderungen steht eine gesteigerte Crinophagie und Autophagocytose neben Mikrocalcifikationen im Vordergrund. Insgesamt zeigen die Veränderungen deutliche Parallelen zu anderen Formen experimentell induzierter Pankreatitis und zur Initialphase der akuten Pankreatitis beim Menschen.

Summary

Patients with chronic renal failure suffer from chronic pancreatic insufficiency in up to 70% of cases. In order to examine morphologic and functional changes, pancreatic lobuli of uremic rats were examined by electron microscopy or stimulated in vitro for between 12 h and 8 weeks after 5/6 nephrectomy. In the initial phase of uremia a marked hypersecretion with unchanged basal output was found, leading to transitory exocrine insufficiency by the 3rd week of the experiment. The morphologic appearance was dominated by an increased lysosomal activity and crinophagy apart from microcalcifications. Several similarities to other forms of experimentally induced pancreatitis as well as human acute pancreatitis in its initial stage could be demonstrated.

Literatur

1. Bartos V, Melchiar J, Erben J (1970) The function of the exocrine pancreas in chronic renal disease. Digestion 3:33-40
2. Avram RM, Jancu M (1982) Pancreatic disease in uremia and parathyroid hormone excess. Nephron 32:60-62
3. Morrison AB (1962) Experimentally induced chronic renal insufficiency in the rat. Lab Invest 11:321-332
4. Krebs HA (1959) Body size and tissue respiration. Biochim Biophys Acta 4:249-269
5. Adler G, Hahn C, Kern HF, Rao KN (1985) Cerulein-induced pancreatitis in rats: increased lysosomal activity and autophagocytosis. Digestion 32:10-18

Dr. M.M. Lerch, Abt. Innere Medizin III, Medizinische Fakultät der Rhein.-Westf. Techn. Hochschule Aachen, Pauwelsstraße, D-5100 Aachen

40. Die Bedeutung der Sauerstoffradikale in der Pathogenese der akuten Pankreatitis

The Involvement of Oxygen Free Radicals in the Pathogenesis of Acute Pancreatitis

M.H. Schoenberg[1], M. Büchler[1], A. Stinner[1], B. Bültmann[2], M. Younes[3], M. Gaspar[1] und H.G. Beger[1]

[1]Abt. für Allg. Chirurgie, Universitätsklinik Ulm
[2]Inst. f. Pathologie, Universität Ulm
[3]Inst. für Toxikologie, Med. Universität Lübeck

Die akute Pankreatitis ist morphologisch gekennzeichnet durch schwere Schäden an den Acinuszellen. Das endoplasmatische Reticulum dieser Zellen erscheint dilatiert, die Zellorganellen zeigen bereits im frühen Stadium der Erkrankung erhebliche Veränderungen. Gleichzeitig finden sich häufig intracellulär autophagische Vacuolen, die im weiteren Verlauf an Größe zunehmen. Darüberhinaus entwickelt das Pankreas ein ausgeprägtes Gewebsödem, Granulocyten und Makrophagen akkumulieren in den Capillaren und Venolen und wandern in das Gewebe ein (1).

Zellschäden, Gewebsödem und die Akkumulation von Granulocyten sind Gewebsveränderungen, die auch bei einer Reihe anderer Erkrankungen beobachtet werden. Es konnte gezeigt werden, daß diese Gewebsschäden zumindest teilweise durch Sauerstoffradikale ausgelöst werden (2). Sauerstoffradikale reagieren zunächst mit Phospholipiden der Zellmembran. Dies führt zur Lipidperoxidation im Bereich der Zellmembranen und damit zu ausgedehnten Zellschäden (3). Diese Veränderungen haben im Bereich der Endothelien eine Erhöhung der Gefäßpermeabilität zur Folge. Darüberhinaus führen Sauerstoffradikale zum Einstrom von Granulocyten ins Gewebe. Ziel dieser Untersuchung war es, anhand eines tierexperimentellen Modells der akuten Pankreatitis die Beteiligung der Sauerstoffradikale an der Entwicklung dieser Erkrankung zu untersuchen.

Material und Methodik

An insgesamt 54 Inzuchtratten wurde eine akute ödematöse Pankreatitis durch die Injektion des CCK-Analogons Cerulein induziert. Je 10 Ratten erhielten entweder für 12 h isotone NaCl-Lösung (Kontrolle) oder jeweils für 30 min, 3,5 h oder 12 h 5 µg/kg

Chirurgisches Forum '88
f. experim. u. klinische Forschung
Hrsg.: K.H. Schriefers et al.

Körpergewicht pro Stunde Cerulein über einen Katheter in der v. jugularis kontinuierlich infundiert. Am Ende der Infusion wurde Blut zur Bestimmung der Amylase und Lipase im Plasma entnommen. Das Pankreasgewebe wurde excidiert und die Gewebskonzentrationen der konjugierten Diene (CD) und des Malondialdehyds (MDA) bestimmt. CD und MDA sind ein indirektes Maß für die stattgefundene Lipidperoxidation im Gewebe. Ebenso wurde das Pankreasgewebe licht- und elektronenmikroskopisch untersucht. Am lichtmikroskopischen Präparat wurde anhand verschiedener repräsentativer Acini der prozentuelle Anteil der nekrotischen Acinuszellen bestimmt und das Ausmaß des Gewebsödems sowie der Granulocytenakkumulation nach einem Graduierungsschema eingeteilt.

2 Gruppen zu je 7 Ratten wurden zusätzlich zu einer 12 stündigen Cerulein-Infusion mit 150 000 U/kg Superoxiddismutase (SOD) und 200000 U/kg Katalase behandelt. Gruppe A erhielt die Therapie 1 h vor Beginn der Ceruleininfusion, Gruppe B wurde 1 h nach Beginn der Ceruleininfusion SOD und Katalase infundiert. Nach Versuchsende wurden die gleichen Messungen und Untersuchungen durchgeführt.

Ergebnisse

Lichtmikroskopische Untersuchungen zeigen erste Veränderungen wie interstitielles Ödem und beginnende Akkumulation von Granulocyten nach 3,5 h Ceruleininfusion. Die Schäden verstärken sich nach 12 h Cerulein, d.h. es entwickeln sich Gewebsnekrosen und Granulocyten wandern ins Interstitium ein (Tabelle 1). Parallel dazu steigen die Amylase- und Lipasekonzentrationen im Plasma auf das 10- bzw. 50-fache an (Abb. 1). Elektronenmikroskopische Untersuchungen zeigen bereits nach 30 min eine Vacuolisierung der Acinuszellen mit mitochondralen Schäden. Länger andauernde Ceruleininfusionen führen zur Autophagocytosis und damit zu schweren Schäden an den Zellorganellen. Gleichzeitig zu den frühen mitochondralen Schäden steigen die CD- und MDA-Werte im Gewebe deutlich an und erreichen nach 3,5 h ihre höchsten Konzentrationen (Abb. 2). Nach 12 h Ceruleininfusion sind die CD- und MDA-Spiegel des Pankreas im Normbereich.

Tabelle 1. Zusammenfassung der lichtmikroskopischen Befunde bezüglich des Gewebsödems. Akkumulation der Granulocyten und der prozentuale Anteil der Acinuszellnekrosen

	n	Ödem	Akkumulation von Granulocyten	Zellnekrosen (%)
Kontrolle	10	0	0	0
30 min Cerulein	10	0 - 1	0	0 - 10%
3,5 h Cerulein	10	1 - 2	1	10 - 20%
12 h Cerulein	10	4	3 - 4	90 -100%
Gruppe A	7	2	2	10 - 20%
Gruppe B	7	3	2 - 3	20 - 30%

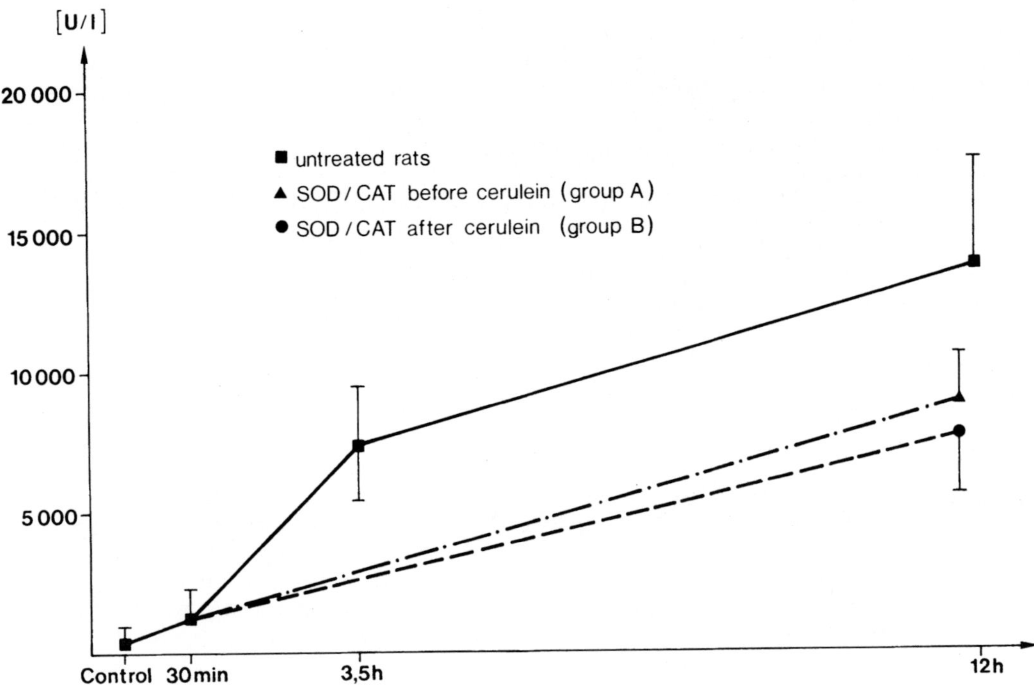

Abb. 1. Die Veränderungen der Plasmalipase im Verlauf der Ceruleininfusion und nach Behandlung

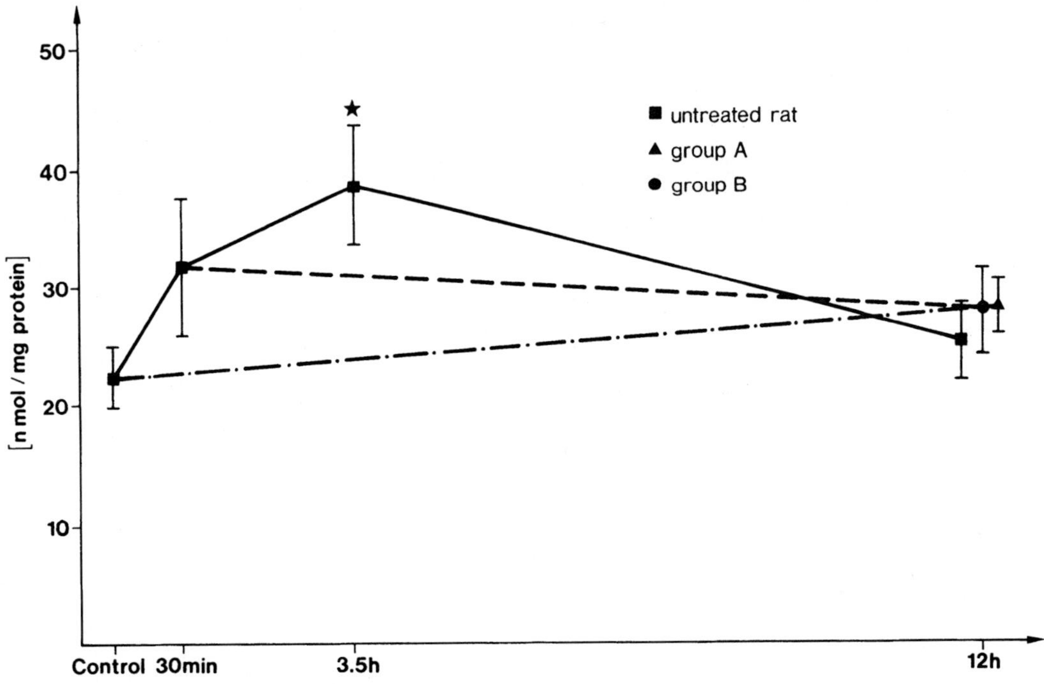

Abb. 2. Die Veränderung der CD-Konzentration im Pankreasgewebe im Verlauf der Pankreatitis und nach Behandlung

Die Behandlung mit SOD und Katalase, sowohl in Gruppe A wie Gruppe B verändert den Anstieg der Amylase- und Lipasekonzentrationen im Plasma nicht signifikant gegenüber den unbehandelten Tieren (Abb. 1). Histologisch jedoch zeigen sich deutliche Behandlungseffekte.

In Gruppe A verhindert die SOD- und Katalaseinfusion die starke Ausprägung des Gewebsödems und die massive Akkumulation der Granulocyten, der Anteil der Acinuszellnekrosen ist mit nur 10 - 20% deutlich niedriger als bei den unbehandelten Ratten, die 12 h Cerulein erhalten haben. In der Gruppe B führt die Therapie zu einem verminderten Einstrom der Granulocyten und zu signifikant geringeren Acinuszellnekrosen, das Gewebsödem jedoch ist nahezu unverändert (Tabelle 1).

Diskussion

Da Sauerstoffradikale zunächst mit mehrfach ungesättigten Fettsäuren reagieren, läßt die Erhöhung der CD- und MDA-Konzentrationen vermuten, daß bereits zu einem frühen Zeitpunkt Sauerstoffradikale entstehen und zur Lipidperoxidation der Gewebe führen (3). Die Erhöhung der Lipidperoxide beweist die Beteiligung der O_2-Radikale an der Entwicklung der Erkrankung jedoch nicht. Die positiven Effekte der Behandlung mit spezifischen Radikalenfängern, wie SOD und Katalase, können sowohl als induktiver Beweis für die schädigende Wirkung der Radikale gewertet werden, als auch neue Ansätze zur Therapie der akuten Pankreatitis aufzeigen. Die Ergebnisse der Gruppe A zeigen, daß O_2-Radikale wesentlich an der Entwicklung der Entzündungsreaktionen beteiligt sind. Selbst nach Beginn der akuten Pankreatitis, wie in Gruppe B, vermag eine SOD/Katalasebehandlung die Schäden deutlich zu vermindern. Möglicherweise könnte deshalb eine Therapie mit Radikalenfängern selbst bei Pankreatitis-Patienten sinnvoll sein, Obwohl noch ungeklärt, lassen die elektronenmikroskopischen Untersuchungen vermuten, daß Radikale aus dem gestörten mitochondralen Stoffwechsel entstehen.

Zusammenfassung

In einem frühen Stadium der akuten ödematösen Pankreatitis kommt es zu einer Sauerstoffradikalen-induzierten Lipidperoxidation. Später induzieren die Radikale die Akkumulation von Granulocyten im Gewebe. Dieser Entzündungsprozeß kann durch die Gabe von SOD und Katalase auch nach Beginn der Ceruleininfusion verhindert werden.

Summary

At an early stage, acute interstitial pancreatitis is accompanied by free radical-mediated lipid peroxidation. Later, radicals lead to the accumulation of granulocytes in the tissue. This inflammatory response can be prevented by treatment with superoxide dismutase and catalase even after the onset of the disease.

Literatur

1. Bockman DE, Büchler M, Beger HG (1987) In: Beger HG, Büchler M (eds) Acute pancreatitis. Springer, Berlin Heidelberg New York Paris London Tokyo, S 12-22
2. Bulkley GB (1983) Surgery 94:407-411
3. Floyd RA, Zaleska MM (1984) Oxygen radicals in chemistry and biology, Bors W (ed). de Gruyter, New York, p 285-296

Dr. M.H. Schoenberg, Abt. f. Allgemeine Chirurgie, Universitätsklinik Ulm, Steinhövelstraße 9, D-7900 Ulm

41. Leukocyten-Elastase bei akuter Pankreatitis: Ergebnisse einer klinischen Studie

Leucocyte Elastase in Acute Pancreatitis: Results of a Clinical Trial

W. Uhl[1], M. Büchler[1], P. Malfertheiner[2], H. Frieß[1] und H. G. Beger[1]

[1]Abteilung für Allgemeine Chirurgie, Universität Ulm
[2]Abteilung für Gastroenterologie, Universität Ulm

Die Elastase aus dem Pankreas spielt eine Schlüsselrolle in der Pathogenese der akuten Pankreatitis hinsichtlich der Entwicklung von hämorrhagischen Nekrosen (1). Der Elastase aus polymorphkernigen Leukocyten wird ebenfalls als Entzündungsmediator eine Bedeutung im Verlauf der akuten Pankreatitis zugeschrieben. Nach der Entwicklung eines spezifischen Enzymimmunoassays (2) zum Nachweis der lysosomalen Elastase aus Granulocyten haben wir die Wertigkeit dieses Entzündungsmarkers bei Patienten mit akuter Pankreatitis im Rahmen einer prospektiven klinischen Studie untersucht. Unser besonderes Augenmerk galt dabei der Einschätzung des Schweregrades der akuten Bauchspeicheldrüsenentzündung mit Hilfe dieses neuen Markers.

Patienten

In den Jahren 1986 und 1987 wurden Plasmaproben von insgesamt 127 Patienten der Universitätsklinik Ulm, sowie 27 gesunden Kontrollpersonen analysiert.

Gesunde Kontrollen: n = 27; (14 männlich, 13 weiblich, Alter 20 bis 43 Jahre, Durchschnitt 25,5 Jahre). Zur Ermittlung eines laboreigenen Normalbereichs der Leukocytenelastase wurde bei diesen 27 Gesunden (medizinisches Personal, Studenten, Freiwillige) einmalig morgens nüchtern Blut entnommen.

Akute Pankreatitis: n = 29; Patienten (16 männlich, 13 weiblich, Alter 25 bis 81 Jahre, Durchschnitt 51,6 Jahre). Ätiologische Faktoren waren bei 17 Patienten (58%) ein Alkoholabusus, in 7 Fällen (24%) ein Gallensteinleiden, bei 2 Patienten (7%) ein Zustand nach ERCP und bei 3 Patienten (10%) ungeklärt.

Chirurgisches Forum '88
f. experim. u. klinische Forschung
Hrsg.: K.H. Schriefers et al.

Aufgrund morphologischer Kriterien, welche im Rahmen von kontrastmittelverstärkten computertomographischen Untersuchungen (3) ermittelt werden konnten, erfolgte eine Einteilung in Patienten mit akuter interstitiell ödematöser Pankreatitis (n = 16, 8 männlich, 8 weiblich, Durchschnittsalter 53,4 Jahre) und Patienten mit nekrotisierender Pankreatitis (n = 13, 8 männlich, 5 weiblich, Durchschnittsalter 49,8 Jahre). Der mittlere Ranson-Score in der Gruppe mit ödematöser Pankreatitis betrug 2,2 Punkte bei einer Kliniksmortalität von 0%. Der Ranson-Score in der Gruppe mit nekrotisierender Pankreatitis betrug 4,4 Punkte bei einer Mortalität von 15% (2 von 13).

Nach der Klinikaufnahme wurde bei den 29 Patienten mit akuter Pankreatitis ein tägliches Plasmamonitoring bis zum Ablauf von 14 Tagen durchgeführt.

Chronische Pankreatitis: n = 29 Patienten (22 männlich, 7 weiblich, Alter 27 bis 80 Jahre, Durchschnitt 45,3 Jahre). In dieser Patientengruppe erfolgte eine einmalige Blutentnahme morgens nüchtern, entweder zum Zeitpunkt der stationären Aufnahme oder im Rahmen einer ambulanten Kontrolluntersuchung.

Gastrointestinale Erkrankungen: Dieses Kollektiv wurde in 2 Gruppen unterteilt. Gruppe 1 beinhaltet 22 Patienten mit nicht entzündlichen gastrointestinalen Erkrankungen (17 männlich, 5 weiblich, Alter 15 bis 80 Jahre, Durchschnittsalter 53,7 Jahre) wie peptische Ulcera, Cholelithiasis, Hernien etc. Gruppe 2 umfaßt 21 Patienten (17 männlich, 4 weiblich, Alter 21 bis 71 Jahre, Durchschnitt 45,6 Jahre) mit entzündlichen gastrointestinalen Erkrankungen wie intraabdominelle Abscesse, Fisteln, Peritonitis, Appendicitis etc.

Gastrointestinale Tumoren: n = 26 Patienten (20 männlich, 6 weiblich, Alter 34 bis 76 Jahre, Durchschnitt 57,5 Jahre). Es handelte sich um histologisch gesicherte gastrointestinale Malignome (Oesophagus, Magen, Pankreas, Colon).

Methode

Die Leukocytenelastase wurde im Plasma mittels eines käuflichen Enzymimmunoassays (E. Merck, Darmstadt, BRD) bestimmt. Der Test beruht auf dem Nachweis der Leukocytenelastase in komplexierter Form mit dem Proteinaseninhibitor Alpha-1-Antitrypsin.

Statistik

Die Daten sind wiedergegeben als Mediane ± Quartile. Statistische Berechnungen erfolgten mit dem Mann-Whitney-U-Test.

Ergebnisse

In der Gruppe von gesunden Kontrollpersonen wurde ein Median der Plasma-Leukocytenelastase von 92 Mikrogramm/l ermittelt (Quartilen: 61 bis 160 Mikrogramm/l). In Abb. 1 sind sämtliche Einzel-

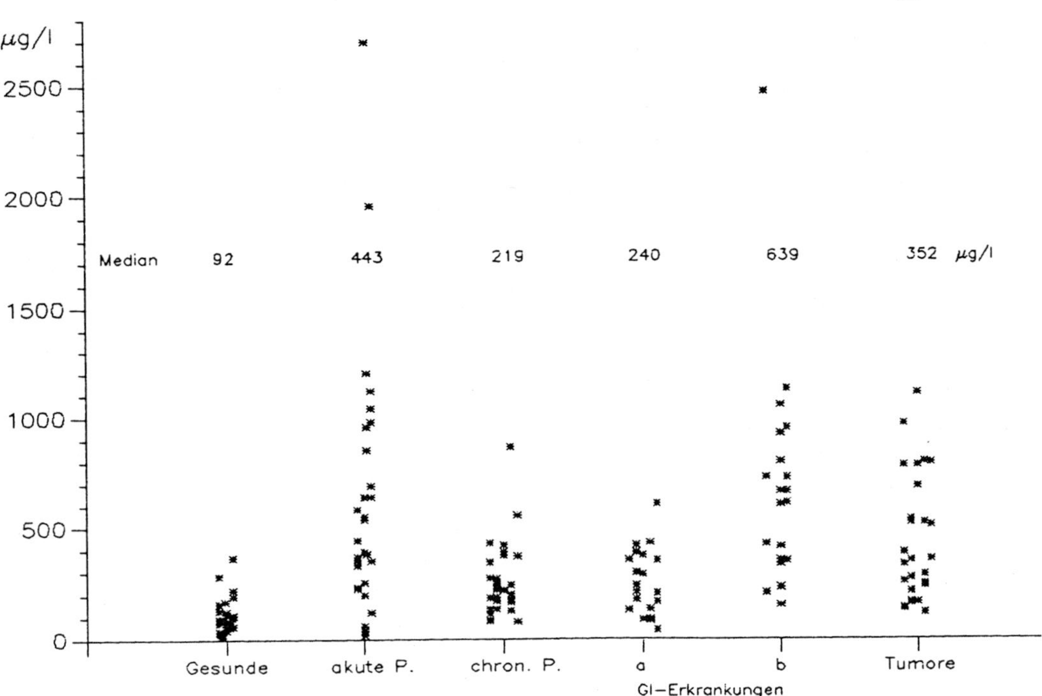

Abb. 1. Einzelwerte der Plasma-Leukocytenelastase bei 127 Patienten und 27 gesunden Probanden. Akute P.: = Akute Pankreatitis. Chron P.: Chronische Pankreatitis. GI-Erkrankungen = Gastrointestinale Erkrankungen (a: nicht entzündlich; b: entzündlich)

werte der Patientengruppen zum Zeitpunkt der stationären Aufnahme und der Kontrollpersonen aufgetragen. Auffällig waren die signifikant erhöhten Mediane in der Gruppe von Patienten mit akuter Pankreatitis (443 µg/l) sowie in dem Kollektiv von Patienten mit entzündlichen gastrointestinalen Erkrankungen (639 µg/l). Patienten mit chronischer Pankreatitis, mit nicht entzündlichen gastrointestinalen Erkrankungen sowie gastrointestinalen Tumoren zeigen ebenfalls eine, wenn auch mäßige Erhöhung der Plasma-Leukocytenelastase im Vergleich zu gesunden Kontrollpersonen (Abb. 1).

Im Rahmen der Detailanalyse des Patientenkollektivs mit akuter Pankreatitis wurde über einen Zeitraum von 14 Tagen nach Beginn der Erkrankung die Patientengruppe mit ödematöser Pankreatitis derjenigen mit nekrotisierender Verlaufsform gegenübergestellt (Abb. 2). Hier fanden sich signifikante Unterschiede der Plasma-Leukocytenelastase innerhalb von 10 Tagen nach Beginn der Erkrankung (Tabelle 1). Insbesondere in dem Zeitraum "Tag 1 bis Tag 7" der akuten Pankreatitis waren die Unterschiede hochsignifikant.

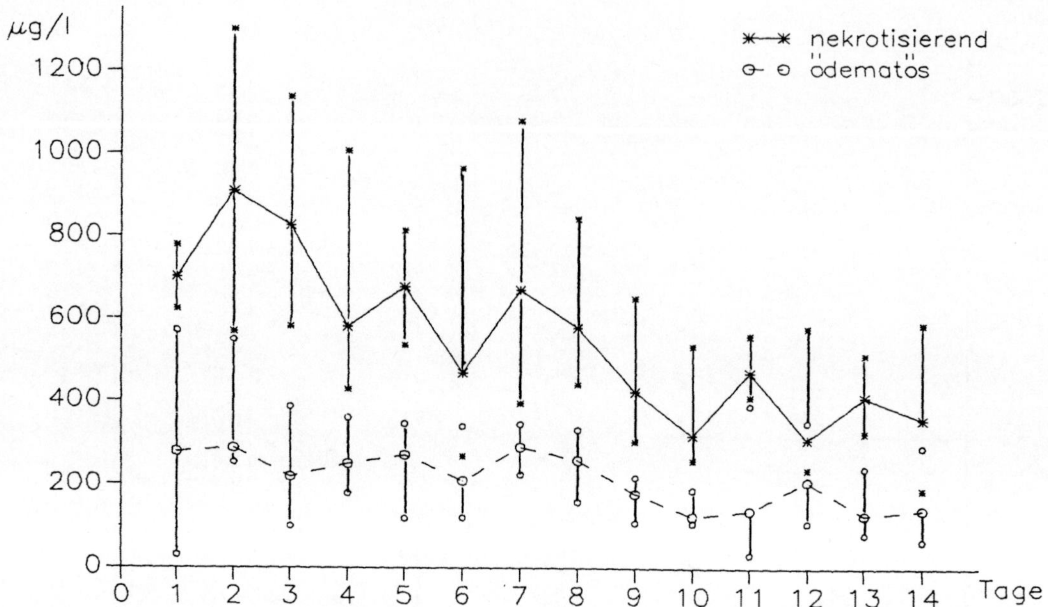

Abb. 2. Plasmaverlauf (Mediane ± Quartile) der Leukocytenelastase bei Patienten mit ödematöser und nekrotisierender Pankreatitis

Tabelle 1. Medianwerte (+ Quartile) von 4 verschiedenen Zeitintervallen (in Stunden) nach Beginn der akuten Pankreatitis. AIP = Akute interstitiell ödematöse Pankreatitis. NP = Akute nekrotisierende Pankreatitis. * = p < 0,001. Die Anzahl der in die Berechnung eingeschlossenen Werte ist unter "n" angegeben

Zeitintervalle in h	**≤48**	**>48 - ≤96**	**>96 - ≤168**	**>168 - ≤240**
AIP Median und Quartilen in µg/l	**311**	**221**	**262**	**198**
	248 - 410	**165 - 365**	**153 - 343**	**123 - 239**
n	**12**	**14**	**22**	**16**
NP Median und Quartilen in µg/l	**665***	**673***	**535***	**403***
	605 - 916	**477 - 1081**	**355 - 952**	**315 - 484**
n	**12**	**13**	**25**	**16**

Diskussion

Die nekrotisierende Pankreatitis ist eine Erkrankung mit hoher Morbidität und Letalität. Therapeutische Konsequenzen, wie der Einsatz von intensivmedizinischen Maßnahmen oder chirurgischen Interventionen sind direkt abhängig vom frühzeitigen Nachweis dieses morphologischen Schweregrades der akuten Pankreatitis. Zahlreiche klinische, radiologische und Serumparameter wurden in der Vergangenheit hinsichtlich ihrer Treffsicherheit für Pankreasnekrosen analysiert. Dabei scheinen vor allen Dingen die kontrastmittelverstärkte Computertomographie (3) und das C-reaktive Protein (4) die derzeitigen Referenzparameter für die Schweregradeinteilung darzustellen.

Ein kürzlich in die Diagnostik von entzündlichen Erkrankungen eingeführter Marker, die Leukocytenelastase (2), wurde in der vorliegenden Untersuchung hinsichtlich ihrer Differenzierungsfähigkeit zwischen leichter und schwerer akuter Pankreatitis untersucht. Obwohl es sich dabei um eine Pilot-Untersuchung an 29 Patienten mit akuter Pankreatitis handelte, zeigen die Ergebnisse eindrucksvoll, daß mit Hilfe dieses Markers eine Differenzierung zwischen ödematöser und nekrotisierender Pankreatitis, insbesondere in der ersten Krankheitswoche möglich ist.

Der Einsatz der Leukocytenelastase als prognostischer Parameter bei akuter Pankreatitis setzt natürlich die spezifische Diagnostik dieser Erkrankung voraus. Die in der vorgelegten Studie ermittelten Plasmawerte bei anderen entzündlichen oder neoplastischen Erkrankungen des Gastrointestinaltraktes demonstrieren die Einschränkung der Spezifität dieses Testsystems.

Zusammenfassung

In einer prospektiven klinischen Studie wurde die Wertigkeit der Leukocytenelastase bei 29 Patienten mit akuter Pankreatitis (16 Pat. mit ödematöser und 13 mit nekrotisierender Verlaufsform) analysiert. Als Kontrollgruppen dienten gesunde Probanden (n = 27), Patienten mit chronischer Pankreatitis (n = 29), Patienten mit gastrointestinalen Erkrankungen (n = 43) und Patienten mit gastrointestinalen Tumoren (n = 26). In der Gruppe mit akuter Pankreatitis wurde ein Plasmamonitoring über 14 Tage durchgeführt. Die Leukocytenelastase konnte mittels eines Enzymimmunoassays bestimmt werden.

Mit Hilfe der Leukocytenelastase war eine hochsignifikante Unterscheidung zwischen ödematöser und nekrotisierender Pankreatitis, vor allem innerhalb der ersten Krankheitswoche, möglich. Die Spezifität des Testsystems wurde eingeschränkt durch andere gastrointestinale Erkrankungen mit vergleichbarer entzündlicher Aktivität.

Summary

In a prospective clinical trial the value of leucocyte elastase was analysed in 29 patients with acute pancreatitis (16 patients with interstitial edematous and 13 with necrotizing pancreatitis). Serving as controls were 27 healthy persons, 29 with chronic pancreatitis, 43 with gastrointestinal diseases and 26 with gastrointestinal tumors. In patients with acute pancreatitis we carried out plasma monitoring for 2 weeks. Leucocyte elastase was determined by an enzyme immunoassay. The analysis of plasma leucocyte elastase differentiated significantly between edematous and necrotizing types of acute pancreatitis, especially during the 1st week of disease. The specificity of this method is restricted by other inflammatory diseases of the gastrointestinal tract.

Literatur

1. Büchler M, Malfertheiner P, Uhl W, Beger HG (1986) Diagnostic and prognostic value of serum elastase 1 in acute pancreatitis. Klin Wochenschr 64:1186-1191
2. Neumann S, Gunzer G, Hennrich N, Lang H (1984) PMN elastase assay: enzyme immunoassay for human polymorphnuclear elastase complexed with alpha-1-proteinase inhibitor. J Clin Chem Biochem 22:693-697
3. Block S, Maier W, Clausen C, Bittner R, Büchler M, Beger HG (1986) Identification of pancreas necrosis in severe acute pancreatitis. Gut 27:1035-1042
4. Büchler M, Malfertheiner P, Schoetensack C, Uhl W, Beger HG (1986) Sensitivity of antiproteases, complement factors and CRP in detecting pancreatic necrosis. Int J Pancreatol 1:227-235

Priv.-Doz. Dr. M. Büchler, Abteilung für Allgemeine Chirurgie, Universität Ulm, Steinhövelstr. 9, D-7900 Ulm

42. Ezymfreisetzung in Peritonealexsudat und Lymphe bei der akuten experimentellen Pankreatitis

Enzyme Release in Peritoneal Fluid and Lymph During Acute Experimental Pancreatitis

B. Vollmar[1], H. Waldner[2], J. Schmand[1], P. Conzen[1], A. Goetz[1], L. Schweiberer[2] und W. Brendel[1]

[1]Institut für Chirurgische Forschung (Direktor: Prof. Dr. Dr. W. Brendel) und
[2]Chirurgische Klinik Innenstadt (Direktor: Prof. Dr. L. Schweiberer) der Ludwig-Maximilians-Universität München

Einleitung

Der Aktivierung und der Freisetzung pankreatogener Enzyme werden im Rahmen der akuten Pankreatitis entscheidende pathophysiologische Bedeutung zugeschrieben. Dies gilt nicht nur für die Pathogenese der Organentzündung, sondern auch ganz wesentlich für die systemischen Komplikationen an den Erfolgsorganen (z.B. Niere und Lunge), wie sie bei schweren Verlaufsformen auftreten.

Frühere Versuche, durch isolierte Blockierung einzelner Enzymsysteme, z.B. die Inhibition des Kallikrein-Kinin-Systems durch Aprotinin, den Krankheitsverlauf günstig zu beeinflussen, waren unbefriedigend. Neuerdings versucht man, durch die Peritoneallavage eine Verbesserung des Krankheitsverlaufes zu erreichen. Dem liegt die Vorstellung zu Grunde, durch die Entfernung des Peritonealexsudates die systemische Resorption potentiell schädlicher Enzyme und Mediatoren verhindern zu können. Allerdings sind die Ergebnisse mit diesem Therapieansatz bisher uneinheitlich.

Von großem Interesse erschien es daher, die drei Kompartmente, über die aktivierte Enzyme des Pankreas systemisch wirksam werden können - portalvenöses Blut, peripankreatische Lymphe und Peritonealexsudat - getrennt voneinander zu erfassen und durch Messung von Enzymen und der Kinetik ihrer Freisetzung der Bedeutung dieser Kompartmente näherzukommen. Die Untersuchung wurde an Schweinen durchgeführt, da deren pankreatische Enzymsysteme gut definiert und aufgrund der Größe der Tiere die gleichzeitige Gewinnung von Blut, Lymphe und Peritonealexsudat möglich war.

Chirurgisches Forum '88
f. experim. u. klinische Forschung
Hrsg.: K.H. Schriefers et al.

Methodik

Als Versuchstiere dienten 29 Schweine mit einem mittleren Körpergewicht von 26 kg. Nach Narkoseeinleitung mit Ketamin, Flunitrazepam und Atropin wurden die Tiere tracheotomiert und kontrolliert beatmet. Arterieller pO_2 und pCO_2 wurden durch entsprechende Steuerung der Beatmungsparameter bei 100 mm Hg, bzw. 35 mm Hg gehalten.

Unter Aufrechterhaltung der Narkose mit einem Lachgas/Sauerstoff-Gemisch und Zufuhr von Enflurane (ca. 0,8 Vol%) wurden für die Überwachung der Makrohämodynamik Katheter in A. und V. femoralis, ein Swan-Ganz-Katheter in der A. pulmonalis plaziert. Nach medianer Laparotomie wurde durch Entfernung von Magen, Milz und des gesamten Intestinums das Pankreas in situ isoliert. Ein Katheter in der V. mesenterica diente zur Entnahme von portalvenösem Blut. Das direkt unter dem Pankreas entspringende und über die V. renalis sin. ziehende Lymphgefäß drainierte nach dieser Präparation isoliert das Pankreas. Über einen Katheter in diesem Gefäß wurde der pankreatische Lymphfluß stündlich bilanziert und hieraus Proben entnommen. Weiterhin wurde der Ductus pancreaticus und der Truncus coeliacus kanüliert.

Die Versuchsserie unterteilte sich in folgende drei Versuchsgruppen:

a) eine Kontrollgruppe (n = 9);
b) eine Versuchsgruppe (n = 10), bei der eine 5%-Lösung des Gallensalzes Na-Taurocholat (NA-T; 1 ml/kg KG) in den D. pancreaticus mit einem Druck von 30 cm H_2O infundiert wurde;
c) eine weitere Versuchsgruppe (n = 10), der freie Ölsäure (FFS; 0,1 mg/kg KG) intraarteriell über einen Katheter im T. coeliacus infundiert wurde.

Unter Erhalt konstanter hämodynamischer Bedingungen durch adäquate Zufuhr kristalliner Lösungen (mittlerer arterieller Druck, pulmonal-capillärer Verschlußdruck) und stündlicher Kontrolle der Blutgase wurden die Tiere über die Dauer von 6 h beobachtet. Dabei entnahmen wir 40 min, 2 h, 4 h und 6 h nach Auslösen der Pankreatitis portalvenöses Blut, Lymphe und Peritonealexsudat, das direkt aus dem offenen Bauchraum abgezogen werden konnte.

Die Messung der Phospholipase A-Aktivität erfolgte photometrisch nach der Methode von HOFFMANN (1). Die Lipase-Aktivität wurde durch ein titrimetrisches Verfahren erfaßt (2). Die Bestimmung der Pankreas-Kallikrein-Konzentrationen erfolgte in einem für das Schwein spezifischen Radio-Immunoassay (3).

Für die statistische Aufarbeitung der Daten diente für den Innerhalbgruppenvergleich die Rangvarianzanalyse nach Friedman, für den Zwischengruppenvergleich die Kruskal-Wallis-Analyse, beide gefolgt von entsprechenden Einzelvergleichen.

Ergebnisse

Abhängig von der Art der Noxe konnten wir zwei unterschiedliche Verlaufsformen der Pankreatitis beobachten:

a) Durch die intraductale Infusion von Na-Taurocholat kam es innerhalb weniger Minuten zur Entwicklung einer hämorrhagisch-nekrotisierenden Pankreatitis mit Bildung eines hämorrhagischen Exsudates. Die Histologie zeigte das klassische Bild einer tryptisch-lipolytischen Pankreatitis mit überwiegend um die Pankreasgänge lokalisierten Nekrosen.

b) Im Gegensatz dazu imponierte das Pankreas bei der FFS-Gruppe mit einem generalisierten Ödem und Bildung von serösem Exsudat. Histologisch zeigten sich stark auseinanderweichende Läppchen, erweiterte Interlobärsepten und disseminierte Parenchymnekrosen.

In beiden Pankreatitisgruppen fanden sich im Gegensatz zur Kontrollgruppe eine Aktivierung von Pankreasenzymen, erkennbar am Anstieg der Lipase- und Phospholipaseaktivität und am Anstieg der Pankreas-Kallikrein Konzentrationen (Abb. 1 - 3).

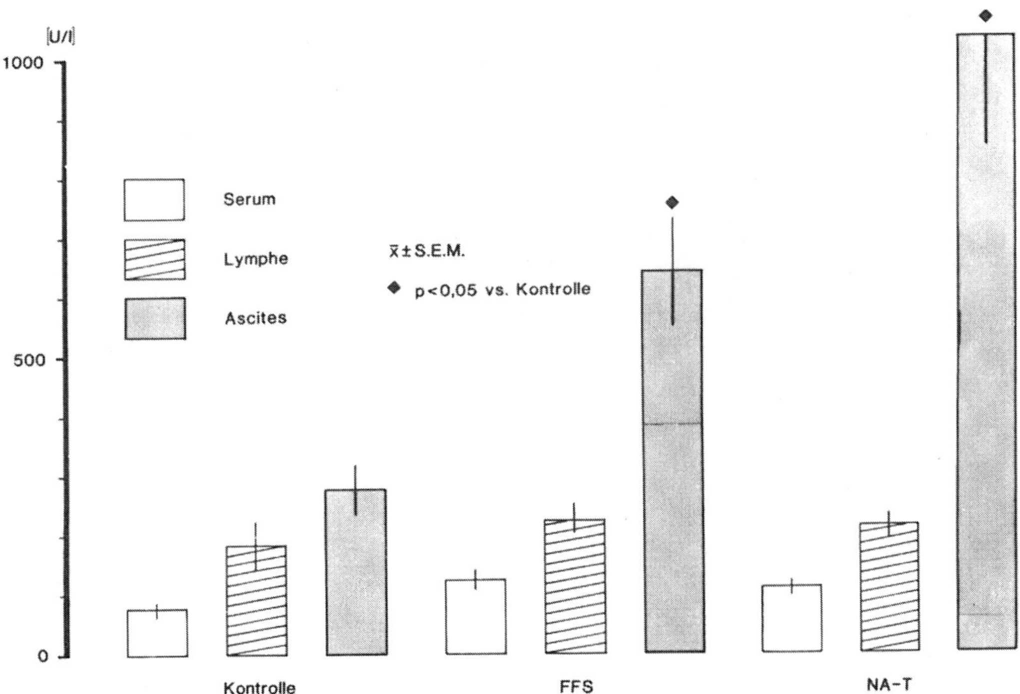

Abb. 1. Lipase Aktivität in Serum, Lymphe und Ascites nach 6 h experimenteller Pankreatitis

Einheitlich fand sich dabei für alle Enzyme die weitaus stärkste Freisetzung in das Peritonealexsudat. Der zeitliche Verlauf der Enzymfreisetzung in das Peritonealexsudat war bei der FFS-Gruppe durch einen kontinuierlichen Anstieg über die Versuchsdauer von 6 Stunden geprägt. Dagegen lagen im Peritonealexsudat bei den Tieren mit Na-T-Pankreatitis schon nach 40 min signifikant erhöhte Aktivitäten bzw. Konzentrationen vor. Die Quotienten von Konzen-

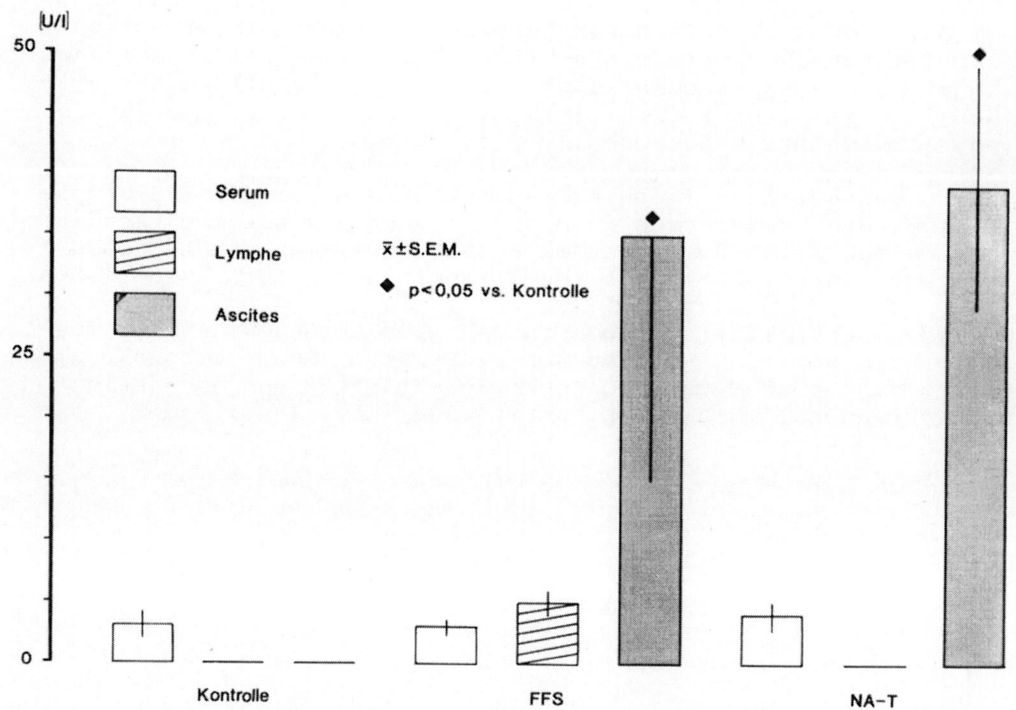

Abb. 2. Phospholipase-A Aktivität in Serum, Lymphe und Ascites nach 6 h experimenteller Pankreatitis

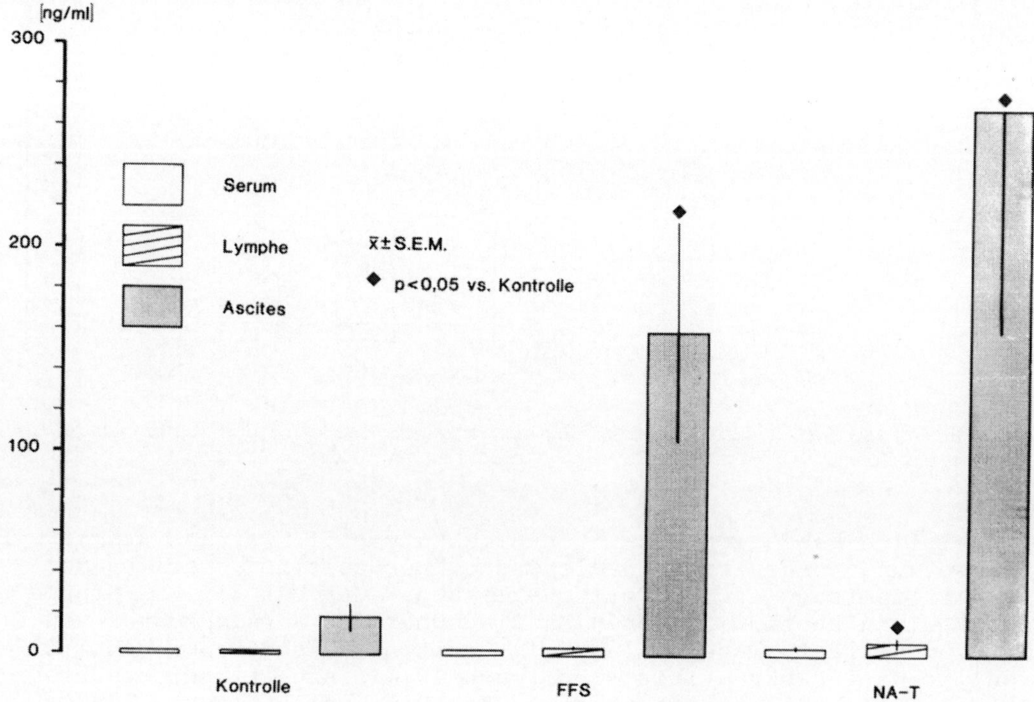

Abb. 3. Pankreas-Kallikrein Konzentrationen in Serum, Lymphe und Ascites nach 6 h Pankreatitis

trationen bzw. Aktivitäten von Peritonealexsudat zu Lymphe nach 6 h Pankreatitis betrugen bei den Tieren der NA-T-Gruppe für die Phospholipase A 10,5, für die Lipase 4,7 und für das Kallikrein 36,8. Bei den mit freier Fettsäure behandelten Tieren lagen die entsprechenden Werte für die Phospholipase A bei 6,6, für die Lipase bei 2,7 und für das Kallikrein bei 36,4. In der Kontrollgruppe fanden sich über den gesamten Beobachtungszeitraum keine signifikanten Veränderungen dieser Enzyme.

Diskussion

Aufgrund dieser Versuche am Schwein ist es erstmals gelungen, an zwei Formen der Pankreatitis, der hämorrhagisch-nekrotisierenden und der ödematösen Pankreatitis, die Kompartmente portalvenöses Blut, peripankreatische Lymphe und Peritonealexsudat selektiv zu erfassen. Entsprechend anderen Untersuchungen (4) fanden wir um ein Vielfaches erhöhte Enzymwerte im Peritonealexsudat bei vergleichsweise geringfügig erhöhten Werten in der peripankreatischen Lymphe. Dies läßt sich am ehesten durch den Verschluß intrapankreatischer Lymphbahnen durch ausgetretenen Zelldetritus in den durch die Pankreatitis geschädigten Regionen erklären. Tierexperimentelle Untersuchungen (5) und klinische Studien (6), die erhöhte Enzymwerte, z.B. der Phospholipase A-Aktivität im Serum fanden, bedürfen im Vergleich mit unseren Messungen im Serum der Interpretation: Wir vermuten, daß es sich in diesen Studien um die aus dem Bauchraum in die Blutbahn resorbierten Enzyme handelt. Durch die vollständige Resektion des gesamten Intestinums, sowie durch ständige Entnahme von Peritonealexsudat war in unserem Modell eine systemische Resorption der aktivierten Enzyme aus dem Peritonealexsudat nicht möglich. Daher konnten auch keine Hinweise auf mögliche Organkomplikationen beobachtet werden. Aufgrund der wesentlich stärkeren Enzymfreisetzung in das Peritonealexsudat lassen unsere Ergebnisse jedoch einen positiven Effekt der frühzeitig durchgeführten Peritoneallavage in der Therapie der akuten Pankreatitis erwarten.

Zusammenfassung

An experimentellen Modellen der akuten Pankreatitis am Schwein wurde die Freisetzung verschiedener Enzyme des Pankreas untersucht. Dabei zeigte sich im Vergleich zu peripankreatischer Lymphe und portalvenösem Blut eine wesentlich höhere Freisetzung in das Peritonealexsudat. Die Untersuchungen lassem damit einen positiven Effekt der frühzeitig einsetzenden Peritoneallavage bei diesem Krankheitsbild erwarten.

Summary

Release of mediating pancreatic enzymes into peritoneal fluid, pancreatic lymph, and portal venous blood was investigated in two models of porcine acute pancreatitis. The highest liberation of enzymes by far was observed in peritoneal fluid. The results suggest that peritoneal lavage might exert beneficial effects in acute pancreatitis.

Literatur

1. Weber H (1980) Mikromethode zur Bestimmung der Pankreaslipase im Serum. Dtsch Med Wochenschr 90:1170-1174
2. Hoffmann GE, Schmid D, Bastian B (1985) Bestimmungen der Phospholipase A im Serum bei akuter Pankreatitis. J Clin Chem Clin Biochem 23:582-583
3. Fink E, Güttel C (1978) Development of a radioimmunoassay for pig pancreatic kallikrein. J Clin Chem Clin Biochem 16:381-385
4. Gjone E, Ofstad E, Marton PF, Amundson E (1967) Phospholipase activity in pancreatic exudate in experimental acute pancreatitis. Scand J Gastroent 2:181-185
5. Hölbing N, El-Kalak H, Georgopoulos A, Stilianu L, Hacker G (1985) Phospholipase-A_1 und -A_2 in experimental acute pancreatitis in rats. Res Exp Med 185:131-137
6. Malfertheiner P, Büchler M, Schädlich H, Beger HG (1987) Phospholipase A - Schlüsselenzym in der Pathophysiologie der akuten Pankreatitis. Ergebnisse einer klinischen Untersuchung. Langenbecks Arch Chir [Suppl]. Springer, Berlin Heidelberg New York Tokyo London Paris, S 355-360

Dr. B. Vollmar, Institut für Chirurgische Forschung, Klinikum Großhadern, Marchioninistraße 15, D-8000 München 70

43. Veränderungen der Makro- und Mikrozirkulation bei der experimentellen biliären Pankreatitis

Changes in Macro- and Microcirculation During Experimental Biliary Pancreatitis

H. Waldner, J. Schmand, B. Vollmar, A. Götz, P. Conzen, D. Wilker und W. Brendel

Chirurgische Klinik Innenstadt (Direktor: Prof. Dr. L. Schweiberer) und Institut für Chirurgische Forschung (Direktor: Prof. Dr.Dr. W. Brendel) der Ludwig-Maximilians-Universität München

Einleitung

Die Pankreatitis ist definiert als Autodigestion des Pankreas durch aktivierte pankreatogene Enzyme. Sekundär kann es insbesondere bei den schweren Verlaufsformen zu systemischen Veränderungen wie dem Kreislaufschock kommen. In der Mehrzahl der bisher vorliegenden experimentellen Untersuchungen konnte nicht eindeutig zwischen den schockbedingten und den durch die Pankreatitis bedingten Störungen der Mikrozirkulation des Pankreas unterschieden werden.

Ziel unserer Untersuchungen war es, ein neues Modell der experimentellen Pankreatitis zu entwickeln, bei dem, unter Vermeidung eines Kreislaufschocks, Parameter der Makro- und Mikrozirkulation simultan gemessen und verglichen werden sollten, um pankreatitisspezifische Veränderungen dieser Meßgrößen nachzuweisen.

Methodik

Die Untersuchungen wurden an 19 Schweinen mit einem mittleren Körpergewicht von 26 kg durchgeführt. Nach Einleitung der Narkose mit Ketanest, Rohypnol und Atropin wurden die Tiere tracheotomiert und kontrolliert beatmet. Die Narkose wurde mit Sauerstoff, Lachgas und Enflurane fortgeführt. Die A. und V. femoralis wurden kanüliert, über die V. jugularis int. ein Swan-Ganz-Katheter in die A. pulmonalis vorgeschoben. Durch Infusion kristalliner Lösungen wurde der pulmonalcapilläre Verschlußdruck konstant gehalten. Der Ductus pancreaticus wurde retrograd kanüliert. Nach medianer Laparotomie wurde durch Gastrektomie, Splenektomie und Entfernung des Dünn- und Dickdarms das Pankreas

Chirurgisches Forum '88
f. experim. u. klinische Forschung
Hrsg.: K.H. Schriefers et al.

in situ isoliert. Die Darstellung der Pfortader erfolgte zur elektromagnetischen Messung des Pankreasblutflusses und für venöse Blutentnahmen. Es konnten somit folgende Parameter bestimmt werden: Mittlerer arterieller Druck, pulmonalcapillärer Verschlußdruck, mittlerer Pulmonalarteriendruck, Pfortaderdruck, Blutfluß des Pankreas, arterielle und venöse Blutgase.

Mikrohämodynamische Messungen am Pankreas wurden mittels Videofluorescenzmikroskopie durchgeführt. Als Farbstoff dienten FITC-Dextran 150 und FITC-markierte Erythrocyten. Hier wurden die Änderungen der Permeabilität für Makromoleküle und die Anzahl der von Erythrocyten perfundierten Capillaren bestimmt.

Zwei Gruppen wurden untersucht:

1. Eine Kontrollgruppe (n = 9);
2. Eine Pankreatitisgruppe (n = 10),
bei der die Pankreatitis durch intraductale Infusion einer 5%igen Na-Taurocholat-Lösung unter einem Druck von 30 cm H_2O ausgelöst wurde.

Eine Stunde nach Ende der Präparation wurden die o.g. Parameter der Makro- und Mikrozirkulation bestimmt. Dann wurde die Pankreatitis ausgelöst und sechs Stunden lang beobachtet. In der Kontrollgruppe wurde nur sechs Stunden lang beobachtet, die Messungen jedoch wie in der Pankreatitisgruppe nach 40 min und danach stündlich bis zum Zeitpunkt sechs Stunden durchgeführt.

Für die statistische Auswertung wurde als Innerhalbgruppenvergleich die Rangvarianzanalyse nach Friedman, als Zwischengruppenvergleich die Kruskal-Wallis-Analyse verwendet. Als signifikant wurden p-Werte kleiner als 0,05 bezeichnet.

Ergebnisse

1. In der Kontrollgruppe kam es zu keinen Veränderungen der makro- und mikrohämodynamischen Parameter.

2. In der Pankreatitisgruppe blieben MAP, PCWP, Blutfluß, PAP und Pfortaderdruck unverändert. Es kam jedoch nach 40 min zu einem signifikanten Abfall der AVDO2.

Auf mikrohämodynamischer Ebene kam es nach Auslösung der Pankreatitis zu einer Erhöhung der Permeabilität für Makromoleküle, erkennbar am Austritt von FITC-Dextran ins Interstitium. Der Anteil der pro Minute von Erythrocyten perfundierten Capillaren lag basal, wie in der Kontrollgruppe, bei 42%. In der Pankreatitisgruppe fanden sich Bereiche mit Perfusionsausfällen und kontinuierlich durchblutete Bereiche. Die Stase trat innerhalb von Minuten auf. In den kontinuierlich perfundierten Gebieten war eine signifikante Zunahme der Anzahl der von Erythrocyten perfundierten Capillaren auf 67% nachzuweisen (Abb. 1). Darüberhinaus kam es zu überwiegend im Kopfbereich lokalisierten focalen, hämorrhagischen Nekrosen des Parenchyms und zur Freisetzung aktiver Pankreasenzyme.

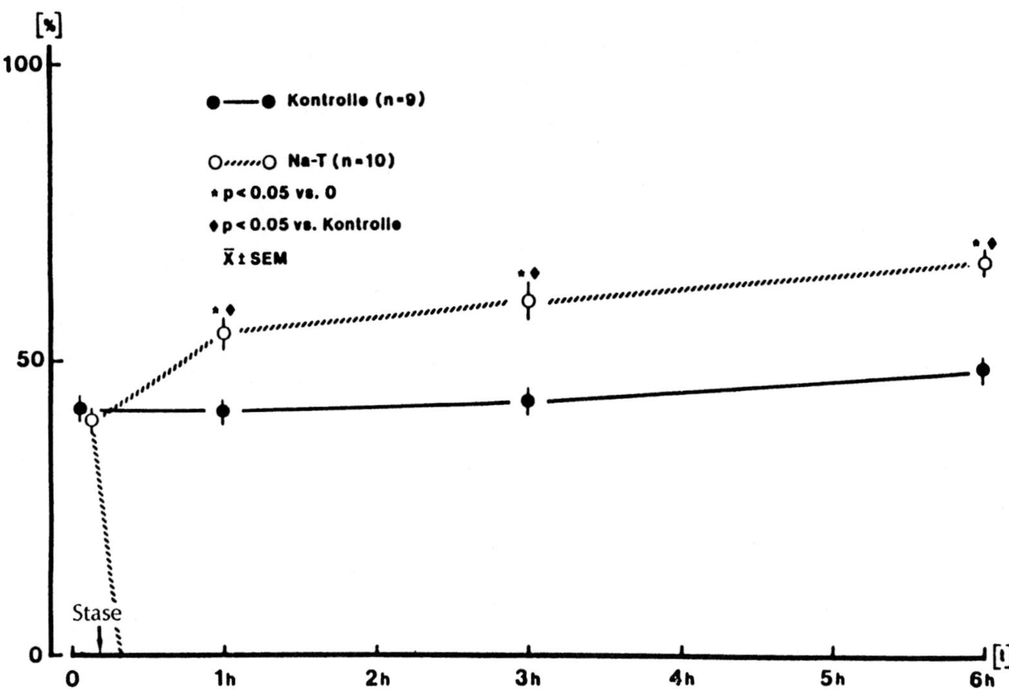

Abb. 1. Der Anteil der von Erythrocyten perfundierten Capillaren ist für beide Gruppen dargestellt: In der Kontrollgruppe ändert sich der Prozentsatz nicht; in der Pankreatitisgruppe finden sich focale Stasebereiche. In den kontinuierlich perfundierten Gebieten nimmt der Anteil der perfundierten Capillaren zu

Diskussion

Aufgrund mehrerer experimenteller Arbeiten war man der Ansicht, daß die akute Pankreatitis mit einer Minderdurchblutung des Organs einhergeht (2, 4). Bei der Interpretation dieser Ergebnisse sind jedoch methodische Fehler wie Gefäßligaturen am Pankreas, die schon unter Kontrollbedingungen zur Minderperfusion führen, oder ein nicht korrigierter Schockzustand zu berücksichtigen (5).

In unserem Modell ohne Ligaturen am Pankreas änderte sich der Pankreasblutabfluß trotz der beobachteten focalen Perfusionsausfälle nicht. Durch die Infusion kristalliner Lösungen wurde ein Schock vermieden. Wir konnten somit zeigen, daß die beobachteten Veränderungen ursächlich auf die Pankreatitis zurückzuführen und nicht als Sekundärfolgen eines Kreislaufschocks zu interpretieren sind. Auch STUDLEY (5) fand bei einem ähnlichen Modell am Hund einen unveränderten Pankreasblutfluß. Eine Erklärung hierfür könnte eine vermehrte Shuntdurchblutung sein. Der Abfall der AVDO2 spricht ebenfalls für eine Shuntdurchblutung. Ein vermehrtes Auftreten von anatomischen A-V-Shunts konnte aber bei der Pankreatitis nicht nachgewiesen werden (3). Die beobachtete Capillarrekrutierung im Sinne einer Hyperämie kann den unveränderten Blutfluß und den Abfall der AVDO2 als "funktionelle Shuntdurchblutung" erklären. Darüberhinaus beobachteten wir auch eine Permeabilitätserhöhung für Makromoleküle, was die bei der akuten Pankreatitis oft beschriebene und auch von uns festgestellte Ödembildung erklärt.

Außerdem fanden sich, besonders im Ascites, erhöhte Werte von Pankreasenzymen, wie Lipase und Phospholipase A, aber auch von Mediatoren, wie Prostaglandinen, auf die an anderer Stelle eingegangen wird (1).

In dem untersuchten Modell der biliären Pankreatitis treten somit neben den bekannten Perfusionsstörungen die hämodynamischen Merkmale einer Pankreasentzündung auf: Permeabilitätsstörung und Hyperämie.

Zusammenfassung

An Schweinen wurden die bei der experimentellen biliären Pankreatitis auftretenden Veränderungen der Makro- und Mikrohämodynamik des Pankreas simultan untersucht. Bei Vermeidung des pankreatogenen Schocks durch adäquate Volumenzufuhr bleibt trotz teilweiser Perfusionsausfälle die Gesamtdurchblutung unverändert. Der Perfusionsausfall wird durch Capillarrekrutierung in den übrigen Bereichen ausgeglichen. Es wurde damit erstmals ein tierexperimentelles Modell erarbeitet, in dem die wesentlichen Merkmale einer Pankreasentzündung nachweisbar sind: Permeabilitätsstörung und Hyperämie.

Summary

The changes in macro- and microcirculation during acute experimental pancreatitis in pigs were investigated simultaneously. Pancreatogenic shock was avoided by adequate volume substitution. In spite of focal nonperfused areas, the total perfusion of the gland remained constant through capillary recruitment in continuously perfused areas. For the first time it was possible to establish an experimental model of acute pancreatitis with the main characteristics of inflammation: hyperpermeability and hyperemia.

Literatur

1. Glazer G, Gilliland EH, Aldridge MA (1987) The role of prostaglandins in acute pancreatitis. Surgery Annual 19: 175-203
2. Goodhead B (1969) Acute pancreatitis and blood flow. Surg Gyn Obstet :331-340
3. Knol JA, Edgcomb LP, Imman MJ, Eckhauser FE (1983) Low molecular weight dextran in experimental pancreatitis: effects on pancreatic microcirculation. J Surg Res 35:73-82
4. Lehtola A, Kivilaakso E, Puolakkainen P, Karonen SL, Lempinen M, Schröder T (1986) Effects of dextran 70 versus crystalloids in the microcirculation of porcine hemorrhagic pancreatitis. Surg Gyn Obstet 162:556-562

5. Studley JGN, Mathie RT, Gibbon MI, Blumgart LH (1986) Blood flow and perfusion in acute hemorrhagic pancreatitis in the dog. Gut 27:958-963

Dr. H. Waldner, Chirurgische Klinik Innenstadt, Nußbaumstraße 20, D-8000 München 2

44. Auswirkungen einer Hypovolämie, Hypoxämie und Ischämie auf die Primärfunktion einer Leber nach Konservierung und Reperfusion

Influence of Hypovolemia, Hypoxemia and Ischemia on Primary Liver Function After Preservation and Reperfusion

P. Lamesch[1], B. Ringe[1], M. Burdelski[2], P. Neuhaus[1] und R. Pichlmayr[1]

[1]Klinik für Abdominal- und Transplantationschirurgie und
[2]Kinderklinik der Medizinischen Hochschule Hannover

Der Erfolg einer Lebertransplantation hängt unmittelbar von der primären Funktionsaufnahme des Transplantates ab. Der qualitativen Beurteilung eines Spenderorganes kommt damit eine entscheidende Bedeutung zu. Diese Beurteilung wird neben den anamnestischen (Vorerkrankung, Unfallhergang) und den laborchemischen Parametern von einer rein subjektiven Wertung des makroskopischen Befundes bestimmt. Diese Kriterien sind von einer begrenzten Zuverlässigkeit. 5 bis 10% der qualitativ für gut bewerteten Organe zeigen histologisch relativ ausgeprägte Schäden, welche eine gute Primärfunktion fragwürdig erscheinen lassen. Ferner muß angenommen werden, daß einige der als schlecht eingestuften Organe ein ausreichendes Regenerationspotential hätten (1).

Ziel dieser experimentellen Studie war es, in Angleichung an klinische Beispiele die Auswirkungen von definierten Schockmodellen auf die Leberfunktion zu untersuchen. Die Sensibilität von Leberfunktionstests als zusätzlicher Beurteilungsparameter sind untersucht worden.

Material und Methoden

In Angleichung an klinische Beispiele wurden an 33 Schweinen der deutschen Landrasse (20 - 30 kg) folgende Schocksituationen in Vollnarkose induziert:

1. Ein hypovolämischer Schock mit einem mittleren arteriellen Druck von 40 - 50 mm Hg wurde nach einem Aderlaß von ca. 700 ml während 1 h eingehalten (n = 9).
2. Ein hypoxämischer Schock mit einem mittleren paO_2 von 40 - 50 Torr wurde durch entsprechendes Beatmen mit einem Lachgas/Sauerstoffgemisch (4:1) während 1 h aufrecht erhalten (n = 6).

Chirurgisches Forum '88
f. experim. u. klinische Forschung
Hrsg.: K.H. Schriefers et al.

3. Ein totaler Kreislaufwiderstand wurde durch Abklemmen des Ligamentum hepatoduodenale während 30 min simuliert (n = 9).

Die Auswirkungen der verschiedenen Schädigungen wurden über 24 h untersucht. Im Anschluß an diese Erholungsphase wurden die potentiellen Spendertiere laparotomiert und die Leber in situ mit einer Euro-Collins-Lösung über die Arteria hepatica und die Pfortader perfundiert. Nach Explantation wurden die Organe während einer bzw. 6 h konserviert.

Eine Transplantation wurde daraufhin durch eine extracorporale Perfusion mit einem zuvor hepatektomierten Perfusortier simuliert (Neuhaussche Perfusionsmaschine) (2). In der Kontrollgruppe wurde eine extracorporale Perfusion mit nicht vorgeschädigten Lebern durchgeführt (n = 9). Die Auswirkungen der verschiedenen Schockmodelle und die Primärfunktion nach Reperfusion wurden mit folgenden Parametern untersucht:
- Serumenzymstatus: GOT, GPT, GLDH
- Gerinnungsstatus: Quick (s)
- makroskopische und mikroskopische Beurteilung
- Galleproduktion (ml/h)
- Leberfunktionstests: Indocyanin Grün 0,5 mg/kg KG (ICG), Galaktose Elimination 350 mg/kg KG (GAL)

Ergebnisse

Die Auswirkungen der verschiedenen Schockmodelle waren nach 24 h in allen Gruppen ähnlich. Die Serum-Enzym-Konzentrationen stiegen bis auf das 2-3fache des Normalwertes. Die Gerinnungswerte blieben dabei unverändert. Die Leberfunktionstests zeigten paradoxerweise eine Abnahme der Halbwertszeiten der Testsubstanzen. Makroskopisch waren die Organe unauffällig, mikroskopisch konnten mäßiggradige celluläre Fettinfiltrationen nachgewiesen werden. Nach der Reperfusion kam es zu einer pathologischen Veränderung sämtlicher Parameter innerhalb der ersten Stunde. Die Serum-Enzym-Konzentrationen stiegen bis auf das 2-3fache des Normalwertes an, der Quick war auf das Doppelte verlängert, der ICG-Test zeigte eine Verlängerung der Halbwertszeiten um das 2-3fache, der Galaktosetest dagegen zeigte nur geringfügige Veränderungen. Die Galleproduktion fiel dabei auf 20 - 30% des Initialwertes ab. Im weiteren Verlauf der extracorporalen Perfusion zeigte sich eine generelle Stabilisierung der einzelnen Parameter. Während die Enzymkonzentrationen (GOT) weiter leicht anstiegen, fiel die Halbwertszeit des Indocyanin-Grün-Tests wieder ab. Die Galleproduktion stieg wieder auf 60% des Initialwertes an.

Zusammenfassend kann gesagt werden, daß der Konservierungs- bzw. Reperfusionsschaden erheblicher ist als die Folgen der hier definierten Schockmodelle. Dabei hatten unterschiedliche Konservierungszeiten (1 bzw. 6 h) keine besondere Konsequenz (Tabellen 1 und 2).

Tabelle 1. Ergebnisübersicht. Die Induktion der einzelnen Schockmodelle führte zu keiner relevanten Beeinträchtigung der Leberfunktion. Ein leichter Transaminasenanstieg war in allen Gruppen zu sehen. Ein nicht unerheblicher Konservierungs- bzw. Reperfusionsschaden wurde nach Reperfusion deutlich. Sämtliche Parameter waren pathologisch verändert. Es gab dabei keinen Unterschied zwischen den verschiedenen Schädigungsmodellen und der Kontrollgruppe. Auch der Vergleich unterschiedlicher Konservierungszeiten (1 bzw. 6 h) war unauffällig. Im weiteren Verlauf der Perfusion zeigte sich bei allen Parametern eine Tendenz zur Normalisierung. Auch in dieser Phase waren keine Unterschiede zwischen den verschiedenen Gruppen zu sehen

	24 h > Schock	1 h > Reperfusion	4 h > Reperfusion
GOT (U/l)	++ 2-4x	++ 2-4x	+
GLDH (U/l)	+ 2-3x	+++ 3-5x	=/-
Quick (sec)	=	++ 2x	=/-
ICG (min)	=	++ 2-3x	=/-
GAL (min)	=	+ 1,5x	=/-
Galle (ml/h)	12-30 ml/h	-- (20-30%)	++ (40-60%)

Tabelle 2. Ergebnisse der histologischen Untersuchungen. Die hypovolämischen, hypoxämischen und ischämischen Schädigungsmodelle führten zu geringgradigen Veränderungen der histologischen Befunde. 4 h nach Reperfusion wurden mittelgradig ausgeprägte Verfettungen nachgewiesen. Die Unterschiede zwischen vorgeschädigten und nicht vorgeschädigten Lebern waren gering. Die verschiedenen Konservierungszeiten (1 bzw. 6 h) hatten keine Konsequenzen

	24 h > Schock	4 h > Reperfusion
Hypovolämie	minimale Verfettung Einzelzellnekrosen	40-50% Verfettung vereinzelte Nekrosen
Hypoxämie	30-40% Verfettung Einzelzellnekrosen	50-70% Verfettung fokale Nekrosen
Ischämie	interstitielles Ödem Einzelzellnekrosen	40-60% Verfettung vereinzelt Nekrosen
Kontrolle		30-60% Verfettung vereinzelt Nekrosen

Schlußfolgerung

Die in dieser Studie als Simulation klinischer Beispiele von potentiellen Spendern definierten Schockmodelle haben zu keiner klar erfaßbaren Beeinträchtigung der Leberfunktion geführt. Eine Intensivierung der verschiedenen Schockmodelle erscheint aufgrund der klinischen Gegebenheiten nicht angebracht. Dies könnte für eine großzügigere Wertung der etablierten Ausschlußkriterien gedeutet werden.

Die beiden untersuchten Leberfunktionstests erwiesen sich als wenig sensibel für eine Differenzierung von leichten Schäden der Leber. Lediglich bedeutsamere Schäden, wie sie nach der Reperfusion zum Vorschein traten, wurden durch diese Tests erfaßt. Erste positive Ergebnisse konnten mit dem Lidocain-Test in klinischen Untersuchungen gezeigt werden.

Die Konservierung bzw. Reperfusion hat sich als bedeutendere Schädigung herausgestellt. Die Rolle der freien Sauerstoffradikale sowie der protektive Effekt von Prostaglandinen wird derzeit viel diskutiert. Verbesserte Konservierungsbedingungen sollten das Ziel weiterer Forschungsbemühungen sein.

Zusammenfassung

In einer tierexperimentellen Studie sollen die Auswirkungen von Hypovolämie, Hypoxämie und Ischämie auf die Leberfunktion untersucht werden. Die Primärfunktion einer so geschädigten Leber wird nach Konservierung in einer Euro-Collins-Lösung in einem Transplantationsmodell durch extracorporale Leberperfusion nach Neuhaus untersucht. Neben den klassischen laborchemischen Parametern soll die Sensibilität von Leberfunktionstests als zusätzlicher Beurteilungsparameter untersucht werden. Die verschiedenen Schockmodelle führten zu keiner wesentlichen Verschlechterung der Leberfunktion innerhalb 24 h. Der Konservierungs- bzw. Reperfusionsschaden war von größerer Bedeutung. Er manifestierte sich ähnlich in sämtlichen Gruppen; dabei fand sich kein Unterschied im Vergleich zur Kontrollgruppe. Unterschiedliche Konservierungszeiten (1 bzw. 6 h) hatten keine Konsequenz. Aus den angewendeten Leberfunktionstests ergaben sich keine zusätzlichen Informationen bezüglich der Leberqualität. Das Problem der Wertung etablierter Ausschlußkriterien bleibt damit bestehen. Weitere, vor allem klinische Untersuchungen sind für eine definitive Interpretation der Ergebnisse notwendig. Eine Verbesserung der Organkonservierung sollte das Ziel weiterer Forschungsbemühungen sein.

Summary

In this experimental study the effects on the liver of hypovolemia, hypoxemia and ischemia are studied in animal models, simulating clinical examples from potential donora. The primary function of the "shocked" organs is analysed in a transplantation model according to Neuhaus after preservation in Euro-Collins solution. In addition to the classic biochemical parameters, the sensitivity of liver function tests for qualitative assessment of a donor liver is analysed. Primary function after preservation and reperfusion were similar in all groups. There were no differences compared to the control group. There were also no differences between 1-h, and 6-h preservation. The investigated liver function tests were relatively insensitive for detection of moderately impaired organs, showing only damage from preservation or reperfusion. Further studies are required for a conclusive interpretation of these results. Optimization of organ preservation still remains an important goal in liver transplantation.

Literatur

1. Makowka L, Gordon RD, Todo S, Ohkohchi N, March JW, Tzakis AG, Yokoi H, Ligush J, Esquivel CD, Satake M, Iwatsuki S, Starzl TE (1987) Analysis of donor criteria for the prediction of outcome in clinical liver transplantation. Transpl Proc Vol XIX, 1:2378-2382
2. Neuhaus P, Neuhaus R, Vonnahme F, Pichlmayr R (1983) Verbesserte Möglichkeiten des temporären Leberersatzes durch ein neues Konzept der extracorporalen Leberperfusion. In: Langenbecks Arch Chir [Suppl]. Springer, Berlin Heidelberg New York, S.223-228

Dr. P. Lamesch, Klinik für Abdominal- und Transplantationschirurgie der Medizinischen Hochschule Hannover, Konstanty-Gutschow-Str. 8, D-3000 Hannover 61

45. Suppressor Aktivität bei der Leberregeneration

Suppressor Cell Activity in Liver Regeneration

T.S. Lie[1], S. Yoshimura[2], H. Preißinger[1] und M. Höfer[1]

[1]Abteilung für Transplantation, Chirurgische Universitätsklinik Bonn
[2]First Department of Surgery, Nippon Medical University, Tokyo/ Japan

Einleitung

Die Leber besitzt eine bemerkenswerte Fähigkeit zur Regeneration. Bei chronisch aktiver Hepatitis kann man Anzeichen einer Autoimmunerkrankung beobachten, während gleichzeitig die Regenerationsfähigkeit merklich reduziert ist. Dies läßt daran denken, daß die Leberregeneration vielleicht mit immunologischen Veränderungen im Organismus in einem Zusammenhang steht. Deshalb haben wir vorerst die celluläre Immunantwort im Verlauf der Leberregeneration untersucht.

Material und Methode

Das Experiment wurde in 2 Stufen ausgeführt:

1. Untersuchung der Thymocyten
Für diesen Versuch wurden männliche Lewis-Ratten (LEW) mit einem Körpergewicht zwischen 240 und 280 g benutzt. Bei 35 LEW führte man eine 70%ige Hepatektomie durch. Am 3., 5., 7., 10. und 14. postoperativen Tag wurden bei jeweils 7 Tieren das Feuchtgewicht der Leber, die Regenereationsrate, das Gewicht des Thymus und die Anzahl der Thymocyten festgestellt. Zusätzlich erfolgte mit Hilfe von Anti-Ratten-monoklonalen Antikörpern der Maus W3/13 (T cells), OX-8 (Tsc), W3/25 (Th) und OX-12 (B cells) von Sera-Lab, Crawley Down, Sussex RH10 4FF, England, die Untersuchung der Thymocytensubpopulationen, wie wir schon früher berichteten (1). Es wurden die Differentialratio (DR) und die Ratio der T-Helfer- zu T-Suppressor/cytotoxischen Zellen (Th-Tsc) der Thymocyten berechnet. DR errechnete sich nach folgender Formel:

$$DR = \frac{2\ W3/13 - W3/25 - OX\text{-}8}{W3/13} \times 100\ (\%).$$

Chirurgisches Forum '88
f. experim. u. klinische Forschung
Hrsg.: K.H. Schriefers et al.

Als Kontrolle wurde bei 13 LEW nur eine Laparotomie durchgeführt, und sie wurden auf dieselbe Weise untersucht wie die hepatektomierten Ratten.

2. Untersuchung der Lymphknotenzellen (LNC)
Diesmal benutzte man weibliche BALB/c Mäuse, ca. 6-8 Wochen alt.

a) Es wurde wiederum eine 70%ige Hepatektomie durchgeführt. Am 6. postoperativen Tag erfolgte die Entnahme der Leber und die Präparation der Kupffer-Sternzellen nach der Methode von RICHMAN et al. (2). Die Zellen wurden in MEM gelöst, das 40 µg/ml Mitomycin C (MMC) enthielt, und bei 37°C für 30 min inkubiert.

Zuerst legte man gemischte Lymphocytenkultur (MLC) mit $3x10^3$ Kupffer-Sternzellen (MMC behandelt) als "Stimulating" Zellen und $5x10^5$ LNC von unbehandelten syngenen Mäusen als "Responding" Zellen an.

Zur Überprüfung der Sekundärantwort wurden 10 Tage lang normale $5x10^6$ LNC mit $3x10^4$ Kupffer-Sternzellen (MMC behandelt), die man von 6 Tagen zuvor hepatektomierten Mäusen gewonnen hatte, kultiviert. $5x10^5$ Zellen aus dieser Kultur wurden nochmals mit $3x10^3$ Kupffer-Sternzellen (MMC behandelt), frisch gewonnen von vor 6 Tagen hepatektomierten Mäusen, versetzt. Nach verschiedenen Kultivierungszeiten erfolgte die Messung der Aufnahme von radioaktiv markierten Thymidin.

b) Um den Einfluß von LNC, gewonnen von vor 6 Tagen hepatektomierten Mäusen, auf MLC zu untersuchen, wurde MLC aus $2,5x10^5$ LNC von unbehandelten Mäusen ("Responding" Zellen) und $5x10^3$ Kupffer-Sternzellen ("Stimulating" Zellen) zusätzlich mit $2,5x10^5$ LNC versetzt, ebenfalls, wie die Kupffer-Sternzellen, gewonnen von vor 6 Tagen hepatektomierten syngenen Mäusen und mit MMC behandelt. Als Kontrolle wurden $2,5x10^5$ LNC (MMC behandelt) von unbehandelten Mäusen verwendet.

Ergebnisse und Diskussion

1. Thymus
3 Tage nachdem bei den Ratten eine 70%ige Hepatektomie durchgeführt worden war, erreichte das Feuchtgewicht der regenerierten Leber 62 ± 5% der ursprünglichen Masse, 80 ± 5% am 5. Tag und 95 ± 7% am 7. Tag. Diese Ergebnisse zeigten, daß die stärkste Regeneration 2 - 5 Tage nach Resektion der Leber stattfindet und daß sie am 7. Tag abgeschlossen ist.

Nach der Hepatektomie verringerte sich das Gewicht des Thymus (Minimum am 5. Tag), es normalisierte sich nach 7 Tagen allmählich; d.h.: während der stärksten Regeneration atrophierte der Thymus, nach Abschluß der Regeneration erholte er sich vollständig. Die Anzahl der Thymocyten zeigte den selben Trend wie das Thymusgewicht.

Die Ratio der Thymocytensubpopulationen, DR und Th-Tsc sind in Tabelle 1 zusammengestellt. 90 ± 1% der normalen Thymocyten reagierten mit W3/25 (Th) und 89 ± 1% mit OX-8 (Tsc); d.h.: 91 ±

Tabelle 1. Thymocytensubpopulationen, DR und Th-Tsc am 3., 5., 7., 10. und 14. Tag nach 70%iger Hepatektomie und bei unbehandelten Ratten. W3/13, W3/25, OX-8: Zellzahl von 100 Thymocyten, die durch diese Antikörper bestimmt wurden

Tag	n	W3/13	W3/25	OX-8	OX-12	DR (%)	Th-Tsc
0	10	94±2	90±1	89±1	0	8,5±2,6	1,08±0,25
3	10	93±2	72±2	81±2	0	35,7±2,5	0,57±0,11
5	8	95±2	51±3	78±2	0	64,0±4,4	0,38±0,04
7	5	94±2	71±1	81±2	0	38,8±3,0	0,57±0,05
10	5	95±2	75±3	82±3	0	34,4±5,7	0,65±0,11
14	6	96±2	86±3	88±2	0	19,6±5,6	0,83±0,19

2,6% der Zellen waren undifferenziert und 8,5 ± 2,6% differenziert zu Th (4,5 ± 1,4%) und Tsc (4,0 ± 1,4%). DR betrug daher bei normalen Thymocyten 8,5 ± 2,6%. Nach 70%iger Hepatektomie, besonders während der starken Leberregeneration differenzierten sich die Thymocyten außerordentlich stark; am 3. Tag betrug DR 35,7 ± 2,5%, erreichte ein Maximum am 5. Tag und ging nach dem 7. Tag allmählich zurück. Die Th-Tsc Ratio zeigte im Vergleich zu DR ein umgekehrtes Verhalten. Das bedeutet, daß während der stärksten Regeneration der Leber auch die Tsc-Zellaktivität erhöht war. Nach Abschluß der Regeneration kehrte die Th-Tsc-Ratio zu ihrem Ausgangswert zurück. In unseren vorherigen Untersuchungen beobachteten wir dieselbe Thymusalteration bei toleranten Herzempfängern, die mit Cyclosporin behandelt wurden (1). Daher kann man sagen, daß solche Thymusveränderungen den immunsuppressiven Status der Tiere ausdrücken. Wir können daraus schließen, daß das Regenerationspotential der Leber die Immunantwort des Organismus supprimiert.

Bei den Tieren, die nur laparotomiert wurden, konnte man keine Veränderung des Thymus beobachten.

2. Untersuchung der LNC

a) In vitro erfolgte eine Stimulation der LNC durch syngene regenerierte Kupffer-Sternzellen; die Antwort der normalen LNC auf Kupffer-Sternzellen von vor 6 Tagen hepatektomierten Mäusen wurde nach 4 Kultivierungstagen deutlich. Sie erreichte ein Maximum am 6. Tag und sank dann bis zum 9. Tag auf den Ausgangswert. Nachdem am 10. Tag die Zellen aufbereitet worden waren, wurden sie erneut mit frischen Kupffer-Sternzellen von hepatektomierten Mäusen zur Beobachtung der Sekundärantwort versetzt. Sie erreichte ihr Maximum schon am 3. Tag der Kultivierung. Daraus kann man schließen, daß die Lymphocyten durch die Kupffer-Sternzellen aus der 1. Kultur sensibilisiert worden sind.

b) Um die Funktion der durch Hepatektomie sensibilisierten Lymphocyten, mit pLNC bezeichnet, festzustellen, wurden diese pLNC einer Kultur aus LNC von unbehandelten Mäusen ("Responding" Zellen) und Kupffer-Sternzellen von hepatektomierten Mäusen ("Stimulating" Zellen) zugegeben. In der Kontrollgruppe benutzte man statt pLNC normale LNC. Durch die Zugabe der pLNC wurde die Stimulation der "Responding" Zellen durch die Kupffer-Sternzellen mehr als 90% inhibiert, jedoch bei Zugabe von normalen LNC eher mehr stimuliert, wie Tabelle 2 zeigt. Diese Ergebnisse deuten darauf hin, daß die Immunantwort der Mäuse im Verlauf der Leberregeneration nach erfolgter partieller Hepatektomie aktiviert wird und daß die aktivierten LNC ein starkes suppressives Potential besitzen.

Tabelle 2. Syngene Lymphocyten von hepatektomierten Mäusen supprimieren die in vitro DNA-Synthese der "Responding" Zellen in MLC

MLC		In MLC zugebene Zellen DNA-Synthese (cpm)		
Stimulating Zellen 5 x 10^3	Responding Zellen 25 x 10^4	mLNC 2,5 x 10^5	pLNC 2,5 x 10^5	Reduktion (%)
BALB/c Kupffer-Zellen v. hepatektomierten Mäusen	BALB/c 25 LNC	5012±186	1345±168	85

Es ist berichtet worden, daß die DNA-Synthese im Lymphgewebe der Ratten nach partieller Hepatektomie merklich ansteigt (3) und daß die Regeneration der Leberzellen nach Splenektomie beschleunigt ist (4, 5). Dies läßt an eine Korrelation zwischen Regeneration und Immunantwort denken.

Zusammenfassend möchten wir sagen, daß das Regenerationspotential der Leber suppressive Aktivität gegenüber der Immunantwort besitzt.

Zusammenfassung

Es wurde die celluläre Immunantwort im Verlauf der Leberregeneration nach 70%iger Hepatektomie bei LEW und BALB/c Mäusen studiert. Während der Phase der stärksten Regeneration (2. - 5. Tag) differenzierten sich die Thymocyten; dabei war die Tsc-Zellaktivität stark erhöht. Diese Thymocytenalteration normalisierte sich nach Beendigung der Regeneration. Es wurde MLC aus LNC von unbehandelten und Kupffer-Sternzellen von hepatektomierten syngenen Mäusen angelegt. Die Kupffer-Sternzellen konnten die syngenen LNC stimulieren; dabei beobachtete man auch das "Second set" Phänomen.

Diese Stimulation in der MLC wurde durch LNC von partial hepatektomierten Mäusen mehr als 90% inhibiert. Diese Beobachtungen weisen darauf hin, daß das Regenerationspotential der Leber eine suppressive Aktivität auf die Immunantwort im Organismus besitzt.

Summary

We studied the cellular immune response during hepatic regeneration after 70% hepatectomy in LEW and BALB/c mice. During the fastest phase of regeneration of the liver (2-5 days after operation) thymocytes differentiated and Tsc cell activities were greatly enhanced. We made a mixed lymphocyte culture (MLC) with lymph node cells (LNC) from untreated mice and Kupffer cells from hepatectomised syngeneic mice. Kupffer cells stimulated syngeneic LNCs. We also observed the "second set" phenomenon in this culture.

This stimulation in MLC was inhibited by LNCs from partially hepatectomised mice (more than 90% suppression). These observations suggest that the hepatic regeneration potential has a suppressive effect on the immune response in the organism.

Literatur

1. Lie TS, Nakajima Y, Höhnke CH, Nakano H (1985) Res Exp Med 185:245
2. Richman LK, Klingenstein RJ, Richman JA, Strober W, Berzofsky JA (1979) J Immunol 123:2602
3. Graddock CG, Nakai GS, Fukuta H, Vanslager LM (1964) J Exp Med 120:389
4. Higgins GM, Priestley JT (1931) Arch Pathol 12:186
5. Perez-Tamayo R, Romero R (1958) Lab Invest 7:248

Prof. Dr. T.S. Lie, Abteilung für Transplantation, Chirurgische Universitätsklinik Bonn, D-5300 Bonn 1

46. Energiestoffwechseluntersuchungen zur eingeschränkten Regenerationsfähigkeit cirrhotischer Lebern bei Ratten

Role of Energy Metabolism in the Reduced Capacity for Regeneration of Cirrhotic Livers in Rats

A. Jikko* und W. Isselhard

Institut für Experimentelle Medizin der Universität zu Köln

Einleitung

Normale Lebern gesunder Ratten zeigen nach partieller Hepatektomie eine starke Regenerationstendenz. Bei cirrhotischen Lebern ist die Fähigkeit zur Regeneration eingeschränkt, ohne daß hierfür eine eindeutige Erklärung bisher gefunden werden konnte (1).

In der vorliegenden Studie sollte die Rolle der Mitochondrienfunktion und des Energiestoffwechsels in normalen und in cirrhotischen Rattenlebern (K- und Ci-Lebern) im Rahmen einer Regeneration nach partieller Hepatektomie untersucht werden.

Methodik

Männliche Wistar Ratten (n = 97, 200 - 250 g) wurden zur experimentellen Erzeugung einer Lebercirrhose über 15 - 17 Wochen mit Phenobarbital (über eine Magensonde, 60 mg/kg/die, ab der 3. Woche 50 mg/kg/die) und CCl_4 (mit Olivenöl 1:4 verdünnte Lösung 2 x pro Woche, ab der 2. Woche 0,1 ml/kg s.c., ab der 3. Woche 0,4 ml/kg s.c.) vorbehandelt (2). Nach einem einwöchigen Intervall ohne die genannten Applikationen wurde bei einer Gruppe der linke Leberlappen für Untersuchungen des Energiestoffwechsels und der mittlere Leberlappen zur Untersuchung der Mitochondrienfunktion reseziert. Nach 6, 24 oder 48 h erfolgte eine erneute Laparotomie mit Resektion des posterioren Anteils des rechten Leberlappens für Stoffwechseluntersuchungen und des anterioren Anteiles des rechten Leberlappens sowie des Lobus caudatus für Untersuchungen der Mitochondrienfunktion. Dabei wurden 2 ml Blut

*Stipendiat der Alexander von Humboldt-Stiftung

Chirurgisches Forum '88
f. experim. u. klinische Forschung
Hrsg.: K.H. Schriefers et al.

aus der Aorta gewonnen. Eine zweite vorbehandelte Gruppe wurde schein-operiert und nach demselben Regime untersucht. Als Kontrolle (K) dienten unbehandelte Tiere. Alle Tiere fasteten bei freiem Wasserzugang 16 - 18 h vor dem Versuch. Die Operationen wurden in Äthernarkose durchgeführt. Das Vorliegen einer Cirrhose wurde nach klinischen Gesichtspunkten beurteilt.

Für die Stoffwechseluntersuchungen wurde das Gewebe in flüssigem Stickstoff schockgefroren. Nach üblicher Aufarbeitung des Gewebes wurden die Adeninnucleotide, Glykogen und Lactat vermittels enzymatischer Tests analysiert (3). Die Summe der Adeninnucleotide (SAN) und das "energy charge potential" (ECP) wurden errechnet. Das Trockengewicht (TG) wurde vermittels Hitzetrocknung an parallel eingewogenen Gewebeproben bestimmt.

Die Mitochondrien wurden nach OZAWA et al. (4) isoliert. Beurteilt wurden die "respiration control ratio" (RC), "state 3" (St 3), die Relation ADP/O und die Phosphorylierungsrate (PR).

Im Vollblut wurden nach Enteiweißung die Alanin-, Glucose- und Lactatspiegel enzymatisch bestimmt.

Alle Angaben erfolgen als x ± SEM.

Ergebnisse

Das Trockengewicht betrug 28,3 ± 0,51% bei K-Lebern und 25,4 ± 0,57% bei Ci-Lebern (p < 0,01).

Die Ausgangswerte betrugen bei K- bzw. Ci-Lebern für ATP 11,45 ± 0,26 bzw. 9,08 ± 0,45 µmol/g TG (p < 0,01), für SAN 16,29 ± 0,34 bzw. 13,61 ± 0,5 µmol/g TG (p < 0,001) und für das ECP 0,820 ± 0,006 bzw. 0,797 ± 0,009 (n.s.).

In K-Lebern nahmen nach der Scheinoperation ATP und SAN nur tendenziell ab; vermindert gegenüber den Ausgangswerten waren dagegen bei partieller Hepatektomie ATP und SAN nach 24 h auf 10,15 ± 0,35 bzw. 14,83 ± 0,67 µmol/g TG (p < 0,05) und nach 48 h auf 9,31 ± 0,47 bzw. 13,79 ± 0,43 µmol/g TG (p < 0,001). Das ECP blieb praktisch unverändert.

In CI-Lebern traten nach der Scheinoperation bzw. der partiellen Hepatektomie die prinzipiell gleichen Änderungen - von niedrigeren Ausgangswerten ausgehend (s.o.) - ein. Wegen der deutlich größeren Streuungen der Meßdaten in beiden Gruppen bei allen Parametern zu allen Versuchszeiten waren die Änderungen jedoch statistisch nicht zu sichern. Das ECP blieb post-operativ nach der Scheinoperation unverändert, sank jedoch bei partieller Hepatektomie nach 24 h auf 0,716 ± 0,038 und nach 48 h auf 0,714 ± 0,033 ab (p < 0,01).

Bei der Prüfung der Mitochondrienfunktion betrugen bei K- und Ci-Lebern die Ausgangswerte für RC (dimensionslos) 5,78 ± 0,23 bzw. 5,68 ± 0,25, für St 3 (n Atome Sauerstoff/mg Mitochondrien-Protein/min) 38,0 ± 0,7 bzw. 51,6 ± 1,5 (p < 0,001), für ADP/O (Zahl der phosphorylierten ADP-Moleküle/verbrauchte Sauerstoff-

Moleküle) 2,58 ± 0,04 bzw. 2,52 ± 0,02 und für PR (nmol ATP/mg Mitochondrien-Protein/min) 97,9 ± 2,3 bzw. 131,9 ± 4,2 ($p < 0,05$).

Die Mitochondrienleistung blieb bei K-Lebern nach Scheinoperation gegenüber den Ausgangswerten unverändert. Nach partieller Hepatektomie nahm sie für RC und ADP/O tendenziell zu und steigerte sich nach 6, 24 bzw. 48 h für St 3 auf 43,7 ± 2,3 ($p < 0,01$), 53,4 ± 0,7 bzw. 47,9 ± 1,9 ($p < 0,001$) und für PR auf 108,9 ± 5,9 ($p < 0,01$), 136,7 ± 4,3 bzw. 125,7 ± 4,8 ($p < 0,001$).

Die Mitochondrienfunktion von Ci-Lebern änderte sich nach der Scheinoperation ebenfalls nicht. Sie zeigte nach partieller Hepatektomie gegenüber den Ausgangswerten bei RC, St 3 und ADP/O keine weitere Steigerung, für PR eine weitere Erhöhung auf 153,8 ± 8,4 nach 6 h und auf 152,3 ± 8,3 nach 48 h (jeweils $p < 0,05$).

Glucose, Lactat und Alanin im Blut blieben bei Tieren mit K- und Ci-Lebern nach Scheinoperationen und bei Tieren mit K-Lebern nach partieller Hepatektomie im wesentlichen unverändert. Tiere mit Ci-Lebern wiesen nach partieller Hepatektomie eine ausgesprochene Hypoglykämie, tendenziell erhöhte Lactat-Spiegel und bis auf das Doppelte des Ausgangswertes erhöhte Alanin-Spiegel nach 24 h und 48 h auf.

Diskussion

Ein regenerierendes Organ hat einen erhöhten Energiebedarf, der unter den geprüften Bedingungen einer partiellen Hepatektomie in K-Lebern im wesentlichen gedeckt wurde: Die Mitochondrienleistung war erhöht und das ECP blieb im Bereich der Norm. Ci-Lebern reagierten in davon abweichender Weise.

Der bei einer normalen Leber als Einflußgrößen zur Regeneration diskutierten hormonellen Stimulation - Insulin, Glucagon, etc. - (5) und der Rolle von Receptoren könnten in einem cirrhotisch veränderten Organ eine veränderte Bedeutung zukommen. Als Ursache für eine eingeschränkte Regenerationsleistung von Ci-Lebern ist aufgrund der erhobenen Befunde auch eine ausgeschöpfte mitochondriale Reserve zu diskutieren.

In den Ci-Lebern war die Mitochondrienleistung auch ohne Belastung durch die partielle Hepatektomie gegenüber derjenigen von K-Lebern bereits sehr stark erhöht, wodurch - ausgewiesen durch den regulären Wert für das ECP - der Energiebedarf ausreichend gedeckt war. Bei zusätzlicher Belastung durch die partielle Hepatektomie war eine weitere Steigerung der Mitochondrienleistung in ausreichendem Umfang unter den geprüften Bedingungen nicht mehr möglich, und der ECP-Wert nahm ab. Die bei Tieren mit Ci-Lebern nach partieller Hepatektomie auftretende Hypoglykämie unter Anstieg des Alanin-Spiegels im Blut könnte Ausdruck einer Überforderung der Hepatocyten sein.

Zusammenfassung

Bei normalen Ratten und bei Ratten, denen durch Phenobarbital und CCl_4 eine Lebercirrhose induziert worden war, wurden die Auswirkungen einer partiellen Hepatektomie auf den Adeninnucleotid-Status und die mitochondriale Phosphorylierungsleistung der Leber während 48 h untersucht. Eine partielle Hepatektomie resultierte in ansonsten normalen Lebern in einer raschen und starken Zunahme der Mitochondrien-Leistung, so daß trotz der Belastung der Adeninnucleotid-Status der Leber unverändert blieb und unter Beibehaltung eines regulären "energy charge potential"-Wertes ein Energiedefizit nicht auftrat. In cirrhotischen Lebern war die Mitochondrien-Leistung gegenüber gesunden Lebern bereits sehr stark erhöht. Nach partieller Hepatektomie konnte die Mitochondrien-Leistung in einer offenbar nur unzureichenden Weise weiter erhöht werden, da das "energy charge potential" signifikant abnahm. Die Reserve mitochondrialer Leistungsfähigkeit war offenbar erschöpft.

Summary

In normal rats and in rats with phenobarbital- and CCl_4-induced liver cirrhosis, the effects of a partial hepatectomy on the hepatic status of adenine nucleotides and on the hepatic mitochondrial function were studied during the course of 48 h. In otherwise normal livers, partial hepatectomy resulted in rapid and massive increase in mitochondrial activity, which prevented a decrease in the energy charge potential and in an energy deficit. In cirrhotic livers, the mitochondrial activity was massively increased as compared to normal livers. Partial hepatectomy caused only small further increases in mitochondrial function, and the energy change potential decreased. The reserve of mitochondrial performance was apparently exhausted.

Literatur

1. Lin TY, Chen CC (1965) Metabolic function and regeneration of cirrhotic and non-cirrhotic livers after hepatic lobectomy in man. Ann Surg 162:959-972
2. McLean EK, McLean AE, Sutton PM (1969) Instant cirrhosis. An improved method for producing cirrhosis of the liver in rats by simultaneous administration of carbon tetrachloride and phenobarbitone. Brit J Exp Path 50:502-506
3. Isselhard W, Merguet H (1962) Metabolite des Glykolyse-Cyclus und des Adenylsäure-Phosphokreatin-Systems im schlagenden und durchbluteten Warmblüterherzen unter verschiedenen Versuchsbedingungen. Pflügers Archiv 276:211-235
4. Ozawa K, Kitamura P, Mizukami T, Takasan H, Honjo I (1972) Human liver mitochondria. Clin Chim Acta 38:385-393
5. Ngala Kenda JF, de Hemptinne B, Lambotte L (1984) Role of metabolic overload in the initiation of DNA synthesis following partial hepatectomy in the rat. Eur Surg Res 16:294-302

Dr. med. A. Jikko und Prof. Dr. med. W. Isselhard, Institut für Experimentelle Medizin der Universität zu Köln, Robert-Koch-Str. 10, D-5000 Köln 41

47. Sensitivität und Spezifität des cytoimmunologischen Monitorings bei herztransplantierten Patienten. Eine Multizenter Studie

Sensitivity and Specificity of the Cytoimmunological Monitoring of Heart Transplanted Patients. A Multiple Centre Study

C. Schübel, K. Caca und C. Hammer

Institut für Chirurgische Forschung, Klinikum Großhadern, München

Einleitung

Das am Institut für Chirurgische Forschung entwickelte cytoimmunologische Monitoring (ZIM) hat sich zur Früherkennung akuter Abstoßungsreaktionen (AAR) und Infektionen bei herztransplantierten Patienten an der herzchirurgischen Klinik in Großhadern bewährt (1).

Über eine lichtmikroskopische Differenzierung können immunkompetente Zellen, die während AAR und Infektionen im peripheren Blut des Transplantatempfängers auftreten, schnell nachgewiesen werden.

Mit einer Sensitivität von 88% und einer Spezifität von 86% zur Erkennung der AAR konnte das ZIM die Frequenz der Endomyokardbiopsie zur Diagnose der AAR deutlich senken (2). Durch eine internationale multizentrische Studie sollte überprüft werden, in wieweit europäische Zentren, die das ZIM zur Überwachung herztransplantierter Patienten übernommen hatten, mit den Ergebnissen ünereinstimmen. Es sollte eine Qualitätskontrolle, gekoppelt mit einer Überprüfung auf Objektivität und Reproduzierbarkeit des ZIM durchgeführt werden.

Material

Verwendet wurden 48 cytologische Präparate mononucleärer Zellen, die aus dem peripheren Blut herztransplantierter Patienten über einen Ficoll-Isopaque Dichtegradienten separiert und anschliessend als Cytopräparat nach May-Grünwald-Giemsa gefärbt wurden. Die Patienten wurden alle an der Herzchirurgischen Klinik in München transplantiert und während ihres stationären Aufenthaltes durch das ZIM überwacht.

Chirurgisches Forum '88
f. experim. u. klinische Forschung
Hrsg.: K.H. Schriefers et al.

Es wurden sowohl Präparate aus Phasen einer AAR oder Infektion als auch Präparate ohne pathologischen Befund verwendet.

Die jeweils im ZIM gestellten Diagnosen wurden im Falle einer Abstoßung durch eine Endomyokardbiopsie und im Falle einer Infektion durch einen mikrobiologischen Befund erhärtet (3).

Methode

Die 48 Präparate wurden in 12 Päckchen à 4 Präparate an 10 Zentren in Europa verschickt. An diesen Zentren wird das ZIM routinemäßig zur postoperativen Überwachung herztransplantierter Patienten eingesetzt.

Sowohl die Verteilung der Präparate auf die einzelnen Päckchen als auch die Versendung der Päckchen erfolgte streng randomisiert. Die Aufgabe der Zentren war es, mindestens 300 mononucleäre Zellen pro Präparat zu differenzieren und quantitativ zu erfassen. Das Aktivierungsniveau der einzelnen Präparate wurde anhand der Lymphoblastenzahl im Vergleich zur Zahl lymphoider Zellen festgesetzt. Die Aktivierung wurde in folgende 4 Grade unterteilt: < 1% Blasten = nicht aktiviert; 1 - 3% Blasten = leicht aktiviert; 3 - 7% Blasten = mäßig aktiviert; > 7% Blasten = stark aktiviert.

Die Zentren mußten aufgrund ihrer Ergebnisse jeweils eine Verdachtsdiagnose stellen.

Die Prozentzahl der Blasten lymphoider Zellen wurde für jedes Zentrum und für jedes Präparat mit den in München gewonnenen Werten korreliert. Als Maß für die Übereinstimmung der einzelnen Zentren mit München wurde der Korrelationskoeffizient (r) der linearen Regression sowie die Steigung der Regressionsgeraden (L.R.) ermittelt.

Um Voraussagewert, Sensitivität und Spezifität der einzelnen Zentren in 4-Feldertafeln ermitteln zu können, wurden die Aktivierungsgrade in folgende 2 Gruppen zusammengefaßt: Keine/leichte gegenüber mäßig/starke Aktivierung.

Ergebnisse

Der mittlere Korrelationskoeffizient der Blasten aller Gruppen beträgt bezogen auf München r = 0,73. Aufgrund der einzelnen Korrelationskoeffizienten lassen sich die Zentren in zwei Gruppen aufteilen. Die Gruppe 1 umfaßt fünf Zentren, die hohe Korrelationskoeffizienten aufweisen, die im Bereich von r = 0,82 bis r = 0,95, im Mittel bei r = 0,87 liegen. Die Gruppe 2 beinhaltet ebenfalls fünf Zentren, deren Korrelationskoeffizienten im Bereich von r = 0,51 bis r = 0,67, im Mittel bei r = 0,58 liegen. Es gibt also eine Gruppe, die eine hohe Kontinuität bei der Differenzierung aufweist, sowie eine Gruppe, deren Differenzierung mehr den Zusallsgesetzen folgt.

Die zu erwartende Steigung der Regressionsgeraden wäre im Optimalfall L.R. = 1. Nur zwei Zentren lagen bei der Steigung ihrer

Regressionsgeraden annähernd bei L.R. = 1. Die anderen 3 Zentren dieser Gruppe weisen in der Steigung ihrer Regressionsgeraden Werte von L.R. = 0,4 bis L.R. = 0,5 auf. Das bedeutet, daß die in München aufgrund einer ROC-Kurve (Receiver operating characteristic curve) ermittelte Aktivierungseinteilung bei diesen Gruppen korrigiert werden müßte. Der Korrekturfaktor wäre die Steigung der jeweiligen Regressionsgeraden.

Bei der Berechnung des Voraussagewertes der Sensitivität und der Spezifität anhand der 4-Feldertafel ergaben sich folgende mittlere Werte: Voraussagewert 74,3%, Sensitivität 45%, Spezifität 88,8%. Auch hier lag die Gruppe 1 in den Mittelwerten (Voraussagewert 82,1%, Sensitivität 61,8%, Spezifität 98,8%) deutlich über den Werten der Gruppe 2. Für die zwei Zentren der Gruppe 1, deren Steigung der Regressionsgeraden annähernd bei L.R. = 1 lag, ergab sich ein Voraussagewert von 96,4% bzw. 86,1% und eine Sensitivität von 100% bzw. 70,6%. Also auch hier höhere Werte als bei den 3 anderen Zentren der Gruppe 1. Dies beruht vor allem auf der niedrigen Steigung der Regressionsgeraden dieser drei Zentren. Bei einer Korrektur der Aktivierungseinteilung ließen sich Voraussagewert und Sensitivität von über 90% erreichen.Die Spezifität lag für alle fünf Zentren der Gruppe 1 zwischen 94% und 100%, da durch die kontinuierlich niedriger ermittelten Aktivierungen die Zahl der falsch positiven Diagnosen minimal bleibt.

Zusammenfassung

Aufgrund der Ergebnisse dieser multizentrischen Studie lassen sich bei den Zentren für die Durchführung des ZIM zwei Qualitätsniveaus erkennen. Während eine Gruppe, bestehend aus fünf Zentren, eine hohe Kontinuität der Differenzierung von Präparaten aufweist und mit den in München gewonnenen Ergebnissen nahezu identisch liegt, konnte bei der zweiten Gruppe,die ebenfalls aus fünf Gruppen bestand, weder eine Korrelation mit München, noch untereinander erkannt werden. Das bedeutet, daß die hohe Aussagekraft der ZIM bei vielen Zentren durch ihre unsachgemäße und nicht reproduzierbare Differenzierung entwertet wird.

Die Ergebnisse der mit hoher Korrelation lesenden Gruppen lassen aber erkennen, daß das ZIM eine äußerst zuverlässige und gut reproduzierbare Methode zur Diagnose von AAR und Infektionen darstellt. Eine Erhöhung der Qualität erfordert entweder eine verbesserte Standardisierung oder eine individuelle Korrektur der Aktivierungseinteilung bei denjenigen Zentren, die zwar eine hohe Korrelation zu München aufweisen, aber bei der jeweiligen Aktivierung systematisch zu niedrig lagen. Die beiden Zentren, die das ZIM am längsten einsetzen, unterstreichen mit ihren ausgezeichneten Ergebnissen den Wert und die Zuverlässigkeit dieser diagnostischen Methode. Insofern stellt das ZIM eine Untersuchung dar, die nur an Zentren effektiv eingesetzt werden kann, die cytologische Erfahrung in der Transplantationsimmunologie besitzen.

Summary

In order to prove the reliability of the cytoimmunological monitoring, 48 cytological preparations of mononuclear cells from the peripheral blood of patients after heart transplants were characterised by ten heart-transplant centres. The two centres with the highest numbers of transplantations showed the best correlation with the reference centre (Munich). The correlation coefficient was r = 0.95, the predictive value 96.4%, and the sensitivity was 100%. The five best centres resulted in a correlation of r = 0.87, a predictive value of 82.1%, a sensitivity of 61.8%, and a specificity of 98.8%. This proves that in well-trained centres cytoimmunological monitoring is a reliable and reproducible method of diagnosing acute rejections of heart transplants, distinguishing them from infections.

Literatur

1. Hammer C, Reichenspurner H, Ertel W et al. (1984) Cytological and immunological monitoring of cyclosporine treated human heart recipients. Heart Transplant 3:228-232
2. Klanke D, Hammer C, Dirschedl P et al. (1987) Sensitivity and specificity of the cyto-immunological monitoring (CIM) in correlation to endomyocardial biopsies (EMB) in heart transplanted patients. Transplant Proc 19:3781-3783
3. Hammer C (1986) Immunologisch-zytologische Überwachung herztransplantierter Patienten. Z Kardiol :121-123

Dr. C. Schübek, Institut für Chirurgische Forschung, Klinikum Großhadern, Marchioninistr. 15, D-8000 München 70

48. Frühzeitige szintigraphische Erfassung der Abstoßung transplantierter Herzen mittels 111-Indium-markierter Thrombocyten*

Early Scintigraphic Detection of Cardiac Transplant Rejection Using Indium-111-labeled Platelets

Z. Chen**[1], J.H. Fischer[1], W. Waters[2] und E. Schell-Frederick[3]

[1]Institut für Experimentelle Medizin der Universität zu Köln
[2]Institut für Klinische und Experimentelle Nuklearmedizin, Universität zu Köln
[3]Medizinische Klinik I der Universität zu Köln

Langzeiterfolge bei Herztransplantationen sind bislang nur bei engmaschiger invasiver Überwachung der Patienten mittels wiederholter Myokardbiopsien, cyto-immunologischen Monitorings und regelmäßiger Funktionskontrolle zu erreichen. Bei der Suche nach nicht-invasiven Überwachungsmöglichkeiten wurde verschiedentlich die Verwendung radioaktiv-markierter Lymphocyten oder Thrombocyten vorgeschlagen, welche sich im Rahmen der Abstoßungsvorgänge im Transplantat anreichern und mit der Gamma-Kamera von außen erfaßt werden können (1, 2). Wir entschieden uns in der vorliegenden Untersuchung für die Verwendung markierter Thrombocyten, da sie im Gegensatz zu Lymphocyten aus einem relativ geringen Blutvolumen in ausreichender Zahl isoliert werden können, relativ unempfindlich gegenüber der aufgenommenen Radioaktivität sind, über mehrere Tage nach der Injektion überleben und keine unspezifische Anhäufung im Myokard befürchtet werden muß (1). Zur Markierung bietet sich 111-Indium an mit einer Halbwertszeit von 2,8 Tagen und günstigem Energiespektrum (1, 2), welches insbesondere als 111-Indium-Tropolonat eine schonende Thrombocytenmarkierung ermöglicht (3). Die Untersuchungen wurden in drei Versuchsanordnungen durchgeführt, für welche die Abstoßungszeitpunkte der heterotop transplantierten Herzen bereits aus der Literatur bekannt sind (4).

* Mit Unterstützung der Deutschen Forschungsgemeinschaft (Fi 265/4)
**Stipendiat der Alexander-von-Humboldt-Stiftung

Chirurgisches Forum '88
f. experim. u. klinische Forschung
Hrsg.: K.H. Schriefers et al.

Methodik

Es wurden männliche Inzucht-Ratten der Stämme LEW (RT 1l) bzw. BN (RT 1n) des Zentralinstituts für Versuchstierzucht Hannover mit einem Körpergewicht von 240 - 280 g verwendet. Die Herzentnahme erfolgte in Äthernarkose, die heterotope Transplantation in Pentobarbitalnarkose in der Technik nach ONO und LINDSEY (5), bei der die Transplantat-Aorta mit der Empfänger-Aorta bzw. die Transplantat-a. pulmonalis mit der Empfänger-v. cava (jeweils End-zu-Seit mit 9-0 Nahtmaterial) anastomosiert wird.

Gruppe A (n = 8): Isotransplantation LEW - LEW
Gruppe B (n = 8): Allotransplantation BN (Spender) - LEW (Empfänger)
Gruppe C (n = 8): Allotransplantation BN (Spender) - LEW (Empfänger) nach 1 Woche vorher vorgenommener Infusion von 1 ml BN-Blut beim Empfänger.

Die Tiere erhielten Futter und Wasser ad libitum, es wurde keine immunsuppressive Therapie durchgeführt. Als Kriterium für die Transplantatfunktion wurde eine durch die Bauckdecke hindurch tastbare Ventrikelkontraktion benutzt, ergänzt durch lokale EKG-Ableitungen.

Isolierte Thrombocyten und plättchenarmes (PPP) Plasma wurden aus dem ACD-Blut von LEW-Ratten gewonnen (10minütige Zentrifugation bei 130 g bzw. 500 g). 111-Indium-Tropolonat (ca. 0,6 mCi in Hepes-gepufferter 0,9% NaCl-Lösung) wurde mit den isolierten Thrombocyten in 1 ml PPP für 60 min bei Raumtemperatur inkubiert (vgl. 3). Die markierten Plättchen (111 In-Pl) wurden mit PPP zweimal gewaschen und auf eine Konzentration von mindestens 5×10^8/ml Plasma eingestellt, wovon jedem Transplantat-Empfänger 0,2 ml mit einer mittleren Aktivität von $3,6 \pm 1,8$ µCi (133 ± 67 kBq) intravenös injiziert wurden. 1 - 3 Tage nach der Injektion wurden in Nembutalnarkose Aufnahmen der Empfänger mit einem Gamma-Kamera-Rechner-System (Elscint Apex 415) gemacht und die Impulsraten über dem Transplantat (TH), dem eigenen Herz des Empfängers (EH), einem gleich großen Referenzfeld über dem Abdomen sowie über dem Gesamtkörper gemessen (vgl. Tabelle 1). Nach Funktionsverlust des Transplantats (bzw. in Gruppe A nach ca. 2 Monaten) wurden TH wie EH in Äthernarkose entnommen und ihre Aktivität in einem Gamma-Counter gemessen (vgl. Tabelle 1). Alle Herzen wurden sodann histologisch aufgearbeitet.

Ergebnisse

In Plasma intravenös injiziertes 111-Indium-Tropolonat führte zu einer Markierung sämtlicher Blutzellen und damit zu einer Darstellung des Gefäßsystems über mehrere Tage (vgl. Abb. 1). Mit 111-Indium-Tropolonat markierte Thrombocyten (111-In-Pl) führten zu einer zunehmenden Konzentration der Radioaktivität in Leber und Milz, ohne daß sich das Herz des Empfängers oder ein heterotopes Isotransplantat über einen zweimonatigen Kontrollzeitraum nach der Transplantation zu irgendeinem Zeitpunkt darstellen ließen. Die Messung der Radioaktivität der entnommenen Organe einen Tag nach einer letzten Injektion von 111-In-Pl bestätigte

Tabelle 1. In vivo: Differenz der über TH bzw. EH mit der Gamma-Kamera gemessenen Radioaktivitäten als Prozentsatz der Ganzkörper-Radioaktivitäten (gleich große Meßfelder, jeweils abzüglich der Hintergrundradioaktivität, letzte Messungen vor dem Funktionsverlust in den Gruppen B und C).
In vitro: Radioaktivität der entnommenen Herzen (TH bzw. EH) nach eingetretenem Funktionsverlust (Gruppe B und C) bzw. nach ca. 2-monatiger Überwachung (Gruppe A). Jeweils Angabe von Mittelwerten ± Standardabweichungen. Angaben für die Gruppe C jeweils ohne die beiden Langzeit-Überleber

Gruppe	n	in vivo: Tag nach Tr.	in vivo: % Radioaktivität TH - EH	in vitro: Entnahmetag nach Tr.	in vitro: Entnahmetag nach ^{111}In-Pl	in vitro: Radioaktivität µCi TH	in vitro: Radioaktivität µCi EH
A	8	4-6	0,1 ± 1,4	52-60	1	0,02 ± 0,01	0,02 ± 0,01
B	8	5	3,1 ± 0,8	6	1-3	0,22 ± 0,06	0,03 ± 0,01
C	6	6-12	2,9 ± 1,4	7-13	1-3	0,26 ± 0,09	0,03 ± 0,03

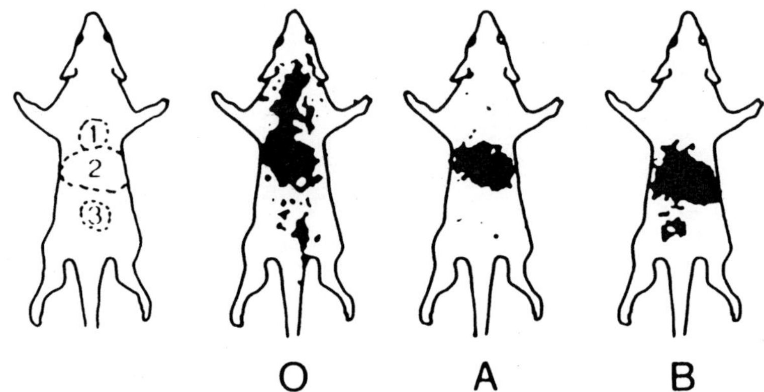

Abb. 1. Original-Aufnahmen der Gamma-Kamera überlagert mit einer Schemazeichnung der Versuchstiere (1 = Empfängerherz, 2 = Leber + Milz, 3 = Transplantat).
"O": 2 Tage nach Injektion von ^{111}Indium-Tropolon in plättchenfreiem Plasma (Tier der Gruppe A, 30 Tage nach Isotransplantation).
"A": Tier der Gruppe A, 5 Tage nach Isotransplantation, 2 Tage nach Injektion von ^{111}Indium-Tropolon-markierten Plättchen.
"B": Tier der Gruppe B, 5 Tage nach Allotransplantation, 1 Tag nach Injektion von ^{111}Indium-Tropolon-markierten Plättchen

diesen Befund (vgl. Abb. 1; Tabelle 1). Unbehandelte Allotransplantate (Gruppe B) zeigten dagegen im Rahmen der Abstoßungsprozesse regelmäßig eine stärkere Anreicherung der 111-In-Pl spätestens einen Tag vor dem endgültigen Funktionsverlust des Transplantats, deren Differenz zu EH im Mittel 3,1 ± 0,8% der Gesamtkörperaktivität (GA) betrug (vgl. Abb. 2; Tabelle 1) und durch die Messung an den entnommenen Organen bestätigt wurde (Tabelle 1). Der Funktionsverlust trat in allen Fällen der Gruppe B am 6. Tag nach Transplantation im Rahmen starker Zellinfiltration mit mononucleären Zellen, interstitiellen Blutungen und Gefäßveränderungen bis zu Verschlüssen kleinster Gefäße auf. Die Transplantate der Gruppe C überlebten im Mittel 20 Tage, d.h. deutlich länger als in Gruppe B (vgl. Abb. 2). Bei den nach 7 - 13 Tagen abgestoßenen Herzen lag ebenfalls spätestens einen Tag vor Funktionsverlust TH - EH im Mittel bei 2,9 ± 1,4% der GA, bestätigt durch den signifikanten Unterschied der Radioaktivitäten in den entnommenen Organen (vgl. Tabelle 1). Es zeigte sich jedoch im Gegensatz zur Gruppe B dieser protrahierten Abstoßung im postoperativen Verlauf ein Wechsel positiver und negativer Befunde, wobei auch hohe Differenzen der Radioaktivitäten über TH - EH (z.B. bei den beiden Langzeitüberlebern am 11. Tag nach Transplantation mit Werten von 7,1 bzw. 3,7% der GA) nicht den baldigen Funktionsverlust des Transplantats zur Folge hatten. Die histologischen Untersuchungen nach Abstoßung zeigten in Gruppe C ebenfalls massive Zellinfiltrationen mit mononucleären Zellen, daneben aber - insbesondere bei den Langzeitüberlebern - disseminierte ältere Myokardnekrosen.

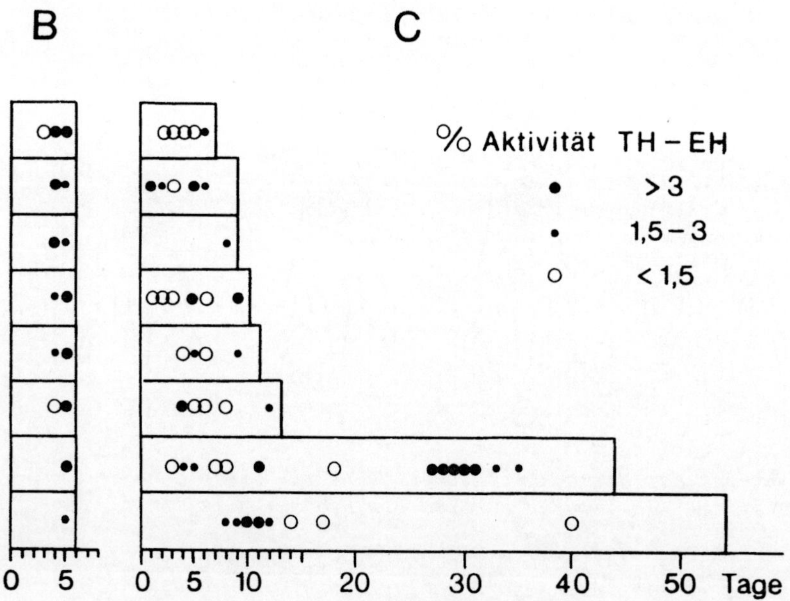

Abb. 2. Dauer der Transplantatfunktion bei den Tieren der Gruppen B und C. Für jedes Tier Angabe der Meßzeitpunkte mit der Gamma-Kamera sowie der ermittelten Differenz der Radioaktivitäten über TH und EH als Prozentsatz der Gesamtkörperradioaktivität (Differenz TH - EH über 3%, 1,5 - 3% oder unter 1,5%)

Diskussion

Die Überlebenszeiten der Transplantate in den Gruppen B und C entsprechen weitgehend den Angaben von POLLACK et al. (4) im gleichen Transplantationsmodell, welche als Ursache der verzögerten Abstoßung durch vorherige spenderspezifische Transfusion antiidiotypische Antikörper, Depression der Phagocytose oder Suppressorzellen diskutieren. Wie die Untersuchungen mit 111-In-Pl zeigen, kommt es in Gruppe B nach 4 - 5 Tagen zur massiven Thrombocytenansammlung im Transplantat, dagegen in Gruppe C über einen längeren Zeitraum zu mehr oder weniger massiven - offensichtlich lokalen - Thrombocytenaggregationen oder Thrombosen mit zwischenzeitlich unauffälligen Verläufen im Restmyokard.
Die szintigraphische Überwachung ermöglicht somit bei akuter Abstoßung die frühzeitige Erfassung der Thrombocytenaggregation, läßt aber keine Differenzierung gegenüber lokalen Vorgängen im Rahmen einer protrahierten Abstoßung zu.

Zusammenfassung

Injektion von 111-Indium-Tropolonat-markierten Thrombocyten ermöglicht die frühzeitige nicht-invasive Erfassung der akuten Abstoßungsvorgänge an heterotopen Herztransplantaten zwischen Inzuchtratten der Stämme BN (RT 1n) und LEW (RT 1l). Bei protrahierter Abstoßung infolge vorhergehender spenderspezifischer Bluttransfusion weist die Abstoßungsdiagnostik mit der Gamma-Kamera aber auch die Vorgänge im Transplantat nach, welche nur vorübergehender Natur sind und nicht den baldigen Funktionsverlust des Transplantats zur Folge haben.

Summary

Platelets labeled with indium-111 tropolonate allow the non-invasive scintigraphic detection of rejection processes in heterotopic heart transplants between inbred BN (RT 1n) and LEW (RT 1l) rats 1-2 days before functional deterioration. Transplantation following donor-specific blood transfusion results in prolonged graft survival, but in the scintigrams obtained after injection of ^{111}In labeled platelets temporary and local rejection processes could not be differentiated from rejection, resulting in total functional deterioration of the transplant.

Literatur

1. Eisen HJ, Eisenberg SB, Saffitz JE, Bolman RM, Sobel BE, Bergmann SR (1987) Noninvasive detection of rejection of transplanted hearts with indium-111-labeled lymphocytes. Circulation 75:868-876
2. Fawwaz RA, Iga C, Marboe C, Nowygrod R, Reemtsma K, Hardy MA (1985) Diagnosis of cardiac allograft rejection with indium-111 labeled platelets in cyclosporine-treated rats. Transpl Proc 17:237-239
3. Danpure HJ, Osman S, Brady F (1982) The labelling of blood cells in plasma with 111-In-tropolonate. Brit J Radiology 55:247-249

4. Pollack R, Blanchard JM, Mozes MF (1986) Lack of effect of spenectomy on the influence of pretransplant blood transfusions on cardiac allograft survival in histoincompatible rats. Transplantation 41:527-529
5. Ono K, Lindsey ES (1969) Improved technique of heart transplantation in rats. J Thoracic Cardiovasc Surg 57:225-229

Dr. Zhonghua Chen, Institut für Experimentelle Medizin der Universität zu Köln, Robert-Koch-Str. 10, D-5000 Köln 41

49. Endothel Seeding im venösen System

Endothelial Seeding in the Venous System

G. Köveker[1], L.M. Graham[2], W.W. Burkel[2], K. Dietrich[3], C. Loweg[1] und J.C. Stanley[2]

[1]Chirurgische Klinik der Universität Tübingen
[2]Dept. of Surgery, University of Michigan, Ann Arbor, USA
[3]Chirurg. Klinik der Universität Göttingen

Die Indikation zum Ersatz der großen Venen durch synthetische Prothesen muß angesichts der schlechten Ergebnisse sehr streng gestellt werden. Die unzureichende Hämokompatibilität bzw. Thromboresistenz der derzeit zur Verfügung stehenden Biomaterialien tritt im venösen System besonders deutlich zutage. Eine systemische Anticoagulation oder antiaggregatorische Medikation hat bisher keinen deutlichen Einfluß auf das klinische Ergebnis gezeigt. Ob die bisher nur experimentell durchgeführte Kopplung von Prostaglandinen und Heparinfragmenten an das Biomaterial erfolgreicher ist, bleibt abzuwarten (1). Ähnlich wie im arteriellen System heilen Gefäßprothesen auch in der venösen Strombahn nur unvollständig ein. Das Fehlen des Endothels, dem Sitz der natürlichen Antithrombogenität, wird heute als eine wichtige Ursache der schlechten Biokompatibilität von venösen Implantaten angesehen.

Durch Autotransplantation von Endothelzellen (Endothel-Seeding) gelang es bei arteriellen Interponaten, die Bildung eines Neoendothels zu induzieren, das morphologisch und funktionell dem natürlichen Gefäßendothel nahesteht (2). Da durch Endothel-Seeding im arteriellen System eine wirksame Reduktion der luminalen Thrombogenität von Gefäßprothesen erzielt werden konnte, lag es nahe, diese Methode auch im venösen System zu untersuchen (3). Ziel der Arbeit war es, die Interaktionen an der Grenzfläche zwischen dem strömenden venösen Blut und der Prothesenoberfläche zu erfassen.

Material und Methode

Bei 16 erwachsenen, weiblichen Hunden mit einem Gewicht von 20 - 36 kg wurde ein 5 cm langes Segment der infrarenalen Vena cava inferior durch eine ringverstärkte ePTFE-Prothese (12 mm innerer Durchmesser, W.L. Gore, Falgstaff, USA) ersetzt und end-

Chirurgisches Forum '88
f. experim. u. klinische Forschung
Hrsg.: K.H. Schriefers et al.

zu-end anastomosiert. Nach laborchemischem Ausschluß eines Coagulationsdefektes wurden die Tiere präoperativ beginnend mit Acetylsalicylsäure (325 mg) und Dicoumarol (5 bis 15 mg) anticoaguliert, so daß zum Zeitpunkt der Operation eine Verlängerung der Prothrombinzeit um den Faktor 1,4 bis 1,7 erreicht wurde. Die Tiere wurden dann als Empfänger geseedeter und ungeseedeter Prothesen randomisiert.

Die Anticoagulation und antiaggregatorische Therapie wurden für insgesamt 4 Wochen fortgesetzt. Die Gefäßprothesen wurden mit autologem Blut vorgeronnen, mit heparinisiertem Blut gespült und anschließend mit Hilfe eines Fogarty-Manövers von größeren muralen Thromben befreit. In der experimentellen Gruppe wurden die Prothesen mit enzymatischen (0,1% Trypsin und 0,5% Kollagenase) gewonnenen, autologen venösen Endothelzellen beimpft. Die im Medium 199 suspendierten Endothelzellen wurden mit einer Seedingdichte von 3 - 4 x 10^4 Endothelzellen/cm^2 Prothesenoberfläche eingesät. Nach 30minütiger Inkubationszeit wurden die Prothesen implantiert. 8 Tiere mit nicht beimpften Prothesen dienten als Kontrolle. Die Prothesen wurden nach 4 Wochen bzw. nach 12 Wochen explantiert. Eine Cavographie wurde am Ende der ersten und vierten postoperativen Woche durchgeführt. Jeweils 24 bis 48 h vor der Prothesenexplantation wurden autologe 111-Indium markierte Thrombocyten (100 µCi) über einen peripher venösen Zugang infundiert (Abb. 1).

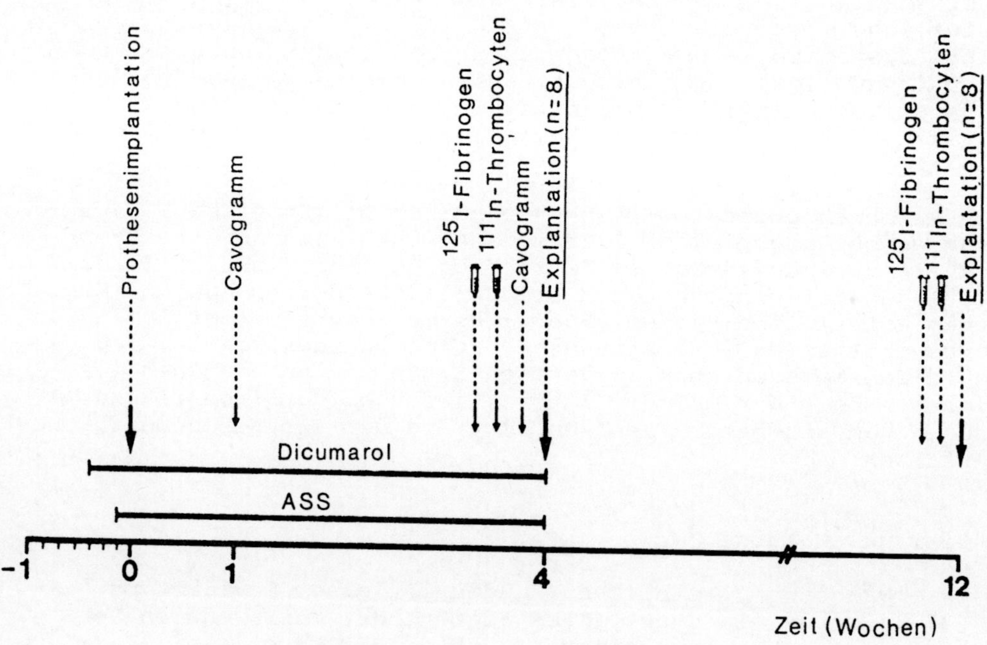

Abb. 1. Schematisierte Darstellung des Versuchsablaufs zum "Endothelial Seeding" von ePTFE-Prothesen der Vena cava inferior

Ergebnisse

Zum Zeitpunkt der ersten Cavographie nach einer Woche waren alle 8 geseedeten und 7 von 8 Kontrollprothesen durchgängig. Bei der zweiten Cavographie am Ende der 4. postoperativen Woche waren jeweils 7 von 8 Prothesen in beiden Gruppen offen. Im Zeitraum von der 4. bis zur 12. postoperativen Woche wurden keine weiteren Prothesenverschlüsse beobachtet, so daß sich für beide Gruppen nach 12 Wochen eine kumulative Durchgängigkeitsrate von 88% ergibt.

Bereits makroskopisch waren zwischen geseedeten und nicht geseedeten Prothesen große Unterschiede erkennbar. Während Kontrollprothesen nach 4 Wochen mit einem überwiegend roten, wandständigen Thrombus ausgekleidet waren und nur im Bereich der Anastomosen eine ca. 4 mm breite thrombusfreie Zone zeigten, waren eingesäte Prothesen nur noch partiell mit muralen Thromben bedeckt. Insbesondere im mittleren Drittel waren kaum noch luminale Auflagerungen erkennbar. Ähnliche Unterschiede zwischen den beiden Gruppen waren auch nach 12 Wochen erkennbar. Der planimetrisch bestimmte Anteil der Prothesenoberfläche, der mit Endothel ausgekleidet war, betrug bei eingesäten Prothesen nach 4 Wochen 71 $\pm$ 22% und nach 12 Wochen 79 $\pm$ 8%. Bei Kontrollprothesen waren nach 4 Wochen nur 33 $\pm$ 9% bzw. 55 $\pm$ 9% mit Endothel ausgekleidet ($p < 0{,}05$).

Endothelial Seeding beeinflußte die Interaktion zwischen Indium 111 Thrombocyten und der Prothesenoberfläche signifikant. Während auf Kontrollprothesen der Vena cava 56,4 $\pm$ 8,0 x 10^6 Thrombocyten/cm^2 nachweisbar waren, wurden auf geseedeten Prothesen nur 8,9 $\pm$ 5,6 x $10^6/cm^2$ Thrombocyten gefunden. Bis zum Ende des Beobachtungszeitraumes nach 12 Wochen hatte die Thrombocytendepositionsrate in beiden Gruppen deutlich abgenommen, jedoch akkumulierten Kontrollprothesen mit 12,4 $\pm$ 2,3 x $10^6/cm^2$ immer noch dreimal soviel Thrombocyten (4,0 $\pm$ 0,9 x $10^6/cm^2$) wie eingesäte Prothesen ($p < 0{,}005$, Abb. 2).

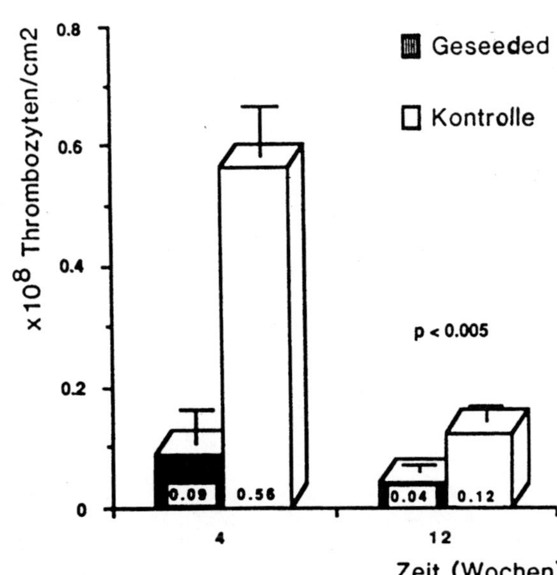

Abb. 2. Thrombocytendeposition (Zahl der Thrombocyten/cm^2 Prothesenoberfläche) auf geseedeten (n = 8) und ungeseedeten (n = 8) ePTFE-Prothesen der Vena cava inferior nach 4 und 12 Wochen. Angegeben sind die Mittelwerte und Standardabweichungen

In ähnlicher Weise verhält sich die Verteilung von 124-Jod-Fibrinogen auf der luminalen Prothesenoberfläche; auf Kontrollkonduits war nach 4 Wochen mit 32,0 ± 2,0 µg/cm^2 nahezu dreimal soviel Fibrinogen nachweisbar wie auf geseedeten Prothesen (11,8 ± 2,2 µg/cm^2). Auch für Fibrinogen wurden zwischen der 4. und 12. Woche eine verminderte Interaktion mit der Prothesenoberfläche erkennbar. Kontrollprothesen zeigten mit 12,4 ± 6,3 µg/cm^2 im Vergleich zu geseedeten Prothesen (6,1 ± 2,4 µg/cm^2) jedoch weiterhin eine signifikant höhere Fibrinogenpräzipitation ($p < 0,005$).

Diskussion

Unter kombinierter antithrombotischer Prophylaxe mit Dicoumarol und Acetylsalicylsäure, die die komplexe Ätiologie der Thrombusentstehung in venösen Prothesen berücksichtigen sollte, wurden sowohl für geseedete Grafts aber auch für Kontrollprothesen eine hohe Durchgängigkeitsrate von 88% nach 4 und 12 Wochen beobachtet. Geseedete Prothesen zeigten jedoch eine signifikant bessere Endothelialisierung als ungeseedete Kontrollen, im Gegensatz zu vergleichbaren arteriellen Implantaten war die Endothelialisierung auch nach 12 Wochen noch inkomplett. Trotz inkompletter Monolayerbildung und einer im Vergleich zu arteriellen Implantaten höheren Spontanendothelialisierung muß die anhand der Thrombocyten- und Fibrinogendeposition dokumentierte Thrombogenitätsreduktion dem Effekt des Endothelial Seeding zugeschrieben werden. Der Grund für die inkomplette Endothelialisierung ist nicht bekannt. Möglicherweise spielt die im Vergleich zum arteriellen System bis zu 30 mal höhere Leukocytendeposition eine Rolle. Der schädigende Einfluß von neutrophilen Granulocyten auf in vitro endothelialisierte Prothesen wurde kürzlich demonstriert. Es ist daher durchaus denkbar, daß Leukocyten auch die Proliferation geseedeter Endothelzellen hemmen (4, 5). Weitere Untersuchungen, z.B. mit pharmakologischer Inhibition der Leukocytenfunktion oder Versuche an leukopenischen Tieren sind erforderlich, um die unterschiedliche Endothelialisierung arterieller und venöser Prothesen zu erklären.

Zusammenfassung

Bei 16 Mischlingshunden wurden ePTFE-Interpositionen der Vena cava inferior durchgeführt. Die Prothesen wurden entweder mit autologen Endothelzellen geseedet oder als Kontrollprothesen implantiert. Die Durchgängigkeitsrate in beiden Wochen betrug sowohl nach 4 als auch nach 12 Wochen 88%. Die Endothelialisierung war im geseedeten Graft weiter fortgeschritten. Geseedete Grafts hatten auch eine signifikant niedrigere Deposition von 111-Indium Thrombocyten und 125 Jod-Fibrinogen. EC-Seeding führt also auch im venösen System zu einer verbesserten Thromboresistenz.

Summary

Sixteen mongrel dogs underwent replacement of ePTFE interposition grafts of the inferior vena cava. The grafts were either seeded with autologous endothelial cells or served as unseeded controls. The patency rate in both groups was 88% at 4 weeks and at 12 weeks. The rate of endothelialization was superior in seeded grafts. Seeded grafts accumulated significantly fewer ^{111}In-labeled platelets and ^{125}I-labeled fibrinogen than unseeded controls, indicating that endothelial cell seeding of vena cava grafts results in less thrombogenic luminal surfaces.

Literatur

1. Salzmann EW, Austen WG, Lipps GJ, Merrill EW, Gilliland ER, Joison J (1967): A new antithrombotic surface: Development and in vitro and in vivo characteristics. Surgery 61:1-10
2. Stanley JC, Burkel WE, Graham LM, Lindblad B (1985) Endothelial cell seeding of synthetic vascular grafts. Acta Chir Scand [Suppl] 529:17-28
3. Gloviczki P, Hollier LH, Dewanjee MK, Trastek VF, Hoffmann EA, Kaye MP (1984) Experimental replacement of the inferior vena cava: Factors affecting patency. Surgery 95:657-666
4. Herring M, Gardner A, Peigh P, Madison D, Baughman S, Brown J, Glover J (1984) Patency in canine inferior vena cava grafting: Effects of graft material, size and endothelial seeding. J Vasc Surg 1:877-887
5. Emerick S, Herring M, Arnold M, Baughmann S, Reilly K, Glover J (1987) Leukocyte depletion enhances cultured endothelial retention on vascular prostheses. J Vasc Surg 5:342-347

Dr. G. Köveker, Chirurgische Klinik der Universität Tübingen, Calwer Str. 7, D-7400 Tübingen

50. Langzeitergebnisse nach experimentellem Gefäßersatz mit einer Bioprothese

Long-Term Results with an Experimental Arterial Biograft

R. Ascherl[1], F. Hammersen[2], K. Grote[3], K. Geißdörfer[3], W. Erhardt[3] und G. Blümel[3]

[1]Chirurgische Klinik und Poliklinik des Klinikums rechts der Isar der Technischen Universität München (Direktor: Prof. Dr. J.R. Siewert)
[2]Anatomisches Institut (Direktor: Prof. Dr. F. Hammersen) der Technischen Universität München
[3]Institut für Experimentelle Chirurgie (Direktor: Prof. Dr. G. Blümel) der Technischen Universität München

Einleitung

Biologische Prothesen erscheinen im orthopädisch-traumatologischen und vor allem kardiovasculären Bereich dann vielversprechend, wenn atoxische Präparationsverfahren die funktionelle Struktur (auf molekularer Ebene) erhalten und durch Elimination von Antigenen sogar die Anwendung xenogener Implantate ermöglichen. Die Überprüfung biomechanischer Parameter und lokaler wie systemischer Verträglichkeit im Rahmen von kurz- und mittelfristigen Studien führen oft zu günstigen Befunden mit euphorischer Beurteilung. Im Langzeitversuch wurde daher eine xenogene Arterienprothese - präpariert mit einem modifizierten Verfahren nach ROSENBERG et al. (4) - untersucht.

Material und Methoden

Im wesentlichen beruht die Präparation auf Wasserentzug und Enzymbehandlung, "Gerbung" mit niedrig konzentriertem Glutaraldehyd sowie einer Quer- und Längsvernetzung des Kollagens durch Bildung von Säureamid- und Esterbindungen nach Behandlung mit Dicarbonsäuren. Bei 8 erwachsenen Bastardhunden beiderlei Geschlechts (15 - 27 kg KG) wurde in allgemeiner Intubationsnarkose (Prämedikation: Levamethadon, Propionyl-Promazin; Halothan, O_2, N_2O) die infrarenale Aorta durch eine gleichlumige Bioprothese ersetzt (trianguläre Naht, Polypropylen, 6-0). Die 6jährige Haltung erfolgte unter standardisierten Bedingungen mit freiem Auslauf. Am Versuchsende wurden in Allgemeinnarkose

Chirurgisches Forum '88
f. experim. u. klinische Forschung
Hrsg.: K.H. Schriefers et al.

(Fluanison-Fentanyl i.m.; Alfentanyl-Etomidat i.v.) eine Angiographie und anschließend die Probenentnahme für Histologie (Giemsa, H.E. Elastica-van Gieson, Elastica-Ladewig), Rasterelektronenmikroskopie (REM), Transmissionselektronenmikroskopie (TEM) und die Bestimmung der Prostacyclinsynthese (PGI2) der lumenseitigen Zellagen vorgenommen. Letztere wurde in einer Modifikation nach ELDOR (1) radioimmunologisch (NEN Research Products) durch die Bestimmung des stabilen Hydrolyseproduktes 6-Keto-Prostaglandin F1 ermittelt. Hierzu wird das Präparat mit dem angrenzenden, autologen Gefäßabschnitt in einer Kammer intubiert; diese Anordnung erlaubt grobe lokale Zuordnung der Prostacyclinsynthese und Stimulation (Arachidonsäure). Als Kontrollen dienten die jeweilige Aorta thoracalis sowie die Aorta abdominalis von 3 gesunden Tieren.

Ergebnisse

Von 8 Implantaten waren am Versuchsende 3 vollständig durchgängig und wiesen radiomorphologisch keine wesentlichen Veränderungen auf. Bei den später thrombosierten Prothesen imponieren schon nach relativ kurzer Zeit aneurysmatische Ausbuchtungen im Nahtbereich, Frühverschlüsse waren schon nach 7 Monaten zu beobachten. Nach 6 Jahren sind die (verschlossenen) Prothesen von einer scholligen, wenig organisierten Thrombusmasse ausgefüllt. Feingeweblich zeigt sich die innere Oberfläche zerklüftet, in allen Wandschichten finden sich nur wenig Zellen, vereinzelt treten Verkalkungsareale auf. In der Adventitia allerdings haben sich regelmäßig Vasa vasorum organisiert. Transmissionselektronenoptisch fehlt elastisches Material vollständig, typische Kollagenstrukturen treten nicht auf, spindelige Zellen könnten für Reste glatter Muskelzellen sprechen (s. Abb. 1). Offene Prothesen

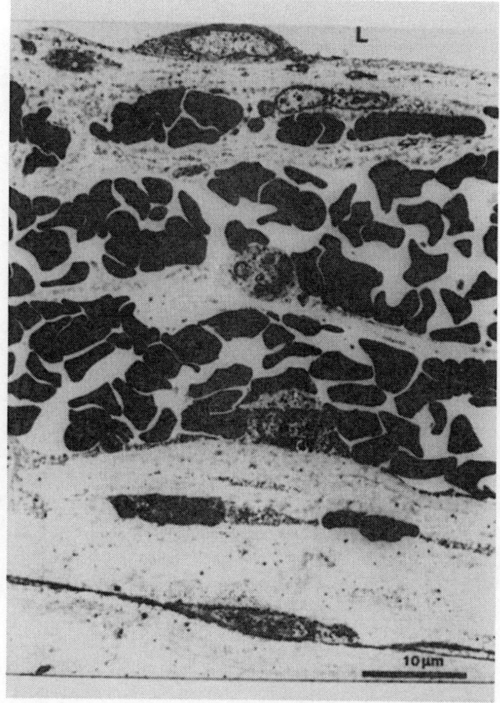

Abb. 1. Verschlossene Prothese mit Erythrocyten- und Granulocyten-(G) Invasion. Die am unteren Bildrand liegenden Zellen (*) könnten zugrundegehende Mediamyocyten sein (TEM, 3.200 x)

dagegen weisen lichtmikroskopisch einen stellenweise nahezu normalen Bau auf, lumenseitig imponiert ein fast lückenloser neointimaler Zellverband, subendothelial finden sich an mehreren Stellen Erythrocyten. In den tieferen Wandschichten scheint das Verhältnis zwischen elastischen Fasern und Muskelzellen zugunsten der Muskulatur verschoben (s. Abb. 2). Die Adventitia besteht aus dichten kollagenen und elastischen Fasern mit zahlreichen Vasa vasorum. Daneben sind aber auch schlecht organisierte Prothesenabschnitte anzutreffen, im noch vorhandenen Prothesenkollagen sind weniger Bindegewebs- und Muskelzellen eingelagert. Im TEM finden sich unter der Neointima häufig glatte Muskelzellen und unter einer Lamina elastica interna typische Mediamyocyten. Bei (noch) nicht erfolgter Wanddifferenzierung sammeln sich subendothelial Erythrocyten, neutrophile Granulocyten und vorzugsweise Plättchen (s. Abb. 3). Die nicht stimulierten Werte der Prostacyclinsynthese für normale Aorta (thoracalis) liegen in einer Größenordnung von 25 pg/250 µl/mm^2/2 min, demgegenüber sind auch bei guter Durchgängigkeit und günstiger Mikromorphologie im Prothesenbereich nur Werte zwischen 2 und 3 pg/250 µl/mm^2/2 min nachzuweisen. In benachbarten, autologen Aortenabschnitten bleibt die Prostacyclinsynthese nahezu normal (s. Abb. 4).

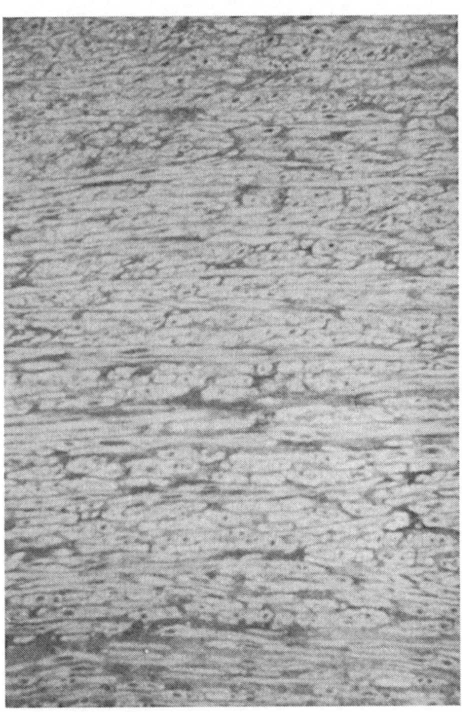

Abb. 2. Gut organisierter Prothesenbereich mit Überwiegen von Muskelzellen (Giemsa, 64 x)

Diskussion

Diese Langzeitergebnisse müssen vor allem unter dem Aspekt der Durchgängigkeitsrate den klinischen Wert von Bioprothesen im allgemeinen und des Präparationsverfahrens im speziellen einschränken

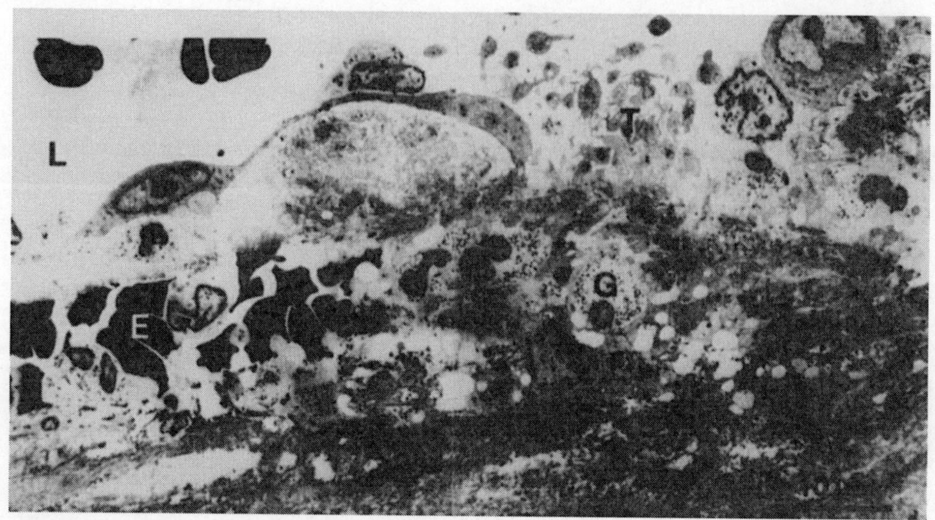

Abb. 3. Gelegentliche Endotheldefekte einer offenen Prothese führen zur Ansammlung von Thrombocyten (T) sowie zur Invasion von Erythrocyten (E) und Granulocyten (G) (TEM, 2000 x)

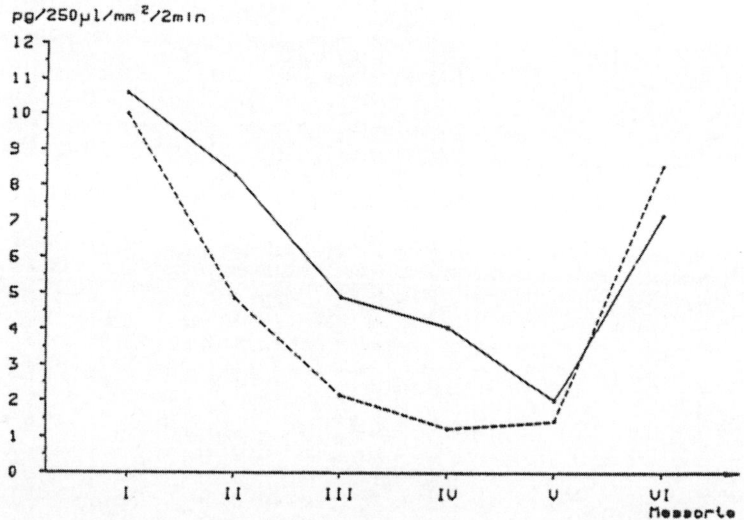

Abb. 4. Prostacyclinsynthese (Hund 11) im Bereich der Prothese (Meßpunkte III, IV, V). ——— stimuliert; ----- unstimuliert

und stehen in manchem Widerspruch zu experimentellen Befunden von ROSENBERG (4) oder ERASMI (2). URBANYI et al. (5) sahen bei einer klinischen Langzeitstudie ungünstige Ergebnisse mit einer entsprechenden Verschlußrate. Auch bei den offenen Prothesen erscheint die Funktion der lumenseitigen Zellen erheblich reduziert, die Prostacyclinsynthese liegt weit unter der normaler Intima. Der Vergleich zur Aorta thoracalis erscheint nach Untersuchungen von ELDOR (1) zulässig, wobei Prostacyclin als guter Parameter für die intimale Funktion der lumenseitigen Zellagen anzusehen ist (3). Die reduzierte PGI2-Synthese kommt als alleinige Versagerursache nicht in Betracht, vielmehr müssen hierbei mangelhafte Körperbeständigkeit mit Abnahme der Wandfestigkeit diskutiert werden. Die Reorganisation in allen Schichten bei den offenen Implantaten weist auf eine langsame Adaptation unter funktioneller Beanspruchung hin und zeigt den physiologischen Umbau dieser Bioprothese auf. Die Theorie des Präparationsverfahrens allerdings läßt keinen Umbau dieses Ausmaßes zu (4). Lokalimmunologische Reaktionen waren auch bei den verschlossenen Prothesen nicht zu beobachten. Trotz ungünstiger Verschlußrate beweisen die Resultate gleichzeitig die guten Möglichkeiten biologischer Prothesen, die erst dann sicher nutzbar sind, wenn Ausgangsmaterial und Präparationstechnik besser definiert sind.

Zusammenfassung

An 8 Hunden wurden biologische Arterienprothesen radiologisch, mikromorphologisch und ultramikroskopisch sowie hinsichtlich der Prostacyclinsynthese der Neointima untersucht. Die Durchgängigkeitsrate beläuft sich nach 6 Jahren auf 37,5% (3/8). Morphologisch erscheinen die offenen Prothesen gut organisiert, die Prostacyclinsynthese allerdings ist im Prothesenbereich gegenüber der normalen Aorta deutlich herabgesetzt.

Summary

Arterial biografts were investigated experimentally in eight dogs using radiological, micromorphological and ultramicroscopic techniques. Synthesis of prostacyclin by the neointima was also determined. After 6 years the patency rate was 37.5% (3/8). The patent protheses seem to be well organized; prostacyclin synthesis, however, is reduced when compared to normal aorta.

Literatur

1. Eldor A, Falcone DJ, Hajjar DP, Minick CR, Weksler BB (1981) Recovery of prostacyclin production by de-endothelialized rabbit aorta. J Clin Invest 67:735-741
2. Erasmi H, Horsch S, Müller J, Rohr HP, Lichti H, Fraefel W (1983) Gefäßersatz bei kleinkalibrigen Arterien - eine neue bovine Kollagenprothese. Langenbecks Arch Chir 360:97-107
3. Peskar BA, Anhut H, Kröner EE, Peskar BM (1976) Development, specificity and some applications of radioimmunassays for prostaglandins and related compounds. Adv Pharmacol Ther 7: 275-286
4. Rosenberg N, Geoffrey H, Henderson J, Bothwell JW, Gaughran ERL (1970) Collagen arterial graft of bovine origin: Seven year observations in the dog. Surgery 67:6:951-965

5. Urbanyi B, Spillner G, Schlosser V (1981) Spätergebnisse nach Verwendung heterologer Gefäßprothesen. Angio Archiv 4,47:53

Dr. R. Ascherl, Chirurgische Klinik und Poliklinik, Klinikum rechts der Isar der TU München, Ismaninger Str. 22, D-8000 München 80

51. Vergleichende Untersuchungen zweier neuer Hämostyptica in einem traumatisierten und heparinisierten Tiermodell

Comparative Investigation on New Hemostyptic Agents in an Experimental Traumatized and Heparinized Model

D. Saumweber, Th. Geisenberger, G. Schelling, C. Hammer und W. Permanetter

Institut für Chirurgische Forschung und Pathologisches Institut der Universität München

Einleitung

In der Versorgung parenchymatöser Organverletzungen bei polytraumatisierten Patienten sowie diffuser Stichkanalblutungen in der Gefäßchirurgie wird neben anderen Verfahren häufig reiner Fibrinkleber in Verbindung mit reinem kollagenem Vliesmaterial eingesetzt (1).

Eine neue Herstellungstechnik erlaubt seit kurzem die direkte trockene Beschichtung von Kollagenvliesen mit Gerinnungsfaktoren und anderen Additiven.

Experimentelle Untersuchungen belegen eine überlegene hämostatische Wirkung dieses neuen Materials zu anderen bisher klinisch eingesetzten Hämostyptica (3).

Ziel dieser Arbeit war es daher, an einem Tiermodell unter hoher systemischer Heparinisierung die Haftungseigenschaften und das Resorptionsverhalten zweier modifizierter Formen dieser neuen Hämostyptica vergleichend zu untersuchen.

Material und Methoden

Als Versuchstier diente das europäische Hausschwein. Die Tiere, mit einem mittleren Körpergewicht von 27 kg, wurden nach intravenöser Narkoseeinleitung und Anlage einer Periduralanästhesie mit einem O_2/N_2O-Atemgasgemisch kontrolliert beatmet. Durch Gabe von 400 i.E. Heparin-Na i.v. erfolgte eine Vollheparinisierung der Tiere, deren Ausmaß durch Bestimmung der Prothrombinzeit vor und 20 min nach Gabe von Heparin ermittelt wurde.

Chirurgisches Forum '88
f. experim. u. klinische Forschung
Hrsg.: K.H. Schriefers et al.

Als Beispiel eines schweren Gefäßtraumas wurden in einer ersten Versuchsgruppe die Aa. iliacae externae bds. nach Anlegen von Gefäßklemmen über eine Strecke von 2 cm längsarteriotomiert (n = 18).

Als experimentelle und standardisierte parenchymale Traumata wurden in Versuchsgruppe 2 die unteren Pole beider Nieren (n = 11), sowie in einer dritten Gruppe Milzkapsel und Milzparenchym teilreseziert (n = 16). Dadurch entstand ein ca, 7 cm^2 großer Nierengewebsdefekt bzw. ein ca. 6 cm^2 großer flächiger Milzparenchymdefekt. Alle so entstandenen Läsionen wurden vergleichend mit den Hämostyptica versorgt.

Verwendet wurde dazu ein aus Pferdekollagen bestehendes Vliesmaterial, das mit lyophilisiertem humanem Fibrinogen, Rinderthrombin und Aprotinin als antifibrinolytischem Zusatz beschichtet war (FTCH-Typ1). Als zweite Modifikation wurde ein zusätzlich mit Protaminchlorid beschichtetes Vlies verwendet (FTCH-Typ2). Dadurch soll eine lokale Antagonisierung der systemischen Heparinwirkung und somit verbesserte Haftungseigenschaften von FTCH-Typ 2 gegenüber FTCH-Typ 1 erreicht werden.

Nach Versorgung der Gefäßtraumata durch zirkuläre Umwicklung der Arteriotomie mit FTCH und anschließender Freigabe der Reperfusion des Gefäßabschnittes wurde der Ruheblutdruck von $P_{norm} = 75 \pm 10$ mm Hg medikamentös auf Druckwerte von $P_{max} = 209 \pm 33$ mm Hg angehoben, um unter Druckbelastung die sichere Versorgung der Gefäßläsionen durch die verwendeten FTCH-Typen zu überprüfen.

Die Deckung der Nierentraumata in Gruppe 2 fand nach Präparation und Abklemmen des Gefäßstieles in Blutstase statt, während die Klebung der flächigen Milzverletzungen in Gruppe 3 unter normalen Perfusionsbedingungen in Gegenwart ständiger arteriolärer und venöser Sickerblutungen erfolgte. Die initiale Druckfestigkeit der FTCH-Typen und der Verlust der Haftungsfähigkeit wurde vergleichend optisch bei Eintritt von Randblutungen bzw. nach Unterblutung und Abhebung des Vliesmaterials von der so versorgten Oberfläche festgestellt.

Jeweils 2 Tiere pro Gruppe wurden an den Tagen 0, 2, 7, 10, 14, 21 und 28 euthanasiert, um das Resorptionsverhalten der verwendeten Materialien histologisch zu untersuchen.

Ergebnisse

A) Gruppe 1 (Gefäße): Nach Versorgung der Gefäßtraumata mit FTCH-Typ 1 und -Typ 2 bei anschließender Freigabe der Reperfusion des Gefäßareals konnte bei allen Tieren eine primäre Hämostase der Arteriotomie unter systemischen Blutdruckwerten von 75 ± 10 mm Hg festgestellt werden. Nach pharmakologisch induzierter Anhebung der Druckwerte auf 109 ± 33 mm Hg trat unter FTCH-Typ 1 bei 9 Tieren eine Lösung des Vliesmaterials von dem Defekt mit massiver arterieller Blutung ein. Die Arteriotomieversorgungen unter FTCH-Typ 2 erforderten bei nur 2 von insgesamt 18 untersuchten Tieren eine erneute Deckung.

B) Gruppe 2 (Milz): In der Gruppe mit standardisiertem parenchymalem Trauma der Milz mußte an 12 von 16 untersuchten Tieren eine erneute Deckung mit FTCH-Typ 1 zur sicheren Hämostase vorgenommen werden. Bei Verwendung von FTCH-Typ 2 in der Versorgung der blutenden Milzoberfläche war bei 14 von 16 Tieren der erste Dekkungsversuch bereits erfolgreich.

C) Gruppe 3 (Niere): Insgesamt wurden die Nieren von 11 Tieren durch Polresektion traumatisiert und mit den Hämostyptica in Blutleere versorgt. In allen 11 Fällen der mit FTCH-Typ 1 versorgten Organe mußte die Deckung zur sicheren Hämostase nach Eröffnen der Gefäßklemmen wiederholt werden. Demgegenüber war in 5 von 11 mit FTCH-Typ 2 gedeckten Nierentraumata eine Reversorgung zur sicheren Stase der Parenchymblutung notwendig.

In der statistischen Auswertung der Ergebnisse der einzelnen Gruppen mit dem Chiquadrat-Test unterschied sich FTCH-Typ 2 im initialen Haftungsverhalten signifikant von FTCH-Typ 1 ($p < 0,05$) in allen 3 Versuchsgruppen.

Bei der Reexploration am Versuchsende erwiesen sich die experimentellen Traumata als zuverlässig versorgt.

Die histologischen Untersuchungen ließen eine Resorption des FTCH-Materials durch ein zellreiches, vor allem aus Granulocyten und Fremdkörper-Riesenzellen bestehendes Granulationsgewebe mit bindegewebiger Organisation erkennen. Gegen Ende des Beobachtungszeitraumes nach 28 Tagen waren nur noch Reste der untersuchten Hämostyptica im ursprünglichen Deckungsbereich nachweisbar. Unterschiede im Resorptionsverhalten beider Materialien konnten nicht festgestellt werden.

Diskussion und Schlußfolgerung

Bei der kombinierten Verwendung von Fibrinkleber und Kollagenvlies tritt zu der schwer zu handhabenden klebrigen Materialoberfläche gleichzeitig eine Formveränderung des Vliesmaterials (2). Diese Schwierigkeit in der Anwendungstechnik kann durch Verwendung bereits beschichteter Kollagenvliese umgangen werden. Wegen der leichten Handhabung sowie der Zuverlässigkeit bei der Versorgung von experimentell induzierten Organtraumen kann dieses Material im klinischen Einsatz am heparinisierten Patienten, insbesondere bei Anwendung in der Herz- und Gefäßchirurgie, eine echte Alternative zu bisherigen Verfahren darstellen.

Zusammenfassung

In einem experimentellen Gefäß- und Organtraumamodell (Arterien, Milz, Niere) wurden bei systemischer Vollheparinisierung die hämostatischen Eigenschaften zweier neuer Hämostyptica untersucht. Dies waren ein mit Gerinnungskomponenten trocken beschichtetes (FTCH-Typ 1) bzw. ein zusätzlich mit Protaminchlorid beschichtetes Kollagenvlies (FTCH-Typ 2). Bei Verwendung von FTCH-Typ 2 konnten signifikant bessere Haftungseigenschaften sowohl bei der Versorgung von Gefäßtraumen wie von Parenchymdefekten gegenüber

FTCH-Typ 1 nachgewiesen werden. Dies kann auf die zusätzliche Beschichtung des Materials mit Protaminchlorid zur lokalen Antagonisierung der systemischen Haperinwirkung zurückgeführt werden.

Summary

Two forms of a new hemostyptic agent were tested in the treatment of experimental injuries of arteries, spleen and kidneys in a highly heparinized bleeding model. The material consisted of a collagen fleece containing fibrinogen, thrombin and aprotinin on its surface (FTCH-type 1) and of an identical fleece which in addition contained protaminchlorid (FTCH-type 2). The results revealed significantly better local hemostyptic properties of FTCH-type 2 as compared with FTCH-type 1 in the treatment of all experimental injuries. This could be explained by an antagonistic topical effect of protaminchlorid integrated in the fleece material to the action of systemically applied high-dose heparin in this model.

Literatur

1. Eckert P (1986) Indikation zur Fibrinklebung in der Allgemeinchirurgie. In: Eckert P et al. (Hrsg) Fibrinklebung. Urban Schwarzenberg, München
2. Kessler B et al. (1984) Erprobung neuartiger Klebevarianten im Tierexperiment. In: Scheele J (Hrsg) Fibrinklebung. Springer, Berlin Heidelberg New York Tokyo
3. Schelling G et al. (1987) The effectiveness of a fibrinogen-thrombin-collagen-based hemostatic agent in an experimental arterial bleeding model. Ann Surg 205:432-435

Dr. D. Saumweber, Institut für Chirurgische Forschung, Klinikum Großhadern, Marchioninistr. 15, D-8000 München 70

52. Glomeruläre Filtrationsrate und Elektrolytausscheidung in den Urin nach portocavalem Shunt bei der Ratte – Bedeutung des sympathischen Nervensystems*

Glomerular Filtration Rate and Urinary Electrolyte Excretion Following Portocaval Shunt in the Rat – Influence of the Sympathetic Nervous System

E. Hanisch, M. Marhöfer, V. Berner und Ch. Hottenrott

Zentrum der Chirurgie, Abteilung für Allgemein- und Abdominalchirurgie (Leiter: Prof. Dr. A. Encke), Klinikum der Universität Frankfurt

Einleitung

Zwischen Leber und Niere bestehen Beziehungen, die sich klinisch z.B. im hepato-renalen Syndrom manifestieren. Dabei soll das sympathische Nervensystem eine wichtige Rolle spielen, die verfügbaren Daten hierfür sind jedoch nicht klar. Wir haben deshalb im Tierexperiment die Frage geprüft, in welcher Weise portocavale Shunt-Chirurgie globale und partiale Nierenfunktion beeinflussen kann und welche Rolle dem Sympathicus dabei zukommt.

Material und Methoden

Männliche Sprague-Dawley Ratten (iVa: SDIV) wurden folgenden Gruppen zugeordnet:

1) Kontrollgruppe (n=10) - Laparotomie

2) Portocavaler Shunt (PC; n=11) - Mikrochirurgische portocavale Anastomose

3) Splanchnicektomie (SPL; n=8) - Exstirpation des Ganglion coeliacumus et mes. sup. nach der Methode von ALM und LIEDBERG (1)

*Unterstützt durch die Deutsche Forschungsgemeinschaft (Ha 1456/1-1)

Chirurgisches Forum '88
f. experim. u. klinische Forschung
Hrsg.: K.H. Schriefers et al.

4) Portocavaler Shunt +
Splanchnicektomie (PC+SPL; n=8)

Alle Tiere wurden unter üblichen Standardlaborbedingungen gehalten (Diät: Altromin 1324; Lage, BRD; geregelter Tag-/Nachtrhythmus). Alle Eingriffe erfolgten in Äthernarkose; während der Operation wurde den Tieren über eine geregelte Heizmatte Wärme zugeführt und postoperativ eine Analgesie eingehalten.

Eine Woche postoperativ schloß sich eine 24-h Urinsammelperiode in Stoffwechselkäfigen an. Danach wurden die Ratten in Äthernarkose über die Aorta abdominalis entblutet.

Serum wurde mittels Zentrifugation gewonnen, aliquotiert und tiergefroren (-30°C).

Die Bestimmung von Kreatinin, Natrium und Kalium erfolgte nach konventionellen Methoden (Autoanalyzer, Beckmann; Flammenphotometer, Zeiss), die Berechnung der Kreatininclearance nach der bekannten Formel.

Die Prüfung auf statistische Unterschiede wurde mit dem Wilcoxon-Test durchgeführt (*p < 0,01).

Ergebnisse (s. Tabelle 1)

Tabelle 1. Kreatininclearance, Natrium- und Kaliumausscheidung in den Urin; PC - Portocavaler Shunt; SPL - Splanchnicektomie; *p < 0,01; Werte als Mittelwert und Bereich

		Kontrollgruppe	PC	SPL	PC+SPL
Kreatininclearance	ml min	0,64 0,46-0,94	1,92* 0,14-5,39	1,10* 0,57-2,44	0,77 0,05-2,29
Na Kreatinin	mmol mg	4,7 3,6-7,4	2,8* 1,4-4,9	4,1 0,9-6,8	3,8 2,0-7,1
K Kreatinin	mmol mg	17 15-22	10* 6-14	16 12-19	11* 7-18

Die Kreatininclearance ist nach PC und SPL im Vergleich zur Kontrollgruppe erhöht, nach PC+SPL unverändert.

Natrium wird nach PC weniger ausgeschieden, nach SPL und nach PC+SPL kommt es zu keinen Veränderungen.

Kalium wird nach PC und PC+SPL retiniert, während SPL keinen Einfluß hat.

Diskussion

Die Natrium- und Kalium-Homeostase wird durch ein System sehr empfindlicher Sensoren reguliert und aufrechterhalten. Störungen in diesem Gleichgewicht können schwerwiegende Folgen nach sich ziehen. So wird z.B. die Natriumretention bei der Lebercirrhose als entscheidender Faktor für die Ascitesentstehung betrachtet und therapeutische Strategien richten sich danach aus.

Unsere Ergebnisse zeigen, daß es nach portocavaler Shuntchirurgie, nach der eine Aktivierung des Sympathicus beobachtet werden kann (4), zu einer Natriumretention kommt, ein Effekt, der durch Ausschaltung des Splanchnicus aufgehoben wird. Dies scheint auf mehrere Faktoren zurückführbar zu sein: 1. Die proximale tubuläre Na+-Reabsorption ist durch einen direkten Effekt auf den Na+-Transport (2) oder 2. durch eine Zunahme der Filtrationsfraktion als Ergebnis einer efferenten Arteriolenkonstriktion (die glomeruläre Filtrationsrate ist nach PC erhöht) gesteigert (3) und 3. führt eine gesteigerte adrenerge Aktivität zu einem Anstieg von Renin und Aldosteron (6). Letzterer Mechanismus muß jedoch eine untergeordnete Bedeutung haben, da es nach PC zu keiner vermehrten Kaliumausscheidung kommt. Die im Gegenteil zu beobachtende Kaliumretention könnte ebenfalls mit der erhöhten Sympathicusaktivität in Zusammenhang gebracht werden, wurde doch nach Epinephringabe eine Kaliumverarmung im Urin dokumentiert (5). Die persistierende Kaliumretention nach PC+SPL widerspricht dem jedoch. Als ausschlaggebender Faktor muß hier die Hyperinsulinämie, wie sie nach PC zu finden ist, und durch SPL noch verstärkt wird, diskutiert werden.

Zusammenfassung

Die portocavale Anastomose (PC) bei der Ratte führt zur Natriumretention. Dieser Effekt erscheint adrenerg vermittelt zu sein, da eine gleichzeitige Splanchnicektomie dies zu verhindern vermag. Dabei sind unterschiedliche Wirkmechanismen des Sympathicus möglich.

Die nach PC zu beobachtende Kaliumverarmung im Urin ist am ehesten mit einem Hyperinsulinismus, wie er nach PC auftritt, in Einklang zu bringen.

Summary

Portocaval anastomosis in the rat leads to sodium retention. This effect may be adrenergically mediated because concurrent splanchnicectomy prevents sodium retention. Several mechanisms are conceivable by which the sympathetic nervous system may act. Low potassium excretion following portocaval anastomosis is most probably due to hyperinsulinism typically seen after the anastomosis.

Literatur

1. Alm P, Liedberg G, Owman CH (1971) Gastric and pancreatic sympathetic denervation in the rat. Scand J Gastroenterol 6: 307-312
2. Di Bona GF (1977) Neurogenic regulation of renal tubular sodium reabsorption. Am J Physiol 233:F73-F81
3. Gordon RD, Kuckel O, Liddle GW, Island DP (1967) Role of the sympathetic nervous system in regulating renin and aldosterone production in man. J Clin Invest 46:599
4. Grün M, Wernze H, Goerig M, Höfler B, Peter G (1984) Hyperkataboler Stress bei experimentellem portocavalem Shunt: Aktivierung von Sympathicus und Prostaglandinsystem. Klin Wochenschr 1984, [Suppl]. 90. Tagung der Deutschen Gesellschaft für Innere Medizin, Abstract 325
5. Rosa RM, Silva P, Young JB, Landsberg L, Brown RS, Rowe JW, Epstein FH (1980) Adrenergic modulation of extrarenal potassium disposal. N Engl J Med 302:431-434
6. Schrier RW, Berl T (1973) Mechanism of effect of alpha adrenergic stimulation with norepinephrine on renal water excretion. J Clin Invest 52:502

Dr. Dr. E. Hanisch, Zentrum der Chirurgie, Abteilung Allgemein- und Abdominalchirurgie, Klinikum der Universität Frankfurt, Theodor-Stern-Kai 7, D-6000 Frankfurt am Main

53. Obere gastrointestinale (GI) Blutung: Erhöhtes Risiko kardiovasculärer Komplikationen durch Aminresorption infolge medikamentöser Diaminoxydase (DAO)-Blockade*

Upper Gastrointestinal Bleeding: Increased Risk of Cardiovascular Complications by Amine Resorption due to Drug-Induced Blockade of Diamine Oxidase

J. Sattler[1], H.-J. Klotter[2], W. Lorenz[1], P.-K. Wagner[2], D. Häfner[1] und R. Lindlar[2]

[1]Institut für Theoretische Chirurgie
[2]Klinik für Allgemeinchirurgie, Zentrum für Operative Medizin I, Philipps-Universität Marburg

Einleitung

Blutungen im oberen Magen-Darmtrakt neigen erfahrungsgemäß über den reinen Blutverlust hinaus zu kardiovasculären Komplikationen. Verantwortlich dafür ist wahrscheinlich die Resorption toxischer Bestandteile des ingestierten Blutes, vor allem Histamin. So kann der bakterielle Abbau des Histidins, welches reichlich im Hämoglobin vorkommt, bei längerer Verweildauer zu erheblicher Histaminanreicherung im Darm führen, die nur bei zusätzlicher enzymatischer Abbauhemmung eine Resorption ermöglicht. Eine solche Hemmung der Diaminoxydase (DAO) durch eine Reihe von Medikamenten der Intensivtherapie kann krankheitsverschärfend wirken, wie in einer Studie am Schwein anhand eines neuen, komplexen hämorrhagischen Schockmodells gezeigt wurde (1). Um sicherzustellen, daß es tatsächlich Histamin ist, welches resorbiert wird und den Krankheitsverlauf beeinflußt, wurde in Nachahmung der klinischen Situation eine randomisierte, kontrollierte Studie am Schwein durchgeführt mit folgenden Fragestellungen:

1. Gelangt unter medikamentöser DAO-Blockade ingestiertes reines Histamin aus dem Darmtrakt in die systemische Zirkulation?
2. Führt dieser Anstieg des Plasmahistaminspiegels zu klinischen Reaktionen, die lebensgefährlich sind?

---

*Mit Unterstützung durch die Deutsche Forschungsgemeinschaft DFG, LO 199/15-1

Chirurgisches Forum '88
f. experim. u. klinische Forschung
Hrsg.: K.H. Schriefers et al.

Material und Methoden

Für die Studie, die von März bis Mai 1987 ohne drop-outs durchgeführt wurde, wurden 30 Schweine (Kreuzung Deutsche Landrasse/Pietrain, beiderlei Geschlechts, Alter ca. 7 Wochen, Gewicht 19-30 kg) nach eintägiger Eingewöhnung und standardisierter Fütterung verwendet. Nach Barbituratnarkose (Nembutal 30 mg/kg, i.p.), Intubation, Legen von 3 Kathetern in die Femoralgefäße (2 arteriell, 1 venös) und Plazieren einer Magensonde wurden die Tiere mit vollständiger, balancierter Randomisation zwei Vergleichsgruppen zugeteilt: Eine erhielt zur DAO-Blockade das Antihypertensivum Aminoguanidin (100 mg/kg), die andere das gleiche Volumen 0,9% NaCl. Nach einer Stunde wurde via Magensonde allen Tieren 60 mg Histamin (entsprechend 100 ml Blut bei 10% Histidinabbau!) verabreicht. Die klinische Inspektion sowie das engmaschige Messen von Blutdruck (Statham Druckwandler), Herz- und Atemfrequenz (EKG und Thermistor, Hellige SMV 111) begann mit Ende der Katheterpräparation und wurde bis 2 h nach oraler Histaminapplikation fortgesetzt. Vor DAO-Blockade und ab Histamingabe für weitere 2 h alle 15 min wurde Blut für die kombinierte fluorometrische Plasmahistaminbestimmung abgenommen.

Ergebnisse

1. Klinische Symptomatik und hämodynamische Veränderungen

Nur bei Tieren mit DAO-Blockade führte ingestiertes Histamin zu signifikanten klinischen Reaktionen: Von 15 Schweinen zeigten 9 eine generalisierte Rötung von Bauch und Hals ($p < 0{,}001$, Chiquadrattest), 8/15 begannen unter Speichelfluß heftig zu schmatzen ($p < 0{,}001$) und 5 der Tiere erbrachen massiv ($p < 0{,}05$). Alle Symptome begannen 30 - 50 min nach Verabreichung des Histamins und dauerten bis zum Versuchsende. 3 der 15 Tiere (20%) starben während des Versuchs im Kreislaufstillstand ($p < 0{,}1$). Tiere ohne DAO-Blockade zeigten auf ingestiertes Histamin keine dieser Reaktionen.

Nur bei den Tieren mit DAO-Blockade führte ingestiertes Histamin zu einem massiven Blutdruckabfall (Median 65 mm Hg, Bereich 20 - 125 mm Hg). Bei NaCl-Gabe als Kontrolle war ingestiertes Histamin nahezu wirkungslos (5 mm Hg, 0 - 40 mm Hg). Der Unterschied in beiden Gruppen (Abb. 1) war statistisch hoch signifikant ($p < 0{,}001$, Mann Whitney U-Test).

2. Plasmahistaminspiegel nach Ingestion von Histamin bei DAO-Blockade

DAO-Blockade führte bei allen Tieren zu deutlichem Anstieg der Plasmahistaminkonzentrationen (Median 51,2 ng/ml, Bereich 14,5 - 163,8 ng/ml). Die Kontrolltiere blieben über den ganzen Versuchszeitraum bei den niedrigen Ausgangswerten (3,2 ng/ml,. 1,5 - 4,5 ng/ml). Dieser Unterschied war zum Zeitpunkt 60 min nach Histaminingestion (Abb. 1) hoch signifikant ($p < 0{,}001$).

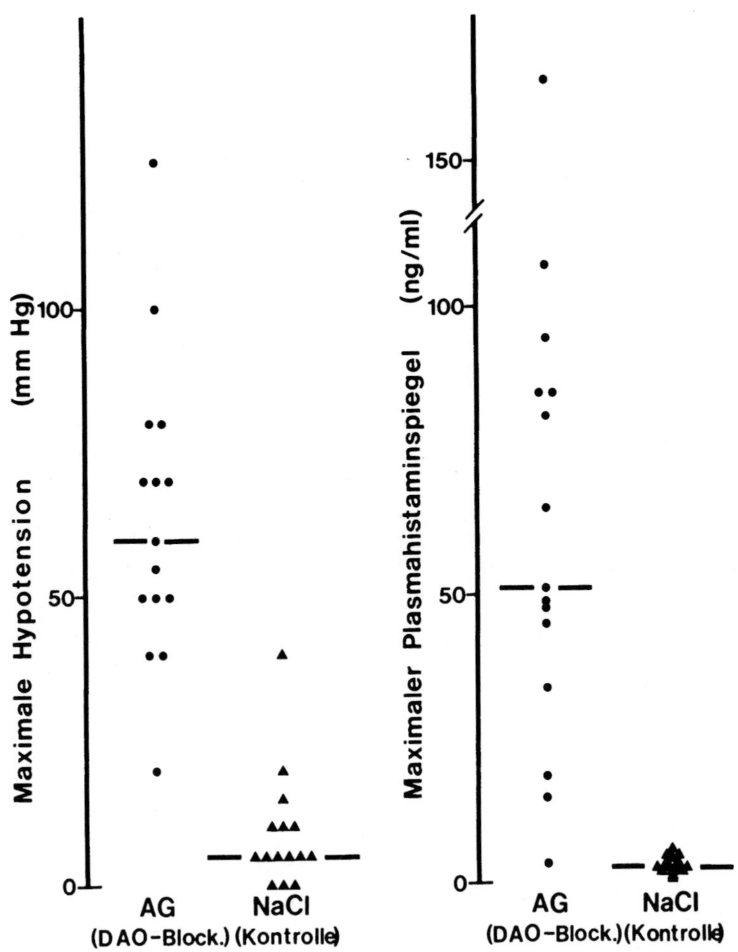

Abb. 1. Maxima von Hypotension (linke Bildhälfte) und Plasmahistamin (rechte Bildhälfte) beim Schwein nach Histaminingestion (60 mg Histaminbase) mit (●) und ohne (▲) DAO-Blockade mittels Antihypertensivum Aminoguanidin (AG). Die Medianwerte sind durch Striche gekennzeichnet. Im Mann Whitney U-Test ergaben sich signifikante Unterschiede ($p < 0{,}001$) zwischen beiden Gruppen für beide Parameter

Diskussion

Durch frühere Untersuchungen an einem neu entwickelten hämorrhagischen Schockmodell am Schwein für die obere gastrointestinale Blutung konnten wir nachweisen, daß neben der Hämorrhagie *(1. Komponente)* der Organismus zusätzlich durch Abbauprodukte des ingestierten Blutes *(2. Komponente)* geschädigt wird. Eine DAO-Blockade, die zur Resorption von ansonsten enteral ungefährlichem Histamin führen kann, stellt eine *3. Komponente* in diesem speziellen Schockablauf dar. Alle drei Komponenten scheinen demnach eine wichtige Rolle zu spielen und müssen bei Studien über dieses Krankheitsbild Berücksichtigung finden. Dies deckt sich mit der klinischen Beobachtung (2), daß trotz Beherrschung des Volumenmangels bei oberer GI-Blutung immer noch mit einer unverhältnismäßig hohen Letalität der Erkrankten gerechnet werden muß.

Da Histamin und möglicherweise auch andere toxische Produkte durch eine DAO-Blockade, wie sie durch gängige Medikamente der Intensivtherapie erzeugt wird, in großem Umfang resorbiert werden (3, 4), bietet sich für die Therapie der oberen GI-Blutung folgendes Vorgehen an:

- Allgemeine Schocktherapie (Volumensubstitution)
- Blutstillung (Endoskopie, Operation, Sondenbehandlung)
- Orthograde Darmspülung so früh wie möglich, zur Entfernung des Blutes als Histaminquelle
- Auswahl von Medikamenten der gleichen Wirkgruppe ohne DAO-blockierende Wirkung
- Durchführung einer (H_1 und H_2) Histaminreceptorenblockade (0,1 mg/kg Fenistil und 5 mg/kg Tagamet über 2 min i.v.)

Zusammenfassung

Bisherige Untersuchungen mit einem komplexen, hämorrhagischen Schockmodell am Schwein haben Histamin als Risikofaktor bei oberer GI-Blutung ausgewiesen, wenn das Enzym Diaminoxydase (DAO) durch Medikamente (z.B. Antibiotica) gehemmt wird. In dieser Folgestudie konnten wir jetzt zeigen, daß gerade die DAO-Blockade die entscheidende Voraussetzung für eine Histaminresorption aus dem Darm ist. Eine solche Resorption, wie sie z.B. bei ingestiertem Blut droht, ist immer von schweren klinischen Symptomen begleitet (bei 20% bis hin zum Kreislaufstillstand) und erfordert dringend therapeutische Konsequenzen: Orthograde Darmspülung zur Entfernung der Histaminquelle, Auswahl von Medikamenten ohne DAO-Blockade und eventuell eine Histaminreceptorblockade (H_1 und H_2), z.B. mit Fenistil plus Tagamet.

Summary

A new and complex porcine haemorrhagic shock modell has shown that histamine worsens the disease progression in upper gastrointestinal bleeding, especially if the enzymic metabolism (blockade of diamine oxidase, DAO) of histamine is blocked by drug therapy. Our study demonstrates that this blockade of DAO is a necessary prerequisite for the resorption of luminal histamine. This resorption is a danger in the presence of ingested blood and is always followed by severe clinical symptoms (e.g. death in 20% of cases). This finding demands therapeutic consequences, such as orthograde lavage of the gut to remove the source of histamine, selection of drugs without DAO-blocking activity and perhaps H_1- plus H_2-receptor blockade with dimethindene and cimetidine.

Literatur

1. Hesterberg R, Sattler J, Lorenz W, Schmidt E, Kapp B, Röher H-D (1987) Ein neues hämorrhagisches Schockmodell am Schwein für die obere gastrointestinale Blutung: Effekt einer Blockade des histaminabbauenden Enzyms Diaminoxydase (DAO). In: Langenbecks Arch Chir [Suppl] Chir Forum. Springer, Berlin Heidelberg New York Tokyo, S 89-92

2. Clason AE, Macleod DAD, Elton RA (1986) Clinical factors in the prediction of further haemorrhage or mortality in acute upper gastrointestinal haemorrhage. Br J Surg 73:985-987
3. Sattler J, Hesterberg R, Lorenz W, Schmidt U, Crombach M, Stahlknecht CD (1985) Inhibition of human and canine diamine oxidase by drugs used in an intensive care unit: relevance for clinical side effects? Agents Actions 16:91-94
4. Sattler J, Lorenz W (1987) Nahrungsmittel-induzierte Histaminose: Ein Krankheitsbild mit Diaminoxydasehemmung verschiedener Herkunft. Münch Med Wochenschr 129:551-556

Dr. J. Sattler, Institut für Theoretische Chirurgie, Zentrum für Operative Medizin I, Philipps-Universität Marburg, Baldingerstraße, D-3550 Marburg

54. Erhöhte Plasmahistaminspiegel bei Patienten im chirurgischen Notfall (Septischer Schock) und praeoperativen Streß (Endoskopie): Variabilität als Risiko*

Elevated Plasma Histamine Levels in Emergency Patients (Septic Shock) and Preoperative Stress (Endoscopy): Variability as Risk

W. Dietz, W. Lorenz, M. Rothmund, E. Neugebauer, H. Stöltzing und A. Doenicke

Klinik für Allgemeinchirurgie und Institut für Theoretische Chirurgie, Universität Marburg, und Klinik für Allgemeinchirurgie und Unfallchirurgie, Universität Düsseldorf

Einleitung

Histaminfreisetzung als Ursache kardiovasculärer Komplikationen durch Anästhesie und operativen Eingriff ist heute in klinischen Studien vielfältig belegt (1). Wenig beantwortet (Polytrauma, chron. Niereninsuffizienz vor Nierentransplantation) (1) aber ist die Frage, ob pathologische Histaminspiegel bereits präoperativ existieren. Zur Klärung dieses Problems wurden deshalb 2 prospektive und 2 prospektive kontrollierte Studien (Kohort-Studien mit gleichzeitiger Vergleichsgruppe) durchgeführt.

Methodik

Studie OP-Bereich (1986): In einer doppelblinden, randomisierten placebokontrollierten Studie wurde die Wirksamkeit einer H_1- und H_2-Receptorblockade (Ranitidin + Dimetinden) vor Gabe des histaminfreisetzenden Muskelrelaxans Atracurium gegen Placebo an 40 Patienten beiderlei Geschlechts (Alter 18, 50 - 100 kg, ASA 1 - 3) untersucht, die sich einer allgemeinchirurgischen Operation unterziehen mußten. Als Proben wurden die Ausgangswerte (Nullwerte) vor Beginn der H_1/H_2-Prophylaxe und Anästhesie im Operationssaal entnommen.

Studie Klinisches Labor (1985): In einer randomisierten kontrollierten Studie an 44 Versuchspersonen beiderlei Geschlechts (Al-

*Mit Unterstützung durch die DFG (Lo 199/14-2)

Chirurgisches Forum '88
f. experim. u. klinische Forschung
Hrsg.: K.H. Schriefers et al.

ter 18 - 35 Jahre, 50 - 100 kg, ASA 1) wurde die Dauer und biologische Wirksamkeit einer H_1- und H_2-Receptorblockade mit Cimetidin und Dimetinden gegen i.v.-injiziertes Histamin (450 ng/kg) für klinische Zwischenfälle in einer klinisch relevanten Dosis untersucht. Die Proben für die Plasmahistaminbestimmung wurden vor Gabe der jeweiligen Prämedikation abgenommen und analysiert.

Studie Endoskopie (1984): In einer kontrollierten klinischen Studie (Kohort mit Vergleichsgruppe) sollte der Einfluß der Streßsituation durch eine Endoskopie bei Patienten mit portaler Hypertension (n = 31) auf den Plasmahistaminspiegel untersucht werden. Die Vergleichsgruppe (n = 29) wurde durch Magengesunde gebildet, die sich einer Ausschlußdiagnostik unterziehen mußten. Die Proben für die Plasmahistaminbestimmung wurden unmittelbar vor Durchführung der Endoskopie abgenommen.

Studie Intensivstation (1987): In dieser Studie (Kohort mit gleichzeitiger Vergleichsgruppe) wurden bei 20 Patienten mit septischem Schock (Kriterien VA Studie 209, Hinshaw) hämodynamische, klinische und pharmakokinetische Veränderungen unter Steroidgabe untersucht. Die Proben für die Plasmahistaminbestimmung wurden unmittelbar nach Diagnosestellung entnommen. In die gleichzeitige Vergleichsgruppe wurden 20 Patienten aufgenommen, die wegen einer operativen Versorgung von Frakturen auf der Normalstation stationär behandelt wurden. Die Blutproben für die Plasmahistaminbestimmung wurden morgens am 5. postoperativen Tag abgenommen. Alle Proben wurden nach randomisierter Zuweisung zur biochemischen Analytik auf ihren Plasmahistaminspiegel untersucht.

Histamin im Plasma wurde mit der fluorometrischen-fluoroenzymatischen Bestimmungsmethode nach LORENZ et al. (1) ermittelt. Klinische Befunde und hämodynamische Parameter wurden in allen Studien fortlaufend ermittelt. Ihre Ergebnisse werden aber hier aus thematischen Gründen nicht mitgeteilt.

Ergebnisse

Alle Plasmahistaminspiegel von Patienten- oder Probandengruppen, die keinem unmittelbaren Streß ausgesetzt oder durch Anxiolyse mit Benzodiazepinen gegen ihn geschützt waren, lagen im Normbereich unter 1 ng/ml (Abb. 1): Patienten am 5. postoperativen Tag auf der Normalstation (0,17 ng/ml), vor Einleitung einer Narkose (0,22 ng/ml) und Probanden vor einem als harmlos eingestuften klinischen Versuch (0,14 ng/ml). Unter Streß, nämlich in Erwartung einer Endoskopie oder gar im schweren chirurgischen Notfall des septischen Schocks, fanden sich im Mittel um ca. 300% höhere Plasmahistaminspiegel von 0,5 - 0,7 ng/ml, die aber auch noch immer im Normbereich liegen und damit nicht als krankheitsrelevant eingestuft werden müssen, da ja histamininduzierte hämodynamische Symptome erst bei Werten von mehr als 1 ng/ml zu erwarten sind (2). Eine Betrachtung der Medianwerte täuscht aber darüber hinweg, daß sich im Einzelfall Patienten fanden, deren Plasmahistaminspiegel im Pathologischen lagen: Immerhin ein Drittel aller Patienten, die endoskopiert werden sollten, wiesen solche Werte bis 4 bzw. 6 ng/ml auf, bei denen an einer 80jährigen Patientin mit Pallacosimplantation sogar ein Todesfall auf-

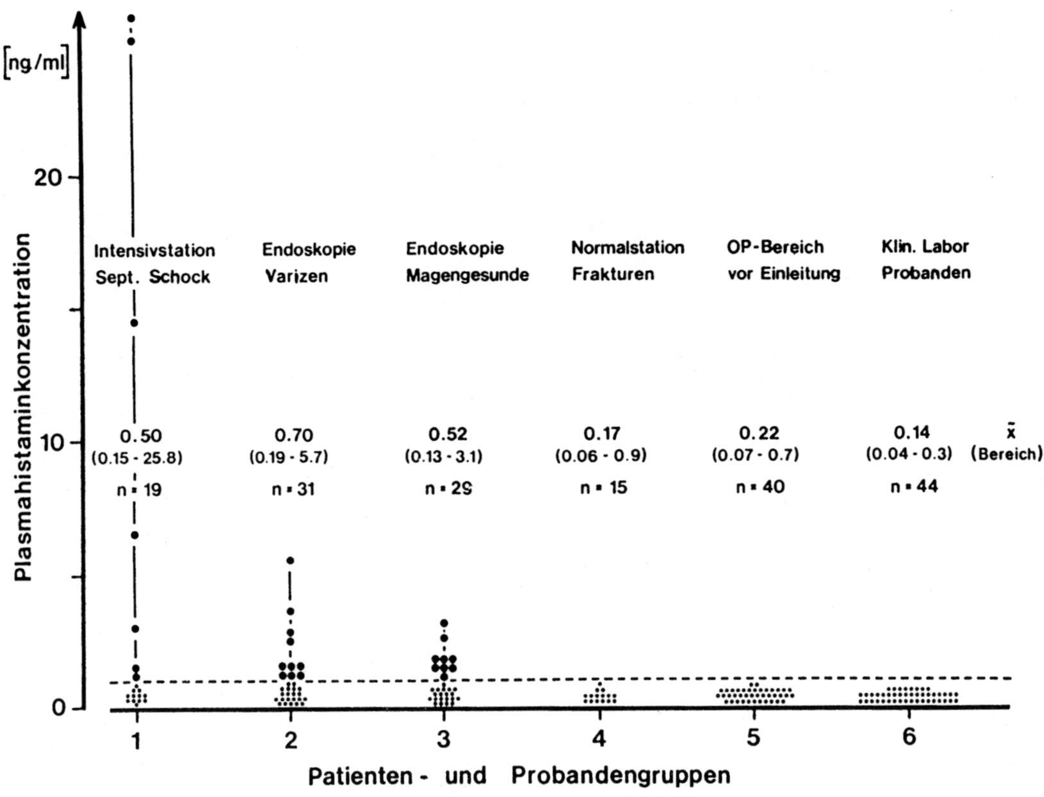

Abb. 1. Plasmahistaminspiegel bei Patienten im perioperativen Zeitraum: Chirurgischer Notfall (Sepsis), Streß unmittelbar vor Endoskopie, OP-Bereich nach anxiolytischer Prämedikation, Normalstation und klinisches Labor mit gesunden Probanden. ... Werte unter 1 ng/ml Plasmahistamin (Normalbereich). ● - ● erhöhte, herz-kreislaufwirksame Plasmahistaminspiegel ng/ml. Alle Werte als Einzelwerte pro Patient oder Versuchsperson. Fehlende Werte in der Studie "Intensivstation" (2 x n = 20) noch nicht analysiert

trat (3). Vor allem bei Patienten im septischen Schock wurden im Einzelfall so *extrem* hohe Plasmahistaminwerte gefunden, wie sie nur bei Patienten mit schwersten lebensbedrohlichen anaphylactoiden Reaktionen vorkommen (Beispiel: Abb. 2).

Diskussion

In verschiedenen Streßsituationen, von Zahnschmerzen beim Bohren in der zahnärztlichen Praxis oder Blutentnahmen unmittelbar nach dem Anstechen der Vene bis hin zum schweren Streß des chirurgischen Notfalls (Polytrauma) wurden in einzelnen Fällen Plasmahistaminspiegel über 1 ng, also im pathologischen Bereich, beobachtet (3). In keiner dieser Situationen wurden aber so hohe Werte gemessen, wie in 2 Fällen von Endoskopie und 3 Fällen beim septischen Schock. Damit beschreibt diese Arbeit erstmals Plasmahistaminspiegel im lebensbedrohlichen Bereich *vor* einer Routineendoskopie und *vor* Therapie einer Sepsis. Dies erfordert ein Umdenken in dem Verständnis, daß in all diesen Streßsituationen Ca-

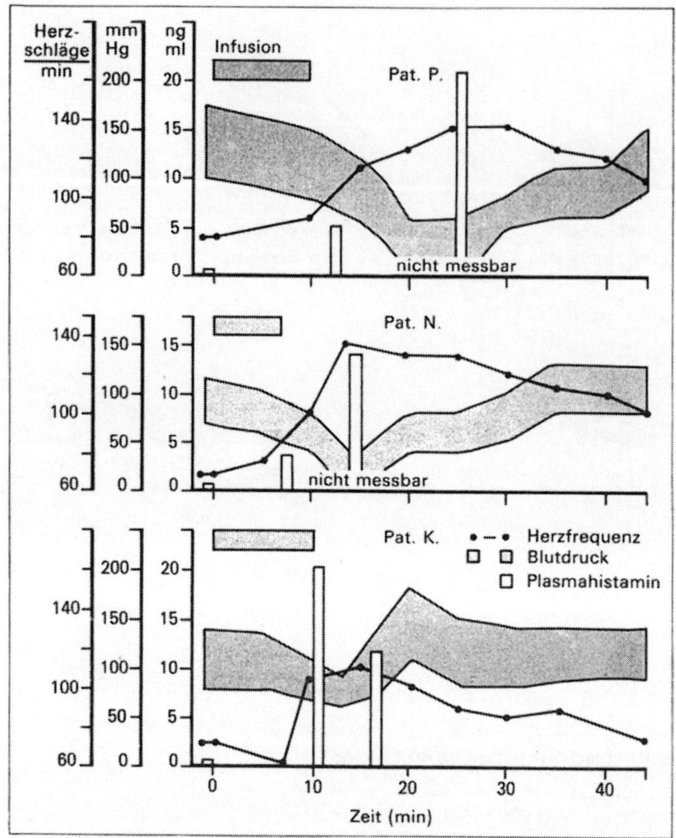

Abb. 2. Herzfrequenz, Blutdruck und Plasmahistaminspiegel bei drei lebensbedrohlichen anaphylactoiden Reaktionen nach Infusion von früher verwendetem Haemaccel (altes Haemaccel) bei orthopädischen Patienten (2)

techolaminfreisetzungen, die oft die gleichen Symptomantworten wie Histaminfreisetzungen darstellen (2), die alleinige Ursache für die beobachteten kardiovasculären Störungen sind. SUTTMANN et al. (5) haben eine Studie mit der Frage, ob perioperativer Streß ein chirurgisches Phänomen oder nur ein analgeticainduzierter Effekt ist, auf das Varianzproblem der Beurteilung des einzelnen Patienten (Incidenzproblem) hingewiesen (5). Nicht alle Personen reagieren auf Streß mit Veränderungen mit klassischen Streßhormonen wie Catecholaminen, Cortison, ACTH, WH und Histamin, sondern nur ein Teil (in diesem Fall 30%). Damit wird verständlich, daß sich eine wirksame Therapie gegen Schockmediatoren, sei es bei Sepsis, sei es unter anderen Streßbedingungen, nicht am Gesamterfolg der *Gruppe* ableiten läßt, sondern nur durch einen durch präzise Messungen zu definierenden *Teil*. Entsprechend gering ist dann der Erfolg von Schocktherapie gegen diese Stoffe in klinischen Studien mit dem Durchschnitt *aller* Patienten.

Die Ergebnisse dieser Studien zeigen aber auch, daß man nur kontrollierte klinische Studien (Kohort-Studie mit gleichzeitiger Vergleichsgruppe) als zuverlässig ansehen kann. Artefakte jeder

Art können durch vermengte Bedingungen in den Studien erzeugt werden und lassen sich nur durch solche Studienpläne ausschliessen, die denen in randomisierten Studien möglichst nahekommen.

Zusammenfassung

Histaminfreisetzung durch Anästhesie und Operation als Ursache kardiovasculärer Komplikationen stellt im Einzelfall ein erhebliches perioperatives Risiko dar, aber bereits im Vorfeld chirurgischer Eingriffe kommen pathologische Plasmahistaminspiegel vor, entweder durch die Krankheit selbst oder durch den Streß einer invasiven Untersuchung. Dies wurde in dieser Studie erstmals für invasive Untersuchungen wie Endoskopie und in besonderem Maße für den chirurgischen Notfall, die Sepsis, nachgewiesen. Durch eine falsche Analyse wurde das Problem bisher verkannt: Nicht alle Patienten reagieren mit Histaminfreisetzung, sondern nur ein Teil. Bei diesen werden aber so hohe Plasmahistaminspiegel gemessen, daß sie im Einzelfall für diese ein letales Ausgangsrisiko darstellen.

Summary

Histamine release by anaesthesia and surgery as the cause of cardiovascular disturbances constitutes a considerable perioperative risk in individual patients. However, already before surgical interventions pathological plasma histamine levels are observed, due to either the disease itself or the stress of an invasive investigation. This has been shown here for the first time for upper gastro-intestinal tract endoscopy and especially for surgical emergency such as septic shock. The problem had previously been misunderstood: not all patients react by histamine release but only a significant proportion of them. In these patients, however, such high plasma histamine levels are measured that in some cases there is an actual risk of death.

Literatur

1. Lorenz W, Doenicke A (1985) H_1 and H_2 Blockade: A Prophylactic Principle in Anesthesia and Surgery Against Histamine-release Responses of Any Degree of Severity: Part 1. NER Allergy Proc Vol 6, No 1
2. Lorenz W, Doenicke A, Schöning B, Ohmann Ch, Grote B, Neugebauer E (1982) Definition and Classification of the Histamine-Release Response to Drugs in Anaesthesia and Surgery: Studies in the Conscious Human Subject. Klin Wochenschr 60:896-913
3. Doenicke A, Ennis M, Lorenz W (1985) Histamine Release in Anesthesia and Surgery: A Systematic Approach to Risk in the Perioperative Period. International Anesthesiology Clinics. Anaphyl React Anesth Vol 23, No 3
4. Roizen MF, Moss J, Muldoon SM (1987) The Effects of Anesthesia, Anesthetic Adjuvant Drugs, and Surgery on Plasma Norepinephrine. Anesthesia (in press)

5. Suttmann H, Doenicke A, Lorenz W, Ennis M, Müller OA, Dorow R, Ackenheil M (1986) Is perioperative stress a real surgical phenomenon or merely a drug-induced effect? Theor Surg 1:119-135

Dr. W. Dietz, Klinik für Allgemeinchirurgie, Zentrum für Operative Medizin I, Universität Marburg, Baldingerstraße, D-3550 Marburg/Lahn

55. Perioperative Prophylaxe und Therapie der Blutungsneigung beim Dialysepatienten

Perioperative Prophylaxis and Therapy of Bleeding in Patients Requiring Hemodialysis

B. Greger[1], A. Reeb[1], K. Jaschonek[2], G. H. Müller[1], U. T. Hopt[1] und H. Bockhorn[1]

[1]Chirurgische Klinik und
[2]Medizinische Klinik der Universität Tübingen (Direktor: Prof. Dr. H.D. Becker)

Einleitung

Die Zunahme dialysepflichtiger Patienten und das steigende Durchschnittsalter in dieser Gruppe führt unmittelbar zur Zunahme des Anteils von Dialysepatienten im chirurgischen Krankengut. Dabei stellt das erhöhte Blutungsrisiko in diesem Kollektiv ein besonderes Problem dar (1, 2), was durch die spontane Blutungsneigung dieser Patienten zusätzlich verdeutlicht wird (3). Beim chron. Niereninsuffizienten steht eine erworbene Thrombocytopathie pathophysiologisch im Vordergrund. Als Ursache dafür werden vor allem die urämische Situation und die rezidivierende Schädigung der Thrombozyten während des Hämodialysevorganges angenommen (4). Diese Blutungsneigung läßt sich daher nicht durch die normalen Parameter wie Prothrombinzeit, Thromboplastinzeit oder Thrombocytenzahl erkennen, sondern korreliert unter den üblichen Thrombocytenfunktionstesten am besten mit der Blutungszeit (5). Bei Dialysepatienten läßt sich eine verlängerte Blutungszeit durch die intravenöse Gabe von konjugierten Östrogenen dramatisch verkürzen (4). Wir haben diesen Effekt zur Verringerung des peri- und postoperativen Blutungsrisikos eingesetzt; um den Wirkungsmechanismus näher charakterisieren zu können, wurden neben der Blutungszeit noch andere Thrombocytenfunktionen geprüft (Ristocetin-, Kollagen-, ADP-, PGI2-Sensitivität).

Um ein entsprechend großes Untersuchungskollektiv nach vergleichbarem operativen Eingriff zu erhalten, haben wir diese Studie mit nierentransplantierten Patienten durchgeführt.

Material/Methodik/Patientengut

Alle Blutungszeiten wurden von derselben, methodisch erfahrenen Person mit Hilfe des Simplate-II-Apparates, der eine definierte

Chirurgisches Forum '88
f. experim. u. klinische Forschung
Hrsg.: K.H. Schriefers et al.

Doppelincision erzeugt, ermittelt. Die Punktionen erfolgten an der Volarseite des Unterarms nach Stauung auf 40 mm Hg (8). Der Normalwert wurde an 35 gesunden Freiwilligen ermittelt: er betrug 2,75 bis 9,0 min (Durchschnitt 5,2 min). Eine verlängerte Blutungszeit wurde als nach 10 min noch nicht sistierende Blutung definiert. Die Messung der Blutungszeiten erfolgte bei allen Patienten 3 h vor der Operation (t = 0), zum OP-Beginn (z = 3) und 8, 16, 24 und 48 h nach dem Eingriff.

Zu den Zeitpunkten 0, 3, 8, 24 und 48 h wurden zusätzlich Thrombocytenaggregationstests durchgeführt. Dazu wurde Ristocetin (1,5 mg/ml), Kollagen (4,88 µg/ml), ADP (1,25 µmol/l) und Prostacyclin PGI2 (155 - 1250 pg/ml) auf Plättchen-reichem Plasma (150000/µl) getestet. Diese Untersuchungen wurden mit Hilfe eines "Labor"-Aggregometers durchgeführt.

In den Jahren 1985 und 1986 wurde bei 120 Patienten die präoperative Bestimmung der Blutungszeit vorgenommen. 6 davon (= 5%) hatten eine deutlich verlängerte Blutungszeit (> 10 min) und wurden als Risikogruppe der Kontrollgruppe mit normaler Blutungszeit gegenübergestellt. Eine Übersicht über diese Risikopatienten gibt Tabelle 1. Die Thrombocytenzahlen lagen präoperativ bei 158000 bis 302000/mm, die plasmatische Gerinnung bei diesen Patienten war unauffällig. Zur Prävention einer Shuntthrombose war Pat. 2 vor der Aufnahme mit Acetylsalicylsäure behandelt worden.

Tabelle 1. Patienten mit verlängerter Blutungszeit. Hier sind die wichtigsten allg. Parameter der 6 Patienten mit verlängerter Blutungszeit dargestellt. Sowohl von der Altersverteilung als auch vom Körpergewicht ergeben sich keine Unterschiede zur Gruppe der Patienten mit normaler präoperativer Blutungszeit. Bemerkenswert ist der hohe Anteil an männlichen Patienten: ein 9jähriger Junge wurde nicht mit der vollen Dosis konj. Östrogene behandelt. Ein Patient (Nr. 5) wurde mit einer Verwandtenniere transplantiert und deshalb bereits präoperativ mit Cyclosporin (CsA) behandelt

Pat. Nr.	Alter (Jahre)	Geschl.	Gewicht (kg)	Diagnose	Sonstiges
1	26	f	60	chr. GN	-
2	42	m	85	chr. GN	Ac.sal.säure
3	9	m	27	membr.prol. GN	12 mg konj. Östr.
4	27	m	70	chr. GN	-
5	23	m	75	unklar	CsA vorbehandelt
6	52	m	89	polycyst. Nierendeg.	-

Als zusätzliche Kontrolle und zur Risikoabschätzung wurden bei weiteren 100 Hämodialysepatienten die Blutungszeiten im Dialyseintervall bestimmt: sie zeigten sich bei 10 (= 10%) deutlich verlängert (> 10 min).

Die Therapie der Risikopatienten erfolgte mit 20 mg konj. Östrogene als intravenöse Bolusinjektion (Presomen) 3 h vor Operationsbeginn; wenn nötig, wurde die Behandlung wiederholt. Immunsuppressiv wurden diese Patienten identisch zur Kontrollgruppe behandelt. Die Diagnose einer signifikanten Blutung stützte sich auf den Verlust von mehr als 500 ml/12 h aus den Drainagen oder einen entsprechenden sonographischen Befund.

Ergebnisse

Wie aus Abb. 1 ersichtlich, kam es nach der iv. Injektion von 20 mg Presomen zu einer raschen Normalisierung der Blutungszeiten. Bei Pat. 2 wurde die wiederholte Applikation notwendig; bei Patienten mit primär funktionslosem Nierentransplantat war dies eher der Fall. Der Anstieg der Ristocetin- und Kollagen-stimulierten Thrombocytenaggregation bei allen Patienten kann als Hinweis auf die Lokalisation dieses Gerinnungsdefektes in der Thrombocytenmembran gewertet werden (Abb. 2). Die ADP-Stimulation sowie die PGI2-Sensitivität zeigten keine signifikanten Veränderungen.

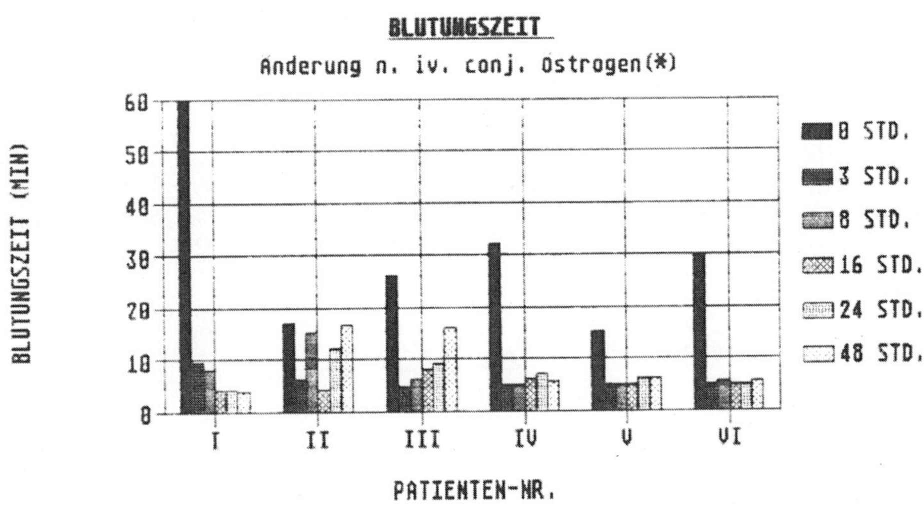

Abb. 1. Änderung der Blutungszeiten nach iv-Injektion von 20 mg Östrogen. Bei allen Patienten zeigt sich eine rasche Normalisierung der Blutungszeit bereits nach 3 h. Während die Werte bei den Patienten I, IV, V und VI dann im weiteren Verlauf stabil bleiben, waren bei Pat. II noch mehrere Injektionen notwendig. Bei Pat. III kommt es nach dem Abfall erneut zu einem kontinuierlichen langsamen Ansteigen der Blutungszeit; der Östrogeneffekt ist reversibel

Im Gegensatz zur historischen Kontrollgruppe aller bei uns bisher nierentransplantierten Patienten mit 8% signifikanter Nachblutungen konnten wir bei den hier untersuchten Patienten keine Blutungskomplikationen beobachten. Nebenwirkungen der Therapie wurden nicht festgestellt.

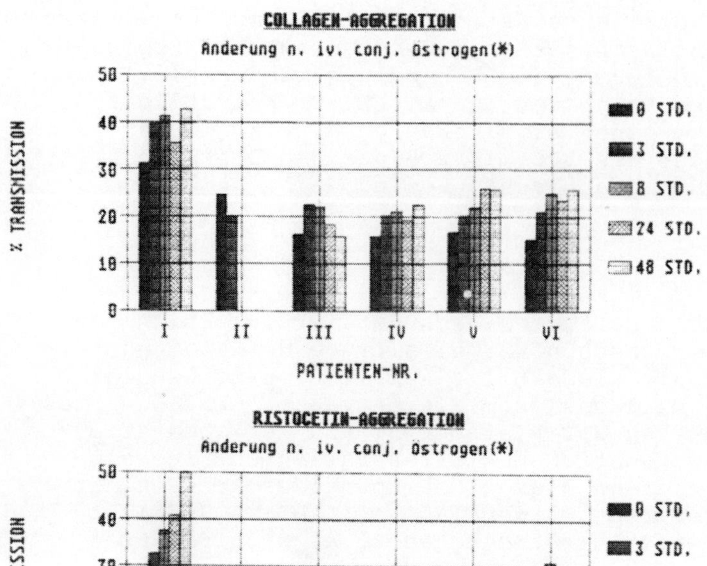

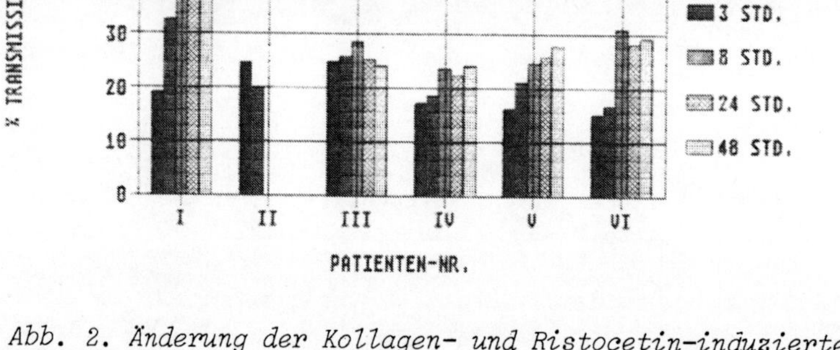

Abb. 2. Änderung der Kollagen- und Ristocetin-induzierten Thrombocytenaggregation. Die Zunahme der kollageninduzierbaren Thrombocytenaggregation weist auf die Lokalisation des Gerinnungsdefekts im Bereich der Thrombocytenmembran hin. Bei Pat. III nimmt die Stimulierbarkeit nach 24 h langsam wieder ab, was mit einem Abklingen der Östrogenwirkung einhergeht. Dieser Abfall tritt bei Pat. II bereits nach 3 h ein; von diesem Pat. konnten jedoch aus technischen Gründen nur 0 und 3 Std-Wert bestimmt werden

Diskussion

Die Blutungsneigung beim Urämiker beruht auf einer komplexen Gerinnungsstörung; neben einem diskutierten Faktor VIII:vWF-Mangel steht eine erworbene Thrombocytopathie, verursacht durch Urämietoxine und/oder Schädigung der Blutplättchen an der Dialysemembran pathogenetisch im Vordergrund (4, 5). Der Nachweis einer verlängerten Blutungszeit (s. Meth.) stellt die klinisch einfachste und zuverlässigste Methode zur Erkennung derartiger Risikopatienten dar (5). Ein verkürzender Einfluß auf die urämische Blutungszeit ist für Kryopräzipitat, konj. Östrogene (4) und weniger für DDAVP nachgewiesen. Gerade beim Dialysepatienten kommen Kryopräzipitate wegen der Sensibilisierungsgefahr nur im Notfall, nicht jedoch zur Prophylaxe in Betracht. Konjugierte Östrogene können kurzfristig vor geplanter Operation verabreicht werden und verkürzen die Blutungszeit zuverlässig und schnell. Obwohl hier eine Verbesserung der Kollagen- und Ristocetin-Stimulierbarkeit gezeigt werden konnte, bleibt der Mechanismus der Hormonwirkung trotz der klin. Bedeutung des Kollagenreizes (Gewebskontakt) unklar. So wird sowohl eine erhöhte Faktor VIII-Aktivität unter Östrogenbelastung als auch ein membranstabilisierender Effekt diskutiert (4); allerdings lagen die Faktor VIII-Bestimmungen bei den hier vorgestellten Patienten im Normbereich.

5 - 10% der Dialysepatienten sind im Falle eines operativen Eingriffs durch eine erhöhte Blutungsneigung gefährdet, die durch die standardisierte präoperative Bestimmung der Blutungszeit erkannt werden kann. Die verlängerte Blutungszeit beim Dialysepatienten läßt sich durch die intravenöse Gabe von 20 mg konj. Östrogene leicht normalisieren. Bemerkenswert erscheint, daß die Rate der Blutungskomplikationen im hier vorgestellten Kollektiv nierentransplantierter Patienten vor Studienbeginn im Bereich der Risikogruppengröße lag, und daß seit Beginn der Untersuchung bei insgesamt 120 Patienten keine Blutungskomplikationen mehr beobachtet wurden.

Zusammenfassung

Hämodialysepatienten besitzen ein erhöhtes peri- und postoperatives Risiko durch eine vermehrte Blutungsneigung, die am einfachsten durch die Verlängerung der standardisierten Blutungszeit zu erkennen ist. Bei 120 Dialysepatienten wurden die Blutungszeiten vor dem gleichen Eingriff (Nierentransplantation) und im postoperativen Verlauf gemessen. Risikopatienten (5%) wurden mit 20 mg konj. Östrogen behandelt, was die verlängerte Blutungszeit zuverlässig verkürzte; Blutungskomplikationen wurden während dieser Studie nicht beobachtet. Zusätzlich vorgenommene Thrombocytenfunktionstests besserten sich unter dieser Therapie; der Wirkungsmechanismus wird kurz diskutiert.

Summary

Patients receiving chronic hemodialysis are at a higher risk for peri- and postoperative bleeding. High-risk patients are best recognized by standardized evaluation of the bleeding time; this was determined in 120 patients prior to the same operation (kidney transplantation) and during the postoperative course. Intravenous treatment with 20 mg conj. estrogen shortened the prolonged bleeding time reliably; no bleeding complications were observed during this study. Some thrombocyte aggregation parameters, which were also determined, improved by this treatment; the mechanisms of the effects are briefly discussed.

Literatur

1. Angelkort B (1982) Urämische Blutungsneigung. In: Losse E et al. (eds) Kl. Nephrolog. Thieme, Stuttgart New York, p 439
2. Kumar R, Ansell JE, Canoso RT, Deykin D (1978) Clinical trial of a new bleeding-time device. Amer J Clin Path 70:642

3. Milutinovic J, Follette WC, Scribner BH (1977) Spontaneous retroperitoneal bleeding in patients on chronic hemodialysis. Ann Intern Med 86:189
4. Liu YK, Mosfeld RE, Marum SG (1986) Treatment of uremic bleeding with conjugated estrogen. Lancet 1:887
5. Steiner RW, Coggins C, Carvalho A (1979) Bleeding time in uremia: a useful test to assess clinical bleeding. Am J Hematol 7:107

Dr. B. Greger, Chirurgische Klinik der Universität Tübingen, Calwer Str. 7, D-7400 Tübingen

56. Hyperdyname Endotoxinämie – Mikrozirkulationsstörung und Eicosanoide

Hyperdynamic Endotoxinemia – Microcirculatory Deterioration and Eicosanoids

U. Kreimeier[1], S. Gerspach[1], K. Veitinger[1], H. Neuhof[2] und K. Meßmer[1]

[1]Abteilung für Experimentelle Chirurgie, Chirurgische Klinik, Universität Heidelberg
[2]Klinische Pathophysiologie und Experimentelle Medizin, Zentrum für Innere Medizin, Klinikum der Universität Gießen

Das multiple Organversagen (MOV) ist die gefürchteste Komplikation bei Patienten im septischen Schock und mit einer Letalität von 50 - 70% verbunden. Neuere Studien haben gezeigt, daß bereits in der Frühphase des Syndroms bei noch normaler Gesamtdurchblutung der vitalen Organe eine Störung im Bereich der Mikrozirkulation entsteht, die wahrscheinlich Ursache späterer Funktionsstörungen ist (3). Endothelschwellung und Leukostase führen zu einer schockspezifischen Dissoziation der capillären Durchblutung (4). Unter den durch Leukocytenaktivierung freigesetzten Mediatoren haben die Eicosanoide speziell im Hinblick auf die Entstehung des ARDS Bedeutung (1, 2). Durch Infusion von Prostacyclin, Prostaglandin E_1 bzw. Thromboxan-Synthetase Inhibitoren sind therapeutische Erfolge bei Patienten mit ARDS erzielt worden (2, 5).

Ziel dieser Untersuchung war, 1) die bei hyperdynamer Endotoxinämie zu erwartende Mikrozirkulationsstörung innerhalb vitaler Organe in Abhängigkeit von der zirkulierenden bzw. Gesamtendotoxinmenge zu quantifizieren; 2) die Veränderungen der Hämodynamik und Lungenfunktion mit der Freisetzung von vasoaktiven Eicosanoiden zu korrelieren.

Methodik

An 10 Hausschweinen (22,0 ± 2,1 kg) wurde in Neuroleptanästhesie und bei kontrollierter Beatmung (N_2O / O_2) durch kontinuierliche i.v. Infusion von Salmonella abortus equi Endotoxin (10 µg/kg/h) eine hyperdyname Endotoxinämie induziert. Bei 5 Tieren wurde die Infusion mit Erreichen des pulmonal-arteriellen Druckplateaus beendet (23 ± 2 min) - Gruppe A -, bei 5 Tieren mit einer Dosis

Chirurgisches Forum '88
f. experim. u. klinische Forschung
Hrsg.: K.H. Schriefers et al.

von 5 µg/kg/h für zusätzliche 180 min fortgeführt - Gruppe B. Ein Abfall des pulmonal-capillären Verschlußdruckes (PCWP) wurde durch i.v. Infusion von 6% Dextran 60 (Macrodex 6%, Schiwa GmbH, Glandorf) verhindert.

Vor Beginn der Endotoxininfusion (K), mit Erreichen des pulmonalarteriellen Druckplateaus (ZPI), sowie nach weiteren 60 (ZPII), 120 (ZPIII) und 180 min (ZPIV) erfolgte die Analyse von: Gesamthämodynamik, nutritiver Organdurchblutung mittels radioaktiv markierter Microspheres Ø 15 µm, Lungenfunktion, Gasaustausch, sowie blutchemischer Parameter. Die Konzentration der Eicosanoide 6-heto-$PGF_{1\alpha}$ und TXB_2 (stabile Degradationsprodukte von PGI_2 und TXA_2) im Plasma des arteriellen Blutes wurde radioimmunologisch mit Hilfe der Doppel-Antikörper Methode bestimmt; die Konzentration von Endotoxin im Plasma wurde mittels chromogenem Substrat (Limulus Amoebocyten Lysat Test) gemessen. Durch intrakardiale Injektion gesättigter KCl-Lösung wurde am Versuchsende in Narkose ein Herzstillstand induziert. Nach einem hierarchisch stratifizierten Präparationsschema wurde an Hand von 372 Gewebeproben die regionale Durchblutung (RBF) innerhalb von 13 Organen berechnet (3).

Die statistische Analyse der Daten erfolgte innerhalb der Gruppen A und B mit dem gepaarten t-Test mit Korrektur für Zeitreihenmessungen nach BONFERRONI; für den Vergleich der beiden Gruppen zu den Meßzeitpunkten wurde der Mann-Whitney U-Test benutzt ($p < 0,05$). Die Abhängigkeit einzelner Parameter untereinander wurde mit einer linearen Regressionsanalyse über die Zeitpunkte K bis IV untersucht. Angegeben sind Mittelwerte ± SD; für die Konzentration der Eicosanoide und Endotoxin im Plasma Median Und Q_1-/Q_3-Quartile.

Ergebnisse

In Gruppe A wurden innerhalb von 23 ± 2 min 3,8 ± 0,2 µg/kg Endotoxin i.v. infundiert, in Gruppe B in 207 ± 3 min 19,6 ± 0,6 µg/kg Endotoxin. Der pulmonal-arterielle Mitteldruck stieg von 17 ± 4 auf 45 ± 7 mm Hg zum Zeitpunkt I an ($p < 0,05$); allein bei den Tieren der Gruppe B war er jedoch am Versuchsende signifikant gegenüber dem Kontrollwert erhöht (31 ± 8 mm Hg). In beiden Gruppen kam es bei hohem Herzindex - 4,76 ± 0,88 (A) bzw. 4,32 ± 1,05 l/min/20 kg (B) gegenüber 4,07 ± 0,69 l/min/20 kg vor Endotoxingabe - zu einem signifikanten Abfall des peripheren Strömungswiderstandes nach Zeitpunkt I ($p < 0,05$). Der Ausgangswert des PCWP (8,5 ± 1,6 mm Hg) konnte durch Infusion von insgesamt 24,4 ± 4,2 ml 6% Dextran 60 in Gruppe A im Kontrollbereich gehalten werden. In Gruppe B stieg der PCWP bei erhöhten Beatmungsdrucken unter Gabe von 31,0 ± 11,0 ml 6% Dextran 60 auf 10,6 ± 1,3 mm Hg an ($p < 0,05$). In Abhängigkeit von der kumulativen Endotoxinmenge fiel der Oxygenierungsindex (PaO_2/FiO_2) in Gruppe B von 5,9 ± 1,1 auf 1,8 ± 0,5 ab ($r = -0,82$, $p < 0,001$, $n = 25$). Eine schwere pulmonale Gasaustauschstörung (Oxygenierungsindex < 2,5) entwickelten 0/5 (A) bzw. 5/5 (B) Tieren.

Unabhängig von der infundierten Endotoxinmenge nahm die Durchblutung im linken Ventrikel bis zum Versuchsende signifikant zu

(Gruppe A: von 252 ± 61 auf 372 ± 90 ml/min/100 g; Gruppe B: von 264 ± 92 auf 496 ± 104 ml/min/100 g). Die Gesamtdurchblutung in Gehirn und Nieren blieb im Ausgangsbereich. Auffällig war jedoch bei allen Tieren eine Umverteilung der Durchblutung innerhalb von Myokard und Nieren: das Durchblutungsverhältnis von Endokard/Epikard des linken Ventrikels fiel signifikant über den Beobachtungszeitraum ab (ZPIV: 0,84 ± 0,14 (A); 0,84 ± 0,13 (B)); das Verhältnis von Rinden/Mark-Durchblutung in den Nieren war am Versuchsende von 2,18 ± 0,37 (A) bzw. 2,46 ± 0,37 (B) auf 1,29 ± 0,13 (A) bzw. 1,43 ± 0,56 (B) reduziert. Dagegen blieb das Durchblutungsverhältnis von Gehirncortex/-mark unverändert. Bei allen Tieren stieg die Durchblutung der Leber signifikant über die Ausgangswerte an (ZPIII, ZPIV), wogegen die Durchblutung in der Milz über den Beobachtungszeitraum ohne gruppenspezifischen Unterschied abfiel.

Tabelle 1 enthält die Konzentration von Endotoxin, 6-keto-$PGF_{1\alpha}$ sowie TXB_2 im Plasma des arteriellen Blutes für die Gruppen A und B.

Die Analyse der Endotoxinkonzentration im Plasma ergab bereits 15 min nach Endotoxin-Infusionsbeginn signifikant ca. 100fach gegenüber der Kontrolle (< 25 pg/ml plasma) erhöhte Werte. Mit Beendigung der Endotoxininfusion (A) fiel die Endotoxinkonzentration im Plasma schnell ab und unterschied sich 120 min später bereits nicht mehr signifikant von den Ausgangswerten. Bei i.v. Langzeitinfusion von Endotoxin (B) wurden dagegen stetig hohe Plasmakonzentrationen gemessen (A vs. B: $p < 0,05$ ab ZPII). Die absolute Höhe der Endotoxinkonzentration im Plasma variierte interindividuell (Zeitpunkt I: 841 - 3347 pg/ml Plasma); eine lineare Korrelation mit anderen erhobenen Parametern wurde nicht beobachtet.

120 und 180 min nach Erreichen des pulmonal-arteriellen Druckplateaus wurden im Vergleich zur Gruppe A bei den Tieren in Gruppe B signifikant höhere Plasmakonzentrationen von $PGF_{1\alpha}$ gemessen; diese korrelierten signifikant mit der kumulativen Endotoxin-Infusionsmenge ($r = 0,69$, $p < 0,001$). In beiden Gruppen bestand eine signifikante Korrelation zwischen der arteriellen Konzentration von 6-keto-$PGF_{1\alpha}$ und dem arteriellen Mitteldruck (A: $r = -0,60$, $p < 0,002$; B: $r = -0,81$, $p < 0,001$) sowie dem Oxygenierungsindex (A: $r = -0,79$, $p < 0,001$; B: $-0,72$, $p < 0,001$). Allein nach kontinuierlicher i.v. Langzeitinfusion von Endotoxin (B) korrelierte die Konzentration von TXB_2 im arteriellen Blut mit der Höhe des pulmonal-arteriellen Mitteldruckes ($r = 0,75$, $p < 0,001$) und dem pulmonal-vaskulären Strömungswiderstand ($r = 0,64$, $p < 0,001$).

Schlußfolgerung

Bereits kleine Mengen zirkulierenden Endotoxins bewirkten bei noch normaler Gesamtdurchblutung eine Umverteilung der nutritiven Durchblutung innerhalb der vitalen Organe Herz und Niere. Die Ausbildung einer Lungenfunktionsstörung war von der Gesamtmenge des i.v. infundierten Endotoxins abhängig, wobei der Oxygenierungsindex negativ mit der Höhe der $PGF_{1\alpha}$ Konzentration im arte-

Tabelle 1. Konzentration von Endotoxin, 6-keto-$PGF_{1\alpha}$ und TXB_2 im Plasma des arteriellen Blutes (pg/ml Plasma) bei i.v. Kurzzeitinfusion (Gruppe A) bzw. i.v. Langzeitinfusion (Gruppe B) von S. abortus equi Endotoxin. Median, Q_1-/Q_3-Quartile

	Gruppe A		
	$Etox_{pl}$	6-keto-$PGF_{1\alpha}$	TXB_2
Kontrolle	15 (3/24)	250 (150/285)	140 (85/315)
ZPI	955 (320/1540)	510 (380/1560)	1150 (955/9390)
ZPII	56 (19/170)	1425 (820/5910)	770 (445/2460)
ZPIII	26 (7/13)	1260 (700/4355)	345 (270/1185)
ZPIV	31 (12/47)	1225 (835/2385)	470 (330/1075)
	Gruppe B		
	$Etox_{pl}$	6-keto-$PGF_{1\alpha}$	TXB_2
Kontrolle	6 (4/17)	225 (150/325)	150 (120/185)
ZPI	2680 (1020/3090)	755 (665/1825)	2130 (1750/2835)
ZPII	1330[a] (565/2490)	4840 (4480/6210)	1325 (920/2265)
ZPIII	4490[a] (1000/8650)	5405[a] (3995/6830)	1245 (720/2040)
ZPIV	1960[a] (965/5630)	3335[a] (2700/8040)	1170 (515/2255)

[a] signifikanter Unterschied zu Gruppe A ($p < 0,05$)

riellen Blut korrelierte. Die Konzentration von TXB_2 im Plasma des arteriellen Blutes korrelierte signifikant mit der Höhe des pulmonal-arteriellen Druckes während Endotoxin-Langzeitinfusion. Dem Nachweis des auslösenden Triggers und der sequentiellen Bestimmung der Endotoxinkonzentration im Plasma kommt besondere Bedeutung im Hinblick auf die frühzeitige Diagnose einer Endotoxinämie und Verhinderung multipler Organfunktionsstörungen zu.

Summary

Even small amount of circulsting endotoxin caused a deterioration of nutritional blood flow in vital organs (heart, kidney) despite normal global blood flow. The development of pulmonary failure depended upon the total amount of endotoxin infused intravenously, while the oxygenation index was negatively correlated with the concentration of PGF1α in arterial blood. The concentration of TXB_2 in the plasma from arterial blood significantly correlated with the pulmonary arterial pressure during long-term endotoxin infusion. Detection of the releasing trigger and sequential analyses of the concentration of endotoxin in plasma are of specific importance with respect to the earliest possible diagnosis of endotoxinemia and prevention of multiple organ failure.

Literatur

1. Brigham KL, Meyrick B (1986) Endotoxin and lung injury. State of the art. Am Rev Respir Dis 133:913-927
2. Cook JA, Olanoff LS, Wise WC, Tempel GE, Reines HD, Halushka PV (1985) Role of eicosanoids in endotoxic and septic shock. In: Janssen HF, Barnes CD (eds) Circulatory Shock: Basic and Clinical Implications. Academic Press, Orlando London, pp 101-132
3. Kreimeier U, Schwarz M, Meßmer K (1986) Endotoxin-induced microcirculatory failure in the pig - effectiveness of specific antibody treatment. Langenbecks Arch Chir [Suppl]. Springer, Berlin Heidelberg New York Tokyo, S 35-40
4. Messmer K (1987) Microcirculatory changes in endotoxinemia and septic shock. In: Vincent JL, Thijs LG (eds) Septic Shock. European View. Springer, Berlin Heidelberg New York Tokyo, pp 35-42
5. Slotman GJ (1987) The role of prostaglandines in ARDS. In: Vincent JL (ed) Update 1987. Springer, Berlin Heidelberg New York Tokyo, pp 135-140

Dr. U. Kreimeier, Abteilung für Experimentelle Chirurgie, Chirurgische Klinik der Universität Heidelberg, Im Neuenheimer Feld 347, D-6900 Heidelberg

57. Hirudin verhindert die intravasculäre Gerinnung im Endotoxinschock des Schweins

Hirudin Prevents Intravascular Coagulation in Porcine Endotoxin Shock

M. Siebeck[1], H. Hoffmann[1], J. Weipert[2], M. Spannagl[3], M. Weis[1] und J. Bichler[2]

[1]Chirurgische Klinik Innenstadt und Chirurgische Poliklinik (Direktor: Prof. Dr. L. Schweiberer),
[2]Abteilung für Klinische Chemie und Klinische Biochemie in der Chirurgischen Klinik (Leiter: Prof. Dr. H. Fritz),
[3]Medizinische Klinik Innenstadt (Direktor: Prof. Dr. E. Buchborn), Ludwig-Maximilians-Universität München

Hirudin vom Blutegel ist ein sehr spezifischer und potenter Inhibitor des Thrombins. Das Protein (M_r 7100) kann gentechnologisch (r-Hirudin) hergestellt werden und verhält sich wie die Substanz vom Egel. Durch Gabe von Endotoxin kann beim Schwein ein dem septischen Schock entsprechendes Krankheitsbild mit einer schweren Gerinnungsstörung ausgelöst werden. Das primäre Ziel unserer Studie war es nachzuweisen, daß r-Hirudin die intravasculäre Gerinnung im septischen Schock verhindert. Dazu wurde bei Miniaturschweinen durch Endotoxininfusion eine Gerinnungsstörung induziert. In einem zweifaktoriellen Versuchsansatz wurden die Effekte des Elastasehemmstoffes Eglin und des Thrombinhemmstoffes Hirudin untersucht. Die Diskussion soll hier jedoch auf die Ergebnisse, die sich auf die Hirudingabe beziehen, beschränkt bleiben.

Material und Methoden

In einem randomisierten, kontrollierten, zweifaktoriellen Versuchsansatz wurden 36 Troll-Schweine von etwa 20 kg Körpergewicht mit Azaperon und Metomidat prämediziert, mit Pentobarbital eingeleitet und mit Piritramid-Dauerinfusion analgesiert. Die Tiere wurden mit Pancuronium relaxiert und volumenkontrolliert beatmet. Während der Versuchsdauer von 6 h wurden insgesamt 17 $ml \cdot kg^{-1} \cdot h^{-1}$ Kristalloide infundiert. Lipopolysaccharid von *S. abortus equi* (LPS) wurde in einer Dosis von 10 $\mu g \cdot kg^{-1} \cdot h^{-1}$ gegeben. r-Hirudin wurde bei 9 Tieren als Bolus von 1000 $ATE \cdot kg^{-1} \cdot h^{-1}$ i.v. gegeben. Ebenso wurde r-Eglin C als Bolus von 2 $mg \cdot kg^{-1}$ vor

Chirurgisches Forum '88
f. experim. u. klinische Forschung
Hrsg.: K.H. Schriefers et al.

der LPS-Gabe und danach als Dauerinfusion von 2 $mg \cdot kg^{-1} \cdot h^{-1}$ i.v. für 6 h gegeben (n = 9). Weitere 9 Tiere erhielten r-Hirudin und r-Eglin C in den genannten Dosen und LPS für 6 h. Als Kontrollen dienten 9 Tiere, die nur LPS und das Lösungsmittel (0,9% NaCl) über 6 h appliziert bekamen. Fibrinogen im Plasma wurde kinetisch mit Batroxobin gemessen. Um Unterschiede in den Ausgangswerten auszugleichen und um letalitätsbedingte fehlende Werte zu vermeiden, wurde für jedes Tier die Geschwindigkeit des Fibrinogenabfalls durch lineare Regression über die Zeit im Intervall von 2 h bis 6 h nach Beginn der LPS-Infusion berechnet. Das extravasale Lungenwasser (EVLW) und das Herzminutenvolumen wurden nach der single-indicator-Thermodilutionsmethode mit dem Edwards-Computer gemessen. In der zweifachen Covarianzanalyse wurde der Einfluß von Eglin und Hirudin auf den jeweils letzten Meßwert von EVLW mit dem Zeitpunkt der verwendeten Messung als Covariate untersucht. Der Pulmonalisdruck wurde mit einem Swan-Ganz-Katheter gemessen. Der pulmonale Strombahnwiderstand (PVR) wurde in $dyn \cdot sec \cdot cm^{-5} \cdot kg$ Körpergewicht angegeben. Wir haben uns bei der statistischen Analyse auf die jeweils letzten gültigen Meßwerte beschränkt, als Covariate wurde der Zeitpunkt der jeweils letzten gültigen Messung gewählt. Hirudin wurde im Plasma mit Hilfe eines kompetitiven Enzymimmunoassays nachgewiesen. Der totale Eiweißgehalt des Plasmas wurde als Produkt aus dem Plasmavolumen (Evans Blue-Verdünnung) und der Gesamteiweißkonzentration (Biuret-Reaktion) im Serum, korrigiert mit dem Körpergewicht, vor Sepsisbeginn und 4 h nach Sepsisbeginn ermittelt. In der zweifaktoriellen Varianzanalyse wurde der Einfluß von Eglin und von Hirudin auf die Differenz der beiden Meßwerte, die bei 0 h und bei 4 h erhoben wurden (m. a. W., den Verlust an intravasculärem Protein), untersucht.

Ergebnisse

Der Effekt von Hirudin auf den Fibrinogenumsatz erbrachte eine Verbesserung von -36,5 $mg\% \cdot h^{-1}$ (95%-Konfidenzintervall: -45,0 bis -27,9) auf -9,8 $mg\% \cdot h^{-1}$ (95%-Konfidenzintervall: -17,8 bis -1,7) und war hochsignifikant (p = 0,0001; s. Abb. 1a). Es zeigte sich, daß Hirudin das jeweils letzte extravasale Lungenwasser von 15,4 ml/kg (95%-KI: 13,2 bis 17,6) auf 12,2 ml/kg (95%-KI: 10,0 bis 14,4) signifikant (p = 0,0299) senkte (Abb. 1b). Hirudin bewirkte ferner eine deutliche Senkung des jeweils letzten pulmonalvasculären Widerstandes von 32,1 $dyn \cdot s \cdot cm^{-5} \cdot kg$ (95%-KI: 27,0 bis 37,2) auf 20,4 $dyn \cdot s \cdot cm^{-5} \cdot kg$ (95%-KI: 15,3 bis 25,5) (p = 0,0015; s. Abb. 1c). Hirudin bewirkte eine Reduktion des intravasculären Proteinverlustes von -0,76 g/kg (95%-KI: -0,98 bis -0,54) auf -0,49 g/kg (95%-KI: -0,72 bis -0,26) (p = 0,0448). Die Hirudinkonzentration im Plasma lag mit Werten zwischen 500 und 750 ng/ml (≙ 5,5 bis 8,3 ATE/ml) im angestrebten Bereich.

Diskussion

LPS erzeugte in der von uns gewählten Dosierung einen erheblichen Fibrinogenverbrauch, der durch Hirudin deutlich abgeschwächt wurde. Typisch für die Endotoxinämie ist weiterhin die Erhöhung des pulmonalen Strombahnwiderstandes, die durch Hirudin ebenfalls re-

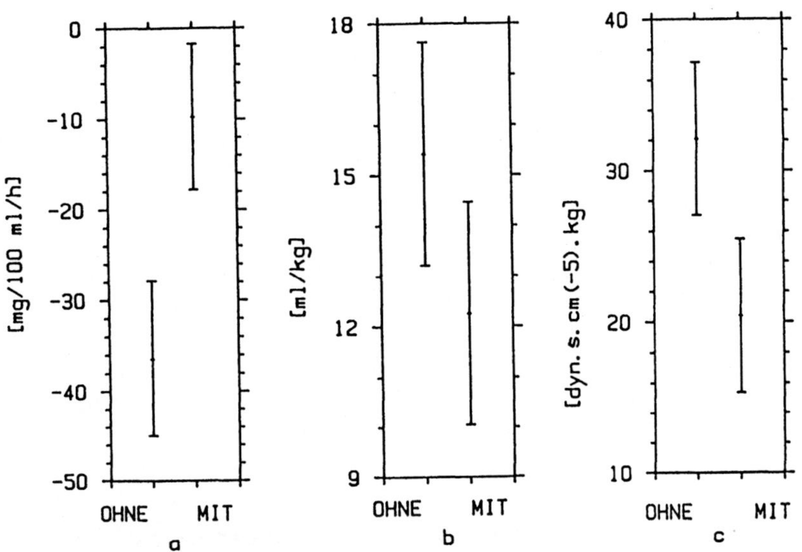

Abb. 1. Der Effekt von Hirudin ("OHNE" bzw. "MIT" Hirudin) auf den endotoxinbedingten Abfall der Plasma-Fibrinogenkonzentration (a, *links, in mg%·h^{-1}*), *das extravasale Lungenwasser* (b, *Mitte, in ml/kg Körpergewicht), und den pulmonalvasculären Widerstand* (c, *rechts, in dyn·s·cm^{-5}·kg Körpergewicht). Angegeben sind Mittelwerte und 95%-Konfidenzintervalle für den Hirudineffekt nach zweifaktorieller Varianzanalyse bzw. Covarianzanalyse*

duziert wurde. Beide Effekte wurden in ähnlicher Weise schon von NOWAK und MARKWARDT (1980) beschrieben. Fibrinmonomere wirken vasoconstrictorisch über eine Stimulation der Synthese von Thromboxan A2 im Lungengewebe (NEUHOF et al. 1986). Weiterhin können Fibrinspaltprodukte die Gefäßpermeabilität steigern (SALDEEN 1983), dieser Effekt ist beim Schwein jedoch unabhängig von einer Hemmung der Kininase II (THETTER et al. 1986). Über beide Mechanismen (Druck und Permeabilität) ist die durch Hirudin hemmbare Steigerung des extravasalen Lungenwassers in unseren Versuchen erklärbar. Ein hirudinbedingter Unterschied im Verlust vom totalen intravasculären Eiweiß legt die Vermutung nahe, daß Thrombin, Fibrin oder Fibrinspaltprodukte Einfluß auch auf die systemische Gefäßpermeabilität haben. Da der Wirkungsmechanismus von Hirudin anders ist, und da insbesondere seine Affinität zu und seine Reaktionsgeschwindigkeit mit Thrombin wesentlich höher ist als die von Heparin und Antithrombin III (MARKWARDT und LANDMANN, 1971), ist damit zu rechnen, daß sich in Zukunft sinnvolle Indikationen für den therapeutischen Einsatz dieses Proteinaseninhibitors ergeben.

Zusammenfassung

Die Thrombinaktivierung ist ein wichtiger Pathomechanismus des Organversagens in der Sepsis. Der selektive Thrombinhemmstoff Hirudin reduziert den endotoxinbedingten Fibrinogenumsatz, die pulmonalvasculäre Widerstandszunahme und die mikrovasculäre Permeabilitätssteigerung.

Summary

Thrombin activation is an important pathomechanism for septic organ failure. The selective thrombin inhibitor hirudin reduces endotoxin-induced fibrinogen consumption, pulmonary vasoconstriction, and vascular leak in pigs.

Danksagung

r-Hirudin war ein Geschenk der Plantorgan KG, Bad Zwischenahn, und der Ciba-Geigy AG, Basel. LPS von *S. abortus e.* war ein Geschenk von Dr. C. Galanos, MPI für Immunbiologie, Freiburg. Die Autoren danken Prof. Dr. L. Schweiberer und Prof. Dr. H. Fritz für großzügige Unterstützung und anregende Diskussion.

Literatur

Markwardt F, Landmann H (1971) Blutgerinnungshemmende Proteine. In: Handbuch der experimentellen Pharmakologie, XXVII, Anticoagulantien, Markwardt F (Hrsg). Springer, Berlin, S 108

Neuhof H, Seeger W, Wolf HRD (1986) Generation of mediators by limited proteolysis during blood coagulation and fibrinolysis - its pathogenetic role in the Adult Respiratory Distress Syndrome (ARDS). Resuscitation 14:23-32

Nowak G, Markwardt F (1980) Influence of hirudin on endotoxin-induced disseminated intravascular coagulation (DIC) in weaned pigs. Exp Path 18:438-443

Saldeen T (1983) Vasoactive peptides derived from degradation of fibrinogen and fibrin. Ann NY Acad Sci 408:424-437

Thetter O, Siebeck M, Welter HF, Wiesinger H, Hoffmann H (1986) The fibrin derived peptide 6A induces interstitial edema in swine lung but does not potentiate bradykinin. Abstract Eur Surg Res 18 [Suppl] 1:19

Dr. M. Siebeck, Chirurgische Klinik Innenstadt, Nußbaumstraße 20, D-8000 München 2

58. Endotoxin im peritonealen Exsudat bei Perforationsperitonitiden

Endotoxin in the Peritoneal Fluid of Bacterial Peritonitis

H.-O. Kleine und H. G. Beger

Abteilung für Allgemeine Chirurgie der Universität Ulm (Direktor: Prof. Dr. H.G. Beger)

Endotoxin ist die pathogene, sepsisverursachende Substanz aus der Membran der gramnegativen Keime, die bei der bakteriellen Peritonitis dominieren (1, 4). Die Präsenz von Endotoxin im peritonealen Exsudat bei Perforationsperitonitiden wird dagegen widersprüchlich beurteilt (4, 5). Unsere Untersuchungen zielen darauf ab, Endotoxin im peritonealen Exsudat zu quantifizieren sowie eine Zuordnung zur Lokalisation der Perforation und zu Formen der Peritonitis herzustellen.

Material und Methode

43 Patienten (26 Männer, im Median 59, Maximum 91, Minimum 23; 17 Frauen, 72 bzw. 85 bzw. 23 Jahre alt) mit Perforationen des Gastrointestinaltraktes (GIT) (18 Magen-Duodenum, 5 Gallenblase, 8 Dünndarm, 12 Dickdarm) wurden auf Endotoxin im peritonealen Exsudat untersucht. Das Substrat wurde intraoperativ steril in 5 ml Monovetten (0,5 ml Aprotinin, 4,5 ml Substrat) entnommen. Aus dem Exsudat-Überstand (3000 g, 10 min) wurde durch Ultrafiltration, Phenolwasserextraktion und durch Ausschütteln in Äther gereinigtes Endotoxin gewonnen. Definitiv wurde das Gesamt-Endotoxin im chromogen-modifizierten (MCA-Oligopeptid) Limulus-Amoebocyten-Lysat (LAL)-Test photometrisch bei 547 nm bestimmt. Der Test ist am Escherichia coli-5-Standard der Food and Drug Administration (USA) standardisiert. Die Fehlerbreite der Methode beträgt 7,5% (2).

Ergebnisse

Die Endotoxin-Meßergebnisse zeigen, daß sämtliche peritonealen Exsudate mit einer Ausnahme (Ulcus duodeni) Endotoxin enthalten.

Entsprechend der Lokalisation der Perforation entlang dem GI-Trakt wird von proximal nach distal zunehmend mehr Endotoxin im

Chirurgisches Forum '88
f. experim. u. klinische Forschung
Hrsg.: K.H. Schriefers et al.

peritonealen Exsudat vorgefunden. Diese Einschätzung wird durch die Medianwerte gestützt (Tabelle 1). Die Maximal-Werte fügen sich jedoch nicht in diese organorientierte Zuordnung.

Tabelle 1. Endotoxin (EU/ml) im peritonealen Exsudat bei Perforationen des Gastrointestinal-Traktes. Intraoperative Meßwerte, n = 43 Patienten

	Magen-Duodenum n = 8	Gallenblase n = 5	Dünndarm n = 8	Dickdarm n = 12
1.	0	25	39	427
2.	8	51	67	640
3.	9	189	828	950
4.	10	492	944	1000
5.	15	2475	1327	1345
6.	30		4435	2548
7.	78		29004	3210
8.	101		45509	5591
9.	157			6440
10.	161			14359
11.	266			19320
12.	365			20250
13.	771			
14.	846			
15.	994			
16.	2985			
17.	4217			
18.	261442			
Median	159	189	1135	2879
Maximum	261442	2475	45509	20250
Minimum	0	25	39	427

Nach klinisch makroskopischen Kriterien waren intraoperativ 3 Formen der Peritonitis: Diffuse Peritonitis, diffuse Peritonitis mit Abscedierung und persistierende Peritonitis unterscheidbar, die sich auch durch Endotoxin im peritonealen Exsudat entsprechend charakterisieren lassen (Tabelle 1).

Bei der diffusen Peritonitis mit Abscedierung ist in allen 3 Werte-Kategorien Endotoxin im peritonealen Exsudat am höchsten nachweisbar. Auch die persistierende Peritonitis zeigt deutlich erhöhte Endotoxin-Werte, sie läßt sich aber klar gegen die diffuse Peritonitis ohne Abscedierung abgrenzen.

Diskussion

Der Nachweis von Gesamt-Endotoxin im peritonealen Exsudat bei Perforationsperitonitiden ist durchweg positiv. Bedenkt man die natürliche Besiedlung des GI-Traktes mit gram-negativen Bakterien als Endotoxinbildner, so erstaunt es nicht, daß mit der Lokalisation der Perforation von proximal nach distal des GI-Traktes Endotoxin im peritonealen Exsudat zunimmt. Es überrascht, daß bei 18 Magen-Duodenum-Perforationen nur mit einer Ausnahme Endotoxin im Exsudat vorliegt. Die bakterielle Voraussetzung hierfür dürfte im Magen-Duodenum der vorwiegend älteren Patienten gegeben sein.

Die Präsenz gram-negativer Bakterien im Perforationsorgan erklärt jedoch allein nicht die sehr unterschiedlichen Endotoxin-Konzentrationen im Exsudat bei der Perforation ein und desselben Organs. Bei Dickdarm-Perforationen beispielsweise umfaßt dieser Bereich Endotoxin-Konzentrationen von 10^2 bis 10^4 EU/ml. Hier wirken sich zusätzlich weitere Faktoren aus, wie: Anzahl, Vermehrungsgeschwindigkeit, endotoxinbildende Potenz der Erreger (3) und Anamnesedauer sowie patienteneigene Abwehrleistung. So kann am Ende dieser Entwicklung der Peritonitis eine Magen-Duodenum-Perforation (Nr. 16 und 17) den toxischen Schweregrad einer Dickdarmperforation, gemessen am Endotoxin im peritonealen Exsudat, annehmen. Es ist deutlich zu erkennen, daß die toxische Gefahr, bedingt durch Endotoxin im Exsudat, bei der diffusen Peritonitis mit Abscedierung und bei der persistierenden Peritonitis noch höher als bei der diffusen Peritonitis einzuschätzen ist.

Zusammenfassung

43 Patienten mit Perforationsperitonitiden (18 Magen-Duodenum, 5 Gallenblase, 8 Dünndarm, 12 Dickdarm) wurden untersucht. Endotoxin wurde im peritonealen Exsudat zunehmend je nach Lokalisation der Perforation (Magen-Duodenum < Gallenblase < Dünndarm < Dickdarm) nachgewiesen. Darüberhinaus wurde der toxische Schweregrad verschiedener Formen der Peritonitis durch Endotoxin charakterisiert.

Summary

We investigated 43 patients with bacterial peritonitis after perforation the gastrointestinal tract (18 gastroduodenal ulcer, 5 gallbladder, 8 small bowel, 12 large bowel). Endotoxin was shown to be present in the peritoneal fluid in varying amounts correlating with the perforated organs (gastroduodenum < gallbladder < small bowel < large bowel). Furthermore, the toxic state of different forms of peritonitis is characterized by endotoxin.

Literatur

1. Beger HG, Bittner R, Zachal H (1982) Toxische Schockformen. Chirurg 53:74-80

2. Berger D, Marzinzig E, Marzinzig M, Beger HG (1988) Chromogenic modification of the limulus amoebocyte lysate test for quantitative endotoxin determination in blood. Europ Surg Res (in press)
3. Elin RJ, Sandberg AL, Rosenstreich DL (1976) Comparison of the pyrogenicity, limulus activity, mitogenicity and complement reactivity of several bacterial endotoxins and related compounds. J Immun 117:1238-1242
4. Oettinger W, Berger D, Berger HG (1987) Die bakterielle Peritonitis als Mediatorerkrankung - diagnostische und therapeutische Implikationen. Peritonitis. Springer, Berlin Heidelberg New York London Paris Tokyo, S 144-150
5. Wacha H, Schäfer V, Gundlach E, Labus M (1987) Wert der qualitativen und quantitativen Peritonealsaftanalyse für die Beurteilung des Schweregrades einer diffusen Peritonitis. Entscheidungshilfe für die Therapie. Peritonitis. Springer, Berlin Heidelberg New York London Paris Tokyo, S 107-130

Dr. H.-O. Kleine, Abteilung für Allgemeine Chirurgie der Universität Ulm, Steinhövelstr. 9, D-7900 Ulm

59. Neue therapeutische Ansatzpunkte in der Behandlung der diffusen Peritonitis und hämorrhagisch-nektrotisierenden Pankreatitis

New Findings in the Treatment of Diffuse Peritonitis and Haemorrhagic Necrotising Pancreatitis

M. Imhof[1], H.-P. Bruch[1], H. Henrich[2] und P. Wünsch[3]

[1]Chirurgische Universitätsklinik Würzburg (Direktor: Prof. Dr. E. Kern)
[2]Experimentelle Abteilung der Chirurgischen Universitätsklinik Würzburg
[3]Pathologisches Institut der Univ. Würzburg (Direktor: Prof. Dr. Müller-Hermelink)

Einleitung

Die diffuse Peritonitis und nekrotisierende Pankreatitis sind Krankheitsbilder, die trotz konsequenter chirurgischer Therapie und moderner Intensiv-Medizin mit einer hohen Letalitätsrate behaftet sind. Die primäre Therapie besteht in der Herdbeseitigung und anschließender Spülbehandlung, wobei verschiedene Modifikationen der Lavagetherapie Anwendung finden, wie die Etappenlavage, die offene oder geschlossene Dauerspülung oder deren Kombinationen.

Pathophysiologisch sind beide Krankheitsbilder gekennzeichnet durch die überschießende kaskadenförmige Aktivierung von Reaktionsketten, so zum Beispiel unter anderem Freisetzung von O2-Radikalen, proteolytischen und lipolytischen Fermenten. Dabei entstehen Zwischenprodukte von hoher kardiopulmonaler und renaler Toxicität, die häufig den schicksalhaften Verlauf determinieren. So fungieren zum Beispiel O2-Radikale als Mediatoren, die über die Lipid-Peroxidation von Membranen zum Teil hochtoxische Zerfallprodukte freisetzen, wie Lipid-Peroxy-Radikale, Alkoxy-Radikale, Endoperoxide, Epoxide und Aldehyde.

Die Mehrzahl dieser toxischen Reaktionsketten verläuft wie die Freisetzung lysosomaler Enzymsteme im sauren pH-Bereich ab (4).

Es sollte deshalb in der vorliegenden Untersuchung geklärt werden, ob durch eine Anhebung des intraperitonealen pH-Wertes in den physiologischen Bereich und die Blockade der Sauerstoffra-

Chirurgisches Forum '88
f. experim. u. klinische Forschung
Hrsg.: K.H. Schriefers et al.

dikale mittels Superoxid-Dismutase (SOD) bei der diffusen Peritonitis bzw. akuten Pankreatitis einen Stop der septischen Reaktionskette und damit eine Verbesserung der Prognose erzielen könnte.

Methode

Untersucht wurden 240 Wistarratten. Kanülierung der A. carotis und V. jugularis. Mediane Laparotomie. Setzen der Peritonitis durch eine 2-ml-Kotsuspension in standardisierter Technik einer vorher mehrmals bakteriologisch ausgetesteten Spenderratte. Setzen der akuten Pankreatitis durch retrograde Kanülierung des Ductus pankreaticus und Infusion von 1,4 ml einer 5%igen Natrium-Taurocholatlösung in den Pankreasgang innerhalb von 4 min. Einteilung in 8 Versuchskollektive à 30 Versuchstiere.

1. Peritonitis: a Spontanverlauf; b Abdominallavage mit 20 ml physiologischer NaCl-Lösung; c Abdominallavage wie unter Punkt b beschrieben, jetzt mit isotoner Natriumbicarbonatlösung mit einem pH von 8,0, d Durchführung der Lavage mit physiologischer NaCl-Lösung. Gleichzeitige i.v. Infusion von 2 ml einer 8,4%igen Natriumbicarbonatlösung in die V. jugularis.

2. Pankreatitis: a Spontanverlauf; b Abdominallavage mit 20 ml physiologischer NaCl-Lösung; c Spülung mit 20 ml einer Natriumbicarbonat-Lösung mit einem pH von 8,0; d Spülung mit einer Natriumbicarbonatlösung in Kombination mit SOD, wobei 8 mg SOD in 100 ml physiologischer NaCl-Lösung aufgelöst wurden.

Beginn der jeweiligen Lavagebehandlung 30 min nach Setzen der Peritonitis bzw. Pankreatitis. Durchführung der Lavage und Wiedergewinnung der Lavage-Flüssigkeit durch 2 gesondert aus der Bauchdecke ein- bzw. ausgeleitete Silikon-Katheter. Messung folgender Parameter zu Versuchsbeginn, 30 min nach Setzen der Peritonitis bzw. Pankreatitis und anschließend stündlich: Systemischer RR über die A. carotis, Leukocyten, Thrombocyten, Lactat, pH, Bicarbonat, bei der Pankreatitis zusätzlich Bestimmung der Amylase- und Lipasewerte. Außerdem Bestimmung folgender Parameter intraperitoneal zu Beginn der Spülung und anschließend stündlich aus der Lavageflüssigkeit: pH, Bicarbonat, Leukocyten, Albumin und Lactat.

Ergebnisse

30 min nach Setzen der Peritonitis wurden die Versuchstiere septisch mit kontinuierlichem Abfall des arteriellen RR. Der intraperitoneale pH-Wert fiel im Verlauf der Peritonitis signifikant in den sauren pH-Bereich ab (Abb. 1). Die durchschnittliche Überlebensrate des Kontrollkollektivs betrug 151 $\pm$ 13 min. Nach Spülung mit physiologischer NaCl-Lösung war die Überlebensrate verbessert. Spülung mit NaCl-Lösung mit gleichzeitiger Natriumbicarbonat-Infusion in die Vena jugularis ergab mit 214 $\pm$ 18 min zwar eine tendenzielle, jedoch keine signifikante Verbesserung.Die Überlebenszeiten waren damit um mehr als das Doppelte gegenüber der Spülung mit herkömmlicher NaCl-Lavage verbessert (Abb. 2).

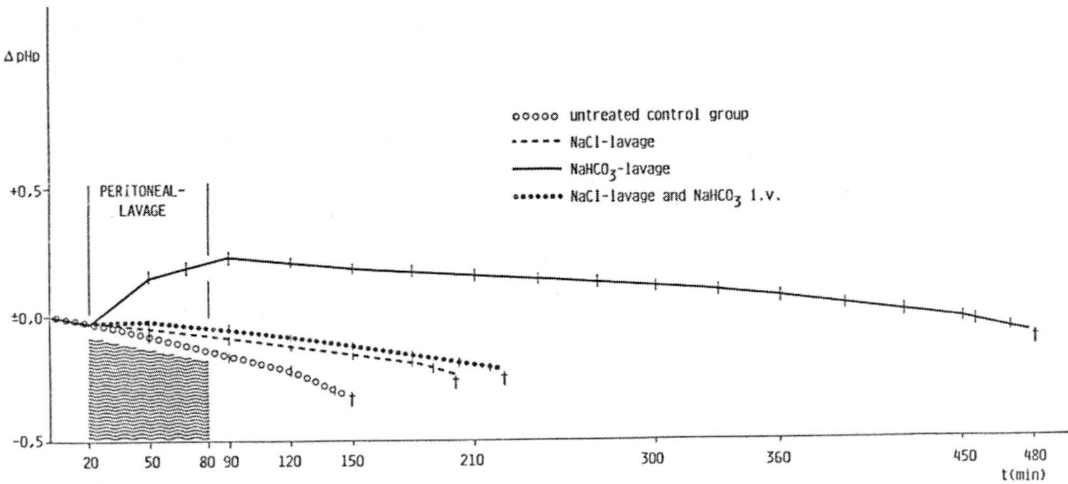

Abb. 1. Intraperitoneale pH-Werte bei der Peritonitis: Signifikanter Abfall des pH-Wertes in den sauren pH-Bereich

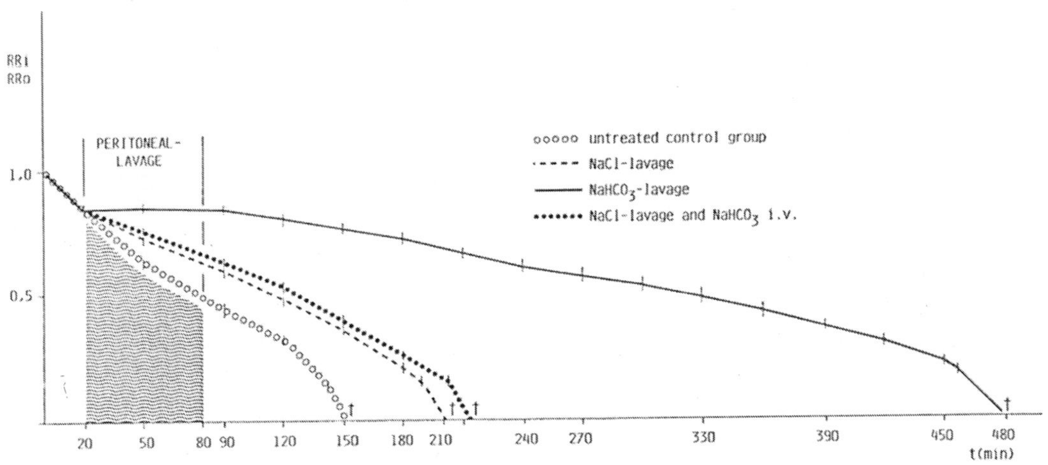

Abb. 2. Überlebensrate und arterieller Mitteldruck bei den verschiedenen Formen der Lavagebehandlung: Nahezu um das Doppelte verbesserte Überlebenszeit nach Bicarbonat-Lavage gegenüber der herkömmlichen NaCl-Lavage

Analog zur Peritonitis bildete sich nach rascher Injektion von Na-Taurocholatlösung in den Pankreasgang innerhalb von 30 min eine akute hämorrhagische und nekrotisierende Pankreatitis aus. Umfangreiche histologische Untersuchungen wiesen die Hämorrhagie und zunehmende Nekrose im Pankreasgewebe nach. Der intraperitoneale pH-Wert fiel rasch analog zum Fortschreiten der Pankreatitis in den stark sauren Bereich, wobei im unbehandelten Kontrollkollektiv pH-Werte unter 6 gemessen wurden.

Die mittleren Überlebensraten für das unbehandelte Kollektiv betrugen dabei 116,5 ± 8 min. Nach Spülung mit NaCl-Lösung war die durchschnittliche Überlebensrate mit 146 ± 10 signifikant ($p < 0,001$) gebessert. Spülung mit Natriumbicarbonat (pH 8,0) führte zu einer weiteren Steigerung der Überlebenszeit auf 220,3 ± 12 min.

Analog zu den gemessenen Überlebensraten war der Abfall des arteriellen Mitteldruckes sowohl bei der Peritonitis als auch bei der Pankreatitis unter biochemisch angereicherter Abdominallavage signifikant gegenüber den Vergleichskollektiven verbessert (Abb. 2).

Parallel zum Verhalten des arteriellen Druckes war in beiden Modellen der septische Leukocyten- und Thrombocytenabfall gegenüber den Vergleichskontrollen verbessert. Im Pankreatitismodell entsprach die Messung des Amylasewertes im arteriellen Blut den entsprechenden Überlebensraten (Abb. 3). Analog zu den gemessenen Amylasewerten waren die Lipase-Werte in den einzelnen Kollektiven signifikant unterschiedlich (Abb. 4).

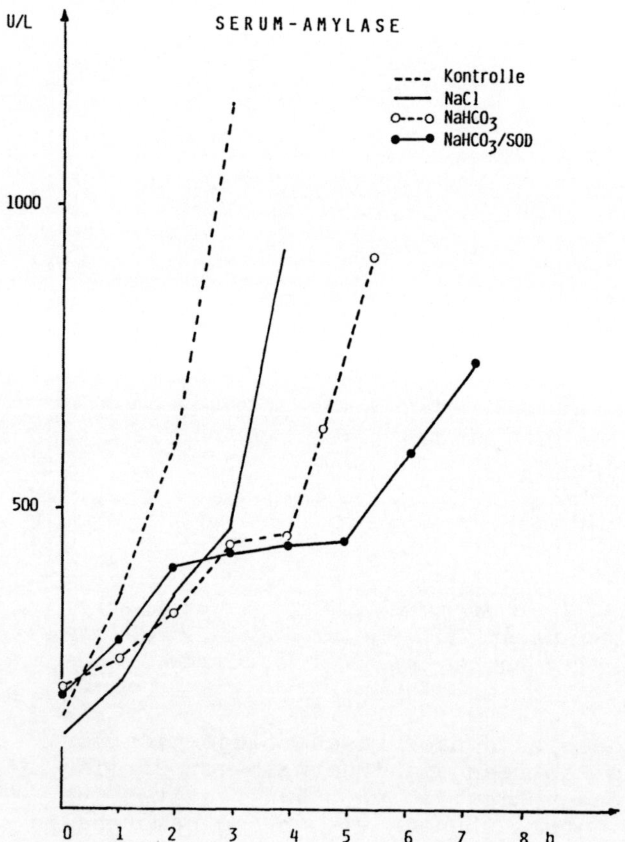

Abb. 3. Verhalten des Serum-Amylase-Wertes bei der hämorrhagisch-nekrotisierenden Pankreatitis der Ratte: Signifikante Verbesserung der Überlebensrate durch intraabdominelle Alkalisierung gegenüber der herkömmlichen NaCl-Lavage. Weitere Verbesserung der Überlebensrate unter Kombination Natriumbicarbonat mit Superoxiddismutase

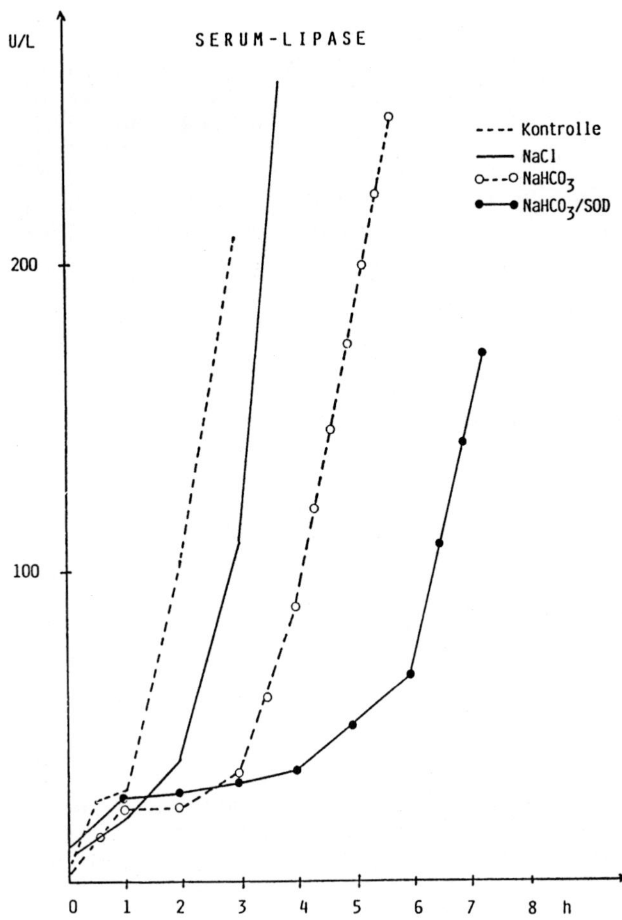

Abb. 4. Verhalten des Lipasespiegels bei den verschiedenen Formen der Abdominallavage: Signifikant verzögerter Lipase-Anstieg nach intraabdominaler Alkalisierung gegenüber der NaCl-Lavage. Unter der Kombination von Natriumbicarbonat mit SOD weitere Verbesserung der Überlebensrate unter signifikant verzögertem Lipaseanstieg

Die histologischen Untersuchungen weisen die verschiedenen Spüleffekte nach.

Diskussion

Die diffuse Peritonitis und akute hämorrhagische nekrotisierende Pankreatitis sind Krankheitsbilder von hoher Letalität (2). Beide Krankheitsbilder sind gekennzeichnet durch die kaskadenförmige Aktivierung von Reaktionsketten, wobei hochtoxische Zerfallsprodukte freigesetzt werden. Sauerstoffradikale führen zum Beispiel über eine Lipidperoxydation zu Membranzerstörungen und zur Freisetzung von kardial und renal hochtoxischen Zerfallsprodukten (4). Die Stoffwechselsituation des Gewebes ist geprägt durch eine erniedrigte periphere Sauerstoffutilisation, Zusammenbruch mitochondrialer Prozesse, Hypoxie und Acidose. Sowohl bei der Peritonitis als auch bei der Pankreatitis entsteht ein saures intraabdominales Milieu, in dem diese Reaktionsketten ablaufen (1). Durch Anhebung des intraperitonealen pH-Wertes wird die septische Reaktionskette gestoppt, die Überlebenszeit verlängert. Zusätzliche Kombination der intraabdominalen Alkalisierung mit Blockade der Sauerstoffradikalbildung mittels SOD führt zu einer weiteren Verbesserung der Überlebenszeit und damit der Prognose. Diese Form der biochemischen Abdominallavage könnte ein neues Konzept in der Behandlung der diffusen Peritonitis und Pankreatitis darstellen. Andererseits sollte sie jedoch nur als Ausgangspunkt dafür gesehen werden, durch Zusatz weiterer Effektoren in die Lavageflüssigkeit die toxische intraabdominelle Reaktionskette auf verschiedene Ebenen zu stoppen.

Zusammenfassung

In den vorliegenden Untersuchungen bei der akuten Pankreatitis und Peritonitis der Ratte konnte gezeigt werden, daß die toxischen Reaktionsketten im sauren pH-Bereich ablaufen. Durch intraabdominale Alkalisierung kann eine signifikante Verbesserung der Überlebensrate erzielt werden. Zusätzliche Kombination der Alkalisierung mit SOD führt zu einer weiteren Verbesserung der Prognose. Laborchemische und histologische Untersuchungen weisen die Wertigkeit der verschiedenen Formen der Lavagetherapie nach.

Summary

We studied rats with acute peritonitis and pancreatitis. It could be shown that intraperitoneal alkalisation significantly improves survival rates. A combination with superoxid dismutase furthermore increases the survival rates by a stopping of toxic reaction chains.

Literatur

1. Imhof M, Schmidt E, Bruch H-P, Oppelt M, Conrad F, Döll W (1987) Neue therapeutische Aspekte in der Behandlung der diffusen Peritonitis. Chirurg 58:590-593
2. Kern E (Hrsg) (1983) Die chirurgische Behandlung der Peritonitis. Springer, Berlin Heidelberg New York
3. Ley K, Arfars K (1982) Changes in macromolecular permeability by intravascular generation of oxygen-derived free radicals. Microvasc Res 24:25
4. Mark S, Klempner MS, Styrt B (1983) Postoperative kontinuierliche offene dorsoventrale Bauchspülung bei schweren Formen der Peritonitis. Chirurg 54:299

Dr. M. Imhof, Chirurgische Universitätsklinik Würzburg, Josef-Schneider-Str. 2, D-8700 Würzburg

60. Therapieergebnisse einer offenen Bauchspülung mit Glucoselösung bei generalisierter Peritonitis

Therapeutic Outcome after Open Abdominal Lavage with Glucose Solution in Generalized Peritonitis

G. Hünefeld und R. Pichlmayr

Klinik für Abdominal- und Transplantationschirurgie (Leiter: Prof. Dr. R. Pichlmayr), Medizinische Hochschule Hannover

Einleitung

Unser Behandlungskonzept der generalisierten Peritonitis beinhaltet eine offene dorsoventrale Bauchspülung, geplante Relaparotomien und eine initiale kalkulierte Chemotherapie (1, 2). Besonders bei den primär septischen Patienten ist in der Initialphase der Infektion zusätzlich zur Herzkreislaufunterstützung durch Catecholamine eine positive Flüssigkeitsbilanzierung von oft mehreren Litern pro Tag notwendig. Grundlage der Überlegungen, eine Bauchspülung mit Glucoselösung durchzuführen, war die Suche nach einer Möglichkeit zur Ödemausschwemmung und -verhinderung durch eine hyperosmolare Lösung. Eine Ödemreduktion erschien aus zwei Gründen wünschenswert: Zum einen ist der ödematöse Darm schlecht durchblutet, so daß die lokale körpereigene Infektabwehr nur unzureichend wirksam sein kann, zum anderen konnten wir beobachten, daß eine Extubation dieser langzeitbeatmeten Patienten erst nach Ausschwemmung des Ödems möglich war. Da eine 10%ige Glucoselösung eine theoretische Osmolarität von 863 mosmol/l hat, ist damit eine mehr als doppelt so große Osmolarität verglichen mit derjenigen der intra- und extracellulären Körperföüssigkeiten (etwa 320 mosmol/l) gegeben.

Material und Methoden

Von Juli 1985 bis Juli 1986 wurden 33 Patienten mit generalisierter Peritonitis alternativ mit 30 l/24 h physiologischer Kochsalzlösung oder 10%iger Glucoselösung in 0,9%iger Kochsalzlösung offen dorsoventral kontinuierlich gespült. In der ersten Gruppe verstarben 2 Patienten an der Grundkrankheit, in der Glucosegruppe verstarb 1 Patient mit ARDS. In beiden Gruppen überlebten je 15 Patienten, davon je 10 mit primär bestehender Sepsis und je 5 Patienten ohne Sepsis. Nach einem von uns entwickelten Schweregradschema (1, 3, 4) bestanden zwischen der

Chirurgisches Forum '88
f. experim. u. klinische Forschung
Hrsg.: K.H. Schriefers et al.

Glucosegruppe und der Kochsalzgruppe hinsichtlich des Gesamtschweregrades keine signifikanten Unterschiede. Die Punktzahlen dieser Schweregradklassifizierung betrugen bei den septischen Patienten in der Glucosegruppe 17,3 ± 1,8, in der Kochsalzgruppe 16,8 ± 1,9 und bei den nicht septischen Patienten in der Glucosegruppe 12,2 ± 0,8 und in der Kochsalzgruppe 12,6 ± 0,9. Das mittlere Alter lag in der Glucosegruppe bei 52,3 (29 - 59) Jahren und in der Kochsalzgruppe bei 54,1 (27 - 71) Jahren, das Verhältnis männlich zu weiblich war in der ersten Gruppe 5/10, in der zweiten 8/7.

Ergebnisse

Folgende signifikanten Unterschiede konnten zwischen den beiden Therapiegruppen gefunden werden: Das Ausgangskörpergewicht wurde in der Glucosegruppe nach 16,2 ± 3,7 Tagen erreicht, in der Kochsalzgruppe war das nach 26,3 ± 5,9 Tagen der Fall ($p < 0,005$, s. Abb. 1). Die Patienten der Glucosegruppe konnten nach 31,4 ± 2,4 Tagen extubiert werden, die Patienten der Kochsalzgruppe nach 40,1 ± 7,3 Tagen ($p < 0,01$. s. Abb. 1). Die Dauer der Bauchspülung betrug in der Glucosegruppe 14,1 ± 2,6 Tage, in der Kochsalzgruppe 21,2 ± 3,6 Tage ($p < 0,005$). Bei vergleichbarer bakteriologischer Besiedlung der Spülflüssigkeit in den ersten 3 Tagen fanden sich nach 4 - 9 Tagen in der Glucosegruppe nur bei 6 von 15 Patienten Keime. Nach 10 - 12 Tagen war nur bei 2 der 15 Patienten der Glucosegruppe eine Kontaminierung mit Staphylococcus epidermidis nachweisbar, in den beiden letzten Zeiträumen waren in der Kontrollgruppe die Spülungen aller Patienten besiedelt (Abb. 2). Eine Glucoseresorption erfolgte nicht.

Diskussion

Die von uns vorgestellte neue Methode der hyperosmolaren Bauchspülung mit 10%iger Glucose (gemessene Osmolarität: 850 ± 20 mosmol/l) scheint durch die Wirkmechanismen Ödemausschwemmung, frühere Extubierbarkeit der Patienten und Keimreduktion in der Spülflüssigkeit geeignet, die Peritonitisbehandlung ohne erkennbare Nebenwirkungen zu verbessern. Der Mechanismus der Keimreduktion mag zum einen in einer direkten hyperosmolaren Bactericidie liegen, zum anderen könnten bakterielle Adhäsions-Glykoproteine durch die Glucosespülung ihrer Wirksamkeit beraubt werden, so daß die Kolonisationsvoraussetzung für Bakterien verschlechtert wird.

Zusammenfassung

33 Patienten mit generalisierter Peritonitis wurden alternativ mit Kochsalzlösung oder 10%iger Glucoselösung offen dorsoventral gespült. In beiden Gruppen überlebten je 15 Patienten, davon je 10 mit primärer Sepsis und je 5 Patienten ohne Sepsis. Folgende signifikante Unterschiede konnten zwischen beiden Gruppen gefunden werden: Durch die hyperosmolare Wirkung der Glucose wurde das Ausgangskörpergewicht im Mittel nach 16 Tagen nach initialem Ödem wieder erreicht, in der Kochsalzgruppe war das erst nach

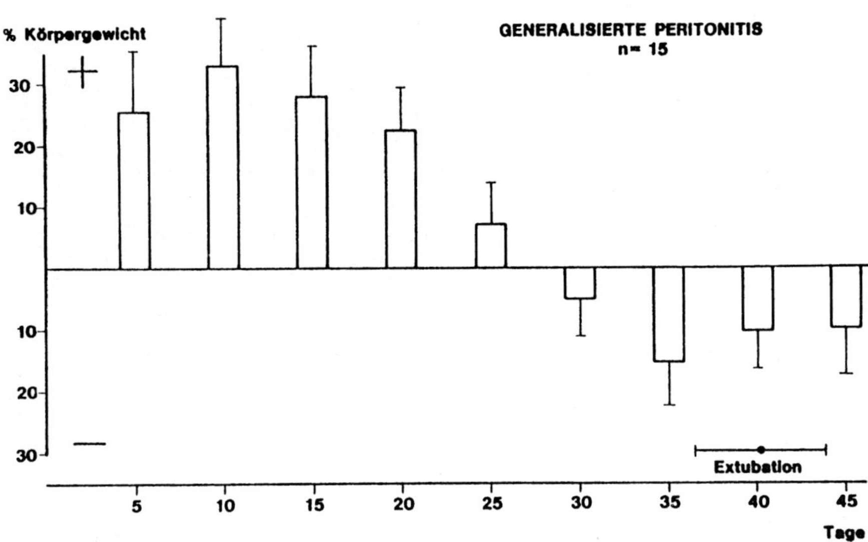

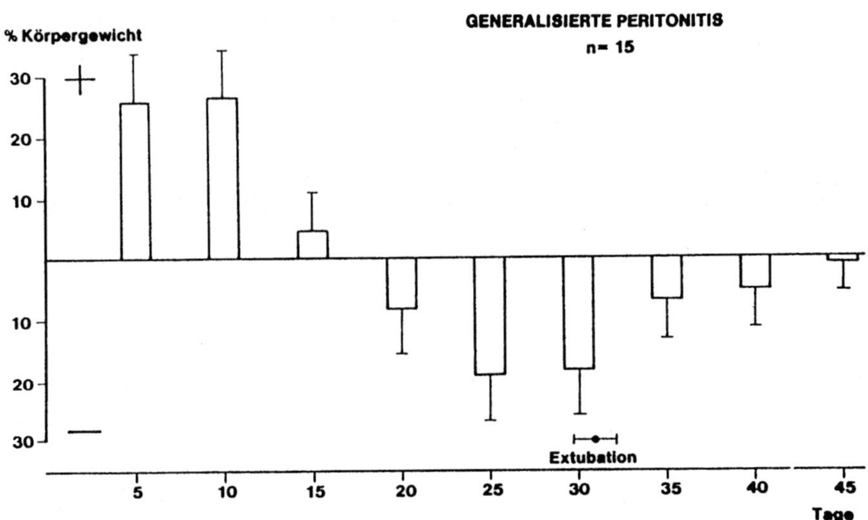

Abb. 1. Dargestellt ist die Zu- und Abnahme des Körpergewichtes als prozentuale Veränderung bezogen auf das Körpergewicht der Patienten bei Aufnahme auf der Intensivstation. Angegeben ist der Zeitraum in dem die Extubation erfolgte. Es fällt auf, daß eine Extubation erst nach Überwindung der Katabolie möglich ist. Berücksichtigt wurden jeweils die überlebenden Patienten. Oben: Bauchspülung mit physiologischer Kochsalzlösung; unten: Bauchspülung mit 10%iger Glucoselösung

26 Tagen der Fall. Die Patienten der Glucosegruppe konnten nach 31 Tagen extubiert werden, die Patienten der Kochsalzgruppe erst nach 40 Tagen. Die Dauer der Spülung betrug in der Glucosegruppe durchschnittlich 14 Tage, in der Kochsalzgruppe 21 Tage. Nach 10 - 12 Tagen konnten nur bei 2 Patienten der Glucosegruppe Keime in der Spülflüssigkeit gefunden werden, in der Kontroll-

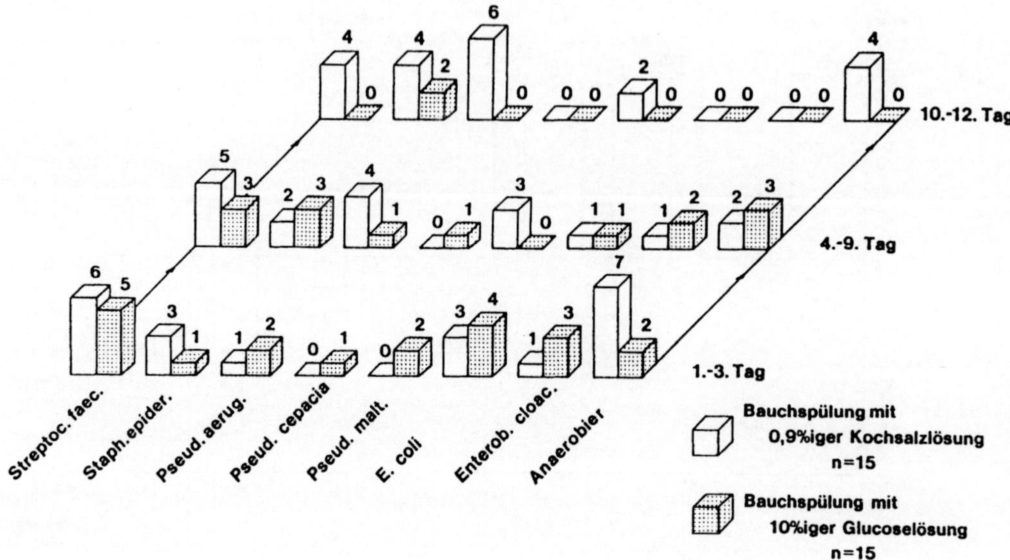

Abb. 2. Dargestellt ist die Häufigkeit der positiven bakteriologischen Befunde pro Patient. Die Befunde der Zeiträume 1. - 3. Tag, 4. - 9. Tag und 10. - 12. Tag wurden jeweils zusammengefaßt. Ein gleicher Keimnachweis in diesen Zeiträumen wurde jeweils nur einmal berücksichtigt. Initial sind bei 4 Patienten der Kochsalzgruppe und bei 3 Patienten der Glucosegruppe in der Spülflüssigkeit keine Keime nachweisbar. Im mittleren Zeitraum ist in der Glucosegruppe bei 9 von 15 Patienten und im späteren Zeitraum bei 13 von 15 Patienten die Spülflüssigkeit steril. In den beiden letzten Zeiträumen ist die Spülflüssigkeit aller Patienten der Kochsalzgruppe kontaminiert

gruppe waren alle Patienten kontaminiert. Durch die Bauchspülung mit 10%iger Glucoselösung scheint durch die früher mögliche Extubation und die Keimreduktion in der Spülflüssigkeit eine Verminderung der Infektprobleme bei Patienten mit Peritonitis möglich.

Summary

Our management in generalized peritonitis is based on open dorsoventral continuous abdominal lavage, planned relaparotomy (as long as signs of intra-abdominal infection are found), and calculated chemotherapy. In 17 patients peritoneal lavage was performed with normal saline solution, and 15 patients were treated with abdominal lavage using 10% glucose solution. In each group 15 patients survived. In each group ten surviving patients were suffering from primary sepsis, while five had no sepsis. All patients showed a gain in weight of up to 30% of initial body weight during the first 10 days. In the glucose group patients' body weight decreased to initial values after 26 $\pm$ SD 5.9 days ($p < 0.005$). Patients in the glucose group could be extubated after 41.4 $\pm$ SD 2.4 days and those in the control group after 40.1 $\pm$ SD 7.3 days ($p < 0.001$). In patients lavaged with 10% glucose solution one could see that the lavage fluid became sterile in 9 of 15 patients within 7 days. After

10 days in 13 out of 15 patients no bacteria in the lavage fluid were detected. No patients in the control group had bacteria in the lavage fluid throughout the period. We could demonstrate three glucose effects: there was significant reduction of edema, extubation was possible much earlier than in the control group, and the abdominal lavage fluid was sterile after 1 week in the majority of cases. These results indicate that peritoneal lavage with glucose solution may improve management in patients with generalized peritonitis.

Literatur

1. Hünefeld G, Friedel N, Pichlmayr R (1986) Versuch einer Klassifizierung bei Patienten mit Peritonitis - Auswertung bei 53 Patienten. Langenbecks Arch Chir 386:113-124
2. Hünefeld G, Weissbrodt H, Aebert H, Bunzendahl H (1986) Kalkulierte initiale Chemotherapie bei beatmeten postoperativen Patienten mit Peritonitis, Sepsis bzw. Pneumonie. Infection [Suppl 2] 14:164-170
3. Hünefeld G, Pichlmayr R, Weimann A (1987) Klinische Bedeutung der Stadieneinteilung und Schweregradbeurteilung in der Peritonitis - Erfahrungen bei 104 Patienten. In: Langenbecks Arch Chir [Suppl] Chir Forum. Springer, Berlin Heidelberg New York London Paris Tokyo, S 173-177
4. Hünefeld G, Weimann A, Pichlmayr R (1988) Peritonitis: Grading of Severity and Intraoperative Staging in 104 Patients. Eur Surg Res (im Druck)

Dr. G. Hünefeld, Oberarzt, Klinik für Abdominal- und Transplantationschirurgie, Medizinische Hochschule Hannover, Konstanty-Gutschow-Str. 8, D-3000 Hannover 61

61. Biologische und potentielle therapeutische Wertigkeit monoklonaler Antikörper gegen Pseudomonas aeruginosa

Biological and Potential Therapeutic Properties of Monoclonal Antibodies Against Pseudomonas aeruginosa

M. M. Heiss, B. U. von Specht, A. Beckert, W. Ehret und W. Brendel

Inst. f. Chirurg. Forschung, Chirurg. Klinik und Poliklinik, Inst. f. Mikrobiologie der Lud.-Max.-Universität München, Klinikum Großhadern
Chirurg. Forschung, Universität Freiburg

Die postoperative Infektion wird häufig besonders bei immunsupprimierten Patienten und in höherem Lebensalter durch Pseudomonas aeruginosa hervorgerufen. Die Mortalität an Pseudomonas-Septikämien beträgt bei diesen Patienten mehr als 50%, so daß in jüngerer Vergangenheit neben geeigneten Antibiotica vermehrt der Einsatz von Antikörpern untersucht wurde (1). Polyklonale Immunseren haben dabei neben ihrer experimentellen bereits teilweise ihre klinische Wirksamkeit unter Beweis gestellt (2). Aufgabe der vorliegenden Arbeit war es, eine Reihe von monoklonalen Antikörpern (MAk) gegen Pseudomonas-Membranproteine auf ihre biologischen Eigenschaften zu untersuchen, welche sie für den potentiellen klinischen Einsatz geeignet erscheinen lassen könnten. Diese umfaßten Spezifität und Affinität der MAk, das Clq-Bindungspotential, die in-vitro Bactericidie und die therapeutische Wirkung im Pseudomonas-Infektionsmodell der Maus.

Methoden

Monoklonale Antikörper. Zur Testung kamen 7 in der Arbeitsgruppe hergestellte MAb gegen Determinanten auf den Membranproteinen I, F und H2. Immunfluorescenzmikroskopisch wurde die Bindung an die 19 immunologischen Pseudomonas-Serotypen nach Habs untersucht. Die Bindungsaffinität wurde im ELISA mit Bakterien-Sonikat als Festphase überprüft. Die Isotyp-Bestimmung erfolgte im ELISA mit Isotyp-spezifischen Peroxydase-markierten Antiseren (Fa. Serotec, England).

Clq-Bindung. Diese neu entwickelte ELISA-Methode verwendet ebenfalls Pseudomonas-Sonikat als Festphase. Nach Inkubation mit den zu testenden MAk wird Humanserum als Quelle für natives Clq

Chirurgisches Forum '88
f. experim. u. klinische Forschung
Hrsg.: K.H. Schriefers et al.

zugegeben. Das Ausmaß des, durch die an ihr Antigen-gebundenen MAk fixierten Clq wird durch ein Clq-spezifisches Antiserum (Fa. Dakopatts, Dänemark) bestimmt. Dieses zuvor Peroxydase-gekoppelte Antiserum reflektiert die Clq-Bindung durch die Extinktion bei 490 nm in der folgenden colorimetrischen Enzymreaktion.

In-vitro-Bactericidie. Nach einer modifizierten Methode nach KNOWLES (3) wird der Einfluß von MAk, Complement (Serum), Leukocyten und die Kombination dieser Parameter auf die Proliferation eines Serum-resistenten Pseudomonas-Stammes bestimmt. Das Ergebnis spiegelt sich im Kolonie-Wachstum der Bakterien, die nach unterschiedlich langer Inkubationsdauer mit den zu testenden Parameter (30, 60, 120 min) auf Agar transferiert werden.

Infektionsmodell der Maus. Die Infektion erfolgt in einer Äther-Narkose mit einer LD-25, -50 und -90 Keimdosis (entspricht $0{,}5 \times 10^9$, 1×10^9, 5×10^9 CFU/ml), die eine histologisch verifizierte nekrotisierende Bronchopneumonie mit nachfolgender, innerhalb von 3 - 4 Tagen letalen Sepsis hervorruft. Die Gruppengröße betrug für Screening-Untersuchungen 6, bei Bestätigungsexperimenten 20 Tiere.

Ergebnisse

Tabelle 1 faßt die Ergebnisse zusammen. Von 7 Mab gehören 4 dem Isotyp IgG2a und jeweils einer dem Isotyp IgM, IgGl und IgG2b an. Die ELISA-Bindungstiter sind bis auf den MAk 2B2, der als einziger Protein F erkennt, vergleichbar hoch und spiegeln damit sehr gute Affinitäten wider.

Immunfluorescenzmikroskopisch zeigt sich, daß mit Ausnahme für den MAk 3A4 alle immunologischen Pseudomonas-Serotypen die jeweiligen Epitope frei zugänglich an ihrer Membranoberfläche exprimieren.

Die Clq-Bindungsfähigkeit wird in Abb. 1 dargestellt. MAk 2A1 und 6A4 zeigen sehr gutes bzw. gutes Bindungsvermögen. Erstaunlicherweise hatten die MAk 6C1 und 5B4 mit gleich hohen Antigen-Bindungstitern keine oder deutlich geringere Clq-Bindung. Die Pseudomonas-Membranproteine alleine weisen ein gewisses Clq-Bindungspotential auf wie Hitzeinaktivierung der Clq-Quelle (Clq verliert dadurch sein Bindungspotential) als auch durch negative Kontroll-Proteine dargestellt werden konnte.

Im therapeutischen Schutzversuch korreliert die Clq-Bindungsfähigkeit deutlich mit der in-vivo Wirkung. Die MAb 6A4 und 2A1 zeigten bei einer LD-25 Keimdosis eine nahezu komplette, bei LD-50 und LD-90 noch eine doppelte Überlebensrate (Abb. 2). Alle anderen Mab hatten keinen oder nur geringen therapeutischen Effekt. In einer zusätzlichen Kontrollgruppe mit Cefsulodin (Pseudocef) konnte keine Reduktion der Letalität in diesem Infektionsmodell erreicht werden.

Die in-vitro Bactericidietestung ergab, daß die Zugabe von Serum (als Complementquelle) oder Leukocyten alleine keine Proliferationshemmung bewirkte. Ebenso ist die alleinige MAk-Applikation ohne Effekt.

Tabelle 1. Zusammenfassung der untersuchten biologischen Eigenschaften monoklonaler Antikörper gegen Pseudomonas aeruginosa Oberflächen-Membranproteine

MAk	Ig-Isotyp	Antigen-Erkennung		ELISA-Titer	Bactericidie in-vitro	Clq-Bindung	Therapeutischer Effekt
		Immun-fluorescenz	Western-Blott				
6C1	IgM	1-19	I	2^{17}	(+)	-	-
6D6	IgG1	1-19	I	2^{17}	++	-	-
2A1	IgG2b	1-19	I	2^{14}	++	+++	+++
6A4	IgG2a	1-19	I	2^{18}	++	++	+++
5B4	IgG2a	1-19	I	2^{17}	-	+	+
3A4	IgG2a	1-10,12-17,19	H	2^{12}	-	(+)	-
2B2	IgG2a	1-19	F	2^{5}	+	(+)	-

+++ ausgeprägt (+) geringfügig
++ gut - keine
+ schwach

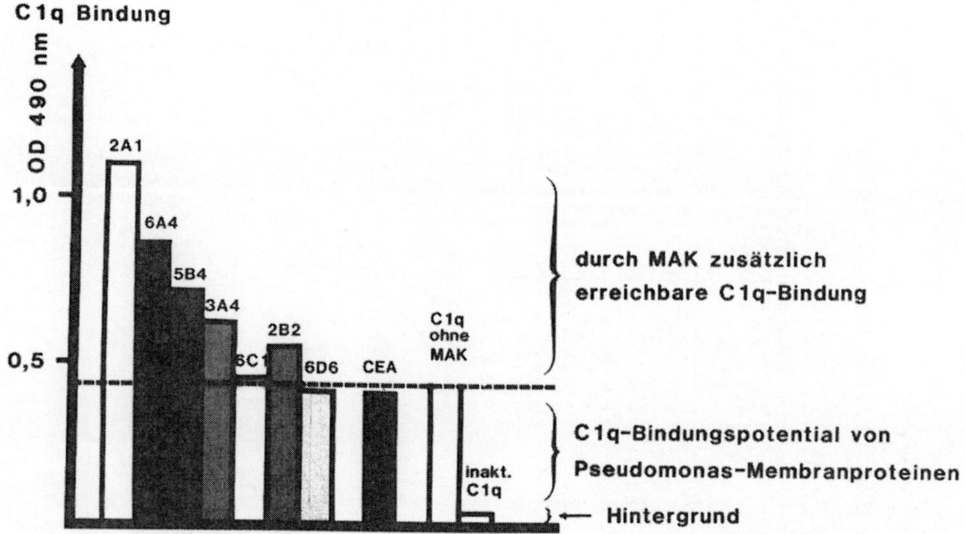

Abb. 1. Clq-Bindungs-ELISA. Nach Incubation von Pseudomonas aeruginosa beschichteten Mikrotiterplatten mit Hitze-inaktivierten (56°C 45 min) und ultrazentrifugiertem MAk Zugabe von Human-AB-Serum als Clq-Quelle. Nachweis des gebundenen Clq mit Peroxydase-gekoppelten Clq-Antiserum. Die Blockgraphik gibt das Ausmaß der Clq-Bindung für MAk-Konzentrationen in Sättigung der Antigen-Bindungsstellen wider. Ein anti-CEA MAk dient als negative Kontrolle

Ausschließlich die kombinierte Zugabe von MAk, Complement und Leukocyten zeigte für 2A1 und 6A4 signifikante Bactericidie.

Diskussion

In dieser Arbeit konnten zwei MAk charakterisiert werden, welche signifikante therapeutische Effekte im Infektionsmodell aufweisen. Erstaunlicherweise zeigte sich, daß hohe Antigenbindungsaffinität oder der Isotyp keine Voraussagen über den in-vivo Effekt zulassen.

Dagegen zeigte das Clq-Bindungspotential gute Korrelationen. Dies, zusammen mit den Ergebnissen der Bactericidietestung, legt nahe, daß die opsonisierenden Eigenschaften der MAk entscheidend ihre therapeutische Wirksamkeit beeinflussen. Dabei ist die Opsonisierung durch die MAk alleine nicht ausreichend. Erst in Verbindung mit Complementfaktoren kommt es zur zellvermittelten Bactericidie. Dies verdeutlicht, daß der Clq-Bindung als erster Schritt in der Aktivierung der klassischen Complement-Kaskade durch die Antigen-Antikörper Reaktion, eine zentrale Bedeutung bei in-vivo wirksamen MAk zukommt. Durch die Clq-Bindung alleine, oder der dann vollständig oder z.T. ablaufenden Complement-Reaktion kommt es neben der Freisetzung von inflammatorischen und chemotaktischen Faktoren auch zur Lyse von Bakterienzellen oder deren Opsonisation. Diesem zuletzt genannten Mechanismus scheint bei der Antikörper-Therapie von Pseudomonas-Infektionen die wesentliche Bedeutung zuzukommen. Wie YOUNG und ARMSTRONG bereits für polyklonale Antiseren zeigten (4), ist eine effektive

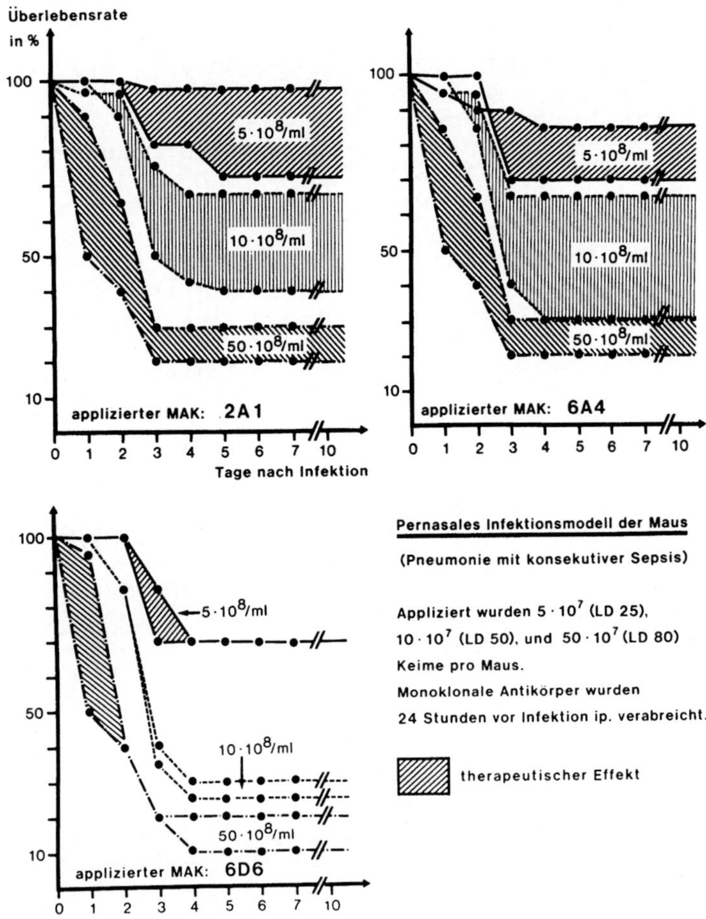

Abb. 2. Therapeutischer Effekt der zwei in-vivo wirksamen MAk 2A1 und 6A4. MAk 6D6 ist Beispiel eines ineffektiven MAk. Der schraffierte Bereich gibt den therapeutischen Effekt gegenüber der Kontrollgruppe für die jeweilige Keim-Dosierung an

Bactericidie auch durch MAk erst möglich, wenn diese zusammen mit Complement die Phagocytose durch Makrophagen/Granulocyten stimulieren.

Der therapeutische Effekt der MAk wurde in einem Infektionsmodell überprüft, das der klinischen Situation in der postoperativen Phase sehr nahe kommt. Während in den meisten bisherigen Modellen eine Immunsuppression durch Verbrennung oder Leukopenie hervorgerufen und die i.p.-Verabreichung der Keime stattfindet, führt hier eine transnasale pulmonale Infektion bei voll immunkompetenten Tieren zur tödlichen Sepsis. Die Anforderung an die therapeutische Potenz der MAk ist unter solchen Bedingungen um ein vielfaches höher, da erst eine sehr große Keimzahl zu einer Infektion führt. Dies ist möglicherweise auch der Grund für die Unwirksamkeit von Cefsulodin in der Kontrollgruppe und spiegelt damit die potentielle therapeutische Wirksamkeit der MAk wider.

Zusammenfassung

Es konnten zwei MAk gegen Epitope des Pseudomonas-OMP I charakterisiert werden, die signifikante therapeutische Effekte im pulmonalen Pseudomonas-Infektionsmodell der Maus zeigten. Die erkannten Epitope werden von allen Pseudomonas-Serotypen expremiert, so daß diese MAk mit allen Serotypen kreuzreagieren. Wie ineffektive IgG2a-MAk demonstrieren, ist der Isotyp IgG2a bzw. IgG2b zwar die Voraussetzung, aber nicht hinreichend für die in-vivo Wirksamkeit. Diese korreliert dagegen stark mit der MAk-vermittelten Clq-Bindung. In-vitro Untersuchungen der Bactericidie zeigen, daß die Opsonisierung der Bakterien durch MAk und Complementfaktoren mit anschließender zellabhängiger Zerstörung den entscheidenden Mechanismus darstellt.

Summary

The aim of this study was to characterize the biological and potential therapeutic properties of monoclonal antibodies (MAB) against *Pseudomonas aeruginosa* outer-membrane proteins. Out of seven MAB we selected two with significant in vivo therapeutic effects. A pseudomonas transnasal infection model was used, causing pneumonia and subsequent lethal sepsis, thus resembling the typical clinical situation. The therapeutic effect correlates with the Clq-binding capabilities of the MAB. The isotype IgG2a or IgG2b seems to be a precondition but is not sufficient as demonstrated by ineffective IgG2a MAB. In vitro bactericidal assays showed that only the combined application of MAB, complement and leukocytes caused a substantial effect. This strongly indicates a specific antibody-mediated opsonization followed by phagocytosis and/or cell-mediated bactericity.

Literatur

1. Baltch AL, Griffin PE (1977) Pseudomonas aeruginosa bacteremia. Am J Med Sci 274:119
2. Collins MS, Roby RE (1984) Protective activity of an intravenous immune globulin (human) enriched in antibody against lipopolysaccharide antigens of Pseudomonas aeruginosa. Am J Med 76:168
3. Kowles DJC, Weston BJ (1984) A simple and rapid technique to measure neutrophil or serum bactericidal activity. J Immun Meth 72:411
4. Young LS, Armstrong D (1972) Human immunity to Pseudomonas aeruginosa. I. In-vitro interaction of bacteria, polymorphnuclear leucocytes and serum factors. J Infec Dis 126:257

Dr. M.M. Heiss, Institut für Chirurgische Forschung, Klinikum Großhadern, Marchioninistraße 15, D-8000 München 70

62. Quantitative Untersuchungen zur Zusatztherapie der gramnegativen Sepsis mit Immunglobulinen und Taurolidin

Quantitative Studies on the Role of Immunglobulin Preparations and Taurolidin in the Management of Gram Negative Septicemia

D. Nitsche, R. Titze und H. Hamelmann

Chirurgische Klinik der Christian-Albrechts-Universität Kiel, Abtlg. Allgemeine Chirurgie (Direktor: Prof. Dr. H. Hamelmann)

Der Hauptpathogenitätsfaktor bei der gramnegativen Sepsis ist das Endotoxin. Klinische Untersuchungen haben zwischen Höhe und Dauer der Endotoxinämie und dem Grad des Organversagens eine Korrelation ergeben (2). Die Behandlung der Sepsis kann daher nur dann zum Erfolg führen, wenn neben der Herdsanierung und der Antibiotikatherapie auch die in der Blutbahn zirkulierenden Endotoxine rechtzeitig inaktiviert werden. Im Mäuseschutzversuch zeigten einerseits ein IgM (12%)-angereichertes Immunglobulin (4) und andererseits auch das Chemotherapeutikum Taurolidin (3) einen guten Effekt bei gramnegativen Infektionen. Da klinische Studien wegen der unterschiedlichen Ausgangssituation von Sepsispatienten, die bei Therapiebeginn besteht, stets sehr problematisch sind, wurden in-vitro und in-vivo quantitative Untersuchungen zur Klärung der Frage durchgeführt, ob und in welchem Ausmaß die Aktivität von Endotoxin durch Immunglobuline und Taurolidin beeinflußt werden kann.

Material und Methoden

a) In-vitro Untersuchungen: Endotoxin von S. abortus equi, in einer Konzentration von 0,1 bis 5,0 EU/ml, wurde mit reinem 7S IgG sowie mit IgM (12%) angereichertem IgG (IgG/A/M), unterschiedlicher Konzentration, die mit 0,9%iger NaCl eingestellt wurde, jeweils bei 37°C verschiedene Zeiten (15, 30, 60 und 90 min) inkubiert. Als Referenz wurde Albumin verwendet. Nach Inkubation wurde die Endotoxinaktivität mit einer modifizierten Form des Limulus-Test unter Verwendung eines chromogenen Substrates bestimmt (2).

Taurolidin wurde in wässriger Lösung und in hitzeinaktiviertem Plasma in einer Konzentration von 250 - 1500 mg/dl mit Endotoxin (S. abortus equi; 0,1 - 1 EU/ml) unterschiedliche Zeiten (5, 15,

Chirurgisches Forum '88
f. experim. u. klinische Forschung
Hrsg.: K.H. Schriefers et al.

30 und 60 min) bei 37°C inkubiert. Nach der Inkubation wurde die Endotoxinaktivität mit dem Limulus-Test quantitativ bestimmt.

b) Tierexperimentelle Untersuchungen: Endotoxin von S. abortus equi (300 EU/kg Kgw) wurde Wistar-Ratten (n = 50) in Äthernarkose i.v. verabreicht. 30 min nach Endotoxingabe wurde eine Taurolidinlösung (2% Taurolidin in Glucose 10%) den Ratten in einer Dosierung von 400 mg/kg Kgw über 30 min kontinuierlich i.v. appliziert. Zur Endotoxinbestimmung wurde 5, 15 und 30 min nach Endotoxingabe sowie 1, 10, 20, 30, 60 und 80 min nach Abschluß der Taurolidingabe Blut pyrogenfrei von den Ratten abgenommen. Der Kontrollgruppe (n = 48) wurde die entsprechende Menge Glucose 10% verabreicht.

Ergebnisse

Immunglobuline: Sowohl die IgG- als auch die IgG/A/M-Präparation führt in-vitro konzentrationsabhängig zu einer Senkung der Endotoxinaktivität, wobei der Effekt von IgG/A/M im therapeutisch wichtigen Konzentrationsbereich unter 500 mg/dl deutlich besser ist, als der des reinen 7S IgG (Tabelle 1). Albumin hat dagegen bei niedriger Konzentration fast keinen und bei höherer Konzentration nur einen sehr schwachen Effekt. Hinsichtlich der Inaktivierungsgeschwindigkeit zeigen die untersuchten Immunglobulinpräparationen ein unterschiedliches Verhalten (Abb. 1). Die Inaktivierung des Endotoxins durch das IgM-angereicherte Immunglobulin verläuft rascher und ist bereits nach 30 min weitgehend abgeschlossen, während das reine 7S-IgG seine volle Wirkung erst nach ca. 60 min entfaltet hat.

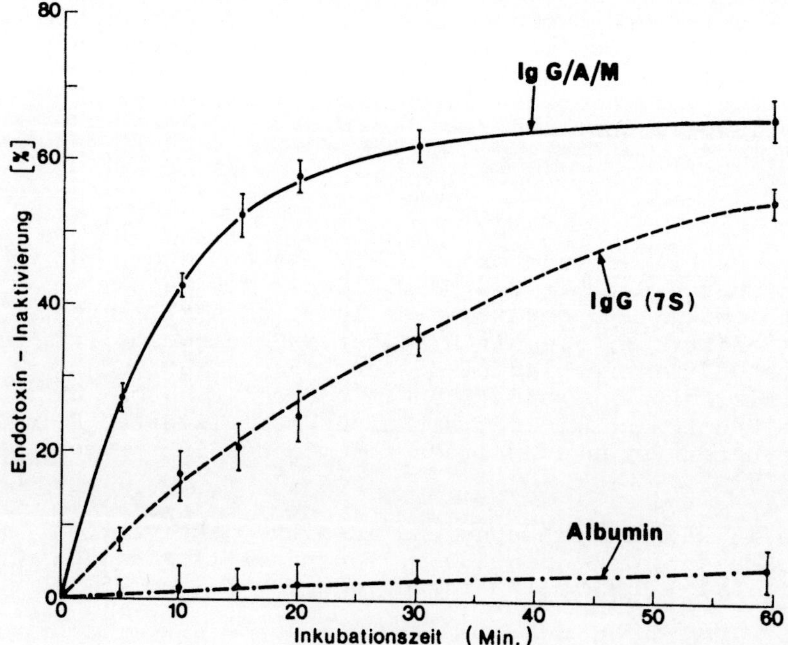

Abb. 1. Einfluß der Inkubationszeit auf die Endotoxinaktivierung (S. abortus equi) durch IgG (7S), IgG/A/M und Albumin (Konzentration jeweils 312 mg/dl)

Tabelle 1. Prozentuale Inaktivierung von Endotoxin (S. abortus equi) durch IgG (7S), IgG/A/M und Albumin in Abhängigkeit von der Proteinkonzentration bei einer Inkubationszeit von 60 min bei 37°C

Protein-konz.	IgG/A/M	7S-IgG	Albumin
156 mg/dl	22,6% ± 1,41 n=40	3,2% ± 0,95 n=44	<1% n=12
312 mg/dl	42,5% ± 1,91 n=48	11,5% ± 0,68 n=50	2,5% ± 0,68 n=20
500 mg/dl	58,8% ± 1,87 n=38	37,8% ± 1,96 n=38	3,5% ± 0,91 n=22
625 mg/dl	66,3% ± 2,31 n=86	55,1% ± 2,12 n=93	5,7% ± 1,47 n=32
800 mg/dl	71,5% ± 1,96 n=42	63,5% ± 2,35 n=45	12,5% ± 2,62 n=24
1000 mg/dl	75,2% ± 1,21 n=74	63,5% ± 2,35 n=49	20,4% ± 2,14 n=37

Taurolidin: In-vitro kommt es sowohl in wässriger Lösung, wie auch im Plasma nach Taurolidinzugabe zu einer Senkung der Endotoxinaktivität, die von der Taurolidinkonzentration abhängig ist. Die Reduzierung der Endotoxinaktivität ist in wässriger Lösung wesentlich höher als im Plasma. Sie beträgt bei einer Konzentration von 1000 mg/dl Taurolidin in wässriger Lösung ca. 88%, im Plasma dagegen nur 19,5%.

Unter Berücksichtigung des Einflusses von Taurolidin auf die Aktivität des Limulus-Tests in wässriger Lösung findet sich bei einer Inkubationszeit von 60 min für das jeweilige Medium folgende lineare Beziehung zwischen der Taurolidinkonzentration (x) und dem prozentualen Anteil (y) der Endotoxininaktivierung:

wässrige Lösung: $y = 0{,}08915\ x + 0{,}858$; $r = 0{,}989$; $n = 58$

Plasma: $y = 0{,}01882\ x + 0{,}221$; $r = 0{,}987$; $n = 62$

Die Inaktivierung durch Taurolidin ist bei 37°C in wässriger Lösung nach 10 min und im Plasma nach ca. 60 min abgeschlossen. Bei den Untersuchungen im Plasma fällt auf, daß die Fähigkeit des Plasmas zur Endotoxininaktivierung, die unter physiologischen Bedingungen mehr oder minder stark vorhanden ist, durch den Zusatz von Taurolidin weitgehend aufgehoben wird.

Im Tierversuch kann der Plasma-Endotoxinspiegel durch Taurolidin ebenfalls beeinflußt werden. Bei Berücksichtigung der Eigeninaktivierungskapazität der Kontrolltiere beträgt die mittlere

Senkung der Plasmaendotoxinkonzentration 60 min nach Abschluß der Taurolidingabe im Vergleich zur Kontrollgruppe 23,4 ± 5,1%. Auch bei den Ratten zeigt sich, daß die im Plasma normalerweise sehr ausgeprägt vorhandene Fähigkeit zur Endotoxineigeninaktivierung durch Taurolidin eingeschränkt wird.

Diskussion

Während klinische Studien bei der Peritonitis bisher keine sicheren Hinweise dafür ergaben, daß die Zusatztherapie mit Immunglobulinen den Verlauf des septischen Geschehens signifikant günstig beeinflussen kann (1), lassen die experimentellen Daten den Schluß zu, daß die Aktivität der freien Endotoxine im Plasma bei der gramnegativen Sepsis auch durch Gabe von Immunglobulinpräparationen gesenkt werden kann, die nicht selektiv mit Lipid-A-Antikörpern angereichert wurden. Es zeigt sich, daß die Fähigkeit und der Grad der Inaktivierung sehr stark durch die Zusammensetzung der Immunglobulin-Präparation beeinflußt wird. Das Ausmaß der Endotoxininaktivierung ist konzentrationsabhängig. Während die reine 7S IgG-Präparation bei einer therapeutisch problemlos erreichbaren Erhöhung der Immunglobulinkonzentration im Plasma um 300 - 500 mg/dl nur einen geringen Effekt auf den Plasma-Endotoxinspiegel erwarten läßt, wird durch die Anreicherung mit IgM in diesem Konzentrationsbereich bereits eine deutlich bessere Inaktivierung erzielt. Die Endotoxininaktivierung läuft bei der IgG/A/M-Präparation wesentlich rascher ab, als bei der reinen IgG-Präparation, was für die größere Effektivität einer antiendotoxischen Zusatztherapie günstig ist.

Die Tatsache, daß bei konstanter Immunglobulinkonzentration zwischen der Endotoxinkonzentration und der Extinktion der Limulus-Reaktion im untersuchten Endotoxinkonzentrationsbereich stets eine lineare Beziehung beobachtet werden konnte, weist darauf hin, daß die Endotoxininaktivierung bei den untersuchten Immunglobulinen nur zum Teil auf einer Antigen-Antikörper-Bindung zu beruhen scheint. Als weitere Möglichkeit muß hier die Inaktivierung der Endotoxine durch eine unspezifische Bindung angenommen werden. Da eine rasche Absättigung der Bindungsstellen der Immunglobuline durch Endotoxine zu erwarten ist, die bei der Sepsis durch die Antibiotikatherapie ständig neu freigesetzt werden, kann die Endotoxinneutralisation nur dann klinisch wirksam durchgeführt werden, wenn das Immunglobulin in ausreichender Dosierung möglichst kontinuierlich appliziert wird.

Dem Taurolidin kommt bei der Zusatztherapie der gramnegativen Sepsis aufgrund seiner objektivierbaren Wirkung auf die Endotoxinaktivität ebenfalls ein gewisser Stellenwert zu. Die schwächere Wirkung des Taurolidins im Plasma im Vergleich zu seiner Wirkung in wässriger Lösung ist vermutlich auf eine Reduzierung der Taurolidinkonzentration durch Bindung an Plasmaproteine zurückzuführen. Von gewissem Nachteil ist der Nebeneffekt des Taurolidins, daß es die Fähigkeit des Plasmas zur Eigeninaktivierung des Endotoxins herabsetzt, der in-vitro und in-vivo beobachtet werden konnte. Hierdurch wird der Einsatz von Taurolidin im Gegensatz zur Immunglobulingabe nur auf die Phase des septischen Geschehens eingeschränkt, in der im Plasma kaum noch eine Eigeninaktivierung des Endotoxins zu erwarten ist.

Zusammenfassung

In-vitro Untersuchungen haben einen konzentrationsabhängigen Effekt von Immunglobulinpräparationen sowie des Chemotherapeuticums Taurolidin auf den Plasma-Endotoxinspiegel ergeben. Durch die Anreicherung mit IgM (12%) wird besonders im niedrigen Konzentrationsbereich eine wesentlich stärkere Senkung der Endotoxinaktivität erreicht, als mit einer reinen 7S IgG-Präparation. Die Reduzierung der Endotoxinaktivität durch Taurolidin konnte auch im Tierversuch nachgewiesen werden. Aufgrund der experimentellen Daten ist eine Senkung des Plasma-Endotoxinspiegels durch eine Zusatztherapie möglich. Taurolidin sollte aufgrund eines gewissen Nebeneffektes nur in bestimmten Phasen der Sepsis eingesetzt werden.

Summary

In vitro studies showed that plasma endotoxin activity can be reduced by intravenous administration of immunoglobulins and Taurolidin, a chemotherapeutic agent. This effect was concentration-dependent. The IgM-enriched immunoglobulin preparation showed a greater decrease of endotoxin activity, even at low concentrations, than pure 7-S immunoglobulin. The decrease of endotoxin activity by Taurolidin was also shown through in vivo animal studies. In conclusion, a decrease of plasma endotoxin activity is possible by exogenous therapeutic agents, especially when IgM-enriched intravenously administered immunoglobulin is used. Because of its side effects, Taurolidin should be used only in certain phases of sepsis.

Literatur

1. Jesdinsky HJ Multizentrische Studie: Zusatztherapie der diffusen Peritonitis mit Immunglobulinen. Zusammenfassung der Studienergebnisse. In: Castrup HJ et al. (Hrsg) Diffuse Peritonitis. Zuckschwerdt-Verlag, München, S 68-75
2. Nitsche D, Kriewitz M, Rossberg A, Hamelmann H (1986) The quantitative determination of endotoxin in plasma samples of septic patients with peritonitis, using the chromogenic substrate and its correlation with the clinical course of peritonitis. In: Watson SW, Levin J, Novitsky TJ (eds) Detection of bacterial endotoxins with the limulus amebocyte lysate test. Alan R Liss, New York, pp 417-429
3. Pfirrmann RW, Leslie GB (1979) The anti-endotoxin activity of Taurolidin in experimental animals. J Appl Bacteriol 46: 97-102
4. Stephan W, Dichtelmüller H, Schedel I (1985) Eigenschaften und Wirksamkeit eines humanen IgM-Präparates für die intravenöse Anwendung. Arzneim Forsch/Drug Res 35:933-936

Dr. D. Nitsche, Chirurgische Universitätsklinik, Abteilung Allgemeine Chirurgie, Arnold-Heller-Str. 7, D-2300 Kiel

63. Wertigkeit perioperativer Leukocyten-Elastase-Bestimmungen

Validity of Perioperative Measurements of Leucocyte Elastase

F. Schöndube[1], P.C. Fink[2], I. Baca[1], R. Erdmann[2] und I. Klempa[1]

[1]Allgemeinchirurgische Klinik
[2]Institut für Laboratoriumsmedizin - Zentrallabor
Zentralkrankenhaus Bremen

Einleitung

Die postoperative Früherkennung der auf dem Boden einer Endotoxinämie auftretenden septischen Komplikationen ist die Voraussetzung zur Einleitung einer gezielten und wirksamen Therapie (1). Zur Charakterisierung der anti-infektiösen Immunabwehr werden unter anderem die reaktiven Meßgrößen wie z.B. die Veränderungen der Gesamtleukocytenzahl, die Linksverschiebung und die Limulus-Amöbocyten-Lysat-Reaktion herangezogen (2). Die im Rahmen einer Endotoxinämie aus Leukocyten freigesetzte Proteinase Elastase ist dagegen ein direkter Marker des perioperativen entzündlichen Krankheitsgeschehens (3). Sie ist durch den Nachweis des Proteinase-Inhibitor Komplexes der Messung direkt zugänglich (4). Ziel der Arbeit war es, durch Mehrfachbestimmungen des Leukocyten Elastase/a1-Proteinase-Inhibitor-Komplexes (E/a1-PI) die Validität dieses Parameters im Vergleich zu den Leukocytenveränderungen zu überprüfen und zu untersuchen, ob E/a1-PI als Prädiktor für die postoperative Früherkennung allfälliger septischer Komplikationen anzusehen ist.

Patienten und Methodik

In einer prospektiven Studie wurde bei 25 Patienten mit Colonchirurgischen Eingriffen E/a1-PI einmal/Tag präoperativ, am Operationstag und 5 Tage postoperativ bestimmt (Enzym-Immuno-Assay, Merck, Darmstadt). Gleichzeitig wurde zum Vergleich großes Blutbild, Gerinnung, Harnstoff, Kreatinin, Blutgase und der klinische Status bestimmt bzw. dokumentiert. Bei einem Patienten war eine Colektomie wegen colitis ulcerosa erforderlich, bei zwei Patienten wurde die Sigmaresektion wegen Diverticulitis durchgeführt. Alle anderen Patienten wurden wegen Carcinomen des Dickdarms operiert. Das operative Vorgehen entsprach der standardisierten einzeitigen Resektion (Hemicolektomie, n = 8, Sigmare-

Chirurgisches Forum '88
f. experim. u. klinische Forschung
Hrsg.: K.H. Schriefers et al.

sektion, n = 6, Rectumresektion, n = 5) ohne entlastende Enterostomie und Rectumexstirpation (n = 3). Die antibiotische Medikation wurde als perioperative Kurzzeitprophylaxe (Piperacillin/Metronidazol) und bei Erregernachweis als gezielte Therapie durchgeführt. Bei liegendem Blasenkatheter wurden alle 3 Tage Urinkulturen angelegt. Alle invasiven Katheter wurden nach steriler Entfernung mikrobiologisch untersucht.

Zur Beurteilung der Ergebnisse wurden alle Patienten, bei denen im postoperativen Verlauf eine Infektion klinisch oder mikrobiologisch nachweisbar war, der Gruppe I zugeordnet, als Gruppe II wurden alle Patienten ohne nachweisbare Infektion betrachtet. Beide Gruppen wurden hinsichtlich der Elastase- und Leukogrammveränderungen verglichen.

Ergebnisse

Bei allen Patienten kam es bis zum ersten postoperativen Tag zu einem deutlichen Anstieg des E/a1-PI Komplexes auf das Drei- bis Zehnfache des Ausgangswertes, wobei die Höhe des Anstiegs unabhängig war von der Dauer der Operation und der Ausdehnung des Befundes und damit der Größe des operativen Traumas. Ebensowenig ließ sich eine Abhängigkeit des E/a1-PI Anstiegs von der Menge des substituierten Blutersatzes feststellen, der im Mittel bis zum ersten postoperativen Tag 2,1 (0 - 6) Blutkonserven (Erythrocytenkonzentrate) betrug. In den folgenden Tagen wurde bei allen Patienten ein Abfall des E/a1-PI Komplexes registriert. In der Gruppe II bei Patienten mit insgesamt infektionsfreiem Verlauf erreichten die Werte dabei bis zum fünften postoperativen Tag die Ausgangswerte.

Bei allen Patienten, bei denen postoperativ eine Infektion nachweisbar war (Gruppe I), war ein verlangsamter postoperativer Abfall oder gar ein Wiederanstieg des E/a1-PI Komplexes um > 50% zu verzeichnen (Tabelle 1). Den Verlauf der Mittelwerte (± SEM) von Elastase und Gesamtleukocytenzahlen zeigt Abb. 1.

Die Veränderungen des Leukogramms und der übrigen Laborparameter waren demgegenüber deutlich geringer ausgeprägt und zeigten das typische Bild der postoperativen Entzündungsreaktion: mäßige Leukocytose (13 - 15.000) in den ersten zwei postoperativen Tagen mit Vermehrung der stabkernigen und segmentkernigen Zellen, wobei in fünf Fällen eine reaktive Linksverschiebung angedeutet war.

Als schwerste Komplikation kam es in einem Fall ab dem sechsten postoperativen Tag zu einer foudroyanten Peritonitis bei ausgedehnt infiltrierend wachsendem Sigmacarcinom, an der die Patientin verstarb. Bei zwei Patienten trat in der zweiten postoperativen Woche eine manifeste Nahtinsuffizienz auf. Alle nachgewiesenen Infektionen (Gruppe I) wurden im Mittel erst zwei Tage nach dem Beobachtungszeitraum manifest (Tabelle 1), im Verlauf der ersten fünf postoperativen Tage waren alle Patienten klinisch unauffällig.

Tabelle 1. Patienten der Gruppe I (n = 12) mit nachgewiesenen postoperativen Infektionen

Pat.	Alter	Geschl.	Komplikation	ab Tag postop.	Erreger	Leukocyten > 12.500	reaktive Linksver.	E/a1-PI Wiederanstieg um ≧ 50%
M.F.	81	m.	Harnwegsinf.	8	E. coli	-	-	50%
R.S.	83	w.	Peritonitis	7	-	+	+	800%
F.M.	80	m.	Harnwegsinf.	9	Enterok.	-	+	60%
K.A.	75	w.	Nahtinsuff.	10	-	-	-	150%
R.H.	51	w.	Wundinfekt	6	Staph.k.	+	-	80%
H.E.	82	w.	Harnwegsinf.	8	E. coli	-	-	100%
M.I.	73	w.	Harnwegsinf.	7	E. coli	-	+	160%
Ö.W.	60	w.	Wundinfekt	6	-	-	+	65%
S.M.	73	w.	Pneumonie	8	-	-	-	60%
M.M.	59	w.	Absceß	8	E. coli	-	+	150%
B.C.	81	w.	Pneumonie	6	-	-	-	150%
R.F.	72	m.	Nahtinsuff.	8	-	-	-	100%

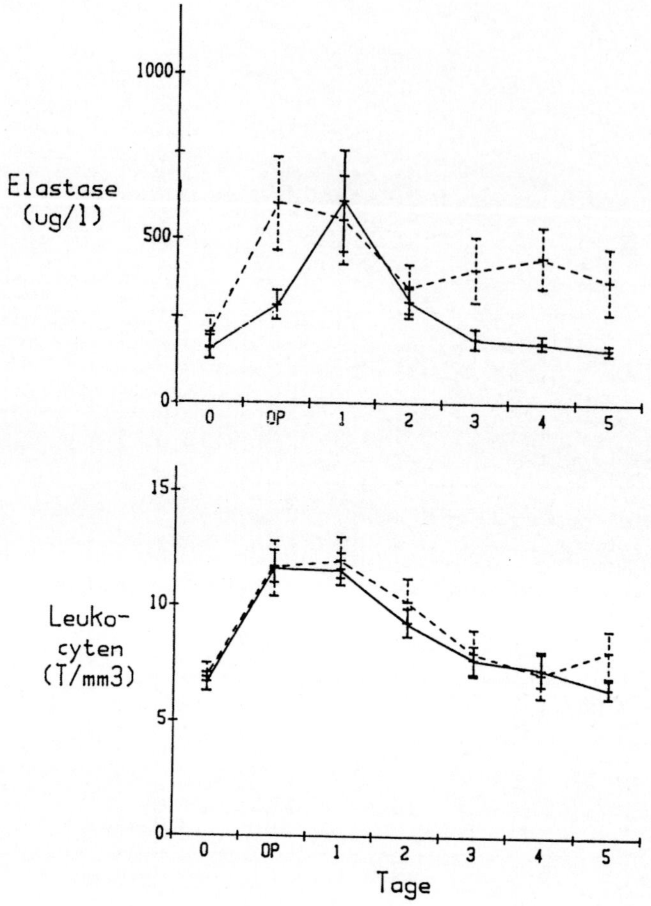

Abb. 1. Verlauf der Mittelwerte (+ SEM) des Elastase/a1-PI Komplexes und der Gesamtleukocytenzahl. --- Gruppe I (n = 12) mit postop. Infektionen; —— Gruppe II (n = 13) ohne postop. Infektionen

Diskussion

Die Ergebnisse unserer Untersuchung zeigen einmal mehr, daß Einzelbestimmungen des E/a1-PI Komplexes wenig hinreichende Aussagefähigkeit besitzen im Hinblick auf die Auseinandersetzung des Organismus mit bakteriellem Endotoxin. Erst der bei Mehrfachbestimmungen ersichtliche Verlauf der E/a1-PI spiegelt sensibel die Entwicklung der Immunabwehrlage im Verlauf eines entzündlichen Krankheitsgeschehens wider. In der Gruppe I bei Patienten mit postoperativen Infektionen war E/a1-PI im Mittel bereits 3 Tage vor dem Nachweis des entzündlichen Geschehens signifikant erhöht gegenüber der zweiten Gruppe, während die Gesamtleukocytenzahl zunächst nicht verändert war. Entsprechend zeigte das Differentialblutbild nur in einigen Fällen eine gering ausgeprägte reaktive Linksverschiebung.

Der Verlaufsbestimmung des E/a1-PI Komplexes kann demzufolge eine Prädiktorfunktion zugeordnet werden, die das Auftreten einer Endotoxinämie frühzeitig signalisieren kann, und damit eine geeignete Entscheidungshilfe in der Beurteilung der perioperativen Infektionsbereitschaft darstellt. Dies erscheint umso interessanter, als für die moderne Intensivmedizin mit ihren vielfältigen Möglichkeiten der endogenen und exogenen Keiminvasion, das frühzeitige Erkennen einer drohenden Sepsis die wichtigste Voraussetzung für eine gezielte und wirksame Therapie darstellt.

Zusammenfassung

In einer prospektiven Studie wurde bei 25 Patienten mit Colonchirurgischen Eingriffen 5 Tage postoperativ der Elastase/a1-PI Komplex (E/a1-PI) bestimmt und der Verlauf mit den Änderungen des Leukogramms verglichen. Bei Patienten mit postoperativen Infektionen war E/a1-PI im Mittel bereits drei Tage vor dem klinischen oder mikrobiologischen Nachweis signifikant erhöht gegenüber der Kontrollgruppe mit infektionsfreiem Verlauf. Gesamtleukocytenzahl und Differentialblutbild zeigten dagegen erst beim Auftreten schwerer Infektionen eine charakteristische Änderung. Die Verlaufsbestimmung des E/a1-PI Komplexes stellt daher einen geeigneten Prädiktor zur Beurteilung der perioperativen Infektionsbereitschaft dar.

Summary

In a prospective study, the elastase a1-proteinase-inhibitor complex (E/a1-PI) was determined 5 days postoperatively for 25 patients who underwent colon surgery and was compared with changes in the leucogramm. A repeated increase of E/a1-PI correlated significantly with infectious and inflammatory complications, while changes in the leucogramm occured later and were less prominent. It is concluded that E/a1-PI is a more sensitive marker than are leucogramm-changes for monitoring the perioperative infection risk.

Literatur

1. Daschner F (1981) Epidemiologie Krankenhaus-erworbener Sepsis. Münch Med Wochenschr 123:658-662
2. Fink PC, Grunert JM (1984) Endotoxemia in intensive care patients: a longitudinal study with the Limulus amebocyte lysate test. Klin Wochenschr 62:989-991
3. Jochum M, Duswald KH, Dittmer M, Fritz H (1985) Elastase-a1-Proteinaseinhibitor-Komplex: Ein Indikator für pathobiochemische Veränderungen in der Sepsis und nach Polytrauma. In: Jochum M, Gabl F, Greiling H, Fritz H (Hrsg) Neue Wege in der Entzündungsdiagnostik. PMN Elastase. GIT Verlag, Darmstadt, S 17-31
4. Neumann S, Jochum M (1985) Elastase/a1-proteinase inhibitor complex. In: Bergmeyer HU, Bergmeyer J, Graßl N (eds) Methods of enzymatic analysis. Verlag Chemie, Weinheim, p 184-195, 5

Dr.med.,Dipl.-Phys. F. Schöndube, Allgemeinchirurgische Klinik, Zentralkrankenhaus St. Jürgen Straße, D-2800 Bremen 1

64. Multiorganversagen nach Trauma: Frühe Dysregulation der spezifischen und unspezifischen Immunabwehr

Multiple Organ Failure Following Trauma: Initial Dysregulation of the Specific and Nonspecific Immune System

M. Maghsudi[1], M. L. Nerlich[1], J. Sturm[1], J. Seidel[2], U. Schmuckall[2] und M. Holch[1]

[1]Unfallchirurgische Klinik der Medizinischen Hochschule Hannover (Direktor: Prof. Dr. H. Tscherne)
[2]Abteilung Immunologie und Transfusionsmedizin der Medizinischen Hochschule Hannover (Direktor: Prof. Dr. H. Deicher)

Einleitung

Die Entwicklung eines Multiorganversagens mit Immundefektsyndrom stellt eine häufig letale Komplikation nach schwerem Polytrauma dar. Sowohl im spezifischen als auch im unspezifischen Immunsystem konnten bereits deutliche Veränderungen nach schwerem Trauma nachgewiesen werden. Störungen der Interaktionen zwischen beiden Immunabwehrsystemen im posttraumatischen Verlauf sind noch nicht ausreichend geklärt. Vor allem gibt es keine Untersuchungen in der für die Pathogenese des sekundären Immundefektes wichtigen Frühphase nach Polytrauma.

Ziel dieser Untersuchung war es, die Funktion der Lymphocyten und polymorphkernigen neutrophilen Granulocyten möglichst frühzeitig nach Trauma zu erfassen und eventuelle Zusammenhänge sowie ihre Bedeutung in der Entstehung eines Multiorganversagens darzustellen.

Methodik

In einer prospektiven standardisierten Studie mit strengen Auswahlkriterien wurde an 13 polytraumatisierten Patienten mit definiertem Verletzungsschweregrad (PTS > 30) sofort bei Klinikaufnahme (Zeitpunkt 0), am 4., 8. und 12. Tag (8 Uhr) nach Trauma verschiedene Parameter der spezifischen und unspezifischen Immunabwehr bestimmt.

Für diese Untersuchungen wurden die Zellen aus 50 ml zentralvenös entnommenen Blut (5 ml citratversetzt) über einen Zweiphasen-Percoll-Gradienten (Pharmacia Fine Chemicals) mit einer un-

Chirurgisches Forum '88
f. experim. u. klinische Forschung
Hrsg.: K. H. Schriefers et al.

teren Gradientenschicht von 69& und einer oberen Gradientenschicht von 55% aufgetrennt. Nach Zentrifugation (1800 Upm/20 min, 18°C) wurde die mononucleäre Gradienteninterphase mit Medium RPMI 1640 (Seromed München) 1:4 verdünnt, zweimal gewaschen und auf eine Zellzahl von 5x10/ml Medium RPMI 1640 eingestellt. Zur Klassifizierung der Lymphocyten wurden jeweils 1 Million Zellen entsprechend den Herstelleranweisungen (Ortho Diagnostics) mit den monoklonalen Antikörpern OKT3 (T-Lymphocyten), OKT4 (T-Helfer/Inducer Lymphocyten), OKT8 (Z-Suppressor/Killer Lymphocyten), OKIa (aktivierte T-Lymphocyten, B-Lymphocyten, Monocyten), OKM1 (Monocyten, Null-Zellen, Granulocyten) inkubiert.

Die Mitogenstimulationsteste erfolgten nach KALDEN (1) in Medium RPMI 1640 mit 10% FCS (foetalem Kälberserum) bzw. 10% autologem Serum (AS) und 1 µg/ml purified Phytohämagglutinin (PHA, Wellcome, Burgwedel, FRG) sowie 100 µg/ml Pokeweed Mitogen (PWM, Grand Island Biological, New York).

Zur Beurteilung der Granulocytenfunktion wurden in vitro die Phagocytosefähigkeit (Killingindex) von Candida tropicalis, die vollständig sauerstoffradikal abhängig ist, und die Chemotaxis gegen formyl-methionyl-leucyl-phenylalanin (FMLP) getestet (2).

Als Normalwerte für die immunologischen Teste dienten die Medianwerte von 50 gesunden erwachsenen Blutspendern.

Störungen der Organfunktionen wurden im Verlauf mit der Quantifizierung eines eventuellen interstitiellen Lungenödems (extravasculäres Lungenwasser, EVLW), mit dem Oxygenierungsindex nach BENZER, der Kreatininclearance, dem Serumbilirubin sowie der Thrombocytenzahl erfaßt.

Für die statistische Auswertung wurden die Medianwerte ermittelt und der Mann-Whitney Test angewendet. Als signifikant wurde ein $p < 0{,}05$ angenommen.

Ergebnisse

Bereits zum Aufnahmezeitpunkt, im Mittel 60 min nach dem Unfallereignis und vor jeglicher Transfusion, zeigen sowohl die Zellen des spezifischen als auch des unspezifischen Immunsystems einen signifikanten Funktionsverlust. Dies war sowohl in den Proliferationstesten in PHA und PWM als auch in der Granulocytencandidacidie und Chemotaxis gegen FMLP sichtbar. Lediglich die spontane DNS-Syntheserate im autologen Serum (AS) bei den Überlebenden (n = 5) war zum Aufnahmezeitpunkt im Normbereich, während bei der Gruppe der Verstorbenen (n = 8) auch diese signifikant reduziert war und sich nicht mehr erholte. Auch im PHA- und PWM-Test blieb die Proliferationsrate in der Gruppe der Verstorbenen deutlich reduziert, während die Überlebenden ab dem 4. Tag eine Tendenz zur Verbesserung zeigten (Tabelle 1).

Bei der Phänotypisierung mit OKT3, OKT4, OKT8, OKIa und OKM1 war kein signifikanter Unterschied zwischen den Gruppen sichtbar. Der OKT4/OKT8-Quotient hatte sich in der Gruppe der Verstorbenen am 4. Tag verschlechtert.

Tabelle 1. Parameter der spezifischen und der unspezifischen Immunfunktionen direkt nach Aufnahme, nach 24 h sowie am 4., 8. und 12. Tag nach Trauma (Ü: Überlebende; V: Verstorbene)

		Oh	24h	4.T.	8.Tg.	12.Tg.	Einheit
Candidacidie Killing-Index	Ü	0,55	0,25	0,33	0,38	0,32	
	V	0,39	0,47	0,1	0,17	0,3	
Chemotaktische Diff. vs. FMLP	Ü	1,49	1,67	1,56	1,98	1,74	mm
	V	1,41	1,19	1,09	1,12	1,1	
Spont. DNS-Synthese (AS)	Ü	1998		526	1381	5177	cpm
	V	401		257	771	1482	
PHA(FCS)	Ü	36000		110000	159000	112000	cpm
	V	54000		45000	59000	59000	
PWM (FCS)	Ü	8669		28357	35435	39127	cpm
	V	9004		6258	16801	24764	

Im Verlauf der Granuloytenfunktion bestand in der Gruppe der Verstorbenen nach 24 h eine maximale Stimulierung der Candicacidie bei gleichzeitiger Verschlechterung der Chemotaxis. Der kurzfristig verbesserten Candidacidie folgte rasch eine Erschöpfung verbunden mit einer Reduktion der chemotaktischen Differenz (Tabelle 1).

Begleitet wurde dieses Verhalten von einem fehlenden Anstieg der absoluten Monocytenzahl, die kontinuierlich unter der Norm blieb, während bei den Überlebenden diese bereits zum Zeitpunkt 0 hoch normal war und ab dem 8. Tag einen weiteren Anstieg zeigte. Die absolute Lymphocytenzahl verhielt sich parallel dazu.

Zeichen einer Organfunktionsschädigung manifestierten sich zuerst in Form eines signifikanten Anstiegs des EVLW am 4. Tag mit nachfolgender sichtbarer Gasaustauschstörung und fehlendem Thrombocytenanstieg am 8. Tag. Ein beginnendes Leberversagen zeichnete sich am 12. Tag ab (Tabelle 2).

Zu ergänzen ist, daß den Patienten innerhalb der ersten 48 h nach Trauma im Mittel 5250 ml Blut transfundeirt wurden.

Diskussion

Die Entwicklung eines Multiorganversagens ist bereits initial an den Störungen der Immunabwehr differenzierbar.

Tabelle 2. Parameter einzelner Organfunktionen als Kenngrößen des Multiorganversagens (EVLW: extravasculäres Lungenwasser; Ü: Überlebende; V: Verstorbene)

		Oh	24 h	4.Tg.	8.Tg.	12.Tg.	Einheit
EVLW KG	Ü		6,7	6,5	7,4	6,9	ml/kg
	V		6,9	11,1	17,7	9,4	
Oxigen.Index (BENZER)	Ü		0,64	0,64	0,54	0,60	
	V		0,67	0,77	1,12	0,9	
Bilirubin	Ü	8	25	27	46	111	µmol/l
	V	5	28	29	62	255	
Thrombocyten	Ü	187	70	53	193	405	10^9/l
	V	240	59	54	79	180	
Kreatinin-Clearance	Ü		213	187	227	194	ml/min
	V		135	105	128	156	

Das schwere Polytrauma führt im spezifischen Immunsystem zu einer sofortigen Suppression der Lymphocytenproliferation, die sich nur bei den Überlebenden im weiteren Verlauf erholt (Abb. 1). Der von einigen Autoren beschriebene Anstieg von T-Suppessorzellen konnte bei unseren Patienten - möglicherweise durch Transfusionen verfälscht - nicht beobachtet werden.

Auch im unspezifischen Immunsystem besteht bereits zum Aufnahmezeitpunkt, vor jeglicher Transfusion, eine Funktionsminderung, die sich bei den später Verstorbenen kurzfristig bessert und dann terminal völlig zu erliegen kommt (Abb. 2). Diese relativ gesteigerte Aggressivität bei gleichzeitig verschlechterter Chemotaxis könnte das Phänomen der lokalen Gewebeschädigung im Sinne eines Granulocytensticking und "respiratory burst" erklären (3).

Die anscheinend unabhängig und gegensätzlich verlaufende Immunreaktion kann transfusionsbedingt sein. So könnten die hierbei auf ein posttraumatisch supprimiertes Immunsystem einwirkenden transfundierten Zellen eine lokale Gewebeschädigung verstärken. Hierbei scheinen insbesondere Störungen des Monocyten in seiner Fähigkeit zur Antigenpräsentation und Ausschüttung von auf beide Immunsysteme wirkenden Cytokine eine zentrale Rolle zu spielen.

Zusammenfassung

In einer prospektiven standardisierten Studie wurde bei 13 Polytraumatisierten (5 Überlebende, 8 Verstorbene) der Verlauf der

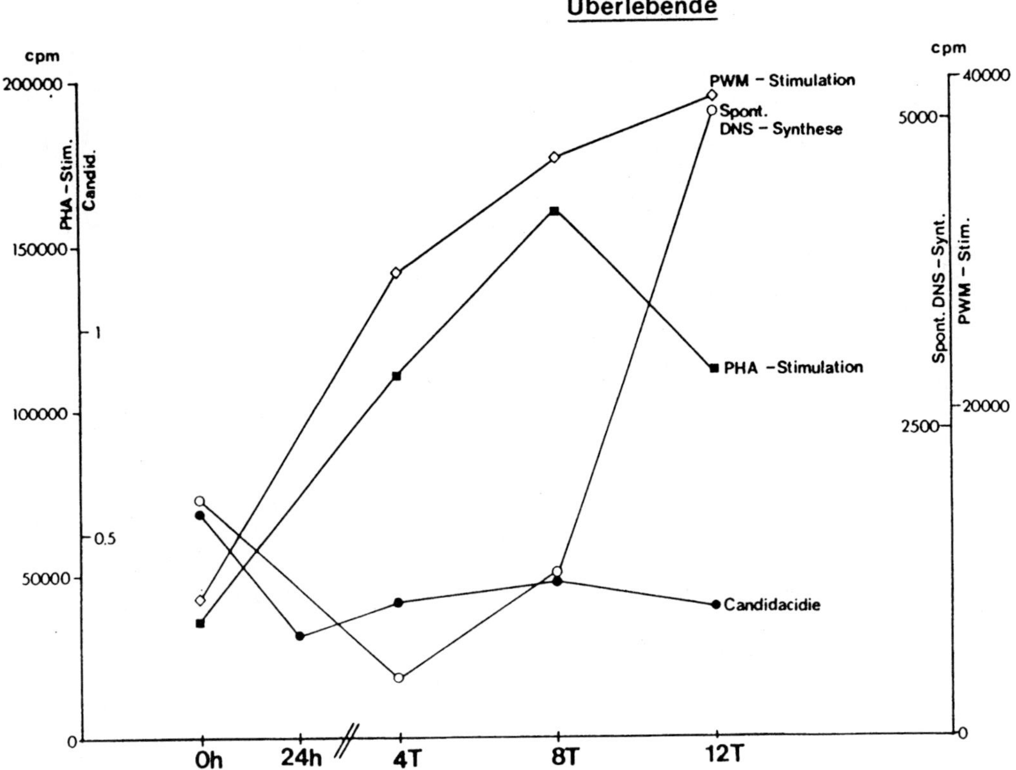

Abb. 1. Veränderung von Immunfunktionen im posttraumatischen Verlauf in der Gruppe der Überlebenden

Lymphocytenfunktion und -phänotypisierung sowie die Candidacidie und Chemotaxis gegen FMLP von polymorphkernigen neutrophilen Granulocyten auf ihre Bedeutung für die Entwicklung eines Multiorganversagens (MOF) untersucht. Das schwere Trauma führt bereits nach 60 min zu einer ausgeprägten Immunsuppression. Patienten mit späterem MOF sind zu diesem Zeitpunkt bereits differenzierbar und zeigen 24 h nach Trauma eine maximale Candidacidie mit nachfolgender Erschöpfung bei gleichzeitig verminderter Chemotaxis. Auch die Lymphocytenfunktion erholt sich bei diesen Patienten im weiteren Verlauf nicht mehr. Diese frühzeitige Dissoziation der Immunabwehr weist auch auf eine Störung der Monocytenfunktion als beide Systeme verknüpfende Zelle hin.

Summary

Posttraumatic changes of lymphocyte proliferation and the killing capacity of polymorphonuclear neutrophilic leukocytes for *Candida tropicalis* and chemotaxis to formyl-methionyl-leucyl-phenylalanin (FMLP) were monitored in 13 polytraumatized patients (five survivors, eight nonsurvivors) at admission (< 60 min following trauma) on days 4, 8 and 12 after trauma. Already at admission immunosuppression could be demonstrated. Patients later suffering a multiple organ failure could be differentiated at this time. In vitro killing of *Candida tropicalis* was increased in nonsur-

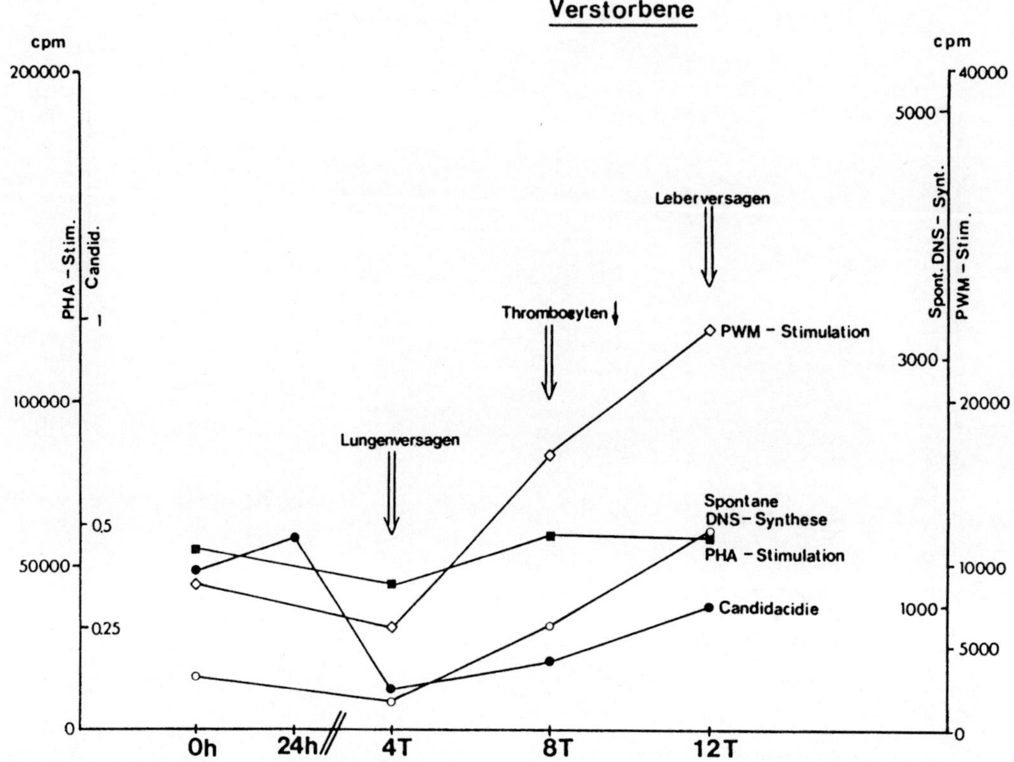

Abb. 2. Korrelation der Incidenz von Lungenversagen, Leberversagen und Thrombocytenabfall zum zeitlichen Verlauf der posttraumatischen Immunveränderungen in der Gruppe der Verstorbenen

vivors after 24 h, resulting in exhaustion. At the same time chemotaxis was decreased. Lymphocyte function also remained suppressed in nonsurvivors. This initial functional dissociation of the immune system indicates a deficiency also in monocytes.

Literatur

1. Kalden JR et al. (1977) Human peripheral null lymphocytes. Isolation, immunological and functional characterization. Eur J Immunology 7:537-543
2. Nerlich ML et al. (1986) Klinisch experimentelle Untersuchungen zum oxidativen Membranschaden nach schwerem Trauma. In: Langenbecks Arch Chir [Suppl] Chir Forum. Springer, Berlin Heidelberg New York London Paris Tokyo, S 217-222
3. Regel G et al. (1987) Chemotaktischer Gradient in der Lunge - Initiator für den granulozytenbedingten posttraumatischen Schaden. Langenbecks Arch Chir [Suppl] Chir Forum. Springer, Berlin Heidelberg New York London Paris Tokyo, S 307-312

Dr. M. Maghsudi, Unfallchirurgische Klinik der Med. Hochschule Hannover, Konstanty-Gutschow-Straße 8, D-3000 Hannover 61

65. Deoxyspergualin, ein neues Immunsuppressivum bei xenogener Organtransplantation

Deoxyspergualin, a New Immunosuppressive Regimen in Xenogeneic Organ Transplantation

T. Singer, C. Hammer, D. Saumweber und J. Gokel

Institut für Chirurgische Forschung und Pathologisches Institut der Universität München

Einleitung

15-Deoxyspergualin (DSG) ist ein Guanidinderivat und entsteht als Stoffwechselprodukt von Bacillus laterosporus. In ersten allogenen Transplantationsmodellen beim Kleintier wurde eine dosisabhängige immunsuppressive Wirkung gefunden (1, 2).

Über die Induktion einer Organtoleranz nach kurzfristiger Applikation von DSG wurde berichtet (3).

Das Ziel der Untersuchungen war es, die Wirkung von DSG im konkordant xenogenen Großtiermodell zu untersuchen.

Für das gewählte Modell Fuchs-Hund sprachen zwei Gründe: Erstens ist dieses System genetisch der Transplantationskombination Pavian-Mensch vergleichbar und zweitens wurden in diesem Modell neben Kontrollen schon die herkömmlichen Immunsuppressiva wie Ciclosporin A (CSA), CSA + Methylprednisolon (MP) und Antilymphocytenglobulin untersucht.

Material und Methoden

Nieren von Silberfüchsen (Vulpes vulpa) mit einem Körpergewicht von 5 - 7 kg wurden "en bloc" mit den Iliacalgefäßen des beidseits nephrektomierten Empfängers anastomosiert. Die beiden Ureteren wurden getrennt in die Harnblase implantiert.

Als Empfänger dienten 11 Mischlingshunde mit einem Körpergewicht von 14 - 16 kg.

Die Immunsuppression bestand aus 2,5 mg/kg KG DSG i.v. am Tag 0 als "loading dose" und 1 mg/kg KG täglich ab Tag 1 nach Transplan-

Chirurgisches Forum '88
f. experim. u. klinische Forschung
Hrsg.: K.H. Schriefers et al.

tation bis zum Ende des Versuches. Zur Kontrolle der Abstoßungsreaktion wurde mittels Feinnadelbiopsie aus beiden Nieren in 2-tägigen Intervallen Zellmaterial aspiriert. Im peripheren Blut wurden die Serum-, Kreatinin- und Harnstoffspiegel bestimmt und eine Blutcytologie durchgeführt.

Die Transplantatüberlebenszeit sowie alle anderen gewonnenen Parameter wurden mit solchen identischer Transplantate verglichen, die keine (n = 6) oder eine andere Immunsuppression erhalten hatten (Tabelle 1).

Pathologisch-histologisch wurde untersucht, ob eine vergleichbare Nephrotoxizität wie bei Cyclosporin A auftritt.

Tabelle 1. Überlebenszeit von Hunden nach Fuchsnierentransplantation bei unterschiedlicher Immunsuppression

Therapie	Anzahl	Überlebenszeit (Tage)
Kontrolle	6	6,5 ± 1,2
CSA	6	10,9 ± 3,0
CSA + MP	5	10,9 ± 3,0
DSG	6	13,0 ± 3,8

Ergebnisse

Es wurden nur solche Experimente verwertet, bei denen sowohl klinisch wie auch pathohistologisch die Todesursache eine abstoßungsbedingte Urämie war.

Die mittlere Überlebenszeit der Kontrolltiere ohne Immunsuppression betrug 6,2 ± 1,2 Tage. Durch DSG-Gabe wurde die Überlebenszeit auf 13,8 ± 3,8 Tage (112%) verlängert. Der Unterschied zur histologischen Kontrollgruppe ist hochsignifikant ($p < 0,001$, Mann-Whitney-U-Test). Vergleicht man die Ergebnisse mit solchen CSA therapierter Hunde (4), so wird eine Verlängerung der mittleren Überlebenszeit von 19,3% gegenüber CSA erreicht (Tabelle 1).

Eine Transplantattoleranz wurde in keinem Empfänger beobachtet. Die im Serum gemessenen Kreatinin- und Harnstoffwerte lagen deutlich unter denen der Kontrolle mit Ausgangswerten um 0,8 mg%. Sie stiegen bis auf maximal 11 mg% am Tag 18 an. Vergleichswerte zu CSA bzw. CSA + MP Therapie sind in Tabelle 2 dargestellt.

Die Feinnadelaspirationszytologie (FNAC) wies eine celluläre Infiltration mit vorherrschend Lymphocyten und Makrophagen auf. Der Schweregrad der Infiltration wird als "Corrected Increment (C.I.)" ausgedrückt (Tabelle 2). Hier wurden vergleichbare Werte zu der CSA-Gruppe erreicht.

Tabelle 2. Vergleich von Serum-Kreatinin-Spiegel und Schweregrad der Inflammation bei unterschiedlicher Immunsuppression

Therapie	Kreatinin			FNAC/CI		
Tag:	3	7	13	3	7	13
Kontrolle	8,3	9,0	ND	ND	ND	ND
CSA	3,9	4,0	10,0	1,0	2,0	ND
CSA + PM	5,0	7,0	ND	1,0	2,0	ND
DSG	4,0	6,5	8,0	2,8	3,0	5,0

Die pathohistologische Untersuchung zeigte eine Schwellung und zum Teil starke Vacuolisierung der Tubuluszellen, die möglicherweise auf einen nephrotoxischen Effekt von DSG zurückgeführt werden kann. Im direkten Vergleich zur CSA-Gruppe ist die Schädigung jedoch sowohl quantitativ wie qualitativ deutlich geringer ausgeprägt.

Zusammenfassung

Deoxyspergualin, dessen Wirkungsmechanismus weitgehend noch unbekannt ist, stellt ein immunsuppressives Medikament dar, das in seiner Potenz Cyclosporin A sehr nahe kommt. Die längeren Überlebenszeiten bei geringerer Nephrotoxizität machen daher den neuen Wirkstoff interessant.

Summary

Kidneys from silver foxes were transplanted en bloc into bilaterally nephrectomized dogs (n=6). Immunosuppression consisting of deoxyspergualin 2.5 mg/kg i.v. at day 0 was reduced later to 1 mg/kg daily. Mean survival time in the treated group was 13.0 $\pm$ 3.8 days in contrast to the control group of 6.5 $\pm$ 1.2 days ($p < 0.001$).

Literatur

1. Iwasawa H, Kondo S et al. (1984) Synthesis of (-)-15-Deoxyspergualin and (-)-Spergualin-15-Phosphate. J Antibiotics 35: 1665-1669
2. Dickneite G, Schorlemmer HU, Walter P et al. (1985) Suppression of the mononuclear phagocytes by 15-Deoxyspergualin during experimental transplantation. Immunobiology 170:15
3. Walter P, Thies G, Harbauer G et al. (1986) Allogene Herz- und Nierentransplantation in einem starken Abstoßungsmodell mit einem neuen Immunsuppressivum. In: Langenbecks Arch Chir [Suppl] Chir Forum. Springer, Berlin Heidelberg New York Tokyo, S 155-159

4. Böhm D, Krombach F, Hammer C et al. (1985) Fine needle aspiration cytology in cyclosporine-treated xenogeneic kidney rejection. Transplant Proc 17:2128-2129

Dr. T. Singer, Institut für Chirurgische Forschung, Klinikum Großhadern, Marchioninistr. 15, D-8000 München 70

66. Einfluß der Immunsuppression auf die Resorption von Proteinen aus dem Magen-Darm-Trakt

The Influence of Immunosuppression on the Absorption of Proteins from the Gastrointestinal Tract

J. Seifert, G. Axt, P. Bonacker und H. Hamelmann

Experimentelle Chirurgie der Abteilung Allgemeine Chirurgie des Klinikums der Universität Kiel

Es ist nahezu nichts bekannt über den Einfluß von immunsuppressiven Medikamenten auf die Resorption von Nahrungsmitteln, speziell von Proteinen, obwohl solche Substanzen im großen Umfang nach Transplantationen von Organen zur Verhinderung der Abstossung Verwendung finden. Es kann angenommen werden, daß 6-Merkoptopurine oder Azathioprine über ihre Wirkung auf metabolische Prozesse auch die enzymatische Degradierung von Proteinen und den aktiven Transport von Peptiden vermindern. Über den Effekt auf die Resorption von immunsuppressiven Medikamenten, welche ausschließlich über die Zerstörung oder Blockade von immunkompetenten Zellen wirksam sind, wie z.B. Cyclosporin A (Cy A) gibt es weder Untersuchungen noch Spekulationen. Deswegen wurde die Resorption von humanem Serumalbumin (HSA) unter der Wirkung von Cy A untersucht und verglichen mit der Resorption von HSA bei normalen Ratten.

Erwachsene Sprague Dawley Ratten (n = 10) wurden über eine Zeit von einer Woche täglich mit 15 mg/kg Cy A intraperitoneal behandelt. Danach wurde die Resorption von 1 g HSA bei diesen Tieren untersucht und unbehandelten Kontrolltieren gegenübergestellt. Dazu wurde bei allen Tieren über die Beobachtungszeit von 5 h stündlich Blut- und Lymphproben abgenommen. Die Lymphe wurde über eine Drainage des Ductus thoracisus in Chloralhydratnarkose abgeleitet. Zum Nachweis von HSA im Blut - bzw. Serum - und Lymphproben wurden Partigenplatten der Fa. Behringwerke benutzt. Dabei wird mittels eines Antiserums in der Agardiffusionstechnik die Konzentration von HSA ermittelt. Mit diesem immunologischen Nachweis von HSA ist es möglich, zugleich auf die Resorption von großmolekularem HSA zu schließen, da niedermolekulare Albuminbruchstücke mit dem verwendeten Antiserum zu keiner Präzipitation führen. Nach 5 h wurden alle Tiere getötet, der gesamte Magen-Darm-Trakt herauspräpariert und mit 0,9%igen NaCl ausgespült. In der Spülflüssigkeit wurde die nicht resorbierte Albuminmenge

Chirurgisches Forum '88
f. experim. u. klinische Forschung
Hrsg.: K. H. Schriefers et al.

bestimmt. Von der ursprünglich verabreichten Menge und der nicht resorbierten Restmenge kann auf die Resorptionsrate geschlossen werden. Der Grad der Immunsuppression wurde kontrolliert anhand der Verminderung der peripheren Lymphocytenzahl.

In der Abb. 1 ist der Effekt der Immunsuppression auf die peripheren Lymphocyten dargestellt und verglichen mit unbehandelten Kontrolltieren. Während nicht immunsupprimierte Tiere über die Beobachtungszeit von 5 Tagen keine signifikanten Veränderungen der peripheren Lymphocytenzahlen erkennen lassen, fallen die Lymphocyten von Cy A behandelten Tieren signifikant auf 50% vom Ausgangswert ab. Da die Lymphocytenzahl ein indirekter Gradmesser ist für die Wirksamkeit einer Immunsuppression, kann daraus geschlossen werden, daß mit der vorgenommenen Cy A Behandlung eine ausreichende Immunsuppression bewirkt wurde, die auch eine Abstoßung eines transplantierten Organs verhindern würde.

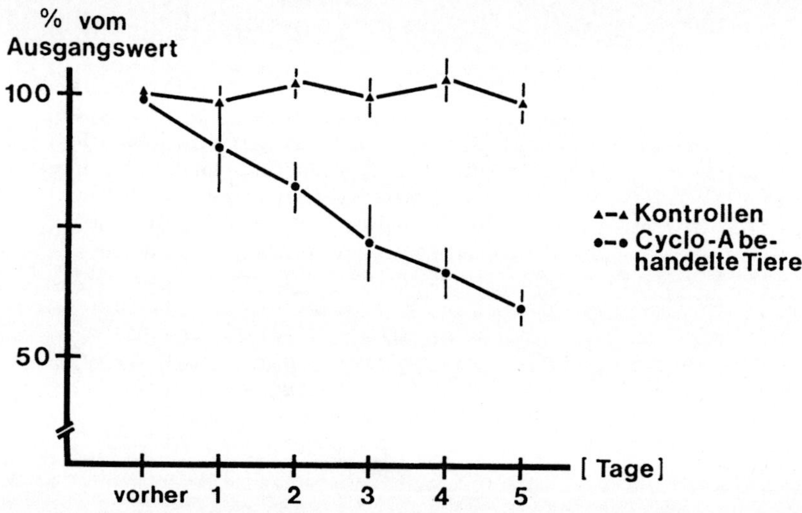

Abb. 1. Die Anzahl der peripheren Lymphocyten fällt bei Cyclosporin A behandelten Tieren (15 mg/kg) kontinuierlich ab, so daß 5 Tage nach dem Beginn der Behandlung nur noch 50% vom Ausgangswert vorhanden sind

Die Untersuchung des Serums dieser Tiere nach resorbiertem HSA zeigt (s. Abb. 2), daß unbehandelte Kontrolltiere über die Beobachtungszeit etwa die gleiche Konzentration von HSA aufweisen, während bei Cy A behandelten Tieren ein nahezu linearer und hoch signifikanter Anstieg der HSA Konzentration im Serum zu beobachten ist. Die Zuwachsrate pro Stunde beträgt durchschnittlich 4 mg/dl, so daß am Ende der Beobachtungszeit eine Konzentration von 29,2 ± 2,5 mg/dl HSA im Serum der Tiere erreicht wird.

Prinzipiell ähnliche Ergebnisse können bezüglich der HSA Konzentration in der Lymphe festgestellt werden (s. Abb. 2). Auch in der Lymphe ist die HSA Konzentration bei Cy A behandelten Tieren wesentlich größer als bei nicht immunsupprimierten Tieren. Augenfällig ist dabei, daß die HSA Konzentration in der Lymphe die

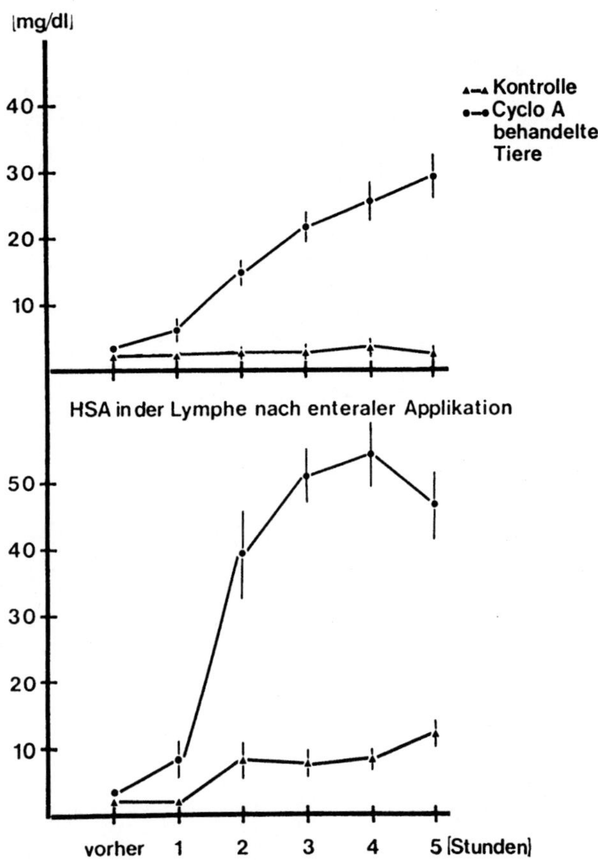

Abb. 2. Sowohl im Serum als besonders auch in der Lymphe wird durch die Cyclosporin A Behandlung eine signifikant erhöhte HSA Konzentration beobachtet. Beide Gruppen haben die gleichen Mengen an HSA (1 g) zur enteralen Resorption bekommen

HSA Konzentration im Serum beträchtlich überschreitet. Nach 3, 4 und 5 h Resorptionszeit werden durchschnittlich 50, 55 und 48 mg/dl HSA in der Lymphe gemessen. Diese erhöhte Konzentration in der Lymphe im Vergleich zum Serum kann jedoch mit den niedrigen Flowraten im Lymphsystem erklärt werden.

Die höhere Konzentration von HSA in Serum und Lymphe bei Cy A behandelten Tieren korreliert gut mit der Resorptionsrate von HSA bei diesen Tieren. Die Restmenge von HSA im Magen-Darm-Trakt von Cy A behandelten Tieren ist durchschnittlich 20% niedriger als bei den Kontrolltieren. Damit liegt die Resorptionsrate unter der gewählten Immunsuppression 20% höher als bei nicht immunsupprimierten Tieren. Die Diskrepanz zwischen dem 10fachen Anstieg der HSA Konzentration im Serum und Lymphe und der 20%igen Resorptionssteigerung kann mit einer langsamen Metabolisierungsrate von HSA unter Immunsuppression erklärt werden. Dafür spricht auch die kontinuierliche Zunahme der Konzentration von HSA im Serum. Wenn die Resorption von HSA schneller ist als die Metabolisierung, muß der Serumspiegel kontinuierlich ansteigen.

Wenn diese Beobachtung, daß immunsupprimierte Tiere mehr Proteine resorbieren als Normaltiere, verallgemeinert werden kann und auch für den Menschen Gültigkeit hat, bedeutet diese gesteigerte Resorption eine Gefahr, daß dadurch Nahrungsmittelallergien induziert werden. Es handelt sich bei den vermehrt resorbierten Proteinen um großmolekulare Eiweißmoleküle, da nur solche durch Präzipitate mit Antiseren nachgewiesen werden können. Solange ein Organismus ausreichend immunsupprimiert wird, wird er nur unzureichend oder gar nicht in der Lage sein, auf die resorbierten Nahrungsmittelantigene mit der Bildung von Antikörpern zu reagieren. Wenn die Immunsuppression jedoch reduziert oder gar beendet wird, könnten die sich im Organismus befindlichen fremden Nahrungsmittelproteine als fremd erkannt werden und damit zu Antigen-Antikörperreaktionen bzw. Nahrungsmittelunverträglichkeiten führen.

Zusammenfassung

Der Einfluß von Cyclosporin A (Cy A) auf die Resorption von Proteinen ist bislang ungeklärt, obwohl Cy A sehr häufig zur Immunsuppression eingesetzt wird. Deswegen wurde die Resorption von humanem Serumalbumin (HSA) bei Ratten, die eine Woche lang täglich mit 15 mg/kg Cy A behandelt worden waren, der Resorption von unbehandelten Tieren gegenübergestellt. Das resorbierte HSA wurde in Blut und Lymphe mit Hilfe von Antiseren in der Mancinitechnik über eine Resorptionszeit von 5 h nachgewiesen. Die Tiere waren in dieser Zeit mit Chloralhydrat narkotisiert. Die Resorptionsrate wurde aus der Restmenge von HSA im Darminhalt und der ursprünglich verabreichten Menge berechnet.

Immunsupprimierte Tiere resorbieren signifikant mehr HSA als unbehandelte Kontrolltiere. Die Steigerung der Konzentration in Serum und Lymphe betrug über das 10fache der Werte der Vergleichstiere. Bei Cy A behandelten Tieren war die Resorptionsrate um 20% erhöht. Da die vermehrt resorbierten Proteine sich im großmolekularen Zustand befinden, ist die Steigerung der Proteinresorption eine potentielle Gefahr für Nahrungsmittelunverträglichkeiten.

Summary

The influence of cyclosporin A (CyA) on the absorption of proteins is unknown although CyA is widely used for immunosuppression. Therefore the absorption of human serum albumin (HSA) was tested in rats; these were treated for 1 week with 15 mg/kg CyA daily and compared to untreated animals. Absorbed HSA was measured in serum and lymph fluid by the Mancini technique with antisera for an observation period of 5 h. Animals were anesthetized with chloral hydrate. The absorption rate was calculated from the remaining content of HSA in the gut after 5 h absorption time and the originally applied dosage rate. Immunosuppressed animals absorbed significantly more HSA than untreated control animals. The increase of concentration in serum and lymph amounted to more than ten-fold compared to control animals. The absorption rate of CyA-treated animals was increased by 20%. Since the absorbed proteins are in a high-molecular condition, the increase of protein absorption seems to be a potential danger for incompatibilities to nutritional proteins.

Prof. Dr. J. Seifert, Experimentelle Chirurgie der Abteilung Allgemeine Chirurgie, Klinikum der Universität Kiel, Arnold Heller Str. 7, D-2300 Kiel 1

67. Synergistischer immunsuppressiver Effekt von low dose – Cyclosporin A und immunologischem Enhancement oder Interleukin 2-Receptor gerichteter Therapie in der Transplantationschirurgie*

Synergistic Immunosuppressive Effect of Low-Dose Cyclosporin A and Immunological Enhancement or Interleukin 2-Receptor Targeted Therapy in Organ Transplantation

W. M. Padberg[1], G. Schmidbauer[1], R. Linder[1], J. Dobroschke[1], Kupiec-Weglinski[2] und N. L. Tilney[2]

[1]Klinik für Allgemein- und Thoraxchirurgie, Justus-Liebig-Universität Gießen
[2]Surgical Research, Harvard Medical School, Boston, USA

Seit seiner Einführung in die klinische Transplantationschirurgie im Jahre 1978 (1) hat Cyclosporin A (CsA) zu einer wesentlichen Verbesserung der Funktionsraten transplantierter allogener Organe beigetragen. Die beträchtlichen Nebenwirkungen - hier vor allem die Nephrotoxizität - und die hohen Kosten dieses wirksamen Immunsuppressivums haben jedoch dazu geführt, daß neue immunsuppressive Kombinationsprotokolle erforscht werden, in denen entweder die CsA-Dosierung reduziert oder die Applikationsdauer gekürzt wird.

In einem experimentellen Tiermodell, in dem eine heterotope Herztransplantation zwischen histoinkompatiblen allogenen Ratten durchgeführt wird, haben wir die immunsuppressive Wirksamkeit von low dose-CsA in Kombination mit entweder immunologischem Enhancement oder einer gegen Interleukin 2-Receptoren (IL-2R) gerichteten monoklonalen Antikörpertherapie untersucht. Beim Enhancement handelt es sich um eine präoperative spezifische aktive und passive Immunisierung des Empfängertieres durch Spenderlymphocyten und gegen den Spender gerichtetes Hyperimmunserum. Diese Immunmodulation führt zu einer durch T-Suppressorzellen vermittelten Unterdrückung der immunologischen Abwehrreaktion und somit zu einem verlängerten Transplantatüberleben (2). Die Anwendung von monoklonalen Antikörpern gegen IL-2R basiert auf der Beobachtung, daß diese Receptoren erst im Laufe der allogenen

*Mit Unterstützung der Deutschen Forschungsgemeinschaft (DFG Pa 313/1-1)

Chirurgisches Forum '88
f. experim. u. klinische Forschung
Hrsg.: K. H. Schriefers et al.

Aktivierung von T-Zellen auf der Oberfläche dieser Zellen exprimiert werden. Damit bietet sich die Möglichkeit, selektiv nur die durch den Abstoßungsprozeß aktivierten T-Zellen zu eliminieren (3).

Material und Methoden

Tiere. Als Empfänger wurden Lewis (LEW)-Ratten, als Spender (LEWxBN)F1 Hybriden verwendet. Brown Norway (BN)-Ratten dienten als Antigenquelle zur Produktion des Hyperimmunserums.

Transplantationsmodell. In Äthernarkose wurde eine heterotope Herztransplantation durchgeführt, indem Aorten- und Pulmonalstumpf des Herzens an die abdominale Aorta bzw. Vena cava des Empfängers anastomosiert wurden.

CsA. CsA wurde in Olivenöl gelöst und intramuskulär in einer Standarddosis von 15 mg/kg/Tag oder als low dose von 1,5 mg/kg/Tag verabreicht.

Enhancement. LEW-Ratten wurden aktiv durch BN-Milzzellen ($50x10^6$) und passiv mit LEW anti BN-Hyperimmunserum (1 ml) 11 bzw. 10 Tage vor der Transplantation immunisiert.

IL-2R monoklonaler Antikörper ART 18. Dieser Antikörper ist durch Prof. I. DIAMANTSTEIN, Freie Universität Berlin, in der Maus produziert worden und wurde mit einer Dosierung von 300 µg/kg/Tag verabreicht.

Immunperoxidase-Färbungen. Die Herztransplantate wurden während der Induktionsphase der immunologischen Reaktionslosigkeit den Empfängern entnommen und mit Hilfe einer 3-Schicht-Peroxidase-Antiperoxidase-Technik gefärbt. Als Marker aktivierter mononucleärer Zellen wurden folgende monoklonale Antikörper benutzt: OX 3 gegen Klasse II-Histokompatibilitätsantigene, ART 18 gegen IL-2R und A1-3 gegen aktivierte Makrophagen.

Untersuchungsgruppen

a) keine Immunsuppression, akute Abstoßung
b) CsA, therapeutische Dosierung: 15 mg/kg/Tag, Tag 0 bis 7
c) CsA, low dose: 1,5 mg/kg/Tag, Tag 0 bis 7
d) Enhancement
e) Enhancement + low dose-CsA, Tag -8 bis -2
f) Enhancement + low dose-CsA, Tag 0 bis 7
g) Enhancement + low dose-CsA, Tag 0 bis 14
h) ART 18, Tag 0 bis 10
i) ART 18, Tag 0 bis 10, + low dose-CsA, Tag 0 bis 7
j) ART 18, Tag 5 bis 9
k) ART 18 + low dose-CsA, Tag 5 bis 9

Ergebnisse

Ohne Immunsuppression wurden die Allotransplantate nach 8 Tagen abgestoßen (Gruppe a), während eine Behandlung mit einer thera-

Tabelle 1. Überlebenszeit der allogenen Herztransplantate bei unterschiedlichen immunsuppressiven Kombinationsprotokollen

Gruppe	Immunsuppressives Protokoll	Transplantatüberlebenszeit (Tage)
a	keins, akute Abstoßung	8 +/- 0,5
b	CsA, therapeutisch (Tag 0 bis 7)	> 100
c	CsA, low dose (0 bis 7)	9 +/- 1,0
d	Enhancement	25 +/- 12, 25% > 100
e	Enhancement + low dose-CsA (-8 bis -2)	29 +/- 7,5
f	Enhancement + low dose-CsA (0 bis 7)	65, 80% > 100
g	Enhancement + low dose-CsA (0 bis 14)	> 100
h	ART 18 (0 bis 10)	21 +/- 1,0
i	ART 18 + low dose-CsA (0 bis 10, 0 bis 7)	56 +/- 13, 30% > 100
j	ART 18 (5 bis 9)	18 +/- 4
k	ART 18 + low dose-CsA (5 bis 9)	58 +/- 11

Jede Gruppe enthielt 5 bis 10 Tiere

peutischen CsA-Dosierung in allen Empfängern zu einem unbegrenzten Überleben des Transplantates führte (b). Low dose-CsA (1/10 der therapeutischen Dosis) war nicht wirksam (mittlere Transplantationsüberlebenszeit +/- Standardabweichung: 9+/-1 Tage) (c).

Die alleinige Immunmodulation durch aktives und passives Enhancement verlängerte die Funktionszeit auf 25+/-12 Tage, wobei 25% der Herzen unbegrenzt weiterschlugen (d). Die zusätzliche präoperative Gabe von low dose-CsA während der Sensibilisierungsperiode des Enhancements konnte keine weitere signifikante Verlängerung bewirken (29+/-8 Tage) (r). Wurde jedoch das Enhancementprotokoll durch eine postoperative Applikation von low dose-CsA während der initialen 7 Tage nach der Transplantation ergänzt, wurde ein Herz am 65. Tag abgestoßen, und alle anderen Transplantate schlugen unbegrenzt ($p < 0{,}001$) (f). Bei einer 14-tägigen Gabe wurden alle Allotransplantate von den Empfängern ohne Abstoßung toleriert ($p < 0{,}001$) (g).

In einer weiteren Untersuchungsgruppe wurde die Effizienz der Kombination von low dose-CsA mit dem gegen den Interleukin 2-Receptor gerichteten Antikörper ART 18 getestet. Durch eine alleinige Behandlung mit ART 18 konnte die Überlebenszeit der Herzen verdreifacht werden (21+/-1 Tage) (h). Eine deutliche synergistisch immunsuppressive Wirkung von zusätzlichem low dose-CsA fand in einer Funktionszeit von 56+/-13 Tagen ihren Ausdruck, wobei 30% der Herzen unbegrenzt überlebten ($p < 0,001$) (i). Aber auch in der Überwindung einer akuten Abstoßung erwies sich diese Kombinationstherapie als äußerst wirkungsvoll. Wurden ART 18 und low dose-CsA zusammen als Anti-Rejektionstherapie vom 5. bis 9. Tag nach der Transplantation appliziert, konnte die Überlebenszeit des verpflanzten Herzens auf 58+/-11 Tage verlängert werden (k). Dies war signifikant ($p < 0,001$) länger als bei alleinigem Gebrauch von ART (18+/-4 Tage) (j).

Um den Mechanismus des synergistischen CsA-Effektes am Transplantat selbst zu erhellen, untersuchten wir durch immunhistochemische Färbungen den Aktivierungsstatus immunkompetenter mononucleärer Zellen im verpflanzten Organ. Überraschenderweise lag eine deutliche Ähnlichkeit zwischen dem Bild bei akuter Abstoßung und während der Induktionsphase beim Enhancement vor. Dies äußerte sich in einem dichten leukocytären Infiltrat mit einer hohen Expression von Klasse II-Antigenen und einer großen Anzahl aktivierter Makrophagen und UL-2R-positiver Zellen. Durch Hinzufügen von low dose-CsA zum Enhancementprotokoll kam es jedoch zu einer markanten Reduzierung des Aktivationsstatus der ins Transplantat infiltrierten Immunzellen, und es wurde das geringe Niveau, das man bei Isotransplantaten beobachtet, erreicht. Einen ähnlichen Einfluß übte CsA bei den mit ART 18 behandelten Tieren aus.

Diskussion

Diese Ergebnisse zeigen, daß durch gezielte Kombination von CsA mit anderen immunsuppressiven Therapien die Dosierung von CsA bei gleichzeitiger deutlicher Potenzierung der immunsuppressiven Wirkung wesentlich erniedrigt werden kann. Sowohl der Synergismus von low dose-CsA mit Enhancement, einem Phänomen, welches mit der präoperativen spenderspezifischen Bluttransfusion zu vergleichen ist, als auch mit der gegen IL-2R gerichteten monoklonalen Antikörpertherapie, die kürzlich erstmals auch im Humansystem angewandt worden ist, weisen somit eine wichtige klinische Relevanz auf.

Wie die immunhistochemischen Untersuchungen belegen, wird die durch low dose-CsA verbesserte Überlebenszeit der Transplantate durch eine eindrucksvolle Reduzierung des Aktivierungsniveaus der Immunzellen, die das Transplantat infiltrieren, erreicht. Andererseits wird dadurch unterstrichen, welche entscheidende Rolle IL-2R-positive T-Zellen und aktivierte Makrophagen bei der Abstoßungsreaktion tragen. Aber nicht nur die immunologischen Geschehnisse im Transplantat selbst, sondern auch die immunmodulatorischen Veränderungen im Empfängerorganismus bestimmen die immunologische Reaktionslage. Es ist bekannt, daß eine alleinige immunsuppressive Behandlung mit CsA als auch durch Enhancement oder eine ART 18-Therapie zu einer Induktion von T-Suppressorzellen führt (2, 3). Gleichzeitig wird der alloreaktive Arm der Immunantwort an für die drei Verfahren unterschiedlichen Angriffspunkten blockiert. Es läßt sich spekulieren, daß der starke synergistisch immunsuppressive Effekt von CsA in Kombination mit Enhancement oder ART 18 darauf beruht, daß die gemeinsame Suppressorzellwirkung sich potenziert und die verschiedenartige Inhibition des alloreaktiven Schenkels sich addiert.

Zusammenfassung

In einem experimentellen heterotopen allogenen Herztransplantationsmodell bei Ratten wurde die immunsuppressive Wirkung von low dose-CsA (1,5 mg/kg) auf immunologisches Enhancement und auf gegen IL-2R gerichtete monoklonale Antikörpertherapie untersucht. In beiden Fällen konnte durch die zusätzliche Gabe von low dose-CsA eine signifikante Verlängerung der Transplantatüberlebenszeit erzielt werden. Immunhistochemische Untersuchungen zeigten, daß low dose-CsA zu einer drastischen Reduzierung des Aktivierungsniveaus der das Transplantat infiltrierenden Immunzellen führte. Durch gezielte Kombination von CsA mit anderen immunmodulatorischen Therapien läßt sich die CsA-Dosierung bei simultaner Potenzierung der immunsuppressiven Wirkung wesentlich erniedrigen und lassen sich toxische Komplikationen vermeiden.

Summary

In an experimental, heterotopic, allogeneic, rat heart transplantation model we studied the immunosuppressive effect of low-dose CsA (1.5 mg/kg) on immunological enhancement and IL-2R targeted monoclonal antibody therapy. In both regimens, addition of low-dose CsA significantly prolonged allograft survival. It was shown by immunohistology that CsA dramatically reduced the activation level of graft infiltrating immune cells. By combining CsA with other immunomodulatory regimens the CsA dosage can be lowered and toxic complications avoided, although potentiation of the immunosuppressive efficacy is achieved.

Literatur

1. Calne RY, White DJ, Thiru S et al (1978) Cyclosporine A in patients receiving renal allografts from cadaver donors. Lancet II:1323
2. Padberg WM, Kupiec-Weglinski JW, Lord RH, Araneda D, Tilney NL (1987) W 3/25 + T cells mediate the induction of immunologic unresponsiveness in enhanced rat recipients of cardiac allografts. J Immunol 138:3669
3. Kupiec-Weglinski JW, Diamantstein T, Tilney NL, Strom TB (1986) Anti-interleukin-2 receptor monoclonal antibody spares T suppressor cells and prevents or reverses acute allograft rejection in rats. Proc nat Acad Sci (Wash) 83:2426

Dr. W. Padberg, Klinik für Allgemein- und Thoraxchirurgie der Justus-Liebig-Universität Gießen, Klinikstr. 29, D-6300 Gießen

68. Effekt von Cyclosporin A (CsA) auf die Lymphokin-abhängige lymphocytäre Infiltration von Allotransplantaten*

Effect of Cyclosporin A on Lymphokine-Dependent Influx of Lymphocytes Into Rejecting Allografts

F. Erath, U.T. Hopt, J. Mellert und M. Büsing

Abteilung für Allgemeine Chirurgie, Chirurgische Klinik der Universität Tübingen (Direktor: Prof. Dr. H.D. Becker)

Einleitung

Die Effektorphase der cellulären Abstoßung eines Allotransplantates ist gekennzeichnet durch die klassischen Merkmale einer Entzündungsreaktion. Die massive celluläre Infiltration des Transplantates ist für die Abstoßung eine conditio sine qua non. Das celluläre Infiltrat setzt sich wie bei der verzögerten Überempfindlichkeitsreaktion aus einem geringen Anteil spezifisch sensibilisierter Lymphocyten (SSLc), in der Mehrzahl aber aus nicht sensibilisierten Lymphocyten, Makrophagen und Granulocyten zusammen. Wie im Modell der verzögerten Überempfindlichkeit werden diese Zellen zum größten Teil aus dem Blutstrom rekrutiert.

Lymphokine, die von zellrekrutierenden spezifisch sensibilisierten Lymphocyten nach Zell-Zell-Interaktionen innerhalb des Transplantates sezerniert werden, spielen nicht nur bei der direkten Zellrekrutierung sondern auch bei den parallel auftretenden Veränderungen der Gefäßpermeabilität und Durchblutung eine wesentliche Rolle. CsA hemmt die durch T-Zellen ausgelöste Infiltration von Allotransplantaten in vivo. Der genaue Wirkungsmechanismus ist jedoch noch immer umstritten. Der suppressive Effekt von CsA zu Beginn einer Immunantwort kann zumindest teilweise auf die Blockierung der Proliferation und Differenzierung von Lymphocyten im Transplantat zurückgeführt werden (1). Auch in der Effektorphase einer Abstoßungsreaktion verhindert CsA wirksam die celluläre Infiltration eines Allotransplantates. Auf Grund dessen werden weitere Wirkungsmechanismen von CsA diskutiert.

*Mit Unterstützung der DFG: No. 810/2-3

Chirurgisches Forum '88
f. experim. u. klinische Forschung
Hrsg.: K.H. Schriefers et al.

Im Schwamm-Matrix-Modell bei der Maus wurde daher der Effekt von CsA auf die verschiedenen Phasen der lymphokinabhängigen lymphocytären Infiltration von Schwamm-Matrix-Implantaten untersucht. Zusätzlich wurde der Einfluß von CsA auf die beiden anderen Parameter der Entzündungsreaktion, die Veränderungen der Gefäßpermeabilität und Durchblutung, bestimmt.

Material und Methoden

Versuchstiere: Als Versuchstiere dienten 6 - 10 Wochen alte weibliche BALB/c (BALB) (H-2^d) und C57BL/6 (H-2^b) Mäuse (Zentralanstalt für Versuchstierzucht, Hannover, BRD).

Kulturmedium: Für alle Versuche bestand das Kulturmedium aus MEM Earle (Fa. Seromed) + 2 mM L-Glutamin + 100 µg/ml Gentamycin + 10% fötales Kälberserum.

Generierung von SSLc in vitro: BALB-anti-C57-SSLc wurden durch Kultivierung von 37,5x10^6 frisch isolierten BALB-Milzlymphocyten zusammen mit 75x10^6 bestrahlten C57-Milzzellen in 30 ml supplementiertem Medium bei 37°C, 5% CO_2 und H_2O-gesättigter Atmosphäre in einer 7-Tage-MLC generiert.

Gewinnung des lymphokinhaltigen Überstandes: BALB-anti-C57-SSLc (4x10^6) wurden zusammen mit 12x10^6 bestrahlten C57-Milzzellen 48 h in 1 ml Kulturmedium restimuliert. Der Überstand wurde durch Zentrifugation von den Zellen getrennt und sterilfiltriert. Der so gewonnene Überstand wurde hinsichtlich seiner Kapazität, eine lokale Entzündungsreaktion in zellfreien Schwamm-Matrix-Implantaten bei BALB-Mäusen zu induzieren, untersucht.

Schwamm-Matrix-Implantat-Modell zur Quantifizierung der lokalen Entzündungsreaktion: Zellfreie und sterile Polyurethanschwämme (17 x 15 x 10 mm) wurden BALB-Mäusen rechts und links des Thorax subcutan unter Äthernarkose implantiert. 14 Tage nach Implantation waren die Schwämme eingeheilt und ausreichend vascularisiert. In den experimentellen Schwamm wurden 0,3 ml des zu untersuchenden Überstandes aus der Restimulation von SSLc injiziert. Der andere Schwamm erhielt das entsprechende Kontrollmedium.

Nach 4 h wurden 20 - 30x10^6 ^{51}Cr-markierte, nicht sensibilisierte, syngene Milzlymphocyten und ^{125}J-Albumin zur Bestimmung der lymphocytären Infiltration und der Gefäßpermeabilität i.v. injiziert. Nach weiteren 2 h wurde eine ^{86}RbCl-Lösung zur Bestimmung der lokalen Durchblutung i.v. gespritzt. Durch intravenöse Gabe einer gesättigten KCl-Lösung wurden die Tiere 45 s später getötet. Die Aktivitäten der verschiedenen Isotopen in den einzelnen Schwamm-Matrix-Implantaten wurden im Gamma-Counter bestimmt.

Ergebnisse

Effekt des Überstandes von restimulierten SSLc auf die lokale Entzündungsreaktion: 14 Tage nach subcutaner Implantation der zellfreien Schwamm-Matrices in BALB-Mäusen wurden 0,3 ml Überstand von spezifisch restimulierten BALB-anti-C57-SSLc in den experimentellen und Kontrollmedium in den anderen Schwamm injiziert. Der Überstand löste im experimentellen Schwamm eine starke Entzündungsreaktion aus. Die lymphocytäre Infiltration war um 130%, die Gefäßpermeabilität um 60% und die lokale Durchblutung um fast 20% gegenüber dem Kontrollschwamm erhöht (Abb. 1).

SSLc sezernierten demnach bei spezifischer Restimulation zellrekrutierende und gefäßaktive Mediatoren bzw. Lymphokine.

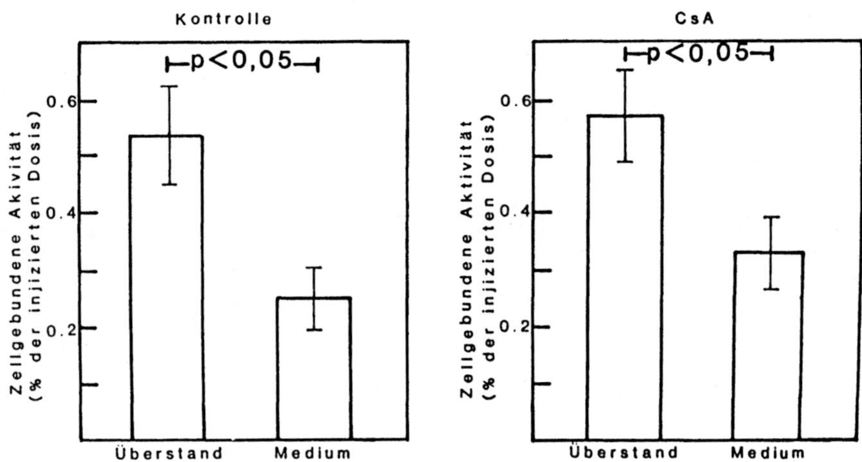

Abb. 1. Rekrutierung von Lymphocyten zu Schwamm-Matrix-Implantaten bei unbehandelten und CsA-behandelten BALB-Mäusen nach Injektion von Überstand aus der Restimulation von SSLc

Einfluß von CsA auf die Generierung von lymphokinsezernierenden SSLc in vitro: BALB-Milzlymphocyten wurden in Gegenwart von 250 ng/ml CsA mit bestrahlten C57-Milzzellen stimuliert. Nach 7 Tagen erfolgte die Restimulation der verbleibenden Lymphocyten mit frisch isolierten, bestrahlten C57-Milzzellen ohne Zusatz von CsA. Der Überstand wurde 2 Tage später durch Injektion in Schwamm-Matrix-Implantate auf seine entzündungsinduzierende Kapazität getestet.

Im Gegensatz zu den unbehandelten SSLc waren die in Gegenwart von CsA generierten SSLc nicht mehr in der Lage, bei spezifischer Restimulation entzündungsaktive Mediatoren in den Überstand zu sezernieren.

CsA supprimiert demnach die Entwicklung von lymphokinsezernierenden SSLc in vitro.

Effekt von CsA auf die Sekretion und Wirkung von zellrekrutierenden und gefäßaktiven Lymphokinen: Aktive SSLc wurden wie im Grundversuch aus einer 7-Tage-MLC ohne Zusatz von CsA gewonnen. CsA (250 ng/ml) wurde erst während der spezifischen Restimulation dem Kulturmedium zugegeben. Der so gewonnene Überstand aus der Restimulation von reifen SSLc in Gegenwart von CsA konnte im Gegensatz zum Kontrollüberstand keine Entzündungsreaktion mehr induzieren. Weder eine celluläre Infiltration noch die Erhöhung der Gefäßpermeabilität und der Durchblutung wurde festgestellt (Abb. 2).

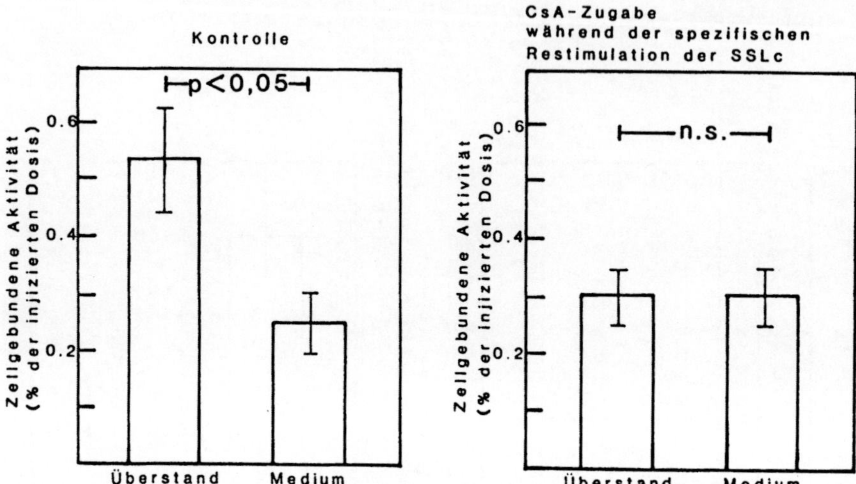

Abb. 2. Effekt von CsA auf die Lymphokin-abhängige Rekrutierung von Lymphocyten in Schwamm-Matrix-Implantate bei BALB-Mäusen

Ob CsA hierbei die Produktion und Sekretion der entzündungsrelevanten Lymphokine supprimiert oder aber direkt die entzündliche Wirkung der Lymphokine unterdrückt, konnte durch dieses Experiment nicht geklärt werden, da der Überstand selbst noch CsA enthielt.

Deshalb wurde aktiver Überstand, der von unbehandelten restimulierten SSLc gewonnen wurde und bei unbehandelten Mäusen eine Entzündungsreaktion auslöste, bei Tieren nach 7-tägiger oraler CsA-Gabe (80 mg/kg KG) auf seine entzündungsauslösende Wirkung untersucht (s. Abb. 1).

Aktiver Überstand führte in CsA-behandelten Mäusen zu einer Erhöhung der lymphocytären Infiltration um fast 100%. Gleichzeitig nahmen die Gefäßpermeabilität um 50% und die lokale Durchblutung um 20% zu. Damit konnte weder für die celluläre Infiltration noch bei der Erhöhung der Gefäßpermeabilität und Durchblutung ein statistisch signifikanter Unterschied zwischen unbehandelten und CsA-behandelten Tieren gefunden werden.

CsA hemmt demnach die spezifische Lymphokinfreisetzung von vollentwickelten SSLc nach Restimulation mit dem sensibilisierenden Alloantigen, zeigt aber nach erfolgter Freisetzung der zellrekrutierenden und gefäßaktiven Lymphokine keine entscheidende entzündungshemmende Wirkung mehr.

Diskussion

Für den Verlauf der Effektorphase der cellulären Abstoßung eines Allotransplantates ist eine starke Entzündungsreaktion innerhalb des Transplantates von entscheidender Bedeutung. Diese führt u.a. zu einer dichten Infiltration mit Lymphocyten und damit zu einer Intensivierung der Immunreaktion gegen das Transplantat. Die Rekrutierung von nicht sensibilisierten Lymphocyten aus dem Blutstrom wird begleitet und unterstützt durch die Erhöhung der Gefäßpermeabilität und der Durchblutung am Ort der Immunreaktion. Für die Auslösung der Entzündungsreaktion sind hauptsächlich SSLc innerhalb des Transplantates verantwortlich. Sowohl in vitro als auch in vivo generierte SSLc rufen nach lokaler Injektion in Schwamm-Matrix-Allotransplantate, welche das sensibilisierende Alloantigen enthalten, eine starke Entzündungsreaktion hervor (2).

Durch diese weiterführenden Untersuchungen wird deutlich, daß lösliche Mediatoren, die von SSLc nach Interaktion mit spezifisch allogenen Zellen in vitro freigesetzt werden, in vivo eine immunologische Entzündungsreaktion induzieren. Neben verschiedenen Lymphokinen nehmen wahrscheinlich auch gefäßaktive Substanzen wie Serotonin, Prostaglandine und Kinine Einfluß auf die Intensität dieser Reaktion. CsA supprimiert hauptsächlich in der afferenten Phase einer Abstoßungsreaktion die celluläre Immunantwort. Untersuchungen von HANTO (3) konnten zeigen, daß CsA auch in der efferenten Phase einer Abstoßungsreaktion wirksam ist. Die massive celluläre Infiltration, die durch SSLc ausgelöst wird, kann durch Inkubation von SSLc mit CsA unterdrückt werden.

Der genaue Wirkungsmechanismus von CsA ist jedoch noch nicht geklärt. Diese Untersuchungen zeigen deutlich, daß CsA in der Sensibilisierungsphase die Bildung von aktiven, lymphokinsezernierenden SSLc in vitro supprimiert. Die von den SSLc vermittelten Folgereaktionen können damit nicht mehr induziert werden. Dieser Wirkungsmechanismus ist vergleichbar mit der CsA-abhängigen Blockierung der Proliferation und Entwicklung von SSLc nach Interaktion mit dem Alloantigen in vivo. Die hier gewonnenen Ergebnisse machen weiterhin deutlich, daß CsA auch noch zu einem späteren Zeitpunkt in die Entstehung einer immunologischen Entzündungsreaktion wirksam eingreifen kann. Es bleibt kein Zweifel, daß CsA direkt die Freisetzung entzündungsinduzierender Lymphokine und Mediatoren durch vollentwickelte SSLc hemmt. Dies ist analog zu Ergebnissen anderer Autoren, die zeigten, daß CsA die Freisetzung von Lymphokinen wie IL1, IL2, IL3, blockiert (4, 5).

Die in der efferenten Phase einer Abstoßungsreaktion auftretende celluläre Infiltration kann damit auch über spezifische Unterdrückung der Freisetzung von zellrekrutierenden Lymphokinen durch CsA verhindert werden. Die Steigerung der Gefäßpermeabilität und Durchblutung wird durch die gleichzeitige Unterdrückung der Ausschüttung von vasoaktiven Substanzen supprimiert.

Im Gegensatz zur Wirkung von Glucocorticoiden konnte für CsA bei diesen Untersuchungen nach Freisetzung der zellrekrutierenden bzw. vasoaktiven Lymphokinen kein supprimierender Effekt mehr nachgewiesen werden. CsA verändert also nicht den Wirkungsmechanismus der Lymphokine an sich. Die blockierende Wirkung von CsA auf die lymphocytäre Infiltration von Allotransplantaten ist demnach auf die afferente und frühe efferente Phase der Abstoßungsreaktion beschränkt.

Zusammenfassung

CsA hemmt die lymphocytäre Infiltration von Allotransplantaten. Der genaue Wirkungsmechanismus ist aber immer noch umstritten. Im Schwamm-Matrix-Modell wurde daher der Effekt von CsA auf die lymphokininduzierte lymphocytäre Infiltration untersucht. CsA hemmt sowohl die Entwicklung von lymphokinsezernierenden SSLc als auch die spezifische Lymphokinfreisetzung von vollentwickelten zellrekrutierenden SSLc bei Restimulation mit dem sensibilisierenden Alloantigen. Nach F œisetzung der zellrekrutierenden bzw. vasoaktiven Lymphokine hat CsA keinen supprimierenden Einfluß mehr. Die blockierende Wirkung von CsA auf die lymphocytäre Infiltration von Allotransplantaten ist demnach auf die afferente und frühe efferente Phase der Abstoßungsreaktion beschränkt.

Summary

Cyclosporin A (CsA) is known to suppress the influx of lymphocytes into rejecting allografts. Its exact mode of action is still controversal. This study was designed to examine the site of action of CsA in the lymphokine-dependent influx of lymphocytes into rejecting allografts. CsA has been shown to suppress the maturation of inflammation-inducing specifically sensitized leukocytes (SSL). In addition, CsA blocks the lymphokine secretion of fully active and mature SSL after restimulation with the sensitizing alloantigen. There is no evidence that CsA influences the effect of secreted lymphokines themselves. Its effect seems to be restricted to the afferent and the early efferent phase of the immunologically induced inflammation in the allograft.

Literatur

1. Bejarano MT, Masucci MG, Klein E (1986) Cell Immunol 103:409
2. Hopt UT, Bockhorn H, Müller GH et al. (1983) Transplant Proc 15:367
3. Hanto DW, Harty JT, Hoffman R, Simmons RL (1983) Surgery 94: 218
4. Herold KC, Lancki DW, Moldwin RL et al. (1986) J Immunol 136:1315
5. Kaufmann Y, Chang AE, Robb RJ et al. (1984) J Immunol 133:3107

F. Erath, Chirurgische Klinik der Universität Tübingen, Calwer Str. 7, D-7400 Tübingen

69. Temporäre Therapie mit monoklonalem Anti-Interleukin-2 Receptor Antikörper induziert Transplantattoleranz nach allogener Rattenlebertransplantation

Long-Term Acceptance of Allogeneic Rat Liver Grafts After Temporary Treatment with Anti-Interleukin 2 Receptor Monoclonal Antibody

H.-J. Gassel[1], R. Engemann[1], G. Tellides[1] und P.-J. Morris[2]

[1]Abteilung Allgemeine Chirurgie, Chirurgische Universitätsklinik Kiel
[2]Nuffield Department of Surgery, University of Oxford, England

Allgemeine sowie organspezifische Nebenwirkungen schränken die postoperative Anwendung konventioneller Immunsuppressiva (Cyclosporin A (CsA), Azathioprin, Corticosteriode) nach klinischer Lebertransplantation signifikant ein. Insbesondere bei vorgeschädigten Transplantaten wird die Nephro- und Hepatotoxizität von CsA kritisch beurteilt (1). Daher werden alternativ zunehmend polyklonale und monoklonale Antikörper zur Prophylaxe und Therapie von Abstoßungsreaktionen nach Organtransplantationen benutzt. Während in der Klinik bislang meist Antilymphocytenglobuline und Pan T-Zellantikörper, wie z.B. OKT 3, eingesetzt wurden (2), sind im Tiermodell kürzlich Antikörper entwickelt worden, die spezifisch gegen Aktivierungsantigene gerichtet sind. Diese Antigene, z.B. der Interleucin-2-Receptor (IL-2R) werden nur von aktivierten, nicht aber von ruhenden Zellen exprimiert. Damit eröffnet sich die Möglichkeit der Immunsuppression nur gegen solche Empfängerzellen, die spezifisch gegen das Spenderantigen aktiviert sind. Im Tiermodell konnte die immunsuppressive Wirksamkeit eines anti-IL-2R Antikörpers nach allogener heterotoper Herztransplantation gezeigt werden (3). In der vorliegenden Arbeit wurde ein neuer monoklonaler, ebenfalls gegen den IL-2R gerichteten Antikörper, NDS-61 (4), auf seine immunsuppressive Wirksamkeit nach allogener orthotoper Rattenlebertransplantation (ORLT) an einem starken Abstoßungsmodell untersucht.

Methoden

Die ORLT wurde mit Wiederanschluß der Arteria hepatica in einem physiologischen Transplantationsmodell (5) in Äthernarkose durchgeführt (n = 58). Die syngene LEW (RT 1l)-LEW-Kombination sowie

Chirurgisches Forum '88
f. experim. u. klinische Forschung
Hrsg.: K.H. Schriefers et al.

allogene DA (RT-1^{a})-LEW-Kombination ohne Immunsuppression dienten als Kontrollgruppen. Zur Therapie wurden LEW-Empfänger allogener DA-Lebertransplantate 14 Tage lang postoperativ (p.op.) (d 0 - d 13) mit dem monoklonalen Maus IgG 1 Antikörper DS-61 (4) behandelt, der gegen den IL-2R der Ratte gerichtet ist und ein 55 kd Protein präzipitiert. Die Tiere wurden mit 600 bzw. 1800 µg/kg/d des gereinigten Proteins intravenös in Ätherkurznarkose behandelt. Zur Beurteilung der Transplantatmorphologie wurden zu verschiedenen Zeitpunkten Biopsate entnommen, die sowohl standardhistologisch als auch immunhistologisch (monoklonale Antikörper gegen Kupffersche Sternzellen und IL-2R) untersucht wurden.

Ergebnisse

Die Überlebenszeiten der Tiere nach syngener und allogener Lebertransplantation sind in der Abb. 1 graphisch dargestellt.

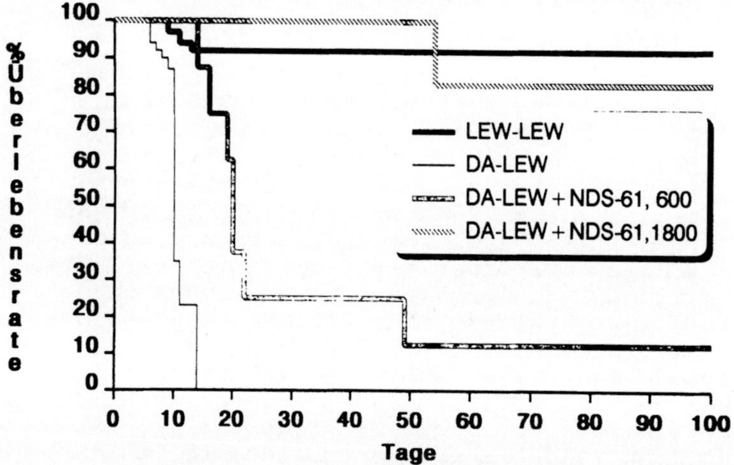

Abb. 1. Überlebenszeiten nach orthotoper Rattenlebertransplantation. Syngene und allogene Kontrollgruppen. Versuchsgruppen mit NDS-61 behandelt (600: 600 µg/kg/d, 1800: 1800 µg/kg/d für 14 d)

Nach syngener arterialisierter ORLT (LEW-LEW-Kombination) überlebten mehr als 90% der Tiere langfristig (> 100 d p.op.). Im Gegensatz dazu verstarben alle LEW-Empfänger eines voll allogenen DA-Lebertransplantats ohne weitere Immunsuppression innerhalb der ersten 14 Tage an einer akuten Transplantatabstoßung. Die intravenöse Therapie mit NDS-61, in einer Dosierung von 600 µg/kg/d (niedrigere Dosierung) für 14 Tage, verlängerte die Überlebenszeit der Tiere statistisch signifikant und 20% der Tiere überlebten mehr als 50 Tage. Die übrigen Tiere dieser Gruppe verstarben zwischen Tag 16 und 25 p.op. Die Steigerung der Antikörperdosis auf 1800 µg/kg/d, ebenfalls temporär für 14 Tage p.op. injiziert, induzierte die Langzeitakzeptanz der allogenen Lebern in mehr als 80% der Fälle.

Bereits während der Antikörpertherapie entwickelten die Tiere bei niedrigerer Dosierung (600 µg) Zeichen einer Abstoßung des Transplantats. Histologisch zeigten diese Lebern (unter Antikörpergabe) lymphocytär-monocytäre Zellinfiltrate, sowohl im Periportalfeld, als auch im Leberparenchym mit Zerstörung von Hepatocyten, Gallengängen und Gefäßendothelien. Bei den länger überlebenden Tieren dieser Gruppe fanden sich Zeichen akuter und chronischer Abstoßungsreaktionen mit persistierenden Zellinfiltraten und Gallengangsproliferaten.

Im Gegensatz dazu wurde die frühe Transplantatabstoßung durch eine hochdosierte NDS-61-Therapie (1800 µg) deutlich supprimiert. Nur einige Tiere zeigten Abstoßungszeichen während der Antikörpergabe. Nach Absetzen der Therapie kam es sowohl makroskopisch als auch mikroskopisch zu einer passageren Abstoßungsreaktion. Bei den langzeitüberlebenden Tieren waren vereinzelt Zeichen chronischer Abstoßungsvorgänge nachweisbar.

Immunhistologisch waren in den syngenen Lebertransplantaten IL-2R positive Zellen nur ganz vereinzelt nachweisbar. Nach allogener ORLT ohne anti-IL-2R Antikörpertherapie expremierten sowohl die infiltrierenden Lymphocyten als auch ein großer Teil der Kupfferschen Sternzellen IL-2R. Unter Antikörpertherapie war die Expression von IL-2R vermindert. In den langzeitüberlebenden Tieren fanden sich überwiegend keine IL-2R auf den Kuppferschen Sternzellen.

Diskussion

Erstmalig kann hier die immunsuppressive Wirksamkeit einer temporären anti-IL-2R Antikörpertherapie bei der allogenen ORLT gezeigt werden. Bei hoher Dosis führt die kurzfristige Gabe zur Langzeitannahme der allogenen Lebertransplantate. In der verwendeten Abstoßungskombination wurden ähnliche Ergebnisse durch die Anwendung von CsA erzielt (5). Im Gegensatz zu CsA jedoch wurden unter hochdosierter Gabe von NDS-61 keine allgemeinen oder organspezifischen Nebenwirkungen im Rattenmodell beobachtet. Für die klinische Lebertransplantation könnten Antikörper gegen Aktivierungsantigene von besonderem Wert sein, um in der unmittelbaren postoperativen Phase die Dosis der konventionellen Immunsuppression zu reduzieren, und somit die transplantatschädigenden Nebenwirkungen zu verringern. Interessant erscheint insbesondere die synergistische Wirkung von subtherapeutischen Dosen von CsA und anti-IL-2R Antikörpern, die bei der orthotopen allogenen Nierentransplantation an der Ratte gezeigt wurde (4). Weitere experimentelle Untersuchungen zur Klärung der Fragen nach dem Wirkmechanismus, der Verträglichkeit und insbesondere einer möglichen Einschränkung der Therapie durch eine anti-Antikörperantwort des Empfängers sind notwendig, um die klinische Wertigkeit dieses neuen Therapiekonzepts zu beurteilen.

Zusammenfassung

In der vorliegenden Arbeit wurde die immunsuppressive Wirksamkeit eines monoklonalen Antikörpers (NDS-61) gegen Interleucin-2

Receptoren (IL-2R) nach orthotoper Rattenlebertransplantation untersucht. In einer starken Abstoßungskombination induzierte die 14tägige Empfängerbehandlung mit 1800 µg/kg/d NDS-61 die Langzeitannahme der Transplantate in mehr als 80% der Tiere. Es zeigten sich keine Nebenwirkungen. IL-2R-Antikörpertherapie könnte bei klinischen Organtransplantationen die Nebenwirkungen konventioneller Immunsuppressiva verringern.

Summary

In this study we demonstrated the immunosuppressive efficacy of a monoclonal antibody (NDS-61) against the interleukin 2 receptor (IL-2R) in orthotopic rat liver transplantation. In a strong rejector combination a 14-day course of 1800 µg/kg per day NDS-61 induced long-term graft acceptance of more than 80% of the recipients. No side effects were observed in this rat model. IL-2R targeted therapy could be a major advantage for clinical liver transplantation in order to reduce the side effects of conventional immunosuppression.

Literatur

1. Pichlmayr R, Ringe B, Lauchart W, Wonigeit K (1987) Liver transplantation. Transplant Proc 19:103-112
2. Cosimi AB, Cho SI, Delmonico FL, Kaplan MM, Rohrer RJ, Jenkins RL (1987) A randomized clinical trial comparing OKT 3 and steroids for treatment of hepatic allograft rejection. Transplantation 43:91-95
3. Kupiec-Weglinski JW, Diamantstein T, Tilney NL, Strom TB (1986) Therapy with monoclonal antobody to Interleukin-2 receptor spares suppressor T cells and prevents or reverses acute allograft rejection in rats. Proc Natl Acad Sci [USA] 83:2624-2641
4. Tellides G, Dallman M, Morris PJ (1988 im Druck) Synergistic action of Cyclosporin A with Interleukin-2 receptor monoclonal antibody therapy. Transplant Proc
5. Engemann R, Ullrichs K, Thiede A, Müller-Ruchholtz W, Hamelmann H (1985) Graft tolerance after orthotopic liver transplantation in a primarily nontolerant strain combination following temporary Cyclosporin A treatment.In: Microsurgical models in rats for transplantation research. Thiede, Deltz, Engemann, Hamelmann (eds). Springer, Berlin Heidelberg New York Tokyo, pp 69-75

Dr. H.-J. Gassel, Chirurgische Univ.-Klinik Kiel, Abt. Allgemeine Chirurgie, Arnold-Heller-Straße 7, D-2300 Kiel 1

70. Untersuchungen zur Hämodynamik und Regenerationsfähigkeit isolierter Lebersegmente

Studies Concerning Hemodynamics and Regeneration of Isolated Liver Segments

M. Klein, D. Drüten, N. Weyerbrock und H. Becker

Chirurgische Universitätsklinik Düsseldorf, Abteilung für Allgemeine Chirurgie, Unfallchirurgie (Leiter: Prof. Dr. med. H.D. Röher)

Unsere Kenntnisse über die Möglichkeiten und das Verhalten transplantierter Lebersegmente sind durch technische Schwierigkeiten und immunologische Probleme der Transplantation limitiert (1, 2, 3, 4). Ziel der vorliegenden Untersuchung war es, ein Modell zu entwickeln, mit dem im Tierexperiment eine Simulation der Segmenttransplantation unter Vermeidung technischer und immunologischer Einflüsse möglich ist.

Methodik

Bei 10 Hunden (21 - 28 kg) wurde der Lobus caudatus bei erhaltener Restleber isoliert. Die komplette Trennung wurde durch Portovenographie und arterielle Angiographie überprüft. In Vorversuchen wurde bei einem durchschnittlichen Lebergewicht von 578 ± 122 g, das entspricht 2,4% des Körpergewichtes, ein durchschnittliches Gewicht von 106 ± 22 g für das gewählte Segment ermittelt. Dies entspricht ca. 18% des normalen Lebergewichtes.

Fortlaufend registriert wurden die Herzfrequenz, Herzzeitvolumen, rechter Vorhofdruck, Pulmonalarteriendruck, Blutdruck, zentralvenöser Druck, Pfortaderdruck. Neben der zentralen Leberdurchblutung (elektromagnetische Flußmeßköpfe: Arteria hepatica und Vena porta) wurde an der Leberoberfläche eine periphere Durchblutung gemessen, die die Mikrozirkulation repräsentiert (Laserflow, BMP Monitor 403). Beide Flußgrößen wurden für das isolierte Segment und die Restleber getrennt unter Kontrollbedingungen und nach 3-stündiger Ischämie des Segmentes bestimmt. Nach Ausklemmen der Segmente wurde eine initiale Perfusion über den Pfortaderast mit 4 Grad C Ringerlactatlösung durchgeführt.

Über 3 h wurde kontinuierlich weiter perfundiert und eine Temperatur des Segmentes von 17 ± 3 Grad C erreicht. Nach Beendigung

Chirurgisches Forum '88
f. experim. u. klinische Forschung
Hrsg.: K.H. Schriefers et al.

der Perfusion wurden die Messungen wiederholt und anschließend die Pfortaderäste zur Restleber ligiert, so daß das gesamte Pfortaderblut durch das Segment floß. Nach 3monatiger Überlebenszeit wurden die Messungen am regenerierten Segment wiederholt.

Ergebnisse

Alle Versuchstiere überlebten bis zum Ende der Untersuchung (3 bis 3 1/2 Monate). Ein nach dem ersten Eingriff aufgetretener Ascites konnte problemlos therapiert werden. Nach 2 bis 3 Wochen zeigten alle Tiere normale Lebens- und Freßgewohnheiten bei wieder normalisierten Leberfunktionswerten. Unter Kontrollbedingungen (intakte Leber) betrug der Pfortaderfluß (PVF) 104 ± 21 ml/100 g/min bei einem Pfortaderdruck (PP) von 6,8 ± 0,6 mm Hg. Der Leberarterienfluß (HAF) war 28 ± 7 ml/100 g/min bei einem mittleren Blutdruck von 108 ± 8 mm Hg. Der peripher an der Leberoberfläche gemessene Fluß betrug 127 ± 25 ml/100 g/min bei einer zentral gemessenen Gesamtleberdurchblutung von 133 ± 25 ml/100 g/min. Der Anteil der Gesamtleberdurchblutung am Herzzeitvolumen war 20,7%. Nach Isolierung des Segmentes zeigten sich keine Änderungen der Fluß- und Druckwerte im Segment und der Restleber. Auch das autoregulative Verhalten nach Pfortaderocclusion zeigte im Se-ment und der Restleber kein unterschiedliches Verhalten. Nach Ausklemmen der Pfortader zur Restleber stieg der Pfortaderfluß im Segment auf 383 ± 129 ml/100 g/min bei konstantem Pfortaderdruck an. Gleichzeitig kam es zu einer Zunahme auch der arteriellen Durchblutung auf 215 ± 52 ml/100 g/min. Das Verhältnis PVF zu HAF fiel von 3,7:1 auf 1,8:1 ab. Postischämisch fand sich nach Ligatur der Pfortader eine verminderte Perfusion des Segmentes bei Pfortaderdruckanstieg. PVF 264 ± 26 ml/100 g/min, HAF 190 ± 18 ml/100 g/min, PP 14,5 ± 0,7 mm Hg. Die Fähigkeit zur Autoregulation in der Segmentperipherie (Mikrozirkulation) war nach Occlusion des Pfortaderastes zum Segment völlig aufgehoben. Zum Zeitpunkt der Reoperation war es durch Hyperplasie zu einer Regeneration des Segmentes gekommen, wobei ein Segmentgewicht von 496 ± 76 g (ca. 80% des Lebernormalgewichtes) gemessen wurde. Der Pfortaderdruck hatte sich normalisiert (7,0 ± 0,6 mm H_2O), der Leberarterienfluß war normalisiert (32,6 ± 6 ml/100 g/min), der Pfortaderfluß war noch deutlich erhöht (172 ± 45 ml/100 g/min).

Die kompensatorische Aufrechterhaltung der peripheren Zirkulation nach Occlusion der Pfortader zeigte eine fast normalisierte Fähigkeit der Autoregulation.

Zusammenfassung

In einem chronischen Tiermodell am Hund wurden nach kompletter Isolation eines Lebersegmentes hämodynamische Messungen vor und nach Simulation einer Lebersegmenttransplantation in situ durchgeführt. Lebersegmente können bei einer Volumenreduktion der Gesamtleber um 80% eine normale Leberfunktion nach Regeneration, die durch Hyperplasie nahezu das Ausgangsgewicht erreicht, übernehmen. Nach akuter Reduktion des Pfortader-durchströmten Lebervolumens um 80% kommt es bei gesundem Leberparenchym nicht zu

Tabelle 1. Hämodynamische Parameter eines Lebersegmentes unter Normalbedingungen, postischämisch und nach Regeneration (n = 10; $\bar{X} \pm SD$; $p < 0,05$)

	MAP mm Hg	HZV l/min	HAF ml/100g/min	PVF ml/100g/min	PP mm Hg	pMZ ml/100g/min	HAF:PVF	pMZ:TLBF
Kontrolle	108± 8	3,7±0,6	28± 7	104± 21	6,8±0,6	127±25	1:3,7	1:1
Segment	105±10	3,5±0,7	215±52	383±129	7,2±1	245±30	1:1,8	1:2,4
Segment nach Ischämie	110± 9	3,7±0,7	190±18	264± 26	14,5±0,9	200±15	1:1,3	1:2,2
Segment nach Regeneration	100± 8	2,7±0,7	32± 6	172±45	7,0±0,6	185±20	1:5,3	1:1,1

MAP - arterieller Mitteldruck; HZV - Herzzeitvolumen; HAF - Leberarterienfluß; PVF - Pfortaderfluß; PP - Pfortaderdruck; pMZ - Mikrozirkulation an der Leberoberfläche

einer Volumenüberfüllung, sofern keine zusätzliche Schädigung auftritt. Ein zusätzlicher Ischämieschaden ist beim gesunden Leberparenchym reversibel. Die Messung der peripheren Mikrozirkulation im Vergleich mit der zentral gemessenen Leberdurchblutung erlaubt eine direkte Aussage über einen Perfusionsverlust und damit über einen Parenchymschaden. Dieses Modell eignet sich für Untersuchungen zur Ischämietoleranz und Leberregeneration.

Summary

In a chronic canine model, hemodynamic studies during simulation of a liver segment transplantation were performed in situ after complete isolation of a liver segment. Even after reduction of the total liver volume by over 80%, liver segments can maintain normal liver function and by hyperplasia can almost regain their original weight. There is no hyperperfusion after an 80% reduction in healthy liver parenchyma, if no other lesion develops. An additional ischemic lesion in a healthy liver is reversible. Measuring the peripheral microcirculation gives a reliable estimate of the perfusion loss and damage to the parenchyma. This model is capable of measuring the extent of ischemic tolerance and liver regeneration.

Literatur

1. Bax NMA, Vermeire BMJ, Dubois N et al. (1982) Orthotopic, non-auxiliary homotransplantation of part of the liver in dogs. J Ped Surg 17:906-913
2. Lygidakis NJ, Chamuleau RAFM, Rothuizen J et al. (1987) Segmental auxiliary liver transplantation in dogs. A search for an ideal graft. SG & O (in press)
3. Reuvers CB, Terpestra OT, Boks AL et al. (1985) Auxiliary transplantation of part of the liver improves survival and provides metabolic support in pigs with acute liver failure. Surgery :914-921
4. Then PK, Emond JC, Lygidakis N, Broelsch ChE (1987) Hemodynamic Evaluation of Orthotopically Transplanted Hepatic Segments. Langenbecks Arch Chir [Suppl]. Springer, Berlin Heidelberg New York London Paris Tokyo, S 259-265

Dr. M. Klein, Chirurgische Universitätsklinik Düsseldorf, Abteilung für Allgemeine Chirurgie, Unfallchirurgie, Moorenstraße 5, D-4000 Düsseldorf

71. Verminderung des sauerstoffabhängigen Reperfusionsschadens bei der orthotopen Rattenlebertransplantation durch sauerstoffreie Flushperfusion*

Reduction of Oxygen-Dependent Reperfusion Injury Following Orthotopic Liver Transplantation in the Rat by Perfusion with Oxygen-Free Media

I. Marzi[1], F. A. Zimmermann[2]†, G. Seitz[3], J. J. Lemasters[4] und R. G. Thurman[5]

[1]Abteilung für Klinisch-experimentelle Chirurgie (Direktor: Prof. Dr. G. Harbauer),
[2]Abteilung für Allgemeine Chirurgie und Abdominalchirurgie (Direktor: Prof. Dr. G. Feifel),
[3]Institut für Pathologie (Direktor: Prof. Dr. G. Dohm) der Universität des Saarlandes, Homburg/Saar
[4]Department of Cell Biology and Anatomy,
[5]Department of Pharmacology, University of North Carolina at Chapel Hill, Chapel Hill, N.C. 27599, USA

Einleitung

Lebertransplantationen sind weltweit zu einer akzeptierten Behandlungsform irreversibler Lebererkrankungen geworden. Es bestehen jedoch noch ungelöste Probleme im Rahmen der Organkonservierung und der postoperativen Funktionsaufnahme. Eine sichere Konservierung explantierter Lebern ist weiterhin bur bis ca. 10 h in kalter Euro-Collins Lösung möglich. Frühversagen der Leber ist ein bekanntes Phänomen und geht immunologischen Reaktionen um einige Tage voraus. Die Ursachen, warum Lebern wesentlich schlechter konserviert werden können als Nieren, die erfolgreich nach über 48stündiger Konservierung noch transplantiert werden können, sind noch nicht hinreichend geklärt.

CALDWELL-KENKEL et al. (1) beschrieben am Modell der isoliert perfundierten Rattenleber nach 20stündiger Konservierung in kalter Euro-Collins Lösung einen Reperfusionsschaden der extraparenchymalen Zellen. Ausgehend von dieser Beobachtung wollten

---

*Herrn Priv.-Doz. Dr. Franz A. ZIMMERMANN (1947 - 1987) zum Gedenken, unserem Lehrer und Freund.

Chirurgisches Forum '88
f. experim. u. klinische Forschung
Hrsg.: K.H. Schriefers et al.

wir in dieser Untersuchung feststellen, ob im Rahmen der orthotopen Lebertransplantation an der Ratte ebenfalls ein Reperfusionsschaden auftritt und ob dieser gegebenenfalls verhindert werden kann.

Methode

27 nüchterne männliche Lewis-Ratten (200 - 250 g) wurden in einem isogenen Modell der orthotopen Lebertransplantation nach der von ZIMMERMANN (2) beschriebenen Technik operiert. In einigen Versuchsgruppen wurde das Standardverfahren derart modifiziert, daß die explantierten Lebern nach Anastomosierung der suprahepatischen Vena cava 5 min lang mit einer sauerstoff- (O_2:CO_2/95:5) oder stickstoffgesättigten (N_2:CO_2/95:5) Ringerlösung ausgespült wurden, die in 2 Versuchsgruppen Verapamil (20 µg/ml) enthielt (Tabelle 1). Die Zeit zwischen dem kurzen Ausspülen der Leber und der Öffnung des Blutstromes konnte so auf weniger als 5 min reduziert werden.

Tabelle 1. Versuchsgruppen und Behandlungsverfahren

Gruppe	n	Behandlungsverfahren
Transplantation		
T1	6	Standardverfahren (kein Flushing)
T2	6	Flushing mit N_2-gesättigter Ringerlösung
T3	6	wie 2, plus Verapamil
T4	5	Flushing mit Verapamil
T5	4	Flushing mit O_2-gesättigter Ringerlösung
Kontrollen		
K1	4	unbehandelte Leber
K2	4	Leber nach 60 min kalter Ischämie

24 h nach der Lebertransplantation wurden die transplantierten Lebern 7 min lang retrograd über die Vena cava inf. mit einer Trypanblau enthaltenden stickstoffgesättigten Krebs-Henseleit Lösung perfundiert, einem Vitalfarbstoff mit der Eigenschaft, nur die Kerne avitaler Zellen anzufärben (3). Zur lichtmikroskopischen Untersuchung wurde je ein Gewebeschnitt der vier größten Leberlappen sowohl mit Hämatoxillin und Eosin als auch nur mit Eosin gefärbt, wobei man auf den nur mit Eosin gefärbten Schnitten die avitalen, mit Trypanblau gefärbten Zellkerne, identifizieren kann. Pro Leberlappen wurden in je 3 randomisierten Feldern die Anzahl der gefärbten Zellkerne pro Gesamtzahl der Zellen gezählt. Nekrotische Areale wurden in ähnlicher Weise bestimmt und der Gesamtprozentsatz der Leberschädigung daraus errechnet. Die statistische Auswertung erfolgte mit dem Student's t-test.

Ergebnisse

Bei der Trypanblau enthaltenden Perfusion 24 h nach orthotoper Lebertransplantation färbten sich die Lebern hinsichtlich Intensität und Ausbreitungsgrad des Farbstoffes unterschiedlich an. Zur Kontrolle wurden nichttransplantierte Lebern (Gruppe K1) und Lebern nach 60minütiger kalter Ischämie (Gruppe K2) mit Trypanblau perfundiert. Das homogene Verteilungsmuster und die tiefblaue Farbe der Lebern zeigte, daß bis unmittelbar vor der Implantation noch keine Störung der Mikrozirkulation aufgetreten ist. Dagegen konnte bei den nach dem Standardverfahren transplantierten Lebern und den Lebern der Gruppen T4 und T5 eine deutliche Störung der Farbstoffverteilung mit nur blaß-blauer Anfärbung der Leber und überhaupt nicht perfundierten Arealen festgestellt werden. Die Lebern, die mit einer stickstoffgesättigten Lösung während der Transplantation ausgespült wurden (Gruppe Z2 und T3), zeigten hingegen eine normale Farbstoffverteilung. Die quantitative histologische Untersuchung 24 h nach orthotoper Lebertransplantation zeigte in Gruppe T1 (Standardverfahren) eine statistisch signifikante ($p < 0,05$) Leberzellschädigung von fast 20% im Vergleich zu den beiden Kontrollgruppen (Abb. 1). Durch 5minütige Flush-Perfusion mit einer stickstoffgesättigten Lösung (mit und ohne Verapamilzusatz; Gruppen T2 und T3) konnte dieser Schaden wiederum statistisch signifikant ($p < 0,05$ gegenüber T1) reduziert werden. Um festzustellen, ob dieser protektive Effekt lediglich auf das kurzzeitige Flushing der Leber zurückzuführen ist, oder ob die sauerstoffreie Perfusion der entscheidende Faktor ist, spülten wir die Lebern in den Gruppen T4 und T5 mit einer sauerstoffgesättigten Lösung. Es ergab sich dabei keine signifikante Verringerung des Leberzellschadens (Abb. 1).

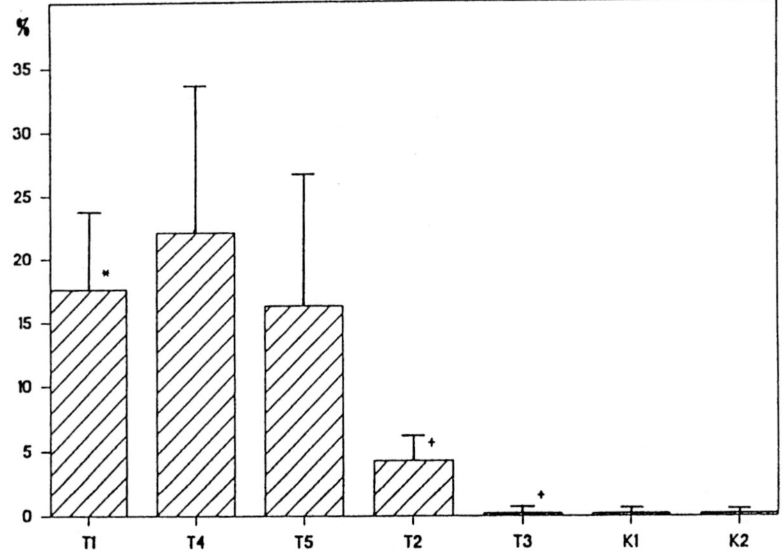

Abb. 1. Prozentsatz der Leberzellschädigung der verschiedenen Versuchsgruppen 24 h nach orthotoper Lebertransplantation. Die Versuchsgruppen sind in der Tabelle 1 aufgeführt. ($\bar{x} \pm S_{\bar{x}}$); **, $p < 0,05$ verglichen mit K1 und K2; +, $p < 0,05$ verglichen mit T1*

Diskussion

Reperfusionsschäden sind sowohl nach Hypoxie und Ischämie als auch nach hypothermer Konservierung an Kaninchennieren beschrieben worden. Dabei werden freie Sauerstoffradikale als ein entscheidender Faktor der Organschädigung angesehen (4). Im wesentlichen wird angenommen, daß es durch Umwandlung der Xanthindehydrogenase zur Xanthinoxidase in ischämischen Organen und durch den Anstieg des Hypoxanthins - bedingt durch den Abbau der Adenosinphosphonucleotide während der Hypoxie - zur Bildung freier Sauerstoffradikale bei Wiedereröffnung des sauerstoffreichen Blutstromes kommt. Die vorgestellten Ergebnisse zeigen eine deutliche Störung der Mikrozirkulation und einen Vitalitätsverlust von fast 20% der Leberzellen 24 h nach der Transplantation. Da bis zum Ende der kalten Hypoxie (Gruppe K2), zu einem Zeitpunkt, zu dem die Leber noch nicht wieder mit Sauerstoff perfundiert wurde, noch keine Störung der Mikrozirkulation und kein Leberzellschaden nachzuweisen war, liegt die Annahme nahe, daß es sich um einen sauerstoffabhängigen Reperfusionsschaden handelt (5). Dieser Reperfusionsschaden führt am Modell der orthotopen Rattenlebertransplantation zwar nicht zum Transplantatversagen, er könnte jedoch am Frühversagen klinischer Transplantationen, an verzögerter postoperativer Erholung oder an der Induktion immunologischer Reaktionen beteiligt sein.

Flushperfusionen mit einer sauerstoffgesättigten Lösung führten nicht zu einer signifikanten Verringerung des Reperfusionsschadens, was gegen einen reinen Spüleffekt spricht. Die Erhöhung des protektiven Effekts einer sauerstoffreien Flushperfusion durch Zusatz eines Calciumantagonisten erhärtet die Annahme eines sauerstoffabhängigen Reperfusionsschadens, da Calcium in diesen Mechanismus involviert scheint (4). Flushperfusion mit dem Calciumantagonisten Verapamil alleine hatte hingegen keinen protektiven Effekt.

Der Pathomechanismus der sauerstoffreien Flushperfusion bleibt bis jetzt unklar. Eine Möglichkeit wäre, daß während der Ischämiephase Substrate zur Generierung freier Sauerstoffradikale (z.B. Hypoxanthin) akkumulieren, die durch eine sauerstoffreie Flushperfusion ausgewaschen werden, ohne daß es zu einer Radikalgenerierung kommen kann. Als Folge der radikalbedingten Endothelschädigung könnte eine Störung der Mikrozirkulation auftreten, die letztlich zum Zelluntergang führt. Die Ergebnisse zeigen, daß die Ausspülung konservierter Lebern unter anaeroben Bedingungen unmittelbar vor der Transplantation einen Reperfusionsschaden reduzieren kann.

Zusammenfassung

24 h nach orthotoper Rattenlebertransplantation zeigte die Farbstoffverteilung und die Aufnahme von Trypanblau durch avitale Zellen eine deutliche Störung der Mikrozirkulation und fast 20% nicht mehr lebensfähiger Leberzellen. Hingegen konnte nach 60-minütiger kalter Ischämie in Ringerlösung kein derartiger Zelluntergang festgestellt werden, was darauf hinweist, daß die Organschädigung erst nach Wiedereröffnung des Blutstromes auftrat

und somit als Reperfusionsschaden bezeichnet werden kann. Durch eine 5minütige Perfusion mit sauerstoffreier Ringerlösung und dem Calciumantagonisten Verapamil ließ sich dieser Organschaden fast vollständig vermeiden. Es wird angenommen, daß die Generierung freier Sauerstoffradikale über eine Endothelschädigung zu einer Mikrozirkulationsstörung führt. Das Ausspülen von Konservierungslösungen vor der Implantation in Abwesenheit von Sauerstoff könnte so einem Transplantatversagen vorbeugen.

Summary

Alterations in hepatic microcirculation and cell death of approximately 20% were observed 24 h following orthotopic liver transplantation in the rat as assessed from the distribution and uptake of trypan blue. Perfusion of livers stored for 60 min in cold Ringer's solution, however, showed normal microcirculation and minimal cell death, indicating that the cell damage occured after reintroduction of oxygen-rich blood and can be defined as a reperfusion injury. The altered microcirculation and cell death could be prevented largely by a brief perfusion of the explant with an N2-saturated buffer prior to implantation. We conclude that during reperfusion an oxygen-dependent cell damage occurs to the endothelium, which leads to an alteration of liver microcirculation and ultimately to cell death. Thus, removal of preservation solutions prior to implantation in the absence of O_2 could prevent graft failure.

Literatur

1. Caldwell-Kenkel J, Thurman RG, Lemasters JJ (1988) Liver preservation for transplantation: early loss of nonparenchymal cell viability. Fed Proc (1987) 46:558. Transplantation (in press)
2. Zimmermann FA, Butcher GW, Davies HS, Brons G, Kamada N, Turel O (1979) Techniques for orthotopic liver transplantation in the rat and some studies of the immunological response to fully allogeneic liver grafts. Transplant Proc II:571
3. Belinsky SA, Popp JA, Kauffman FC, Thurman RG (1984) Trypan blue uptake as a new method to study zonal hepatotoxicity in the perfused liver. J Pharmacol Exp Ther 230:155
4. McCord JM (1985) Oxygen-derived free radicals in postischemic tissue injury. N Engl J Med 312:159
5. Thurman RG, Marzi I, Seitz G, Thies J, Lemasters JJ, Zimmermann FA (1987) Oxygen-dependent reperfusion injury following orthotopic liver transplantation in the rat. Hepatology 38:83

Dr. I. Marzi, Abteilung für Unfallchirurgie, Chirurgische Universitätsklinik, D-6650 Homburg/Saar

72. Ischämieschaden der Leber nach Transplantation: Symptomatologie und Differenzierung zwischen Reversibilität und Irreversibilität mit Hilfe eines Score

Ischemic Damage After Liver Transplantation: Symptomatology and Differentiation Between Reversibility and Irreversibility by a Special Score

G. Gubernatis, G. Tusch, E. Kuse, A. Bornscheuer, B. Ringe und R. Pichlmayr

Klinik für Abdominal- und Transplantationschirurgie der Medizinischen Hochschule Hannover

Nach Lebertransplantation zeigt die Mehrzahl der Transplantate einen mehr oder weniger ausgeprägten Ischämieschaden, bedingt durch unterschiedlichste Faktoren, wie z.B. Spenderauswahl, Organentnahme einschl. Perfusions- und Konservierungstechniken, Ischämiezeiten, Diagnose und Zustand des Empfängers sowie Technik und Umstände der Transplantation selbst. Die Bedeutung der einzelnen Faktoren wird unterschiedlich beurteilt und ist teilweise in erneute kritische Diskussion geraten (1), der resultierende Ischämieschaden beeinflußt jedenfalls die Ergebnisse erheblich, denn im Falle einer irreversiblen Nicht-Funktion, mit der in ca. 5 - 10% oder mehr gerechnet werden muß (2), besteht die einzige Chance in einer Retransplantation, die allerdings, bei INF, verglichen mit anderen Indikationen, die schlechteste langfristige Prognose hat (2) und auch nach eigenen Erfahrungen nur bei sehr frühzeitiger Indikationsstellung erfolgreich durchgeführt werden kann. Entscheidend für den Erfolg ist daher eine frühzeitige diagnostische Sicherheit hinsichtlich der Irreversibilität des Ischämieschadens.

Patienten und Methodik

Von 83 1986 und 30 im ersten Halbjahr 87 durchgeführten Lebertransplantationen wurden diejenigen erwachsenen Empfänger eines Ersttransplantates untersucht, die innerhalb eines Zeitraumes von 48 h nach Reperfusion einen Anstieg der GOT oder GPT über 1000 U/l aufwiesen. Diese Patienten wurden in zwei Gruppen eingeteilt: eine Gruppe mit schwerem, jedoch unter Intensivtherapie reversiblem Ischämieschaden (SID = severe ischemic damage) und eine zweite Gruppe, in der die Patienten wegen irreversiblen Ischämieschadens retransplantiert wurden oder wegen fehlenden

Chirurgisches Forum '88
f. experim. u. klinische Forschung
Hrsg.: K.H. Schriefers et al.

Spenderorgans verstarben (INF = initial non-function). Außer den Transaminasen wurden die für die klinische Entscheidung bedeutsamen Parameter GLDH, Gallemenge (T-Drain), Gerinnungsfaktoren bzw. konsekutiver Substitutionsbedarf (FFP und Frischblut) untersucht. Zur gleichzeitigen Wertung aller genannten Parameter im Zusammenhang wurden beide Gruppen einer linearen Diskriminanzanalyse mit anschließender Reklassifizierung durch eine jack-knifed Analyse unterzogen. Der hieraus entwickelte Score wurde bei den 1987 transplantierten Patienten überprüft.

Ergebnisse

32% der 1986 und 1987 transplantierten Patienten zeigten einen ausgeprägten Ischämieschaden. Dabei handelte es sich in 21% um eine reversible SID (severe ischemic damage) und in 12% um eine irreversible INF (initial non-function). Der Verlauf der GOT innerhalb der ersten zwei Tage nach Transplantation ist für beide Gruppen in Abb. 1 dargestellt. Offenbar werden die Gruppen als solche schon unterschieden, jedoch finden sich auch sehr ähnliche Verläufe in unterschiedlichen Gruppen, so daß die Transaminasen zwar einen Ischämieschaden als solchen anzeigen, für die individuelle Entscheidung im Einzelfall allein nicht ausreichend zwischen SID und INF diskriminieren. Vergleichbare Verhältnisse gruppierter Häufigkeiten bei ähnlichen Einzelverläufen finden sich auch für alle anderen Parameter, z.B. für die in Abb. 2 dargestellte, klinisch besonders bedeutsame Menge der T-Drain-Galle. Die Diskriminanzanalyse erbrachte eine 100%ige Klassifikation mit 95%iger Reklassifikation in der jack-knifed-Analyse für 1986. Der

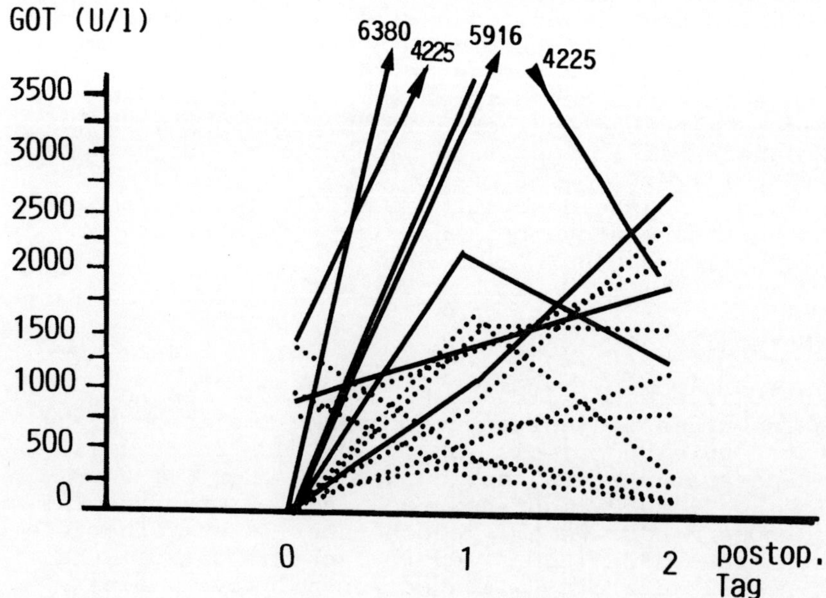

Abb. 1. Verlauf der GOT bei Patienten mit SID (gepunktete Linie) und INF (durchgezogene Linie)

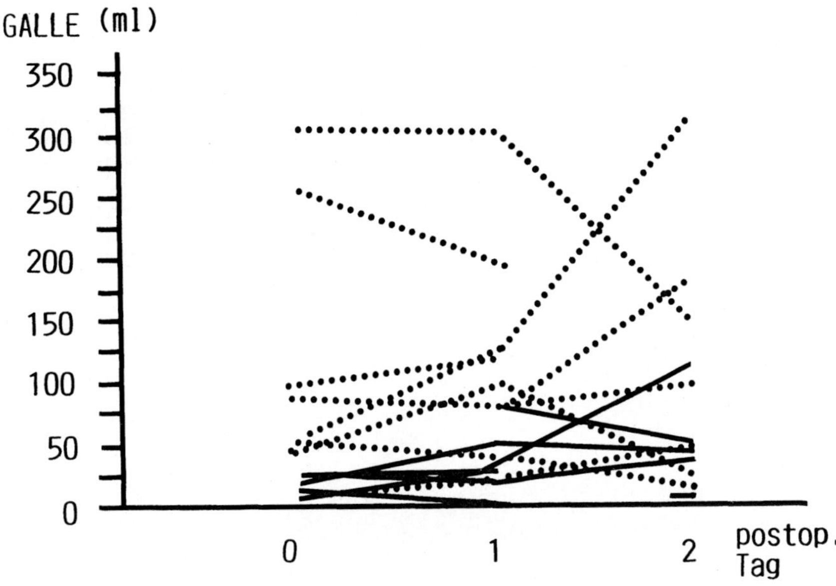

Abb. 2. Verlauf der täglichen Gallemenge aus dem T-Drain bei Patienten mit SID (gepunktete Linie) und INF (durchgezogene Linie)

hieraus entwickelte Score klassifizierte 87 bei allerdings kleiner Fallzahl wiederum 100% richtig. Er ist in Tabelle 1 dargestellt.

Diskussion

Die klinische Erfahrung, daß auch bei einem ungünstigen Wert einer der untersuchten Parameter die Prognose nicht zu schlecht ist, wenn nur die übrigen Parameter gut sind, mag der Grund für die ähnlichen Verläufe beider Gruppen SID und INF sein und wird durch die Diskriminanzanalyse quantifiziert. Sicher ist die Entscheidung zur Retransplantation und damit die Einteilung in die INF-Gruppe klinisch erfolgt, jedoch läßt auch die Reklassifikationsquote von 100% die Entscheidung korrekt erscheinen. Die 100%ige Klassifikation für 87 dürfte wegen der kleinen Fallzahl fälschlicherweise so hoch liegen, insgesamt zeigt sich jedoch, daß der Score ein gutes Hilfsmittel für die Differenzierung zwischen SID und INF ist. Er kann aus leicht verfügbaren Parametern innerhalb von 48 h nach Reperfusion erstellt werden. Natürlich ist wegen der schlechten Prognose der INF mit Notwendigkeit frühzeitiger Retransplantation eine noch schnellere Diagnose wünschenswert, was allerdings mit o.g. Parametern nicht möglich erscheint. Andere Parameter, wie z.B. das Verhalten des Lactats und Pyruvats oder des Aminosäuremetabolismus wurden zwar untersucht (3, 4), ihre Bedeutung für die Diagnose des Ischämieschadens ist jedoch derzeit offen. Gegenüber diesen aufwendigen Methoden dürfte die Messung des Gesamtsauerstoffverbrauchs (5) klinisch Bedeutung erlangen, zumal hierbei bereits intraoperativ erste prognostische Hinweise gegeben werden.

Tabelle 1. Score zur Differenzierung zwischen reversiblem (SID) und irreversiblem (INF) Ischämieschaden nach Lebertransplantation

Parameter	Korrektur-Faktor	Score-Multiplikator	Summand
GPT (U/l) Tag 0	$\frac{1}{1000}$	3,00	X_1
GOT (U/l) Tag 0	$\frac{1}{1000}$	- 1,96	X_2
Anstieg GOT (U/l) Tag 0 auf Tag 1	$\frac{1}{1000}$	0,63	X_3
Anstieg GLDH (U/l) Tag 0 auf Tag 1	$\frac{1}{1000}$	1,07	X_4
Menge FFP u. Frischblut Tag 0	$\frac{1}{1000}$	0,57	X_5
" " " " " Tag 1		0,67	X_6
Gallemenge(T-Drain)	$\frac{1}{100}$	- 1,72	X_7
Summe			$\Sigma X_1 - X_7$
Korrektur			- 2,95
Ischämie-Score			X_{IS}

$X_{IS} < 0$: SID reversibler, schwerer Ischämieschaden

$X_{IS} > 0$: INF irreversible initiale Nicht-Funktion

Zusammenfassung

Transaminasen und andere klassische Parameter zeigen zwar einen Ischämieschaden als solchen an, ohne jedoch individuell prognostisch wertbar zu sein, während ein aus ihnen entwickelter Score innerhalb von 48 h mit hoher Zuverlässigkeit zwischen reversiblem Ischämieschaden (SID) und irreversibler Nicht-Funktion (INF) auch individuell unterscheiden kann.

Summary

Transaminases and other classical parameters indicate an ischemic damage as such but cannot predict individual outcome whereas a special score obtained from these parameters can differenciate within 48 h between reversible severe ischemic damage (SID) and irreversible initial nonfunction (INF) even for a single patient.

Literatur

1. Makowka L, Gordon RD, Todo S, Ohkohchi N, Marsh JW, Tzakis AG, Yohoi H, Lingush J, Esquival CO, Satake M, Iwatsuki S, Starzl TE (1987) Analysis of donor criteria for the prediction of outcome in clinical liver transplantation. Transpl Proc 19:2378
2. Shaw BW, Gordon RD, Iwatsuki S, Starzl TE (1985) Retransplantation of the liver. Seminars in Liver Disease 5:394
3. Fath JJ, Ascher NL, Konstantinides FN, Bloomer J, Sharp H, Najarian JS, Cerra B (1984) Metabolism during hepatic transplantation: Indicators of allograft function. Surgery 96:664
4. Jenkins RL, Clowes GHA, Bosari S, Pearl RH, Khettry U, Trey C (1986) Survival from hepatic transplantation. Ann Surg 204: 364
5. Lübbe N, Bornscheuer A, Grosse H, Ringe B, Gubernatis G, Seitz W. Veränderungen des intraoperativen Gesamtsauerstoffverbrauchs bei Lebertransplantation. Der Anästhesist [Submitted]

Dr. G. Gubernatis, Klinik für Abdominal- und Transplantationschirurgie der Medizinischen Hochschule Hannover, Konstanty-Gutschow-Str. 8, D-3000 Hannover 61

73. Erhöhung einer CD8$^+$ Lymphocyten Subpopulation mit ungewöhnlichem Phänotyp nach Lebertransplantation

Increase of a CD8$^+$ Lymphocyte Subpopulation with an Atypical Phenotype Following Liver Transplantation

B. Nashan, R. Schwinzer, K. Wonigeit und R. Pichlmayr

Klinik für Abdominal- und Transplantationschirurgie, Medizinische Hochschule Hannover

Nach einer Organtransplantation wird häufig eine Erhöhung der CD8$^+$ Lymphocytenpopulation beobachtet (1). Da es sich bei den CD8$^+$ Lymphocyten um eine heterogene Subpopulation handelt, die sowohl cytotoxisch als auch suppressorisch aktive Zellen enthält, ist eine weitere Unterteilung dieser Subpopulationen mit Hilfe der Zweifarbenfluorescenz von besonderem Interesse. Eine solche Studie wurde an Patienten mit Lebertransplantation durchgeführt, bei denen derartige Verschiebungen in besonders starkem Maße beobachtet werden.

Methode

Patienten: 26 Patienten (1 - 4 Jahre nach Lebertransplantation) und 14 gesunde Freiwillige wurden untersucht. Die Immunsuppression bestand in einer Blutspiegel-adaptierten Ciclosporin Behandlung und niedrig dosierten Corticosteroiden. Die Ergebnisse wurden für drei Patientengruppen getrennt analysiert. *Gruppe 1:* 9 Patienten mit einer klinisch manifesten Virusinfektion im postoperativen Verlauf (Cytomegalievirusinfektion (CMV) n = 6, Hepatitis B Infektion (HBV) n = 3). Die Virusinfektion lag zum Zeitpunkt der Messung 1/2 bis 3 Jahre zurück; die Patienten waren beschwerdefrei. *Gruppe 2:* 14 Patienten, die im postoperativen Verlauf einen mehr als vierfachen Titeranstieg gegen CMW, Epstein-Barr Virus (EBV) oder Herpes simplex Virus (HSV) aufwiesen, jedoch keine klinischen Zeichen einer Virusinfektion gezeigt hatten. *Gruppe 3:* Patienten mit negativem Antikörpertiter gegen die obengenannten Viren (n = 3).

Zellfärbung: Blutlymphocyten wurden durch Dichtegradientenzentrifugation angereichert. 5 x 10^5 Zellen wurden in Mikrotiterplatten mit Rundboden mit optimalen Mengen direkt markierter monoklonaler Antikörper (mAk) inkubiert. Um die Zweifarben-

Chirurgisches Forum '88
f. experim. u. klinische Forschung
Hrsg.: K.H. Schriefers et al.

fluorescenz zu ermöglichen, waren die mAk mit Fluoresceinisothiocyanat (FITC, grün) oder Phycoerythrin (PE, rot) markiert. Die mAk Leu4 (CD3), Leu2 (CD8), Leu15 (CD11) und Leu11 (CD16) waren von der Fa. Becton Dickinson, Heidelberg; BMA 031 (anti-T-Zell-Receptor, anti-TCR) wurde uns freundlicherweise von Dr. R. KURRLE, Behring Werke AG, Marburg, zur Verfügung gestellt.

Durchflußcytometrie: Die Zweifarbenfluorescenzanalyse wurde mit einem FACStar Durchflußcytometer (Becton Dickinson, Heidelberg) durchgeführt (1). Die Auswertung der Messung erfolgte durch das Auftragen der Rotfluorescenz (y-Achse) gegen die Grünfluorescenz (x-Achse) der selektiv als Lymphocyten identifizierten Zellen (Identifizierung auf Grund der Lichtstreuungseigenschaften). Mit dieser Methodik konnten die rot fluorescierenden, die grün fluorescierenden, die doppelt fluorescierenden und die doppelt negativen Zellen prozentual dargestellt werden. Zur statistischen Analyse der Daten wurde der Student-t Test benutzt.

Ergebnisse

Patienten mit einer klinisch manifesten Infektion im früheren postoperativen Verlauf hatten eine deutliche Erhöhung der $CD8^+$ Population (50,0 ± 12,3%) im Vergleich zu den Patienten, die einen positiven antiviralen Antikörpertiter aufwiesen (31,3 ± 6,7%) bzw. keine antiviralen Antikörpertiter hatten (31,7 ± 3,4%) oder den Kontrollpersonen (28,8 ± 5,4%). Das Verhältnis der $CD8^+$ $CD11^+$ und $CD8^+$ $CD16^+$ Subpopulationen wurde mit Hilfe der Zweifarbenfluorescenz untersucht. Die $CD8^+$ $CD11^+$ Subpopulation war bei allen Patienten nach Lebertransplantation signifikant erhöht, wohingegen die $CD8^+$ $CD16^+$ Subpopulation nicht erhöht war (Tabelle 1). Diese Erhöhung war besonders deutlich bei Patienten mit einer klinisch manifesten Virusinfektion. Demzufolge ist die Zunahme der $CD8^+$ Population auf eine selektive Zunahme der $CD8^+$ $CD11^+$ Subpopulation zurückzuführen.

Tabelle 1. Verteilung der $CD8^+$ Subpopulation

Kollektiv		Phänotypen (% positive Lymphocyten)		
		$CD8^+$	$CD8^+$ $CD11^+$	$CD8^+$ $CD16^+$
Infektion	(n=9)	50,0 ± 12,3**	23,1 ± 9,4**	4,7 ± 2,8
Seropositiv	(n=14)	31,3 ± 6,7	11,9 ± 6,8*	3,6 ± 2,2
Seronegativ	(n=3)	31,7 ± 3,4	15,7 ± 5,5**	5,7 ± 2,6
Kontrolle	(n=14)	28,8 ± 5,4	7,5 ± 3,2	4,5 ± 3,2

Resultate in % positive Zellen ± SD; $^*p < 0,05$, $^{**}p < 0,001$

Ein anderes Kriterium für die Unterteilung der $CD8^+$ Population ist die unterschiedliche CD8 Antigendichte auf der Oberfläche der Zellen; die resultierenden Populationen werden als dim und bright

$CD8^+$ bezeichnet. Die CD11 Expression wurde selektiv auf $CD8^+$ (dim) und $CD8^+$ (bright) Zellen gemessen. Bei gesunden Kontrollen wird CD11 auf beiden $CD8^+$ Untergruppen exprimiert. Allerdings exprimierten nur 3 - 10% der $CD8^+$ (bright) Zellen von Kontrollpersonen auch CD11, wohingegen nach Lebertransplantation bei allen Patientengruppen 25 - 40% der bright $CD8^+$ Zellen CD11 koexprimierten. $CD8^+$ (dim) Zellen zeigten keine deutliche Verschiebung der CD11 Koexpression sowohl bei Lebertransplantierten als auch bei Gesunden. Leberempfänger mit und ohne klinisch manifesten viralen Infekt hatten also eine deutlich erhöhte $CD8^+$ (bright) $CD11^+$ Subpopulation. Ein Vergleich mit den $CD8^+$ $CD11^+$ Zellen ergibt, daß bei Leberempfängern 60 - 80% der $CD8^+$ $CD11^+$ Zellen zu der $CD8^+$ (bright) Subpopulation gehören. Bei den Kontrollpersonen gehört der Hauptteil der $CD8^+$ $CD11^+$ Zellen zu den $CD8^+$ (dim) Zellen. Weitere Untersuchungen ergaben, daß die $CD8^+$ (bright) $CD11^+$ Zellen auch den T-Zell Receptor/CD3 Komplex exprimierten im Gegensatz zu den $CD8^+$ (dim) $CD11^+$ Zellen.

Diskussion

Die Resultate dieser Untersuchungen zeigen den deutlichen Anstieg einer ungewöhnlichen $CD8^+$ $CD11^+$ Zellpopulation bei Patienten, deren Transplantation länger als ein Jahr zurückliegt. Diese Subpopulation trägt das CD8 Antigen in hoher Dichte und weiterhin den TCR/CD3 Komplex. Der Anstieg dieser Subpopulation ist unabhängig von einer Gesamterhöhung der $CD8^+$ Population bei Transplantierten. Die Expression des CD11 Antigens, das normalerweise nicht auf T-Zellen sondern auf Natural Killer-Zellen anzutreffen ist, weist darauf hin, daß es sich um eine atypische Lymphocytenpopulation handelt, die nach Transplantation expandiert.

Patienten mit bereits lange zurückliegenden klinisch manifesten Virusinfekten zum Zeitpunkt der Untersuchung, zeigten eine besonders deutliche Erhöhung der $CD8^+$ (bright) $CD11^+$ $TCR^+/CD3^+$ Subpopulation. Dieser Befund deutet auf eine wichtige Rolle viraler Antigene hin. GRATAMA et al. (2) konnten einen allerdings numerisch wesentlich geringeren Anstieg einer $CD8^+$ $Leu7^+$ Population, auch in einem Kollektiv Gesunder im Anschluß an eine CMV Infektion zeigen. Dabei handelt es sich um eine der $CD8^+$ $CD11^+$ Zellen ähnliche Subpopulation (1).

Die $CD8^+$ $CD11^+$ Subpopulation ist auch bei Patienten mit chronischer Graft versus Host Disease nachzuweisen (3); dies legt die Vermutung nahe, daß diese Subpopulation auch durch Alloantigene stimuliert und zur Expansion gebracht werden kann. Die Erhöhung der hier gezeigten $CD8^+$ $CD11^+$ T-Zellen könnte demnach sowohl durch virale Antigene als auch durch eine Stimulation von Alloantigenen des Transplantates hervorgerufen werden.

Eine Beurteilung der Funktion dieser Zellen erlauben die Ergebnisse nicht. Phänotypisch ähnliche Zellen ($CD8^+$ $CD11^+$) bewirken in vitro eine Suppression sowohl der Mitogenstimulation als auch der Pokeweed Mitogen induzierten IgG Synthese (4). Vergleichbare Ergebnisse wurden auch für $CD9^+$ $Leu7^+$ und $CD8^+$ $CD11^+$ Zellen bei knochenmarkstransplantierten Patienten gefunden (3). Trotz dieser Ergebnisse ist fraglich, ob die unspezifische Suppression die Hauptfunktion dieser Zellen ist.

Zusammenfassung

Bei 26 Patienten nach Lebertransplantation und 14 gesunden Personen wurde eine nähere Analyse der CD8 Lymphocyten Subpopulation mit Hilfe der Zweifarbendurchflußcytometrie durchgeführt. Sowohl bei Patienten mit einer klinisch manifesten Virusinfektion im postoperativen Verlauf als auch bei Patienten mit und ohne antiviralem Antikörpertiter konnte eine selektive Erhöhung einer $CD8^+$ Subpopulation festgestellt werden, die CD11 und den TCR/CD3 Komplex exprimiert. Diese Subpopulation war bei gesunden Kontrollpersonen nicht erhöht. Die Erhöhung dieses Zelltyps mag durch virale Antigene und/oder Alloantigene bedingt sein. Zur Klärung dieser Frage sind funktionelle Analysen erforderlich.

Summary

The $CD8^+$ lymphocyte subpopulation was analysed in 26 patients with liver allografts and 14 healthy controls using flow cytometry. A selective increase of a $CD8^+$ subpopulation coexpressing CD11 and the TCR/CD3 complex was found in patients with liver allografts who had a viral infection as well as in those with positive or negative antiviral antibody titers. This subsets of $CD8^+$ cells was not found in healthy controls. The increase of this lymphocyte population may be due to viral antigen and/or alloantigen stimulation. The function of these cells is not yet clear.

Literatur

1. Schwinzer R, Wonigeit K, Nashan B, Pichlmayr R (1987) Selective increase of $CD8^+$ $CD11^+$ cells in long-term liver allograft recipients. Transplant Proc 19:3812
2. Gratama JW, Kardol M, Naipal IH et al. (1987) The influence of cytomegalovirus carrier status on lymphocyte subsets and natural immunity. Clin Exp Immunol 68:16
3. Klingemann HG, Lawrence GL, Storb R (1987) Phenotypical and functional studies on an subtype of suppressor cells ($CD8^+$/$CD11^+$) in patients after bone marrow transplantation. Transplantation 44:381
4. Landay A, Gartland GL, Clement LT (1983) Characterization of a phenotypically distinct subpopulation of Leu-2^+ cells that suppresses T-cell proliferative responses. J Immunol 131: 2757

Dr. B. Nashan, Klinik für Abdominal- und Transplantationschirurgie, Medizinische Hochschule Hannover, Konstanty-Gutschow-Str. 8, D-3000 Hannover 61

74. Orthotope Lebertransplantation im Kindesalter: Auswirkungen der Roux-Y-Choledocho-Jejunostomie auf die Absorption von Cyclosporine*

Effect of Roux-en-Y Biliary Enterostomy on the Absorption of Cyclosporin: Relevance to Poor Drug Bioavailability in Children after Orthotopic Liver Transplantation

B. H. Kehrer, P. F. Whitington und D. D. Black

The Departments of Pediatrics and Surgery
The University of Chicago Pritzker School of Medicine
The Wyler Children's Hospital, Chicago

Zielsetzung

Nach orthotoper Lebertransplantation (OLT) bei Kindern bietet die schlechte Bioverfügbarkeit (BV) von Cyclosporine (CyA) wesentliche Probleme (1). Zur Erhaltung eines therapeutischen Spiegels benötigten unsere erwachsenen Patienten 1 - 8 mg CyA/kg KG/Tag; im Gegensatz dazu lag die entsprechende Dosis bei den Kindern zwischen 9 - 218 mg CyA/kg KG/Tag. Die erhöhte Clearance (1, 2) vermag dabei die mehrfach reduzierte BV allein nicht zu erklären.

Wir vermuteten, daß die bei Kindern zur Gallenwegsrekonstruktion notwendige Roux-Y-Schlinge einerseits durch eine Verkürzung des verfügbaren Darmes und andererseits durch distale Galleeinleitung eine Malabsorption des CyA zur Folge hat.

Methodik

Sprague-Dawley Ratten wurden wie folgt präpariert:

Gruppe I: Einlegen eines Silastic-Katheters in den Ductus choledochus zur externen Galleableitung. Intraduodenale Verabreichung von 5 mg ^{3}H-CyA und:

*Diese Studie wurde unterstützt durch Beiträge der Gail. I. Zuckermann Foundation, The Children's Research Foundation und durch Mittel der Departments of Surgery and Pediatrics of the University of Chicago Pritzker School of Medicine

Chirurgisches Forum '88
f. experim. u. klinische Forschung
Hrsg.: K. H. Schriefers et al.

- Gruppe I A: Intraduodenale Galleinfusion (2 ml/h)
- Gruppe I B: *ohne* Galleverabreichung.

Gruppe II: Externe Galleableitung (wie Gruppe I). Zusätzlich Anlegen einer Roux-Y-Anastomose 7 cm distal Treitz-Band (Roux-Schlinge 10 cm). Intraduodenale Verabreichung von 5 mg ^{3}H-CyA und gleichzeitig Galleinfusion (2 ml/h):
- Gruppe II A: ins Duodenum
- Gruppe II B: in die Roux-Schlinge.

Gruppe III: Scheinoperierte Tiere mit externer Galleableitung (wie Gruppe I) und End-zu-End Anastomose des Jejunums. Intraduodenale Verabreichung 5 mg ^{3}H-CyA und Galleinfusion:
- Gruppe III A: ins Duodenum
- Gruppe III B: 17 cm distal vom Treitzschen Band.

Die infundierte Galle wurde vor jedem Experiment von "Spendertieren" mittels einer externen Galledrainage gesammelt (Verlust an Gallesalzen durch enterale Substitution kompensiert).

Nach standardisierter enteraler Verabreichung von ^{3}H-CyA konnte die Absorption anhand der ^{3}H-CyA Elimination über 24 h in der Galle direkt gemessen werden (90% des absorbierten CyA wird über Galle ausgeschieden).

Resultate

Zwischen den Gruppen I - III variierte die maximale (nach 7 h) und die kumulative (über 10 - 24 h) ^{3}H-CyA Ausscheidung entsprechend der Reihenfolge: Kontrolltiere (I A) und scheinoperierte Tiere mit Galleinfusion ins Duodenum (III A) > Roux-Y-Tiere mit Galle ins Duodenum (II A) > Roux-Y-Tiere mit Galle in die Roux-Schlinge (II B) > scheinoperierte Tiere mit Galle ins Jejunum (III B) > Kontrolltiere ohne Gallesubstitution (I B).

Wie aus Tabelle 1 hervorgeht, schieden die Ratten mit normaler Anatomie (I A) doppelt soviel CyA aus wie die Tiere, bei denen die Galle in die Roux-Schlinge eingeleitet wurde (II B). Die scheinoperierten Tiere mit Galleeinleitung ins Duodenum (III A) zeigten gleiche Werte wie die Kontrolltiere (I A). Andererseits entsprach die CyA-Ausscheidung bei scheinoperierten Tieren mit Galleeinleitung ins Jejunum (III B) derjenigen bei Galleeinleitung in die Roux-Schlinge (II B).

Diskussion

Ziel unserer Studie war es, den Einfluß der Roux-Y-Choledochojejunostomie auf die CyA-Absorption zu untersuchen.

Unsere Resultate zeigen, daß im Tiermodell die CyA-Absorption bei Galleeinspeisung durch die Roux-Schlinge um rund 50% reduziert ist. Die reduzierte Bioverfügbarkeit des CyA, wie sie spezifisch nach OLT bei Kindern beobachtet wird, scheint damit zu einem wesentlichen Teil durch die in dieser Altersgruppe notwendige Methode der Gallenwegsrekonstruktion bedingt zu sein.

Tabelle 1. Kumulative Exkretion von CyA

Gruppe		Ort der Galleinfusion	CyA Exkretion (%)[a]	p versus Gruppe
Kontrolle	I A	Duodenum (n=15)	14,8 ± 3,3[b]	< 0,001 vs I B, II B < 0,005 vs II A, III B = 0,926 vs III A
	I B	keine Galle (n=11)	3,2 ± 1,6	< 0,001 vs I A, II A, III A = 0,032 vs III B
Roux-Y	II A	Duodenum (n=11)	11,2 ± 2,5	< 0,001 vs I B < 0,005 vs I A, II B < 0,05 vs III A, III B
	II B	Roux-Schlinge (n=13)	7,7 ± 2,1	< 0,001 vs I A, I B, III A < 0,005 vs II A = 0,464 vs III B
Schein-operiert	III A	Duodenum (n=4)	14,6 ± 1,3	< 0,001 vs I B, II B < 0,005 vs III B < 0,05 vs II A = 0,926 vs I A
	III B	Jejunum (n=2)	6,9 ± 2,6	< 0,005 vs I A, III A < 0,05 vs I B, II A = 0,464 vs II B

[a]= über 24 h ausgeschiedenes ^{3}H-CyA ausgedrückt als % der verabreichten Dosis;

[b]= Mittelwert ± Standardabweichung

Unsere Daten legen nahe, daß zwei verschiedene Faktoren die CyA-Absorption beeinflussen: 1. Die Reduktion der Darmlänge und 2. der im Darmtrakt nach distal verlagerte Galleeinstrom. Dieser letztere Punkt - der Galleeintritt ins mittlere Jejunum - scheint dabei die bedeutendere Rolle zu spielen.

Die extreme Abhängigkeit der CyA-Absorption von der Anwesenheit von Galle im Darmlumen (3) - wie sie auch in unserer Arbeit zum Ausdruck kommt - dürften für das beobachtete Phänomen verantwortlich sein. Zudem bestehen Anhaltspunkte dafür, daß besonders die proximalen Darmabschnitte für die CyA-Absorption wesentlich sind (4). Mit der Roux-Y Gallewegsrekonstruktion wird die notwendige Galle aber gerade diesen Abschnitten entzogen.

Welche Bedeutung kommt diesen Studien für die OLT beim Kind zu? Eine Choledocho-Enterostomie wird weiterhin nötig sein, muß aber modifiziert werden. Die Verwendung einer möglichst kurzen Roux-Schlinge kann den Verlust an Darmlänge reduzieren. Nach unseren Resultaten würde dies jedoch nur eine geringgradige Verbesserung bringen. Wesentlich erfolgversprechender dürfte es sein, die Roux-Anastomose so nahe als möglich an das Treitzsche Band zu plazieren und damit einen proximaleren Punkt für die Galleeinleitung zu erhalten. Erste klinische Erfahrungen scheinen diese Hypothese zu bestätigen.

Noch idealer wäre jedoch eine kurze, direkte, "physiologisch" Galleeinleitung ins Duodenum. In der operativen Behandlung von Gallengangsatresien wurde dies mittels einer Hepato-Entero-Duodenostomie schon durchgeführt (5). Eine analoge Rekonstruktion der Gallenwege mittels einer isolierten, kurzen, zwischen Choledochus und Duodenum eingeschaltete Dünndarmschlinge könnte bei OLT im Kindesalter die Bioverfügbarkeit von CyA wesentlich verbessern.

Zusammenfassung

Die nach orthotoper Lebertransplantation (OLT) im Kindesalter massiv eingeschränkte Bioverfügbarkeit von Cyclosporin (CyA) bietet wesentliche Probleme im Management von Kindern nach OLT.

Unsere Annahme war, daß die bei Kindern verwendete Roux-Y Choledocho-Jejunostomie eine Malsbsorption und damit eine schlechte Bioverfügbarkeit von CyA zur Folge hat. Wir versuchten, diese These im Tiermodell zu überprüfen.

An Sprague-Dawley Ratten wurde eine Roux-Y Jejunostomie angelegt und eine externe biliodigestive Fistel geschaffen, die es erlaubt, Galle wahlweise in das Duodenum oder in die Roux-Schlinge einzuleiten. Die Resultate der CyA-Ausscheidung bei Ratten mit Roux-Schlinge wurden verglichen mit den entsprechenden Werten bei normalen und scheinoperierten Tieren.

Unsere Resultate lassen sich wie folgt zusammenfassen: 1. Ratten mit unveränderter Anatomie scheiden doppelt soviel CyA aus als Ratten mit in eine Roux-Schlinge eingeleitete Galle (entspricht der anatomischen Situation bei Kindern nach OLT). 2. Ohne Galle ist die CyA-Absorption massiv eingeschränkt. 3. Bei Tieren mit

Roux-Schlinge und Galleeinleitung in das Duodenum war die CyA-Absorption gegenüber den normalen Kontrolltieren nur geringfügig reduziert.

Wir schließen daraus, daß die Lokalisation der Galleeinleitung in den Magendarmtrakt nach Anlegen einer Roux-Schlinge die Resorption von CyA verschlechtert. Die Verkürzung des Darmes allein reduziert die CyA-Absorption dagegen nur unwesentlich.

Diese Resultate legen nahe, daß eine Modifikation der Rekonstruktion der Gallenwege bei OLT im Kindesalter die CyA-Absorption wesentlich verbessern kann.

Summary

Erratic bioavailability of cyclosporine (CyA) is a major problem in managing children after orthotopic liver transplantation (OLT). Our hypothesis is that the Roux-en-Y choledocho-jejunostomy used for biliary drainage in children causes drug malabsorption, and is a major factor in poor bioavailability. The simulation of this circumstance in the laboratory rat is the basis of these experiments. Sprague-Dawley rats were prepared for study by constructing a Roux-en-Y jejunojejunostomy and a biliary-enteric fistula was formed to allow delivery of bile to either the duodenum or the Roux-loop, while CyA was given into the duodenum. We studied the biliary excretion of CyA, in animals with Roux-en-Y anatomy and compared it with normal and sham control rats. Our results demonstrate that: 1) Rats with normal anatomy excreted twice as much CyA as animals with bile into the Roux-loop (i.e., the anatomic equivalent of the child after OLT). 2) The absence of bile has a profound negative effect on CyA absorption. 3) There was somewhat reduced CyA excretion in the animals with a Roux-en-Y but bile into the duodenum as compared to control animals. We conclude that the location of bile entry into the bowel is important in determining the quantity of CyA cleared after Roux-en-Y biliary enterostomy. Surgical reduction of bowel length reduces CyA absorption to a lesser degree. These data suggest that a modified surgical approach could improve CyA absorption after OLT in children.

Literatur

1. Burckart GJ, Starzl T, Williams L, et al. (1985) Cyclosporine monitoring and pharmacokinetics in pediatric transplant patients. Transplant Proc 17:1172-1175
2. Ptachcinski RJ, Burckart GJ, Rosenthal JT, et al. (1986) Cyclosporine pharmacokinetics in children following cadaveric renal transplantation. Transplant Proc 18:766-767
3. Ericzon GB, Todo S, Lynch S, et al. (1987) Role of bile and bile salts on cyclosporine absorption in dogs. Transplant Proc 19:1248-1249
4. Grevel J (1986) Absorption of Cyclosporin A after oral dosing. Transplant Proc 18:9-15

5. Kaufman BH, Luck SR, Raffensperger JG (1981) The evolution of a valved hepatoduodenal intestinal conduit. J Pediatr Surg 16:279-283

B.H. Kehrer, M.D., The Departments of Pediatrics and Surgery of the University of Chicago Pritzker School of Medicine, Chicago, IL 60637, USA

75. Die Schluckfunktion nach Speiseröhrenersatz: Klinische und manometrische Untersuchungsergebnisse

Swallowing Function After Esophageal Replacement: Clinical and Manometric Results

B. Dreuw, J. Braun, G. Winkeltau und V. Schumpelick

Abteilung Chirurgie der Med. Fakultät der RWTH-Aachen (Vorstand: Prof. Dr. V. Schumpelick)

Als Ersatzorgane zur Passagewiederherstellung nach Ösophagektomie finden Magen, Colon sowie Jejunuminterponate Verwendung. Ein klinisch funktioneller Vorteil ist bisher in der Literatur für keines der erwähnten Ersatzorgane erkenntlich geworden. Manometrisch beschreibt MEYERS et al. 1980 (1) für "freie" Jejunuminterponate nach Pharyngoösophagektomie einen nahezu normalen Schluckmechanismus. Ebenso konnten MILLER et al. 1975 (2) propulsive Druckwellen bei 6 von 9 Patienten mit Jejunuminterponat und 1 von 3 Coloninterponaten nachweisen. Am Ersatzorgan Magen wurde trotz klinisch ähnlich guter Ergebnisse wie beim Dickdarm- oder Dünndarmersatz keine derartige propulsive Peristaltik beschrieben. Ziel unserer Untersuchungen war es daher herauszufinden, welche funktionellen Gegebenheiten des Mageninterponates für die klinisch gute Schluckfähigkeit der Patienten verantwortlich ist.

Krankengut und Methodik

An unserer Klinik wurde seit 1986 bei 44 Carcinompatienten eine Speiseröhrenresektion durchgeführt. Die Passagewiederherstellung erfolgte in 40 Fällen durch ein Mageninterponat mit collarer Anastomose. Hiervon konnten 17 Männer und 3 Frauen mit einem Durchschnittsalter von 64,7 Jahren nachuntersucht werden. Die Patienten wurden differenziert über ihre postoperative Schluckfähigkeit und Eßgewohnheiten befragt. Nach gastroskopischem Ausschluß eines Tumorrezidivs oder einer Anastomosenstenose konnte bei 10 Patienten zusätzlich eine Motilitätsuntersuchung im transponierten Magen durchgeführt werden. Dazu wurde eine 2-Punkt-Perfusionsmanometrieeinheit mit konstanter Perfusionsrate von 2 ml/min verwendet. Registriert wurde das Motilitätsverhalten bei Trockenschlucken, unter Provokation mit Bauchpresse und Schlucken eines Wasserbolus sowie nach pharmakologischer Stimulation mit 10 mg Metoclopramid i.v.

Chirurgisches Forum '88
f. experim. u. klinische Forschung
Hrsg.: K.H. Schriefers et al.

Ergebnisse

11 Patienten klagten während der ersten postoperativen Monate über Schluckbeschwerden, denen ursächlich eine narbige Stenose im Bereich der collaren Anastomose zugrunde lag. Diese organische Ursache konnte bis auf eine Ausnahme durch eine entsprechende Bougierungsbehandlung behoben werden.

16 Patienten konnten normale Nahrung zu sich nehmen, wobei jedoch häufig grobfaseriges Fleisch gemieden wurde. Funktionell erhebliche Schwierigkeiten mit der Nahrungsaufnahme hatte ein Patient mit hoher pharyngealer Anastomose. Trotz gastroskopisch weiter Anastomose konnte er nur passierte Kost zu sich nehmen.

Manometrisch ließen sich unter Ruhebedingungen regelmäßig rhythmische Wellen mit einer Dauer von 5,7 ± 1,8 s und einer Amplitude von 6,2 ± 1,2 mm Hg ohne orthograd gerichtete Peristaltik aufzeichnen. Der endoluminale Basaldruck lag dabei zwischen 4,2 ± 0,9 mm Hg. Auch bei Trockenschlucken oder Provokation mit Bauchpresse oder Wasserbolus konnte eine peristaltische Aktivität nicht ausgelöst werden. Bei intravenöser Applikation von Metroclopramid zeigte sich eine nach 145 ± 16 s einsetzende kurzzeitige Abnahme des Ruhetonus um 2,4 ± 0,6 mm Hg. Anschließend kam es zu einer Verstärkung der Kontraktionsamplituden auf 9,4 ± 1,1 mm Hg ohne Einfluß auf die Frequenz für 422 ± 83 s. Auch unter zusätzlich durchgeführten Provokationsmanövern ließ sich dabei keine peristaltische Aktivität anregen.

Bei allen Patienten fand sich ein oberer Ösophagussphinkter (OÖS) mit Ruhetonus von 37,7 ± 2,4 mm Hg, zeitgerechter Relaxation und kräftiger schluckreflektorischer Kontraktion mit Kontraktionsamplitude von 82 ± 17 mm Hg. Bei 6 der 10 Patienten ließ sich zusätzlich ein 1 - 2 cm langes Stück Restspeiseröhre mit intakter schluckmotorischer Aktivität nachweisen.

Klinisch konnten alle diese Patienten einen 10 ml Wasserbolus in leichter Kopftieflage problemlos schlucken.

Diskussion

Narbige collare Anastomosenstenosen beeinträchtigten die Schluckfunktion bei 55% unserer Patienten in den ersten postoperativen Monaten. Diese organischen Stenosen konnten jedoch durch eine wiederholte Bougierung bei 10 der 11 Patienten beseitigt werden. Dies bestätigt die Ergebnisse von ORRINGER 1984 (3), der über eine cervicale bougierungsbedürftige Dysphagie bei 45% seiner Patienten berichtete.

90% unserer Patienten mit Speiseröhrenersatz durch Mageninterponat hatten eine klinisch zufriedenstellende Schluckfähigkeit trotz manometrisch fehlender propulsiver Peristaltik im Ersatzorgan. Dies belegt, daß ein differenziertes Organ zum Bolustransport vom Pharynx in das Duodenum nicht unbedingt erforderlich ist. Entscheidend für eine suffiziente Schuckfunktion scheint hier der Erhalt des OÖS zu sein. Der Totalverlust des OÖS bei der Pharyngogastrostomie ist mit einer erheblichen funktionellen Beeinträchtigung belastet.

Der Speiseröhrenersatz mit Mageninterponat ist funktionell ein passives System ohne propulsive Peristaltik. Das im eigenen Untersuchungsgut beobachtete Motilitätsmuster entspricht im wesentlichen enteralen Typ I - II Wellen und dürfte damit überwiegend Durchmischungsfunktion haben. Welchen Einfluß die totale Vagotomie und partielle Sympathektomie auf die Pylorusfunktion hat, kann derzeit noch nicht sicher beantwortet werden. Zur Vermeidung schwerwiegender Magenausgangsstenosen haben wir daher eine regelmäßige Pyloroplastik durchgeführt.

Zusammenfassung

Bei 20 Patienten mit Magentransposition nach Ösophagektomie wurde postoperativ die Schluckfunktion klinisch und manometrisch untersucht. Klinisch zeigte sich bei 11 Patienten eine Dysphagie durch narbige Anastomosenenge, die jedoch durch Bougierungsbehandlung beseitigt werden konnte. Langfristig hatten 18 Patienten eine gute Schluckfunktion trotz manometrisch fehlender propulsiver Transportfunktion des Mageninterponates. Für die Schluckfunktion entscheidend scheint ein intakter OÖS sowie ein ungehinderter distaler Abfluß aus dem Ersatzorgan zu sein.

Summary

We studied the postoperative swallowing function using clinical and manometric methods in 20 esophagectomy patients who had had a stomach autograft. Eleven patients had dysphagia caused by anastomotic strictures which disappeared after bougienage. Long term results showed a good swallowing function in 18 patients although no propulsive waves were revealed manometrically. We conclude that a strong upper esophageal sphincter and free drainage into the stomach are the most important factors for a good postoperative swallowing function after esophagectomy.

Literatur

1. Meyers WC, Seigler HF, Hanks JB, Thompson WM, Postlethweit R, Jones RS, Akwari OK, Cole TB (1980) Postoperative function of "free" jejunal transplants for replacement of the cervical esophagus. Ann Surg 192:439-450
2. Miller H, Lam KH, Ong GB (1975) Observations of pressure waves in stomach, jejunal, and colonic loops used to replace the esophagus. Surg 78:543-551
3. Orringer MB (1984) Transhiatal esophagektomy without thoracotomy for carcinoma of the thoracic esophagus. Ann Surg 200: 282-288

Dr. B. Dreuw, Abteilung Chirurgie der Med. Fakultät der RWTH Aachen, Pauwelsstraße, D-5100 Aachen

76. Die endoskopisch-mikrochirurgische Dissektion der Speiseröhre – Tierexperimentelle Ergebnisse*

Endoscopic Microsurgical Dissection of the Esophagus – Results from an Animal Model

K. Kipfmüller[1], G. Bueß[1], D. Duda[2], M. Naruhn[1], A. Melzer[1] und Th. Junginger[1]

[1]Klinik und Poliklinik für Allgemein- und Abdominalchirurgie,
[2]Institut für Anästhesiologie, Universität Mainz

Einleitung

Ist in der Behandlung von gutartigen oder malignen Speiseröhrenerkrankungen die Entfernung des Oesophagus erforderlich, so gilt die stumpfe Dissektion im Gegensatz zum Zweihöhleneingriff als das weniger invasive Verfahren. Der Nachteil liegt in der fehlenden Sicht während der Präparation mit daraus resultierendem unkontrollierten Blutverlust, unerkannten Trachealverletzungen und Läsionen des linken Nervus recurrens, die in der Literatur mit bis zu 40% angegeben werden (2, 4, 5).

Um diese Nachteile zu reduzieren, haben wir das Konzept der endoskopisch-mikrochirurgischen Dissektion der Speiseröhre entwickelt und im Tierversuch erprobt.

Zielsetzung

Die fehlende visuelle Kontrolle von Präparation und Blutstillung bei der stumpfen Dissektion soll durch ein endoskopisches Verfahren erreicht werden.

Nach Vorstudien am anatomischen Präparat hatten sich für die Tierversuche folgende Fragen ergeben:

- ist eine präzise Darstellung der anatomischen Strukturen und eine gezielte Blutstillung möglich?

*Gefördert durch die Deutsche Forschungs- und Versuchsanstalt für Luft- und Raumfahrttechnik (DFVLR) im Rahmen der Projektträgerschaften für Arbeit, Umwelt und Gesundheit

Chirurgisches Forum '88
f. experim. u. klinische Forschung
Hrsg.: K.H. Schriefers et al.

- können bei der Präparation die großen Gefäße, die Trachea, Nervus vagus und Nervus recurrens sicher geschont werden?
- gelingt es, Lymphknoten darzustellen und zu entfernen?
- ermöglichen die anatomischen Strukturen den uneingeschränkten Einsatz des Operationssystems?
- ist die am anatomischen Präparat konzipierte Operationstechnik auf das Tiermodell übertragbar?

Methodik

Da keine vergleichbare Operationstechnik existierte, mußte zunächst ein geeignetes Instrumentarium entwickelt werden. Wir haben auf ein Laparoskop ein Überrohr mit integrierter Saug- und Spülvorrichtung geschoben. Auf die Spitze können zur mechanischen Dilatation des Operationsgebietes Oliven unterschiedlicher Größe aufgesteckt werden. Zur Präparation dient das Standardinstrumentarium für die Laparoskopie: die Hakenschere zur scharfen und der Sauger zur stumpfen Präparation, die bipolare Zange zur Coagulation kleiner Gefäße.

Die Operationen erfolgten an intubierten Tieren in Kombinationsanästhesie mit Ketamin, Dehydrobenzperidol und Hypnomidate.

Folgende operative Technik konnte in einer Pilotserie an 20 Schafen entwickelt und standardisiert werden: Nach Laparotomie und Anschlingen des distalen Oesophagus wird über einen längsverlaufenden Zugang an der linken Halsseite die cervicale Speiseröhre dargestellt. Von hier aus erfolgt die weitere Präparation mit dem modifizierten Operationslaparoskop. Bei gleichzeitiger Schonung umliegender Strukturen können Blutgefäße gezielt dargestellt, bipolar coaguliert und anschließend durchtrennt werden. Nach Erreichen des Hiatus wird vom Bauchraum her ein Magenschlauch nach cervical gezogen und in den aboralen Stumpf der Speiseröhre eingenäht. Beim Zurückziehen des Magenschlauchs in Richtung Bauchraum spannen sich die verbliebenen, zur Speiseröhre ziehenden Gefäße und bindegewebigen Strukturen an und können unter endoskopischer Sicht gezielt durchtrennt werden.

Ergebnisse

Am anatomischen Präparat wurde unter endoskopischer Kontrolle zunächst die Technik des Eversions-Strippings geübt. Diese Methode wurde bald verlassen, da es hierbei zu starken Verziehungen der umliegenden Strukturen kam, die ein exaktes Präparieren erschwerten.

In der zweiten Phase wurden dann ein schmaler Kanal entlang der Speiseröhre geschaffen und durch diesen vom Bauchraum her ein dünner Magenschlauch nach cervical gezogen. Auch hierbei entstanden während der zweiten Präparationsphase unübersichtliche Situationen, die kein anatomiegerechtes Operieren erlaubten.

So entwickelte sich mit fortschreitender Erfahrung die Technik, den Oesophagus bereits bei der ersten Präparationsphase weitgehend zirkulär aus seinem mediastinalen Lager herauszupräparieren.

Nach Standardisierung der Operationstechnik an 20 Versuchstieren können wir feststellen:

- Mit dem Prototyp eines modifizierten Operationslaparoskopes und mit dem Konzept der aufsteckbaren Olive zur Dilatation des Op-Gebietes sind wir in der Lage, die zur Speiseröhre ziehenden Gefäße gezielt darzustellen, sicher zu coagulieren und zu durchtrennen. Wesentliche Blutungen treten nicht auf.
- Die anatomischen Strukturen lassen sich präzise darstellen und können so vor Verletzungen geschont werden.
- Lymphknoten können gezielt dargestellt und entfernt werden.
- Das modifizierte Operationsendoskop und die Instrumente konnten ohne Einschränkungen eingesetzt werden.
- Die am anatomischen Präparat konzipierte Operationstechnik wurde geringfügig geändert: Es hat sich als zweckmäßig erwiesen, bereits bei der ersten Präparationsphase den Oesophagus weitgehend zirkulär freizupräparieren.

Diskussion und Folgerungen

In der Chirurgie des Oesophaguscarcinoms erfüllt nur die abdominothorakale Resektion die onkologische Grundforderung nach Monobloc-Entfernung des Tumors und nach Lymphadenektomie. Die stumpfe Dissektion steht im Ruf, das weniger invasive Verfahren zu sein.

Die Verfechter der stumpfen Dissektion propagieren die geringere Invasivität wegen der fehlenden Thoracotomie und der damit verbundenen Zeitersparnis. Die Gegner verweisen auf die blinde Präparation und die Unmöglichkeit der Lymphadenektomie (2, 3, 4, 5). Prüft man den vermeintlichen Vorteil der fehlenden Thoracotomie, so fällt in der Literatur kein Unterschied im Vergleich zum Zweihöhleneingriff auf (3). Die europäische Studie mit 800 Patienten zeigt die gleiche Rate an pulmonalen Komplikationen (1). Ein Maßstab zur Beurteilung der Invasivität eines chirurgischen Verfahrens ist die Letalität. Hier erreicht für die stumpfe Dissektion, bei den nicht asiatischen Zentren, nur ORRINGER aus Michigan ein Ergebnis unter 10% und liegt damit unter den Zahlen für die abdomino-thoracale Resektion (2, 3, 5). Der Blutverlust ist selbst bei ausgesprochenen Verfechtern der Methode nicht gering. Auffällig hoch und sicher für einen Teil der pulmonalen Komplikationen verantwortlich ist die Rate an Recurrensläsionen (2, 4, 5).

Mit unserem Konzept der endoskopisch-mikrochirurgischen Dissektion sind wir nach einer Versuchsserie an 20 Schafen zur Standardisierung der Operationstechnik jetzt in der Lage, den Oesophagus einschließlich anhängender Lymphknoten komplett aus seinen mediastinalen Verwachsungen herauszulösen; der Blutverlust ist gering und die präzise Präparation unter endoskopisch vergrösserter Sicht erlaubt die Schonung der eng anliegenden Organe, Gefäße und Nerven. Aorta und Trachea lassen sich genau darstellen und werden so vor Verletzungen geschützt. Der Recurrens und die zur Lunge ziehenden Vagusfasern können identifiziert und geschont werden.

Vor allem die schonende Behandlung von Nervus vagus und Nervus recurrens scheint ein wichtiger Punkt zur Vermeidung von pulmonalen Komplikationen zu sein. Zur Klärung dieser Fragen planen wir in Zusammenarbeit mit der Klinik für Anästhesiologie Untersuchungen zum Verhalten der Kreislaufparameter, der Catecholamine und vasoaktiver Substanzen. In einer Versuchsserie soll die Beeinflussung dieser Parameter bei der stumpfen und der endoskopischen Dissektion verglichen werden.

Mit dem klinischen Einsatz der neuen Technik werden wir nach Abschluß der Instrumentenentwicklung Mitte 1988 beginnen.

Zusammenfassung

Vorgestellt wird das Konzept der endoskopisch-mikrochirurgischen Dissektion der Speiseröhre. Nach einer Versuchsserie an 20 Schafen zur Standardisierung der Operationstechnik sind wir jetzt in der Lage, die Speiseröhre einschließlich anhängender Lymphknoten problemlos über den cervicalen Zugang freizupräparieren. Die präzise Präparation unter endoskopischer Sicht erlaubt die Schonung der eng anliegenden Organe, Gefäße und Nerven.

Summary

The concepts of endoscopic microsurgical dissection of the esophagus is presented. After a series of experiments on 20 sheep to standardize the operative technique, we are now in a position to remove the esophagus together with the adherent lymph nodes through a cervical incision. The blood loss is minimal and using the endoscope minimizes trauma to the closely adjacent organs, vessels, and nerves.

Literatur

1. Giuli R, Sancho-Garnier H (1986) Diagnostic, therapeutic, and prognostic features of cancer of the esophagus: results of the international prospective study conducted by the OESO group (790 patients). Surgery 99:614-622
2. Orringer MB, Orringer JS (1983) Esophagectomy without thoracotomy: a dangerous operation? J Thorac Cardiovasc Surg 85: 72-80
3. Siewert JR, Adolf J, Bartels H, Hölscher AH, Hölscher M, Weiser HF (1986) Ösophaguskarzinom: transthorakale Ösophagektomie mit regionaler Lymphadenektomie und Rekonstruktion mit ausgeschobener Dringlichkeit. Dtsch Med Wochenschr 111: 647-651
4. Siewert JR, Roder JD (1987) Chirurgische Therapie des Plattenepithelcarcinoms des Oesophagus - erweiterte Radikalität. Langenbecks Arch Chir 372:129-139
5. Ulrich B, Kasperk R, Grabitz K, Kremer K (1985) Die Oesophagusresektion ohne Thorakotomie beim Carcinom - Erfahrungsbericht über 100 Fälle. Chirurg 56:251-260

Dr. K. Kipfmüller, Klinik und Poliklinik für Allgemein- und Abdominalchirurgie, Universität Mainz, Langenbeckstr. 1, D-6500 Mainz

77. Untersuchungen zur Beeinflussung des oberen Gastro-Intestinaltraktes durch den Magenballon

The Influence of an Intragastric Balloon on the Function of the Upper Gastrointestinal Tract

K. Lepsien, R. Nustede, A. Schafmayer und G. Lepsien

Abteilung Allgemeinchirurgie im Zentrum Chirurgie, Universitätskliniken Göttingen (Prof. Dr. H.-J. Peiper)

Grundsätzlich sind folgende Forderungen an Eingriffe zur Behandlung der krankhaften Fettsucht zu stellen:

- sicher
- wirkungsvoll
- keine unerwünschten Nebenwirkungen
- dauerhaft erfolgreich und
- möglichst einfach reversibel.

Nach Berichten von Anwendern des Magenballons zur Therapie der Adipositas permagna stellt diese Therapieform eine attraktive, wirkungsvolle, risikoarme Alternative zu den übrigen Verfahren dar (2, 3, 4, 5). Unklar ist hingegen noch, welche Veränderungen der Funktion des oberen Gastro-Intestinaltraktes durch den implantierten Ballon bewirkt werden. Wir sind der Frage nachgegangen, ob der Magenballon 1. die Magenentleerung beeinflußt, 2. durch die dauernde Magendehnung den unteren Ösophagussphinkter (UOS) schwächt und damit das Refluxverhalten verändert und ob es 3. zu einer Veränderung der Freisetzung gastro-intestinaler Hormone bzw. Neurotransmitter kommt.

Patienten und Methodik

Wir bezogen 30 Patienten mit Adipositas permagna, denen wir einen Magenballon nach WILLMEN (5) mit einem Füllvolumen von jeweils 375 ml implantierten, in die Studie ein, Von diesen Patienten waren 22 weiblich und 8 männlich. Das Durchschnittsalter betrug 34,6 bei einer Streuung von 19 - 54 Jahre. Die Patienten wiesen ein Durchschnittsgewicht von 116,4 ± 21,9 kg ($\bar{x}$ ± SD) auf, die Streuung lag zwischen 94 und 160 kg Körpergewicht.

Folgende Untersuchungen wurden durchgeführt: 1. Endoskopie, 2. Manometrie von Speiseröhre und unterem Ösophagussphincter, 3.

Chirurgisches Forum '88
f. experim. u. klinische Forschung
Hrsg.: K.H. Schriefers et al.

intraösophageale 24-h-pH-Metrie, 4. szintigraphische Magenentleerung für "fest" und "flüssig" und 5. Bestimmung von Gastrin, VIP, GIP, PP und Neurotensin vor und während der szintigraphischen Untersuchungen.

Für die Untersuchungen galt das folgende Schema:

	vor Ballon	nach 4 Wo.
1. Endoskopie	+	(+)
2. Manometrische Untersuchung	+	+
3. pH-Metrie (24 h)	+	+
4. Magenentleerung fest/flüssig	+	+
5. Hormonbestimmungen (Gastrin, VIP, PP, CCK, Neurotensin) (Minute 0, 15, 30, 45, 60, 90)	+	+

Dabei bedeutet (+), daß nach 4 Wochen eine endoskopische Untersuchung nur bei bestehenden Beschwerden vorgenommen wurde.

Die endoskopische Untersuchung von Ösophagus, Magen und Duodenum wurde von einem erfahrenen Untersucher vorgenommen und diente dem Ausschluß von Erkrankungen, die eine Kontraindikation für die Ballonimplantation dargestellt hätten (z.B. Refluxösophagitis, große axiale Hiatushernie, Ulcus von Magen oder Duodenum etc.). Die Manometrie wurde als Durchzug- und Dreipunktmanometrie mit perfundierten Kathetern durchgeführt (0,5 ml H_2O) und erlaubte die Beurteilung der Funktion von Speiseröhre und UOS. Die pH-Metrie ist wie folgt zu beschreiben. ambulante intra-ösophageale pH-Metrie (AUTRONICORD CM 18 pH), Zeitdauer 24 h, Sonde 5 cm oberhalb UOS, Standardmahlzeiten. Mittels pH-Metrie war eine Beurteilung des gastro-ösophagealen Refluxes möglich.

Die szintigraphischen Untersuchungen zur Magenentleerungsfunktion fanden jeweils an 2 getrennten Tagen nach 12 h Nüchternheit statt. Die Entleerungsfunktion für Flüssigkeiten wurde mit 60 mCi 99m Tc Sn-Kolloid in 300 ml Apfelsaft und für solide Speisen mit 60 mCi 99m Tc Sn-Kolloid in einem standardisierten Frühstück (Rührei-Sandwich) getestet (jeweils Sequenzszintigraphie über 2 h, 1 Bild/min).

Sämtliche Hormone bzw. Neurotransmitter wurden in unserem gastroenterologischen Hormonlabor radioimmunologisch bestimmt. Dabei kamen standardisiert vorhandene Assays zur Anwendung (Lit. beim Verfasser).

Ergebnisse

Bei allen 30 Patienten, die nach Aufklärung und schriftlicher Einverständniserklärung in die Studie einbezogen worden waren, hatte sich weder klinisch noch endoskopisch ein Anhalt für eine Erkrankung des oberen GI-Traktes ergeben.

Insgesamt nahmen wir bei den 30 Patienten 32 Ballonplazierungen vor (Grund: 2 x spontaner Ballonverlust). Wir beobachteten 4 x einen Volumenverlust durch Sickerdefekt, der nach der 4. Woche einsetzte. Wegen Ballonintoleranz waren 2 endoskopische Extraktionen erforderlich. Die durchschnittliche Liegezeit des komplett gefüllten Ballons zeigt nachfolgende Tabelle 1.

Tabelle 1. Zusammenstellung der Ballonliegezeiten bei 30 Patienten mit Magenballon nach WILLMEN

Durchschnittliche Liegezeit	
3 x unter 4 Wochen	(9,4%)
2 x unter 8 Wochen	(6,3%)
1 x unter 10 Wochen	(3,1%)
26 x länger als 4 Monate	(81,2%)
längste kontrollierte Liegezeit: 12 Monate	

Nebenwirkungen wurden in folgender prozentualer Häufigkeit beobachtet (Tabelle 2):

Tabelle 2. Bei 2 Patienten der letzten Gruppe war eine vorzeitige Ballonextraktion erforderlich (innerhalb der ersten 2 Wochen)

Nebenwirkungen (Magenschmerzen, Übelkeit, Völlegefühl)	
Keine	51,4%
2 - 4 Tage	42,9%
rezidivierend	5,7%

Das Ziel der Ballonimplantation, eine fortschreitende Gewichtsreduktion, wurde bei 85% der Patienten erreicht. Nachfolgende Tabelle 3 stellt die durchschnittliche Gewichtsabnahme für das untersuchte Patientenkollektiv zusammen.

Tabelle 3

Durchschnittliche Gewichtsabnahme			
bei Ballonliegezeit:	unter 4 Wochen	6,8 kg	(n=28)
	nach 8 Wochen	9,6 kg	(n=26)
	nach 12 Wochen	13,9 kg	(n=26)
	nach 16 Wochen	19,1 kg	(n=26)

Während vor Implantation des Ballons bei allen Patienten sämtliche Untersuchungen möglich waren, konnten sie nach 4 Wochen nur bei 26/24 Patienten wiederholt werden. 9 Patienten wurden nach 4 Wochen erneut endoskopiert. Dabei fanden sich keine Schleimhautveränderungen. Die Ergebnisse der manometrischen Untersuchung stellten sich wie folgt dar: 1. Keiner der Patienten (n = 30) wies primär eine Funktionsstörung von Speiseröhre oder UOS auf und 2. war bei liegendem Ballon (n = 26) keine Änderung des Primärbefundes nachzuweisen. Ein intragastraler Ballon (375 ml) führt somit zu keiner Beeinflussung von Ösophagusperistaltik, UOS-Ruhedruck, Pentagastrin-Stimulierbarkeit, Reaktion auf Bauchkompression und schluckreflektorischer Erschlaffung.

Nachfolgende Tabelle 4 zeigt die Ergebnisse der intra-ösophagealen pH-Metrie.

Tabelle 4. Lediglich bei einer Patientin fand sich mit Ballon eine erhebliche Änderung während der Wachphase (1,1 auf 26,5%). Während der Schlafphase traten keine Refluxepisoden auf

Ergebnisse - pH-Metrie: Refluxzeit in %, pH-Bereich < 4			
	Wachphase	postprandial	gesamt
ohne Ballon (n=30)	2,3 ± 3,3	4,6 ± 5	4,1 ± 3,6
mit Ballon (n=24)	6,4 ± 11,4	3,5 ± 3,4	4,4 ± 7

Die Ergebnisse der szintigraphischen Untersuchung der Magenentleerungsfunktion vor (n = 30) und mit Ballon (n = 24) zeigen die Abb. 1 und 2. Während für die Entleerung einer soliden Mahlzeit kein signifikanter Unterschied (t-Test) ermittelt werden konnte, wurde die Entleerung von Flüssigkeit durch den Ballon während der ersten 60 min signifikant beschleunigt.

Bis auf das Gastrin blieb die Freisetzung der übrigen Hormone bzw. Neurotransmitter durch den Ballon unbeeinflußt. Die Nüchterngastrinwerte waren bei liegendem Ballon bis auf das im Mittel 3fache erhöht. Bei einer Patientin fiel eine Erhöhung bis auf das 10fache auf. Ein pathologisches Korrelat dieser Hypergastrinämie fanden wir nicht.

Bei unseren Patienten korrelierte die Gewichtsabnahme mit der Liegedauer des Ballons. Das "Sättigungsgefühl" war an den Ballon gebunden. Der Ballonverlust wurde in keinem Falle durch Blaufärbung des Urinserkannt, sondern wurde durch die Rückkehr des Eßdranges bemerkt.

Zusammenfassung

Der Magenballon nach WILLMEN stellt eine attraktive Alternative zur chirurgischen Therapie der malignen Fettsucht dar. Die Funktion von Speiseröhre und unterem Ösophagussphincter werden durch den "Magenfremdkörper" nicht beeinflußt. Ebenso wird kein patho-

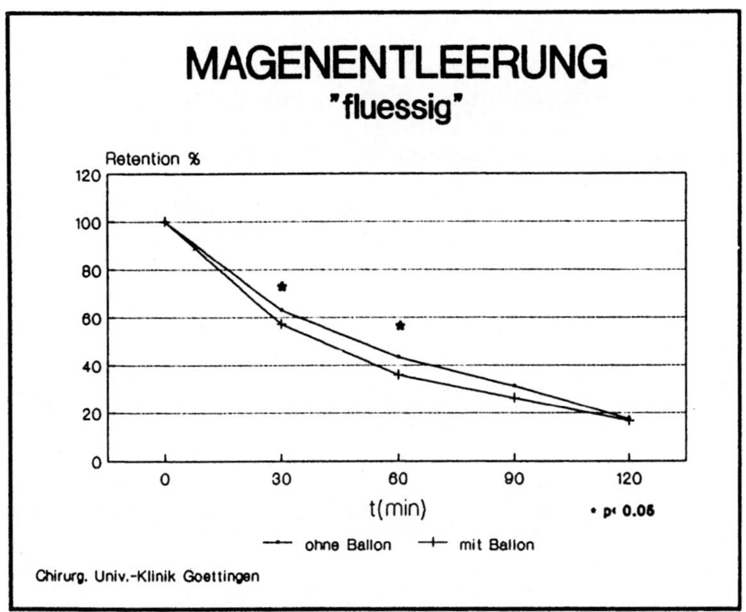

Abb. 1. Ergebnisse der Magenentleerungsuntersuchung für Flüssigkeit (ohne Ballon: n=30, mit Ballon: n=24)

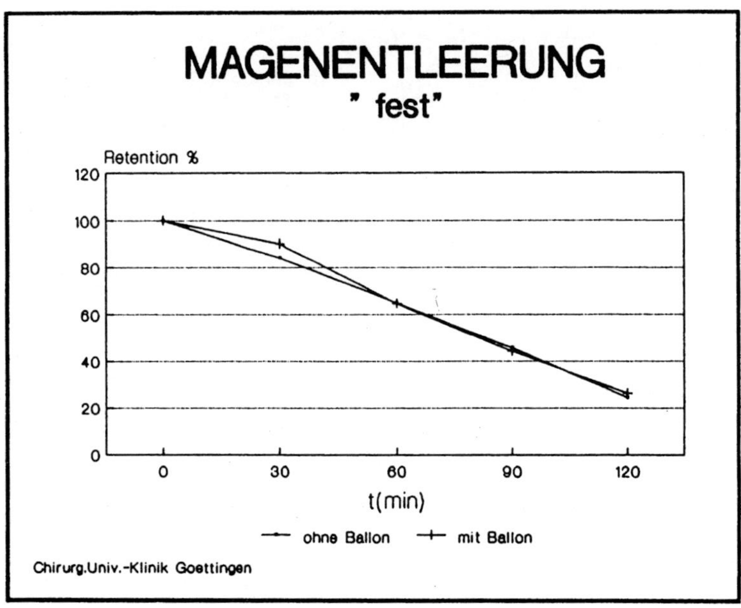

Abb. 2. Ergebnisse der Magenentleerungsuntersuchung für solide Nahrung (ohne Ballon: n=30, mit Ballon: n=25)

logischer gastro-ösophagealer Reflux verursacht. Gleichermaßen unbeeinträchtigt bleibt die Magenentleerungsfunktion für solide Nahrung. Hingegen kommt es zu einer signifikant beschleunigten

Entleerung für Flüssigkeiten. Auffällig ist die durch den Ballon bewirkte Hypergastrinämie. Hier ergibt sich eine Übereinstimmung mit tierexperimentellen Untersuchungen (1). Wenn wir auch bisher kein pathologisches Korrelat dieser Hypergastrinämie finden konnten, sind weitere Langzeituntersuchungen erforderlich, um die Bedeutung dieses Phänomens abzuklären.

Bei richtigem Einsatz des Magenballons reduziert sich der Einsatz der Chirurgie auf in unterschiedlicher Weise notwendige Reduktionsplastiken.

Summary

The intragastric balloon by WILLMEN is an attractive alternative tool in treating morbid obesity. There is no balloon-induced influence of esophageal and lower sphincter function. We found no gastroesophageal reflux with the balloon. Gastric emptying time remained unchanged following solid test meal and was decreasing following liquid meal. Of importance is the balloon-evoked hypergastrinemia. Similar results have been described in animals (1). Although there were no symptoms of hypergastrinemia in our patients, long-term studies are needed to evaluate this phenomenon. In out opinion, the proper fitting of patients with balloons will reduce the surgical aspect to only plastic surgery.

Literatur

1. Feuerle GE, Tischbirek K, Helmstädter V (1982) Intragastric balloons causing gastric hyperplasia, and raised serum gastrin levels in rat. Lancet II:386
2. Frimberger E (1986) Einsatz des Magenballons zur Gewichtsreduktion. Leber Magen Darm 16:169-175
3. Henning AE (1979) Ambulante Gewichtsreduktion durch einen intragastral applizierten Ballon - erste Erfahrungen. Inn Med 6:149-152
4. Percival WL (1984) The balloon diet. A non-invasive treatment for morbid obesity. Preliminary report of 108 patients, Can J Surg 27:135-136
5. Willmen HR, Schneider W, Löffler A (1984) Der "Magenballon" in der Behandlung der Adipositas permagna. Dtsch Med Wochenschr 109:1200-1202

Dr. Katarzyna Lepsien, Abt. Allgemeinchirurgie im Zentrum Chirurgie, Univ.-Kliniken Göttingen, Robert-Koch-Str. 40, D-3400 Göttingen

78. Der endoskopische Kongorottest zur intraoperativen Qualitätssicherung der selektiven proximalen Vagotomie (SPV) in der Auseinandersetzung mit der medikamentösen Ulcustherapie*

The Endoscopic Congo Red Test During Proximal Gastric Vagotomy: Quality Control in Operative Ulcer Therapy

R. Lindlar[1], P.K. Wagner[1], H. Stöltzing[2], W. Dietz[1], D. Maroske[1] und W. Lorenz[3]

[1]Allgemeinchirurgische Klinik Universität Marburg
[2]Chirurgische Klinik Universität Düsseldorf
[3]Institut für Theoretische Chirurgie, Universität Marburg

Einleitung

Die Therapie des chronisch-rezidivierenden Ulcus duodeni hat in den letzten 10 Jahren einen tiefgreifenden Wandel erlebt: Die Zahl der elektiven Operationen ist zugunsten der medikamentösen Langzeittherapie mit H2-Receptorantagonisten drastisch zurückgegangen. 5-Jahresnachuntersuchungen nach SPV ermittelten Rezidivraten von 10 - 20%, nach medikamentöser Langzeittherapie dagegen von 40 - 50%. Der SPV verbleibt damit immer noch die führende Rolle in der Ulcustherapie - vorausgesetzt, die Rezidivrate bleibt deutlich unter der einer medikamentösen Therapie (1).

Zur Qualitätskontrolle der SPV sind eine Fülle von Testmethoden entwickelt worden. Während die intraoperativen Teste die Korrektur einer bis dahin unvollständigen Vagotomie zum Ziel haben und damit dem einzelnen Patienten nützlich sein können, dienen die postoperativen Teste eher einer kliniksinternen Supervision, die es erlaubt, im Falle gehäufter unvollständiger Vagotomien die operative Technik zu ändern - für den einzelnen Patienten kommt diese Änderung jedoch zu spät. Für den modifizierten Burge-Test (Vagomotorischer Elektrotest) ist die Korrelation von positivem Testergebnis und Rezidivhäufigkeit zwar nachgewiesen (2), er ist jedoch mit technischem Aufwand, Einschränkungen in der Anästhesie, Verlängerung der Operationsdauer und vor allem Interpretationsschwierigkeiten verbunden. Der Grassi-Test (pH-Test) geht mit einer Gastrotomie einher und erhöht damit das Operationsrisi-

*Mit Unterstützung durch die DFG (Lo 199/15-1)

Chirurgisches Forum '88
f. experim. u. klinische Forschung
Hrsg.: K.H. Schriefers et al.

ko (3), hat aber den Vorteil, den Ort der persistierenden Säuresekretion finden zu können. Für den Insulintest kurz postoperativ ist die Korrelation von Testergebnis und Rezidivrate gesichert, die Ergebnisse des Testes sind gut reproduzierbar, er ist jedoch mit - wenn auch sehr selten - Komplikationen behaftet (4). Für den Scheinfütterungstest ist die Korrelation von Testergebnis und Rezidivrate nicht gesichert.

DONAHUE (5) führte 1982 einen modifizierten endoskopischen Kongorottest ein. Dieser Test bietet die Vorteile eines intraoperativen Tests, gibt Lokalisationshinweise bei unvollständiger Vagotomie und erhöht nicht das Operationsrisiko. Er ist allerdings bisher nicht mit anderen Testverfahren verglichen worden.

Ziel dieser Arbeit ist es daher, den modifizierten Kongorottest im Vergleich zum Insulintest am 7. p.o. Tag zu überprüfen.

Patienten, Methoden

Vom 1.1.86 bis 31.10.87 wurden 36 Patienten (Altersmedian 47 Jahre, Bereich 19 - 73; 23 männl., 9 weibl.) wegen eines Ulcus duodeni mit einer SPV operiert. Bei 32 Operationen wurde der Kongorottest durchgeführt, bei 4 Notfalleingriffen nicht. Von den 32 Vagotomien mit Kongorottest waren 5 Notfalleingriffe wegen Blutung oder Perforation. Bei 21 der 32 Operierten wurde der Kongorottest durch einen am 7. Tag durchgeführten Insulintest überprüft. Bei den anderen 11 Patienten bestanden Kontraindikationen gegen den Insulintest (KHK, Diabetes, Alter größer 70). Die Datenerfassung war prospektiv.

Methode des Intraoperativen endoskopischen Kongorottests

Kongorot ist als braunrotes Pulver erhältlich. Es ist ein Farbstoffindikator, der einen Farbumschlag von Rot nach Schwarz bei einem pH von unter 3 zeigt. Für den Test wird eine Lösung aus 470 ml NaCl 0,9%, 30 ml Na-bicarbonat 8,4% und 3 g Kongorot hergestellt.

Die SPV wird zunächst in typischer Weise durchgeführt. Wir haben keine Einschränkungen hinsichtlich Prämedikation, Narkoseführung und der am Vorabend verabreichten Medikamente vorgenommen. Etwa 20 min vor dem vermuteten Abschluß der Präparation wird die Magensaftsekretion mit 6 µg/kg Pentagastrin maximal stimuliert. Nun wird ein Standard-Gastroskop neben dem schon liegenden Magenschlauch in den Magen eingeführt. Nachdem der Operateur die Vagotomie für vollständig hält, werden 150 - 200 ml der Kongorotlösung über den Magenschlauch mit einer Blasenspritze in den Magen instilliert. Über etwa 1 min walkt der Operateur den so halbgefüllten Magen durch, zum einen, um den Magen komplett zu benetzen, zum anderen, um störenden Schleim zu mobilisieren. Die Lösung wird dann über den Magenschlauch so vollständig wie möglich abgesaugt. Anschließend erfolgt die endoskopische Inspektion des Magens, die kaum länger als 1 - 2 min dauert. Ist die Magenschleimhaut homogen rot gefärbt, ist der Test negativ und die Vagotomie ist beendet; in diesem Fall dauert der Test keine 10 min. Finden sich umschriebene schwarze Areale, gilt das als Hinweis für noch intakte sekretionsstimulierende Vagusfasern. Der Endoskopiker zeigt dem Operateur durch Diaphanoskopie das entsprechende Areal, wo dann weiter präpariert wird. Der Erfolg dieser Nachbesserung wird durch einen erneuten Kongorottest überprüft, solange, bis laut Test die Vagotomie vollständig ist.

Ergebnisse

Insulin- und Kongorottest stimmten in allen Fällen überein. 20 von 21 mal lag bei Ende der Operation ein negativer Kongorottest wie auch später ein negativer Insulintest vor. Bei 17 von 32 Patienten waren im Kongorottest nach vermeintlich vollständiger Vagotomie noch säuresezernierende Areale nachweisbar. 10 Patienten wiesen je ein säuresezernierendes Areal, 7 Patienten je 2 angefärbte Areale auf. Über die Lokalisation dieser chirurgischen Schwachstellen informiert Abb. 1. Immerhin ein Drittel der Patienten war erst nach Durchtrennung des N. epiploicus dexter oder sinister an der großen Kurvatur kongorot-negativ. Bei einem Patienten waren auch nach 3 Nachbesserungen, einer Operationszeit von 4 h, der Skelettierung von 8 cm des Ösophagus, fast der gesamten großen Kurvatur und von 2 der 3 Äste des Krähenfuß noch säuresezernierende Areale nachweisbar - die Operation wurde dann beendet. Dieser Patient hatte dann auch einen positiven Insulintest.

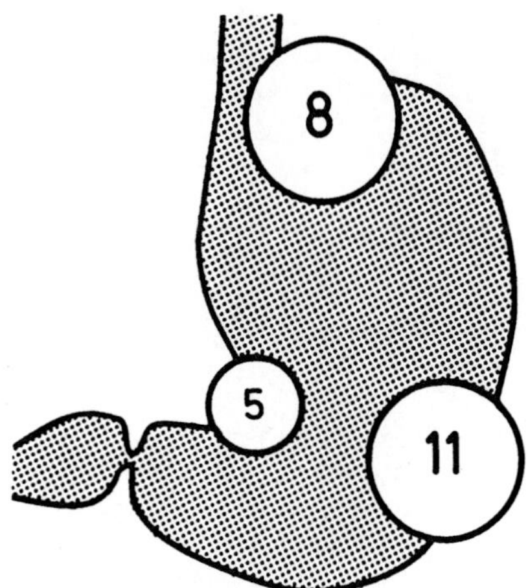

Abb. 1. Lokalisation persistierender Säuresekretion im Kongorottest nach vermeintlich vollständiger Vagotomie

Diskussion

Der Wert eines intraoperativen Tests zur Qualitätskontrolle der Vagotomie sollte sich an einer niedrigeren Rezidivrate erweisen. Da der Kongorottest bei uns erst seit 2 Jahren angewandt wird, können wir hierzu noch keine Aussage machen. Wir können ihn lediglich mit dem Insulintest vergleichen - hierbei zeigt er identische Resultate. Der Kongorottest hat jedoch den großen Vorteil, bereits intraoperativ nicht nur qualitative, sondern auch lokalisatorische Hinweise geben zu können. Dadurch ist er dem Burge-Test überlegen. Da er als endoskopische Methode eine Gastrotomie vermeidet, wird das Operationsrisiko nicht erhöht - ein Vorteil gegenüber dem Grassi-Test.

Der Insulintest wurde bei uns seit 15 Jahren als Qualitätskontrolle angewandt. Auch vor Einführung des Kongorottests hatten wir nie mehr als 5 - 10% positive Insulinteste; unsere 5-Jahresrezidivrate lag immer in dem in der Literatur am häufigsten mitgeteilten Bereich von 10 - 20%. Wir konnten daher bisher von einer adäquaten Vagotomietechnik ausgehen. Durch den Kongorottest fanden wir in der Hälfte der Fälle noch säureproduzierende Areale; bei einem Drittel der Patienten an der großen Kurvatur, wo wir bisher nicht denerviert hatten. Wir erwarten daher, daß unsere Rezidivrate mit Einführung des Kongorottestes auf einem niedrigen Niveau bleiben oder weiter sinken wird.

Wir halten eine Qualitätskontrolle der Vagotomie für unbedingt notwendig, um der SPV eine führende Rolle in der Langzeittherapie des Ulcus duodeni zu erhalten. Der endoskopische Kongorottest ist hierfür gut geeignet - er hat bei uns den Insulintest als Routineverfahren abgelöst. Sollte der Test nicht möglich sein (z.B. Notfalleingriff, kein Endoskopiker verfügbar), sollte der Insulintest postoperativ durchgeführt werden. Bestehen hierfür Kontraindikationen, kann ein Pentagastrintest - allerdings weniger sichere - Hinweise zur Qualität der SPV geben.

Zusammenfassung

Es wird eine konsekutive Serie von 32 selektiven proximalen Vagotomien mit dem modifizierten endoskopischen intraoperativen Kongorottest berichtet. Im Vergleich mit dem Insulintest zeigt es identische Ergebnisse, dies bereits intraoperativ und mit lokalisatorischen Hinweisen bei unvollständiger Vagotomie. Er wird als Routineverfahren zur Qualitätskontrolle der SPV empfohlen.

Summary

For quality control of vagotomy, the endoscopic Congo red test was used during proximal gastric vagotomy and compared to the insulin test 7 days postoperatively. The two tests produced identical results. The Congo red test is preferred, however, since its results are obtained intraoperatively and demonstrate the localization of persisting vagus nerve fibres at the end of operation.

Literatur

1. Lorenz W, Thon K, Ohmann Ch, Röher HD (1985) Symptomloses und kompliziertes Ulkus pepticum als extreme Erscheinungsform der Ulkuskrankheit: Konsequenzen für die Wahl zwischen konservativer und chirurgischer Therapie. Langenbecks Arch Chir 366: 69-79
2. Muller C, Martinoli S (1985) Die proximal-selektive Vagotomie. Springer, Berlin Heidelberg New York Tokyo

3. Johnson AG (1980) The contribution of the Grassi-Test to the technique of vagotomy. Int Surg 65:297-299
4. Baron JH (1978) Clinical Tests of Gastric Secretion. Macmillan Press, London Basingstoke
5. Donahue PE, Tsai HS, Yoshida J, Nyhus LM (1985) Proximal Gastric Vagotomy: the First 25 Years. Surgery Annual 19:139-173

Rainer Lindlar, Zentrum f. Operative Medizin I, Baldingerstraße, D-3550 Marburg

79. Methoden zur Beobachtung und Analyse des Verhaltens der Ratte nach Gastrektomie

Behavioral Observation in Gastrectomized Rats: Methods and Data Analysis

G. Niebel[1], T. Zittel[2] und A. Thiede[2]

[1]Psychologisches Institut der Universität Kiel (Direktor: Prof. Dr. R. Ferstl)
[2]Chirurgische Universitätsklinik Kiel, Abt. Allgemeine Chirurgie (Direktor: Prof. Dr. H. Hamelmann)

Einleitung

Bei der Entscheidung für die Anwendung bestimmter Rekonstruktionsverfahren nach Gastrektomie stehen Fragen der Optimierung der Lebensqualität umso mehr im Vordergrund, je weniger deutlich die Verfahren bezüglich Rezidiv- und Überlebensraten unterschieden werden können. Psychischer Zustand, psychosoziale Anpassung, allgemeines Aktivitätsniveau, Selbständigkeit u.a. Faktoren sind zwar wichtige Aspekte der Lebensqualität, es ergibt sich jedoch für die Forschung eine Vielzahl nur schwer lösbarer Probleme bei der Verwendung subjektiver Patientendaten:

1. Die Auswahl der Variablen ist willkürlich.
2. Subjektive Daten korrelieren gering mit externen Beurteilungen und geben zu wenig Aufschluß über aktuelles Verhalten.
3. Externe Einflußfaktoren des psychosozialen Umfeldes und der individuellen Lebensgeschichte gehen als "Störvariablen" in die Daten mit ein. Befragungen können selbst Einfluß auf Ereignisse haben, die Antwortbereitschaft ist vom Zustand des Patienten abhängig.
4. Einflußfaktoren der Grunderkrankung können nicht von den Effekten operativer Maßnahmen getrennt werden.
5. Die aufgrund der Eingriffe am Gastrointestinaltrakt veränderten biologischen bzw. metabolischen und neuroendokrinen Funktionsabläufe können in ihrer Bedeutung für die Veränderung des Verhaltens mit den üblichen Methoden der Lebensqualitätsbestimmung nicht experimentell überprüft werden.

Daraus sind entsprechende Folgerungen abzuleiten:

1. Standardisierte Verhaltensbeobachtung zur Erfassung von Operationseffekten auf das Verhalten - unter Ausschluß subjektiver

Chirurgisches Forum '88
f. experim. u. klinische Forschung
Hrsg.: K.H. Schriefers et al.

und psychosozialer Fehlervariablen sowie der Grunderkrankungseffekte - läßt sich nur im Tiermodell durchführen.
2. Das Tiermodell bietet die Möglichkeit, unter kontrollierten Bedingungen bei systematischer Variation der Rekonstruktionsverfahren Verhalten in Abhängigkeit veränderter biologischer Faktoren zu betrachten.
3. Wie am Beispiel des Cholecystokinins besonders gut untersucht, sind gastrointestinale Hormone nicht nur an der Steuerung peripherer, sondern auch zentraler Vorgänge der Nahrungsaufnahme und Verhaltensregulation wesentlich beteiligt (VANDERHAEGHEN und CRAWLEY 1985). Eine systematische Aufklärung der Bedeutung veränderter Lokalisation und Produktion solcher Hormone nach Eingriffen am Gastrointestinaltrakt (DELTZ et al. 1985; BARTHEL et al. 1987) für die Verhaltensregulation wird zunächst nur im Tiermodell unter Zuhilfenahme klassischer Methoden der Verhaltensbeobachtung möglich sein. Hierdurch bietet sich die Möglichkeit einer verbesserten Integration von Erkenntnissen und Fragestellungen der neurobiologischen und psychobiologischen Grundlagenforschung in die experimentelle Chirurgie.

Erster Schwerpunkt unserer Arbeit ist zunächst die Etablierung exakter Verhaltensbeobachtungsmethoden, über die im Rahmen kontrollierter Experimente objektivierbare Daten hinsichtlich Quantität, Qualität und Verlauf elementarer Verhaltensparameter gewonnen werden können.

Im Rahmen einer Pilotstudie wurde zunächst das Verhalten von gastrektomierten Ratten nach Roux-Y-Rekonstruktion bzw. Oesophagoduodenaler Interposition (jeweils 10 Tiere) in einem faktoriellen Meßwiederholungsdesign gegenüber jeweils 10 scheinoperierten und 10 unbehandelten Kontrolltieren in einer standardisierten Beobachtungssituation in definierten Zeiteinheiten über fünf Tage ab dem 10. und 30. postoperativen Tag verglichen.

Material und Methode

Versuchstiere der vier Gruppen waren männliche Inzuchtratten (Lewis) mit einem Anfangsgewicht von 250 bis 300 Gramm. Gewichtszunahme und Nahrungsaufnahme wurden regelmäßig erhoben.

Methodik. Die Verhaltensbeobachtung erfolgt im sogenannten "open field" Versuch, einer klassischen Methode tierexperimenteller Forschung (WALSH und CUMMING, 1976; BURES et al. 1976). Die Testsituation erfaßt das Verhalten der Ratte in einer neuen Situation, die sowohl exploratorischen Anreiz bietet wie auch einen Streßreiz darstellt. Ein open-field besteht in unserer Versuchsanordnung aus einer 1 x 1 m großen Fläche aus Plexiglas, die mit einem Raster von 25 Feldern weiß auf schwarz markiert ist. Die Wände der Fläche sind verblendet, um visuelle Ablenkung zu vermeiden. Während des Versuchs wird das Feld mit 2 x 60 Watt Rotlicht beleuchtet, welches für die Ratte Dunkel vortäuscht. Damit kann ein reiner Lichteffekt auf das Verhalten kontrolliert werden. Der Versuchsraum ist akustisch abgeschirmt, die Temperatur wird bei 20 - 22°C konstant gehalten. Über dem Versuchsfeld ist eine Videokamera mit Weitwinkelobjektiv installiert, über die die Versuchsdurchgänge aufgezeichnet werden. Die Durchführung kann über einen Monitor verfolgt werden.

Die Versuchsdurchführung muß unter Konstanthaltung externer Bedingungen und größtmöglicher Ausschaltung von Störvariablen erfolgen. Hierzu gehören vor allem ein streßfreies Handling der Tiere, die Einhaltung eines 12/12 Stunden Hell-Dunkel-Cyclus, gleiche Testzeiten während der Dunkel-, d.h. Aktivitäts- und Freßphase sowie Gewöhnung der Tiere an den Versuchsraum und identische Haltungsbedingungen (Einzelhaltung).

Testprozedur. Der open-field-Test erfolgt für jedes Tier an fünf aufeinanderfolgenden Tagen ab dem 10. postoperativen Tag. Testdauer ist jeweils fünf Minuten. Dabei wird das Tier in eine Ecke des Feldes gesetzt und während der Testzeit per Monitorsystem beobachtet und aufgezeichnet. Eine zweite Testserie wird nach 30 Tagen durchgeführt. Zwischen der Testung einzelner Tiere wird das Feld mit 70%iger Alkohollösung gereinigt.

Datenanalyse. Die Datenanalyse erfolgt unabhängig vom Versuchsleiter. Dabei werden über einen Mischer Videoaufzeichnung und Richtkoordinaten eines Computermonitors elektronisch übereinandergespielt. Über ein Nachfolgeverfahren kann die Bewegung der Ratte als Linienzeichnung auf dem Rechnermonitor sichtbar gemacht werden. Die Lokomotion des Tieres wird dabei mit einer 100fachen Abtastung pro Sekunde erfaßt und in x/y-Koordinaten übersetzt. Ein Computerprogramm analysiert entsprechend die sequentielle Lokalisation des Tieres, aus der zuverlässige Verhaltensparameter gewonnen werden können. Dazu zählen Maße für exploratorische Aktivität wie zurückgelegte Strecke, Geschwindigkeit, Anzahl und Dauer der Pausen sowie Lokalisation in Richtung Peripherie vs. Zentrum des Feldes. Zusätzlich werden exakt definierte Aktivitäten des Aufrichtens, Putzens sowie das freezing-Verhalten (bewegungslose Starre) kodiert. Ebenso wird die Defäkation getrennt nach Qualität und Quantität jeweils während eines 5-minütigen Versuchsdurchganges erfaßt. Sie stellt ein gutes Maß für den emotionalen Status der Ratte dar.

Ergebnisse

Im Rahmen der Pilotuntersuchung haben jeweils 10 Tiere in beiden Experimental- und Kontrollgruppen die erste und zweite Testserie durchlaufen. Das Beobachtungsverfahren erwies sich als sensibles Instrument für die Erfassung von Verhaltensunterschieden. Gesunde und scheinoperierte Kontrolltiere zeigten im Verlauf der Testserien erwartungsgemäß vergleichbare Verhaltensmuster. Dagegen ließen sich bei Roux-Y-rekonstruierten Tieren eine erhebliche Reduktion exploratorischer Aktivität sowie vermehrte Streßreaktionen nachweisen. Die noch nicht vollständig abgeschlossene Datenanalyse verweist auf eine wesentlich geringere Verhaltenseinschränkung bei den Tieren, die nach oesophagoduodenaler Interpositionstechnik rekonstruiert worden sind. Eine systematische Untersuchung metabolischer sowie neuroendokriner Wirkfaktoren, die im Zusammenhang mit den beobachteten Verhaltensänderungen stehen können, kann mit Hilfe der geschilderten Beobachtungsmethode zu genaueren Aufschlüssen hinsichtlich neurobiologischer Effekte von Rekonstruktionsverfahren nach Gastrektomie führen.

Zusammenfassung

Gegenüber klinischen Studien zur Lebensqualität bietet die standardisierte Beobachtung des Verhaltens im Rattenmodell die Möglichkeit, Effekte unterschiedlicher Rekonstruktionsverfahren auf Verhalten und Nahrungsaufnahme im Rahmen eines experimentellen Vorgehens getrennt von der Grunderkrankung zu untersuchen und diese in Beziehung zu veränderten biologischen Funktionsabläufen und neuroendokrinen Faktoren zu setzen. In einer Pilotstudie wurden Roux-Y-Rekonstruktion und Oesophagoduodenale Interposition nach Gastrektomie an jeweils 10 Ratten gegenüber 10 scheinoperierten und 10 unbehandelten Kontrolltieren in einer open-field-Situation verglichen. Anhand spezifizierter Verhaltensindizes kann der Nachweis differentieller Effekte erbracht werden.

Summary

Standardized behavior monitoring in rats is a method well-suited for the evaluation of behavioral and nutritional effects following reconstruction surgery. Using an experimental design, possible side effects resulting from the original disease can be excluded, which is an important advantage over clinical studies. Behabioral effects can be related to changes in biological functions following surgery. Reconstruction was carried out on 20 rats which had undergone gastrectomy, in 10 using the Roux-en-Y technique and in 10 using esophagoduodenal interposition. In an open field behavior test they were compared with 10 sham-operated and 10 untreated controls. Differential effects can be shown by special behavioral indices.

Literatur

Barthel M, Nustede R, Köhler H, Brodtmann V, Schafmayer A (1987) CCK-Konzentrationen im Plasma bei Patienten nach resezierenden und nicht resezierenden Eingriffen am Magen. In: Langenbecks Arch Chir [Suppl] Chir Forum. Springer, Berlin Heidelberg New York London Paris Tokyo, S 139-143

Bures J, Buresova O, Huston JP (1076) Techniques and basic experiments for the study of brain and behavior. Elsevier, Amsterdam New York

Deltz E, Gebhardt H, Kaiserling E, Müller-Hermelink KH (1985) Die mögliche Bedeutung gastrointestinaler Hormone nach abdominalchirurgischen Operationen. In: Klapdor R, Schildberg FW, Wawersik J (Hrsg) Ernährung in Klinik und Praxis. Zuckerscherdt, München

Vanderhaeghen JJ, Crawley JN (eds) (1985) Neuronal cholecystokinin. Annals of the New York Academy of Science, Vol 448, New York

Walsh RN, Cummins RA (1976) The open-field test: A critical review. Psychological Bulletin 83:482-504

Dr. Gabriele Niebel, Psychologisches Institut der Christian-Albrechts-Universität Kiel, Olshausenstraße 40/60, D-2300 Kiel

80. Die Mucosa-Mastzelle als Vermittler immunologischer Reaktionen der Antrumschleimhaut

Mucosal Mast Cells as Mediators of Immune Reactions in Gastric Antral Mucosa

H.-J. Krämling[1], R. Merkle[2], T. Merkle[2], G. Enders[2], R. Teichmann[1] und W. Brendel[2]

[1]Chirurgische Klinik und Poliklinik
[2]Institut für Chirurgische Forschung der Universität München, Klinikum Großhadern

Systemisch immunisierte Hunde reagieren auf die intragastrale Appplikation des Antigens mit einer Freisetzung des Antrumhormons Gastrin und einer Erhöhung der Mucosadurchblutung (5). Eine antigenspezifische Hormonfreisetzung (Gastrin, Somatostatin) kann auch in vitro (2) gezeigt werden. Die innerhalb weniger Minuten nach dem Antigenkontakt nachweisbaren Hormone lassen an eine lokale Sofortreaktion (Typ I) denken und machen eine Beteiligung von Mucosamastzellen wahrscheinlich (1). Es soll deshalb untersucht werden, inwieweit Mastzellmediatoren an der Gastrinfreisetzung beteiligt sind.

Methodik

Die Immunisierung männlicher Wistar-Ratten erfolgt mit dem synthetischen Antigen NIP (4-Hydroxy-3-Jodo-5-Nitrophenyl-Essigsäure), das als Hapten an den Eiweißträger Ovalbumin gekoppelt ist (NIP-OA). Der Nachweis NIP-spezifischer Immunglobuline, einschließlich von Anti-NIP-IgE ist durch einen speziellen ELISA (enzyme linked immunosorbent assay) möglich. - Für die Provokation der Mediatorfreisetzung wird NIP verwendet, das an HGG (humanes Gamma-Globulin) gekoppelt ist.

Zur Herstellung von Zellsuspensionen werden Rattenantren evertiert und mit Pronase (7 mg/ml) gefüllt. Über 4 Inkubationsschritte in Ca^{++}- und Mg^{++}-freier Hankscher Lösung mit EDTA (2 mg/ml) können enzymatisch-mechanisch aus 6 Rattenmägen 50 - 70 x 10^6 Zellen isoliert werden (Vitalität $\geq$ 90%). Für jeweils 10^6 Zellen erfolgt mit den entsprechenden Testsubstanzen für 15 min bei 37°C eine Inkubation. Danach wird der Überstand für die folgenden Stoffe analysiert (Radioimmunoassay/ELISA):

Chirurgisches Forum '88
f. experim. u. klinische Forschung
Hrsg.: K.H. Schriefers et al.

NIP-HGG (n = 6) 100, 500 μg/ml: Gastrin
NIP-HGG (n = 5) 100 μg/ml: IgE
IgE (n = 12) 1,5 μg/ml: Gastrin
Anti-IgE (n = 12) 1, 10 μl: Gastrin, Histamin, PG E_2

Ergebnisse

In Zellsuspensionen aus Antren immunisierter Tiere führt die Zugabe des Antigens NIP-HGG (Abb. 1) im Gegensatz zu Kontrollen zu einer signifikanten ($p < 0,05$ bzw. 0,001) Gastrinfreisetzung von 22,5 ± 3,2 pg/ml (Kontrolle) auf 39,2 ± 1,4 (100 μg NIP-HGG) bzw. 174,3 ± 2,3 pg/ml (500 μg NIP-HGG). Die Antigenstimulation führt daneben auch zu nachweisbaren IgE-Spiegeln im Überstand (Titerhöhe im ELISA > 1:200). IgE selbst ruft bei Zugabe zu Zellsuspensionen nicht immunisierter Tiere einen deutlichen Gastrinanstieg ($p < 0,001$) von 5,8 ± 0,8 auf 286,9 ± 13,8 pg/ml hervor (Abb. 1). Das mastzelldegranulierende Anti-IgE erzeugt ebenfalls eine Gastrinfreisetzung von 2,8 ± 1,7 pg/ml (Kontrolle) auf 60,2 ± 3,6 pg/ml ($p < 0,001$). Daneben zeigt sich in Vorversuchen (n = 3) eine anti-IgE-spezifische Prostaglandin E_2- (basal: 3 pg/ml, stimuliert: 37 pg/ml) und Histaminausschüttung (basal: 0,5 ng/ml, stimuliert: 5,9 ng/ml).

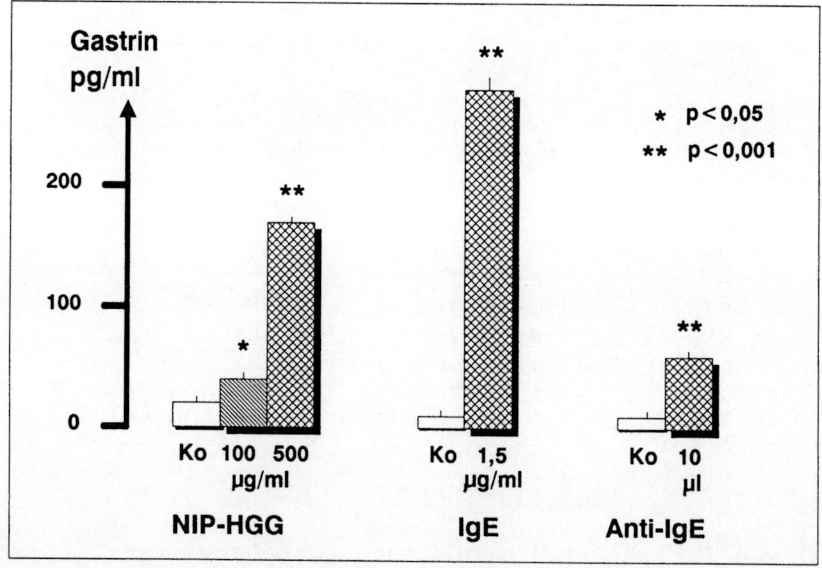

Abb. 1. Gastrinfreisetzung in antralen Mucosazellsuspensionen auf Zugabe von Antigen (a), IgE (b) und Anti-IgE (c)

Diskussion

Die Zugabe von Antigen (NIP-HGG) zu einer Zellsuspension aus Antrummucosa von Ratten, die gegen dieses Antigen systemisch immunisiert worden sind, führt zu einer schnellen und dosisabhängigen Freisetzung des Antrumhormons Gastrin. Wegen der schnell ablaufenden Reaktion ist die Beteiligung von Mucosamastzellen wahrscheinlich (Abb. 2). Dies wird durch die antigene Stimulierbarkeit der Zellen deutlich: Auf den Antigenreiz kann IgE im Überstand nachgewiesen werden. Ob dieses IgE von der Zelloberfläche oder aus der für Mucosamastzellen typischen intracellulären Speicherung (3) stammt ist unklar. Ebenso ungeklärt ist der Mechanismus und die Bedeutung der IgE-induzierten Gastrinausschüttung.

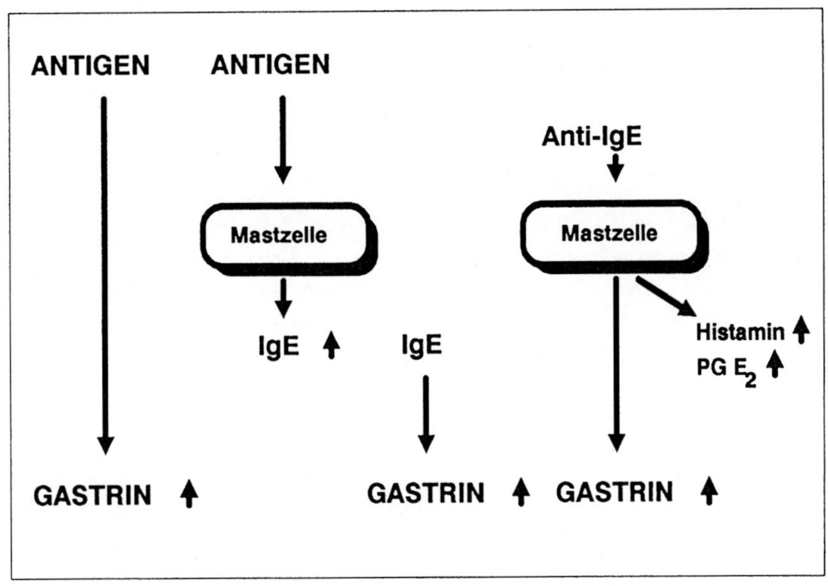

Abb. 2. Rolle der Mastzellmediatoren bei der antigenspezifischen Freisetzung von Gastrin (antrale Mucosazellsuspension der Ratte)

Die unspezifische Stimulation der Mucosamastzelle durch das die IgE-Oberflächenreceptoren vernetzende Anti-IgE erzeugt ebenfalls eine Gastrinfreisetzung (Abb. 1). Da für die gleichzeitig gemessenen Mediatoren der Mastzellen, Histamin und Prostaglandin E_2, eine Hemmung der Gastrinfreisetzung nachgewiesen ist (4), kommen diese als Auslöser für die Hormonstimulation nicht in Frage. Welche anderen, ebenfalls von der Mucosamastzelle freigesetzten Stoffe (Heparin, Serotonin, Aktivatoren der Proteolyse oder des Komplementsystems, chemotaktische Stoffe, Leukotriene, PAF) (1) letztendlich die Gastrinfreisetzung hervorrufen, ist Gegenstand weiterer Untersuchungen.

Zusammenfassung

In dem In-Vitro-Modell einer Mucosazellsuspension wird das Antrumhormon Gastrin antigenspezifisch freigesetzt. Auf Grund der schnellen Reaktion ist eine Beteiligung von Mucosamastzellen an dieser Reaktion wahrscheinlich. Dies kann einerseits an Hand des antigenspezifischen Auftretens von IgE im Überstand bestätigt werden, das seinerseits eine Gastrinfreisetzung hervorruft. Andererseits führt die Degranulation der Mucosamastzelle durch Anti-IgE ebenfalls zu einer Gastrinfreisetzung. Die Mediatoren dieser Reaktion bedürfen weiterer Aufklärung.

Summary

The antigen-specific release of gastrin is demonstrated in vitro through single-cell suspension of gastric antral mucosa of rats. Mucosal mast cells seem to be involved in this reaction: (a) Antigen-specific stimulation produces IgE, which increases gastrin in the supernatant. (b) Degranulation of mast cells by anti-IgE is followed by the release of gastrin. The mediators for this reaction are unknown and must be elucidated in further experiments.

Literatur

1. König W, Schönfeld W, Knöller J (1987) Induktion und Modulation der allergischen Reaktion. Allergologie 10:343-361
2. Krämling H-J, Enders G, Pfeiffer A, Teichmann R, Demmel T, Brendel W (1986) Antigenstimulierte Gastrinfreisetzung in vitro (Mucosazellsuspension). Langenbecks Arch Chir 369:870
3. Mayrhofer G, Bazin H, Gowans JL (1976) Nature of cells binding anti-IgE in rat immunized with Nippostrongylus brasiliensis: IgE synthesis in regional nodes and concentration in mucosal mast cells. Eur J Immunol 6:537
4. Pratschke E, Teichmann RK, Grab J, Tutert E, Brendel W (1985) Der Einfluß von Mastzellprodukten auf die Gastrinfreisetzung. Langenbecks Arch Chir Suppl 295-298
5. Teichmann R, Andress HJ, Gycha S, Seifert J, Brendel W (1983) Die immunologische Reaktivität des Antrums zur Stimulation von Verdauungsprozessen. Langenbecks Arch Chir [Suppl] Chir Forum. Springer, Berlin Heidelberg New York, S 5-8

Dr. H.-J. Krämling, Chirurgische Klinik und Poliklinik der Universität München, Klinikum Großhadern, Marchioninistr. 15, D-8000 München 70

81. Aktivierung und IgA-Seketion von isolierten Magenlymphocyten der Maus

Activation and IgA Secretion of Isolated Murine Gastric Mucosal Lymphocytes

H.J. Andreß[1] und L. Brent[2]

[1]Chirurgische Klinik und Poliklinik der Universität München, Klinikum Großhadern
[2]Department of Immunology, St. Mary's Hospital Medical School, London, UK

Die Darmmucosa enthält eine große Anzahl von Lymphocyten, die für die Erkennung von luminalen Antigenen und für die sekretorische Antikörperbildung verantwortlich sind.

Obwohl Lymphocyten in der Magenmucosa ebenfalls vorhanden sind (1), ist deren Funktion weitgehend ungewiß. Zwar konnte nach oraler Antigengabe am Hund in 30 bis 60 min eine immunologisch vermittelte Gastrinfreisetzung und Durchblutungssteigerung im Magen nachgewiesen werden (2), doch blieb unklar, ob zu diesem oder einem späteren Zeitpunkt die Lymphocyten der Magenmucosa aktiviert sind.

Methodik

Um den Einfluß eines oral verabreichten Antigens auf die Lymphocytenfunktion in der Magenmucosa zu untersuchen, wurden Mäuse (BALB/c) mit humanem Gammaglobulin (HGG) subcutan immunisiert, und zwar einmal mit 0,5 mg HGG in komplettem Freundschen Adjuvants und nach 2 Wochen erneut mit 0,5 mg HGG s.c. alleine. Nach weiteren 2 Wochen erhielten die Tiere 5 mg HGG entsprechend den folgenden Gruppen oral über eine Kanüle gefüttert:

1. 60 min vor der Magenentnahme,
2. 4 Tage vorher und
3. 4 Tage und 60 min vorher.

Eine vierte Gruppe wurde immunisiert, erhielt aber kein Antigen oral (Kontrollgruppe 1) und eine fünfte Gruppe wurde nicht immunisiert, erhielt aber 5 mg HGG 4 Tage und 60 min vor der Magenentnahme oral (Kontrollgruppe 2). Die Mägen von 5 Mäusen wurden einschließlich des bulbus duodeni entfernt und die Lymphocyten wie folgt steril isoliert:

Chirurgisches Forum '88
f. experim. u. klinische Forschung
Hrsg.: K.H. Schriefers et al.

Allen verwendeten Medien wurde 10 mM HEPES, Streptomycin, Penicillin und Gentamycin zugesetzt. Nach Eröffnen der Mägen wurde mehrmals gewaschen und das Gewebe sodann in calcium- und magnesiumfreies Medium mit 0,7 mM EDTA gegeben. Nach 1 h konnte die Mucosa leicht abgeschabt werden. Die so erhaltene Zellsuspension wurde gefiltert, gewaschen und durch eine Säule mit Glaskügelchen gegossen (3), um tote Zellen und Klumpen zu entfernen. Anschließend wurde die Suspension auf einen diskontinuierlichen Percollgradienten aufgelagert (Percoll, Dichte 1,12, verdünnt mit Medium zu 3 Dichtegradienten: 60%, 40% und 35%).

Nach Zentrifugation (500 g, 25 min) konnten die Lymphocyten zwischen den beiden unteren Schichten und die Epithelzellen auf der oberen Schicht abpipetiert und im Phasenkontrastmikroskop gezählt werden. Ein Teil der Suspension wurde anschließend auf Objektträgern nach May-Grunwald, Giemsa gefärbt, der andere Teil wurde ohne weitere Stimulation kultiviert ($5x10^5$/ml). Nach 3 Tagen erfolgte die ^{3}H-Thymidinmarkierung zur Messung der DNA-Synthese bzw. die Entnahme des Kulturmediums zur Bestimmung der relativen IgA-Konzentration mit Hilfe eines Enzymassays (ELISA). Letztere Ergebnisse sind in Relation zu einer Serumstandardprobe dargestellt. Als weitere Kontrollen wurden Lymphocyten aus der Milz und den Mesenteriallymphknoten in gleicher Weise kultiviert und die DNA-Synthese bzw. IgA-Konzentration gemessen.

Ergebnisse

Mit Hilfe der beschriebenen Methode ließen sich aus 5 normalen Mäusemägen im Durchschnitt 1,45 ± 0,5 x 10^6 Lymphocyten isolieren, wobei die Suspension mit 8,0 ± 2,2% Epithelzellen kontaminiert war. Auch Mastzellen (11,0 ± 3,1%) waren nachweisbar. Durch die Isolierungsmethode kam es zu einem Verlust an Lymphocyten von 50 - 70%.

Wie Tabelle 1 zeigt, ist 60 min nach Fütterung von HGG bei den sensibilisierten Mäusen kein Einfluß auf die Lymphocytenzahl oder -aktivierung festzustellen (Gruppe 1). 4 Tage nach oraler Antigengabe ist jedoch ein signifikanter Anstieg der Lymphocytenzahl in der Magenmucosa im Vergleich zu den beiden Kontrollgruppen vorhanden (Gruppe 2). Diese Lymphocyten weisen zudem eine gesteigerte DNA-Synthese und IgA-Sekretion auf. Eine zweite, zusätzliche Verabreichung von HGG (Gruppe 3) hat dabei keinen Einfluß auf diese Aktivierung. Die Lymphocyten der Milz und Mesenteriallymphknoten waren in allen Gruppen nicht aktiviert und zeigten keine Unterschiede zwischen den Gruppen.

Diskussion

Obwohl schon kurze Zeit nach oraler Fütterung eines Antigens im Hundemodell eine Freisetzung des Hormons Gastrin und eine Durchblutungssteigerung festgestellt werden konnte (2), ist zu diesem Zeitpunkt weder ein Anstieg der Lymphocytenzahl noch eine Aktivierung derselben in dem beschriebenen Modell vorhanden. Erst nach 4 Tagen läßt sich eine erhöhte Lymphocytenzahl, gesteigerte DNA-Synthese und IgA-Sekretion nachweisen. Somit scheinen ähn-

Tabelle 1. Einfluß der systemischen Sensibilisierung und Antigenfütterung auf die Lymphocytenzahl und Lymphocytenaktivierung (n = 3)

Gruppe	Sensibilisierung, orale HGG-Gabe	Gesamtlymphocytenzahl vor Isolierung (x 10^6)	^{3} H-Thymidineinbau (cpm)	relative IgA-Sekretion (U)
Kontrolle 1	s.c.-Sensibilisierung	3,0 ± 0,6	370 ± 161	135 ± 29
Kontrolle 2	HGG(oral) –4Tage –60Min	4,1 ± 0,8	184 ± 41	180 ± 34
1	s.c.-Sensibilisierung HGG(oral) –60Min	3,6 ± 0,2	403 ± 144	148 ± 35
2	s.c.-Sensibilisierung HGG(oral) –4Tage	9,0 ± 1,8	2747 ± 1990	300 ± 53
3	s.c.-Sensibilisierung HGG(oral) – 4Tage –60Min	7,0 ± 1,0	3976 ± 950	231 ± 82

lich wie im Darm (4) diese Lymphocyten auf ein orales Antigen durch lokale Zellvermehrung oder Rezirkulation in die Magenmucosa zu reagieren. Es läßt sich vermuten, daß durch die Lymphocytenaktivierung und vermehrte Immunglobulinbildung bereits im Magen eine spezifische Antigenelimination eingeleitet wird.

Zusammenfassung

Für in vitro Untersuchungen von Magenmucosalymphocyten wird eine mechanische Isolierungsmethode an der Maus beschrieben. Es konnte eine Aktivierung dieser Zellen nach systemischer Immunisierung und oraler Antigengabe (humanes Gammaglobulin, HGG) nachgewiesen werden. 4 Tage nach Fütterung von HGG ist eine Erhöhung der Gesamtlymphocytenzahl meßbar. Der in vitro gemessene ^{3}H-Thymidineinbau als Maß für die DNA-Synthese und die Gesamt-IgA-Sekretion ist ebenfalls gesteigert. Es läßt sich vermuten, daß mehrere Tage nach oraler Antigengabe im Magen eine Immunabwehr geschaffen wird, um bereits dort die Antigenelimination einzuleiten.

Summary

For the purpose of in vitro studies a mechanical method for the isolation of murine gastric lymphocytes has been developed. It was demonstrated that these cells became activated after systemic sensitization and oral feeding of the antigen (human gammaglobulin, HGG). When HGG was given orally, the number of mucosal lymphocytes increased after 4 days. The incorporation of [^{3}H] thymidine and the secretion of IgA were also enhanced. These findings suggest that a few days after antigen feeding gastric lymphocytes are involved in the immune response against orally administered antigens.

Literatur

1. Andreß HJ (1987) Immunfluoreszenzmikroskopische Untersuchungen zur Funktion immunkompetenter Zellen in der Magenmukosa. Acta Chir Austriaca :389
2. Teichmann RK, Andreß HJ, Gycha S, Seifert J, Brendel W (1983) Die immunologische Reaktivität des Antrums zur Stimulation von Verdauungsprozessen. Langenbecks Arch Chir [Suppl] Chir Forum. Springer, Berlin Heidelberg New York, S 5
3. Rudzik O, Bienenstock J (1974) Isolation and characteristics of gut mucosal lymphocytes. Lab Invest 30:260
4. Husband AJ, Gowans JL (1978) The origin and antigen-dependent distribution of IgA containing cells in the intestine. J Exp Med 148:1146

Dr. H.J. Andreß, Chirurgische Klinik und Poliklinik der Universität München, Klinikum Großhadern, Marchioninistr. 15, D-8000 München 70

82. Die Pyloruserhaltende Magenlängsresektion – Ein „ideales" Resektionsverfahren?

Pyloric-Preserving Longitudinal Resection of the Stomach: An "Ideal" Method of Resection?

J. Hauss[1], H. U. Spiegel[1], P. Langhans[1], G. Heidl[2], M. Rees[1] und H. Bünte[1]

[1]Chirurgische Klinik und Poliklinik der Westfälischen Wilhelms-Universität Münster (Direktor: Prof. Dr. H. Bünte)
[2]Gerhard-Domagk-Institut für Pathologie, Westfälische Wilhelms-Universität Münster (Direktor: Prof. Dr. W. Böcker)

Einleitung

1966 hat SAEGESSER als *theoretische* Konstruktion eine Fundus-, Corpus- und Antrumlängsresektion in Kombination mit einer selektiven, postbranchialen Vagotomie und Pylorotomie vorgestellt und postuliert, daß dieses Operationsverfahren alle Kriterien einer "idealen" Magenresektion erfüllen müßte (5).

Ziel der Untersuchungen war es zu klären, ob allein die ausgedehnte Magenlängsresektion - im Unterschied zu dem zitierten Vorschlag jedoch ohne Vagotomie und ohne Pyloroplastik - zu einer dauerhaften Verminderung der Säureproduktion bei erhaltener Magenmotilität und intakter Pylorusfunktion führt, und ob dieses Verfahren zur Behandlung des rezidivierenden hyperaciden Ulcus geeignet sein könnte.

Material und Methodik

In hochdosierter Piritramid-Basisanästhesie (1,5 mg/kg KG/h Piritramid und 0,08 mg/kg KG/h Pancuronium) wurde an 19 Schäferhunden (mittleres Gewicht: 23,4 kg) eine Magenlängsresektion vorgenommen. Die große Kurvatur wurde komplett von der Kardia bis zum Pylorus skelettiert, das Ligamentum gastrolienale durchtrennt, die Arteria und Vena gastrica brevis sowie die Arteria und Vena gastroepiploica dextra und sinistra wurden ligiert und durchtrennt. Die Resektionsgrenze wurde so gewählt, daß ca. 1/3 der Antrumfläche und 2/3 der Corpus-Fundusfläche großkurvaturseitig entfernt wurden (Abb. 1). Es wurden Stapler (LSG 90, Fa. Ethicon) verwendet, die Klammernahtreihe wurde serosiert.

Chirurgisches Forum '88
f. experim. u. klinische Forschung
Hrsg.: K. H. Schriefers et al.

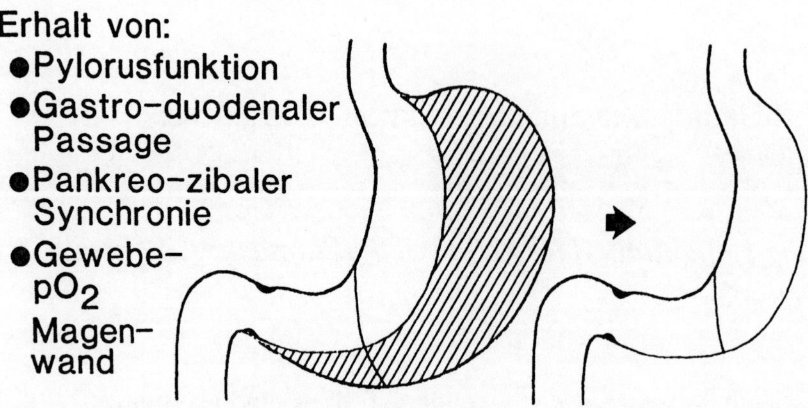

Abb. 1. Prinzip der Magenlängsresektion

Die Relation der belassenen Magenwandfläche zur resezierten Fläche wurde planimetrisch bestimmt. Intraoperativ wurde mit Hilfe der Mehrdrahtoberflächenelektrode nach KESSLER und LÜBBERS die Mikrozirkulation in der Magenwand vor und nach Resektion überprüft (2, 3). Dazu wurde mit der Platinelektrode an 8 Stellen gleichzeitig der Gewebe-pO_2 registriert. Weiterhin wurden pO_2-Histogramme vor und nach Resektion erstellt, wozu mindestens 100 verschiedene Einzelmeßwerte, durch mehrmaliges Umsetzen der Elektrode erfaßt, aufgenommen wurden.

Prä- und postoperativ (nach einem und nach 6 Monaten) erfolgten Magensekretionsanalysen mit Pentagastrin (6 µg/kg KG Gastrodiagnost, subcutan injiziert). Nach 18-stündigem Fasten wurden die Hunde mit Diazepam i.v. sediert; unter Röntgenkontrolle wurde eine Magensonde (18 ch) ins Antrum vorgeschoben, der Magensaft wurde mit dem Hico-Gastrovac 261 angesaugt und mit dem Fractiomat 283 über jeweils 15 min aufgefangen. Die Proben wurden auf 4°C gekühlt, vor der Bestimmung auf Zimmertemperatur aufgewärmt und in einem Polymetron-pH-Meter mit 100 mM NaOH auf pH 7 titriert. Folgende Meßgrößen wurden ermittelt:

1. Nüchternvolumen und Sekretvolumina/15 min;
2. pH-Werte mittels einer Glaselektrode;
3. Konzentration in mval/l mit einem Polymetron-pH-Meter;
4. Gesamtmenge der H-Ionen (mval), errechnet aus der Konzentration und dem Volumen der einzelnen Portionen.

Die basalen und stimulierten Serumgastrinwerte wurden im Fütterungstest (200 g einer Standardmahlzeit) bestimmt. Nach der Entnahme von Nüchternblut (-60, -30, 0 min) wurden über 2 h in 15minütigen Abständen Blutentnahmen zur Serumgastrin-, Kalium-, Natrium- und Blutzuckerbestimmung durchgeführt. Das Blut wurde sofort zentrifugiert, die gewonnene Serummenge tiefgefroren. Die Gastrinbestimmung erfolgte mittels Radioimmunoassay (Kit der Fa. Becton-Dickinson).

Prä- und postoperativ wurden in den gleichen Zeitabständen radiologische, endoskopische und histologische Kontrollen vorgenommen.

Ergebnisse

Die Antrum- und Corpus/Fundusfläche wurde insgesamt um 64,8% verkleinert. Damit konnte der basale Säureausstoß (BAO) um 72,9% nach 4 Wochen und um 71,2% nach 6 Monaten gesenkt werden. Der stimulierte Säureausstoß (PAO) zeigte eine Verminderung um 66,9 bzw. 64,7% (Tabelle 1). Sowohl die basalen als auch die stimulierten Gastrinwerte waren postoperativ um 45,6 und 75,9% (nach 4 Wochen) und um 52,4 und 80,4% (nach 6 Monaten) erhöht. Die basalen und stimulierten Sekretvolumina zeigten eine Verminderung um 61 bzw. 51%. Das mittlere Körpergewicht der Hunde normalisierte sich nach einer initialen Gewichtsabnahme (-12% nach 4 Wochen) und überstieg nach einem halben Jahr das Ausgangsgewicht. Die Freßgewohnheiten blieben unbeeinflußt.

Die Kontrolle des Gewebe-pO_2 im Bereich der Magenwand ergab keine Änderung der pO_2-Histogrammkonfiguration. Aus jeweils 10 Einzel-Histogrammen wurden summierte pO_2-Histogramme erstellt (3). Der Mittelwert dieser summierten pO_2-Histogramme lag präoperativ bei 36,4 mm Hg, postoperativ bei 35,7 mm Hg.

Die endoskopischen und Röntgen-Kontrolluntersuchungen (Abb. 2) ergaben eine glatte Passage bei erhaltener Motilität und intakter Pylorusfunktion.

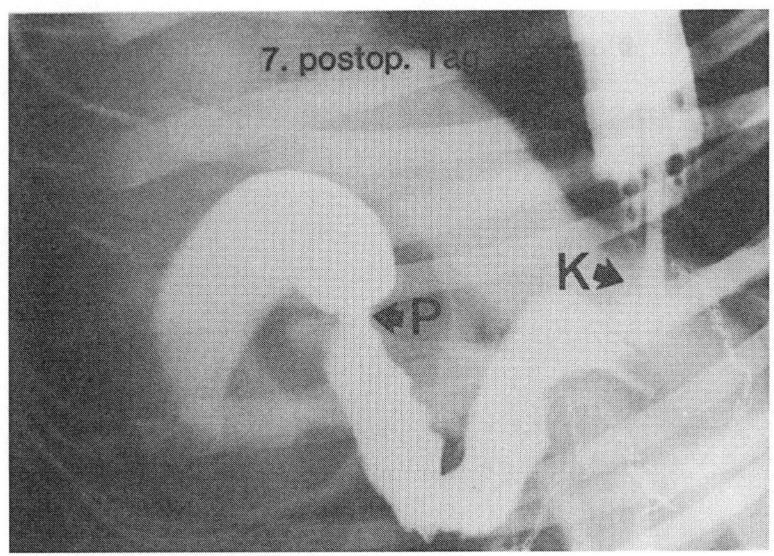

Abb. 2. Postoperative Röntgenkontrolle (P = Pylorus, K = Kardia)

Diskussion

Durch die Magenlängsresektion können offensichtlich Faktoren der Ulcuspathophysiologie nachhaltig beeinflußt werden. Die hohe Säure- und Fermentproduktion wird durch die Verminderung der Beleg- und Hauptzellmasse deutlich herabgesetzt. In Abb. 3 sind

Tabelle 1. Einfluß der Magenlängsresektion auf Körpergewicht, basale und stimulierte Gastrinspiegel sowie Säuresekretionsverhalten beim Hund (n = 10)

		präop.	4 Wochen post op.	Änderung in %	6 Monate post op.	Änderung in %	Einheit
mittl. KG		23,4	20,6	- 12,0	23,7	+ 1,2	kg
Gastrin	basal	25,0	36,4	+ 45,6	38,1	+ 52,4	pg/ml
	stimuliert	46,1	81,1	+ 75,9	83,2	+ 80,4	pg/ml
	BAO	5,9	1,6	- 72,9	1,7	- 71,2	meq/h
	PAO	41,9	13,9	- 66,9	14,8	- 64,7	meq/h
	MAO	39,8	11,3	- 71,7	12,5	- 68,6	meq/h
Sekretvolumen (V)	basal	43,8	17,2	- 61,8	21,6	- 50,7	ml/h
	stimuliert	201,7	80,2	- 60,3	78,4	- 61,2	ml/h

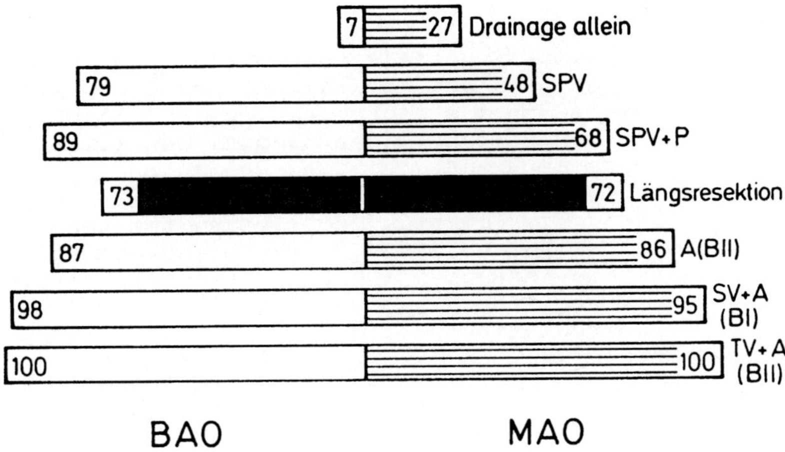

Abb. 3. Prozentuale Reduktion der basalen (BAO) und maximal stimulierten (MAO) Säuresekretion nach verschiedenen Ulcusoperationen (nach 1)

mehrere Operationsverfahren zusammengefaßt, die in der Ulcuschirurgie Anwendung finden (nach 1). Im Vergleich mit unterschiedlichen Vagotomieformen und Resektionsmethoden erscheint die Reduktion des basalen Säureausstoßes um 73% bzw. 71% ausreichend (4). Durch Schonung der kleinkurvaturseitigen Gefäße und Nerven bleibt die Mikrozirkulation im Bereich der Magenstraße ungestört. Eine gewisse Depotfunktion des Magens, die Pylorusfunktion, die duodenale Passage und somit auch die pankreozibale Synchronie bleiben erhalten.

Bei aller gebotenen Vorsicht gegenüber der Übertragbarkeit tierexperimenteller Ergebnisse auf den kranken Menschen scheint das rezidivierende hyperacide Ulcus eine Indikation für die Längsresektion darzustellen. Unsere Ergebnisse weisen darauf hin, daß das vorgestellte Verfahren möglicherweise im Konzept chirurgischer Ulcustherapie einen Platz einnehmen könnte.

Zusammenfassung

Die Auswirkungen einer Magenlängsresektion, wie sie von SAEGESSER 1966 vorgeschlagen wurde, auf die Säuresekretion, die basalen und stimulierten Gastrinspiegel und die Mikrozirkulation im Bereich der Magenwand wurden an 10 Schäferhunden untersucht. Die Resektionsgrenze wurde so gewählt, daß ca. 1/3 der Antrumfläche und 2/3 der Corpus-Fundusfläche großkurvaturseitig entfernt wurden. Damit konnte der basale Säureausstoß (BAO) um 72,9% und der stimulierte Säureausstoß (PAO) um 66,9% gesenkt werden. Sowohl die basalen als auch die stimulierten Serumgastrinwerte waren um 45,6% bzw. 75,9% erhöht. Der Gewebe-pO_2 der Magenwand war nicht verändert. Das Verfahren scheint sich für die operative Therapie des rezidivierenden hyperaciden Ulcus zu eignen.

Summary

The effects of a longitudinal stomach resection - as proposed by SAEGESSER in 1966 - on acid secretion, basic and stimulated gastrin levels and on the microcirculation of the stomach wall was studied in ten German shepherd dogs. The aim of the resection was to eliminate about one-third of the antrum surface and two-thirds of the fundus-corpus surface. The basic acid output (BAO) was distinctly lowered (72.9%), and the peak acid output (PAO) was also decreased (66.9%). The basic and stimulated serum levels of gastrin increased after the resection (45.6% and 75.9%, respectively). The tissue pO_2 was not altered by the operation, and the microcirculation remained intact. It seems possible that this procedure is suitable for the treatment of recurrent duodenal ulcer.

Literatur

1. Bauer H (1978) Therapeutisches Prinzip: Vagotomie. In: Ulcus-Therapie, Blum AL, Siewert JR (Hrsg). Springer, Berlin Heidelberg New York, S 159-184
2. Ehrly AM, Hauss J, Huch R (1986) Clinical Oxygen Pressure Measurement. Springer, Berlin Heidelberg New York
3. Hauss J, Schönleben K, Spiegel HU (1982) Therapiekontrolle durch Überwachung des Gewebe-pO_2. Hauss J (Hrsg) Huber, Bern Stuttgart Wien
4. Langhans P, Bünte H (1987) Operationsindikation und Verfahrenswahl beim Gastroduodenalulkus. In: Folgeerkrankungen in der Ulkuschirurgie. Bünte H, Demling L, Domschke L, Langhans P (Hrsg). Ed. Medizin, Weinheim Basel New York
5. Saegesser M (1966) Der Ulkus-Magen. Huber, Bern Stuttgart, S 70

Dr. J. Hauss, Chirurgische Klinik und Poliklinik der Westfälischen Wilhelms-Universität, Jungeblodtplatz 1, D-4400 Münster

83. Der Einfluß der Peyer'schen Plaques auf die Resorptionsrate*

Influence of Peyer's Patches upon Absorption Rate

W. Saß, G. Enders, J. Seifert und H. Hamelmann

Dept. Experimentelle Chirurgie der Abt. Allgemeine Chirurgie der Christian-Albrecht Universität Kiel

Einleitung

Die herkömmliche Lehrmeinung, daß großmolekulare Proteine im Verdauungstrakt erst vor ihrer Resorption enzymatisch in Peptide oder Aminosäuren gespalten werden müssen, ist erst in jüngerer Zeit durch Untersuchungen ergänzt worden, die die intestinale Resorption großmolekularer Proteine als einen geradezu alltäglichen Vorgang erscheinen lassen (1, 2). Einige Befunde sprechen für eine Beeinflussung der Immunantwort bei der enteralen Gabe von antigenen Proteinen (3). Dabei dienen offensichtlich die M-Zellen der PP als erste, sehr reagible Aufnahmeorte von intestinal verabreichten Nahrungsbestandteilen, wobei Antigene über die M-Zellen mit dem lymphatischen System in Kontakt treten können (4).

Bei chirurgischen Patienten ist es oft notwendig, größere Abschnitte des Dünndarmes zu resezieren. Damit werden unvermeidbar gleichzeitig größere Mengen von lymphatischem Gewebe entfernt. Es wurde deswegen der Einfluß eines verminderten intestinalen Lymphgewebes auf die intestinale Resorption von großmolekularem HGG in einem Rattenmodell untersucht.

Methodik

a) Die Entfernung der Peyerschen Plaques: Mittels 5 - 6 Stichen wurde in Chloralhydratanästhesie um jeden einzelnen Plaque, beginnend vom oberen Jejunum her, eine Tabaksbeutelnaht gelegt, durch die nach Anziehen der PP über das Niveau der serosaseitigen Darmwand hervorgehoben wurde und so leicht entfernt werden

*Mit Unterstützung der Deutschen Forschungsgemeinschaft

Chirurgisches Forum '88
f. experim. u. klinische Forschung
Hrsg.: K.H. Schriefers et al.

konnte. Durch dieses operative Verfahren konnten alle sichtbaren PP entfernt werden. Ihre Zahl schwankte von 12 bis zu 25. Die Operationsletalität betrug etwa 25%, wobei in nahezu allen Fällen ein Ileus oder eine diffuse Peritonitis die Todesursache darstellten. Nach einer postoperativen Erholungsphase von 12 - 15 Wochen erfolgte die Untersuchung der Resorptionsrate an Tieren, die eine normale Zunahme des Körpergewichtes zeigten. Bei den Kontrolltieren wurden in der gleichen Technik eine gleiche Anzahl von PP-freien Darmstückchen entfernt, ohne dabei die PP zu verletzen.

b) Resorptionsuntersuchungen: In einer 2. Operation erfolgte nach einer Erholungsphase die Drainage des Ductus thoracicus in der von BOLLMANN angegebenen Methodik zur Gewinnung von intestinaler Lymphe (5). Daraufhin wurden über eine intraduodenale Injektion 50 mg (entsprechend 2 ml) ^{131}J-markiertes menschliches Gammaglobulin G injiziert. Alle 60 min wurden Lymph- und Blutproben, letztere aus dem Schwanzvenenplexus, entnommen. Konstante Kreislauf- und Temperaturverhältnisse wurden für 6 h gewährleistet. Nach dieser Zeit wurde der Gastrointestinaltrakt in toto entnommen und in die funktionellen anatomischen Abschnitte Magen, Dünndarm und Colon unterteilt. Über Szintillationszähler erfolgte die Messung der Radioaktivität aller Organe sowie der Blut- und Lymphproben. Um den Anteil von intaktem makromolekularem HGG zu untersuchen, wurden die Blut- und Lymphproben in einem Agargel-Diffusionstest mit einem hochspezifischen Antiserum untersucht und radiochromatographische Analysen zur Ermittlung der Menge markierten makromolekularen HGG's im Blut und in der Lymphe angeschlossen. Die Absorptionsrate des makromolekularen HGG konnte dann anhand der im Gastrointestinaltrakt verbliebenen Aktivität gemessen werden und in Beziehung zur Blut- und Lymphaktivität gebracht werden.

Histologische Untersuchungen erfolgten an Darmabschnitten, die bei beiden Versuchsgruppen außerhalb der jeweiligen Operationsgebiete lagen. Zur Ermittlung der statistischen Signifikanz mit $p < 0{,}05$ diente der Student-Test.

Ergebnisse

a) Untersuchungen der Blut- und Lymphflüssigkeit: Da die pro Stunde von den Tieren produzierte Lymphmenge außerordentlich schwankte, war es zur einheitlichen Beurteilung notwendig, bezogen auf jeweils 1 g Lymphe oder Blut die gemessene Aktivität in Prozent der ursprünglich verabreichten Aktivitätsdosis auszudrücken. Daher wurden die Aktivitätsangaben des Szintillationszählers in counts per minute (cpm) umgerechnet auf 1 g Lymphe oder Blut und in Prozent der ursprünglich applizierten Dosis ausgedrückt.

Die Ergebnisse der Blut- und Lymphuntersuchungen gibt die Tabelle 1 wieder. Sie zeigt, daß zu jedem Zeitpunkt eine signifikant höhere Aktivität von ^{131}J-markiertem HGG bei den Tieren ohne PP zu beobachten war. Durchschnittlich erreichten die jeweils maximal gemessenen Radioaktivitätswerte bei diesen PP-losen Tieren doppelt so hohe Werte wie bei den Kontrolltieren.

Tabelle 1. Radioaktivität in Prozent der applizierten Dosis im Blut und in der Lymphe bei Ratten mit und ohne Peyersche Plaques (PP) nach intraduodenaler Applikation von ^{131}J-markiertem humanen Gammaglobulin (HGG)

	Resorptionszeit in h					
	1	2	3	4	5	6
Blut mit PP	0,12 ±0,02	0,15 ±0,01	0,17 ±0,02	0,19 ±0,01	0,20 ±0,02	0,18 ±0,01
Blut ohne PP	0,32 ±0,02	0,28 ±0,06	0,30 ±0,07	0,36 ±0,09	0,37 ±0,05	0,80 ±0,35
Lymphe mit PP	0,09 ±0,02	0,23 ±0,02	0,25 ±0,03	0,20 ±0,02	0,25 ±0,02	0,23 ±0,02
Lymphe ohne PP	0,11 ±0,04	0,26 ±0,08	0,67 ±0,21	0,51 ±0,07	0,49 ±0,12	0,39 ±0,11

b) Berechnungen der quantitativen Absorptionsrate: Trotz intraduodenaler Applikation des radioaktiv markierten Gammaglobulins wurde auch im Magen eine Aktivität festgestellt, die bei den Kontrolltieren 10,7% und bei den PP-operierten Tieren 12% der ursprünglich verabreichten Menge entsprach. Mit 40% Restaktivität war im Dünndarm bei den Kontrolltieren die höchste Aktivität im Vergleich zu 30% bei den PP-operierten Tieren.

Insgesamt konnten 51 ± 1,1% der anfänglich applizierten Radioaktivität im Magen-Darmtrakt 6 h nach der Zufuhr bei Ratten mit PP's gefunden werden; bei den PP-operierten Tieren nur noch 44 ± 1,6%. Von dieser Restaktivität im Magen-Darmtrakt kann nach Abzug der ursprünglich applizierten Aktivität die Resorptionsleistung innert 6 h berechnet werden: Tiere mit PP resorbierten 48,2 ± 1,1% des angebotenen Proteins; Tiere ohne PP resorbierten dagegen deutlich mehr: 56,4 ± 1,6%. Der Unterschied ist mit $p < 0,05$ statistisch signifikant. Mittels eines Agargel-Diffusionstestes mit hochspezifischen Antiseren ließ sich qualitativ nachweisen, daß makromolekulare HGG im Blut und in der Lymphe vorhanden war. Die quantitativen Bestimmungen über eine Radiochromatographie zeigten, daß bei den Kontrolltieren 4,6 ± 1,3% der Aktivität in Blut und Lymphe an makromolekulares HGG gebunden war; bei den PP-operierten Tieren jedoch 7,7 ± 1,8%.

Die histologischen Untersuchungen der intestinalen Mucosa ergaben bei beiden Gruppen interessante Unterschiede. Die PP-operierten Tiere zeigten eine überdeutliche lymphocytäre Infiltration, eine leichte Entzündung, jedoch keinerlei Anzeichen eines Begleitödems. Eine Regeneration der operativ entfernten PP wurde in keinem Falle beobachtet. Bei den Kontrolltieren waren keinerlei derartige Befunde zu erheben. Sie zeigten eine normale Darmhistologie.

Diskussion

Zahlreiche Untersuchungen deuten darauf hin, daß die PP den ersten Kontakt oral aufgenommener antigener Substanzen mit dem körpereigenen Immunsystem herstellen (1, 2). Das Domepithel der Plaques scheint eine entscheidende Rolle in der Erkennung intestinaler Antigene einzunehmen und wahrscheinlich erfolgt auch hier eine zumindest teilweise Kontrolle der Nahrungsresorption (1, 4). In den hier vorgetragenen Experimenten ist dieser Erkennungs- und Kontrollmechanismus durch das Entfernen der PP manipuliert worden. Dies führte zu einer um 10% höher liegenden Resorptionsrate eines definierten Proteins. Die Ergebnisse der Blut- und Lymphanalysen unterstützen in allen Einzelteilen diese Beobachtung. Es muß daher angenommen werden, daß die Veränderungen der lokalen Immunmechanismen durch die Entfernung der PP die Resorption primär antigener Proteine zu beeinflussen vermag; zumal die Kontrolltiere lediglich PP-freie Darmwandanteile exstirpiert bekamen und ansonsten völlig identisch behandelt wurden.

Zusätzliche Informationen liefern die histologischen Untersuchungen. In den operativ nicht behandelten Darmanteilen PP-loser Tiere bestand eine übermäßige lympho-plasmacelluläre Infiltration, wie sie in ganz ähnlicher Art bei Immun-Defizit-Syndromen gefunden wird. Offensichtlich ist also der Grund der lymphocytären Invasion in die Darmmucosa ein immunologischer und weniger ein entzündlicher.

Die PP in der Wand des Dünndarmes üben wahrscheinlich eine Kontrollfunktion über die Resorption antigener Substanzen aus, die, wenn sie versagt oder künstlich aufgehoben wird, offensichtlich zumindest kurzfristig zu einem Anstieg der Resorptionsrate antigener Proteine führen kann.

Zusammenfassung

Die chirurgische Therapie intestinaler Erkrankungen führt oft zwangsläufig zur Resektion auch größerer Dünndarmabschnitte, bei der simultan große Anteile lymphatischen Gewebes mitentfernt werden. Enteral verabreichte Makromoleküle werden aber z.T. durch die M-Zellen der Peyerschen Plaques (PP) resorbiert. Eine Resektion des Darmes kann daher die Absorption von Makromolekülen beeinflussen. An Ratten, denen die PP operativ entfernt wurden, wurde die Absorptionsrate von löslichem, menschlichem Gammaglobulin G (HGG) untersucht.

Die Ergebnisse zeigen einen deutlichen Anstieg der Absorptionsrate des Proteins in PP-freien Tieren. Die Absorptionsrate des verabreichten HGG betrug bei den Tieren ohne PP 56%, bei den Kontrollen dagegen 48%. Es scheint daher, daß durch die Entfernung der PP die Absorptionsrate von makromolekularem HGG deutlich verändert wird, wobei der zugrunde liegende Mechanismus der Absorptionssteigerung bislang unklar ist.

Summary

In surgery for intestinal disease it is often necessary to remove a long section of the small intestine. This entails the simultaneous removal of extensive portions of lymphoid tissues. Since enterally applied macromolecules are partly absorbed by M-cells of Peyer's patches (PP), it is possible that absorption is influenced by gut resections. In a rat model in which Peyer's patches were removed, the absorption rate was studied using a defined quantity of soluble human gamma globulin (HGG). Results showed that the absorption rate increased significantly. In animals without PP 56% of the initially administered HGG was absorbed, whereas control rats had taken up only 48%. The results show that the absorption rate is markedly altered by the extirpation of PP. The mechanism of this increase of absorption has not yet been investigated.

Literatur

1. Hemmings WA (1977) Absorption of bovine IgG by the intestine of the adult rabbit. IRCS Med Sci Libr. Compend 5:286
2. Seifert J (1975) Fremdproteine in Blut und Lymphe nach oraler Applikation. Fortschr Med 93:1557-1560
3. Thomas HC, Parrot DMV (1974) The induction of tolerance to a soluble protein by oral administration. Immunology 27:631
4. Owen RL (1977) Sequential uptake of horseradish peroxidase by lymphoid follicle epithelium of Peyer's patches in the normal unabstracted mouse intestine: an ultrastructural study. Gastroenterology 72:440-451
5. Bollmann JL, Cain JC, Grindlay JH (1948) Techniques for the collection of lymph from the liver, small intestine, or thoracic duct of the rat. J Lab Clin Med 33:1349-1352

Dr. W. Saß, Dept. Exp. Chir. der Abt. Allgem. Chir. der Christian-Albrecht Universität Kiel, Arnold Heller Straße 7, D-2300 Kiel 1

84. Intestinale Cyclooxygenase in Resektaten bei Morbus Crohn

Intestinal Cyclooxygenase in Specimens from Patients with Crohn's Disease

S. Post[1], M. Betzler[1], M. Goerig[2], A. v. Herbay[3] und G. Schürmann[1]

[1]Chirurgische Universitätsklinik Heidelberg, Abt. 2.1.1. (Direktor: Prof. Dr. Ch. Herfarth)
[2]Medizinische Universitätsklinik Heidelberg, Abt. f. Gastroenterologie ((Direktor: Prof. Dr. B. Kommerell)
[3]Institut für Pathologie der Universität Heidelberg (Direktor: Prof. Dr. H.F. Otto)

Einleitung

In jeder Art von entzündlichen Läsionen kommt es zu einer Aktivierung des Arachidonsäuremetabolismus mit Bildung von Entzündungsmediatoren über die Cyclooxygenase (Prostaglandine und Thromboxane) und die Lipooxygenase (Leukotriene). Daß auch beim Morbus Crohn insgesamt diese Mediatoren vermehrt gebildet werden, ist zu erwarten und durch eine Reihe von Untersuchungen belegt (u.a. ZIFRONI et al. 1983). Die vorliegende Untersuchung sollte darüber hinaus klären, wie das lokale Muster der Prostanoidsynthese mit dem histologischen Maß der Entzündung und insbesondere dem Ausmaß der cellulären Infiltration korreliert.

Methodik

25 Resektate von Dick- und/oder Dünndarm bei Morbus Crohn wurden unmittelbar nach Abwurf des Präparates an mehreren (insgesamt 78) Stellen unterschiedlich starker Entzündung mucosaseitig biopsiert (Tiefe der Biopsie: 3 mm). Die Biopsate wurden sofort in flüssigem Stickstoff schockgefroren und unmittelbar angrenzende Areale für die Histologie konserviert. Als Kontrolle dienten 17 makro- und mikroskopisch normale Biopsien aus den Randbereichen von 6 rechtsseitigen Hemicolektomie-Präparaten.

Biochemie: Die tiefgefrorenen Biopsien wurden auf Eis unter Argon homogenisiert, ultrazentrifugiert und gewaschen; in der so hergestellten Mikrosomenpräparation wurde die Aktivität der Cyclooxygenase (PGH-Synthase) unter Zugabe von Arachidonsäure gemessen (Bestimmung der maximalen Umsatzgeschwindigkeit Vmax und der

Chirurgisches Forum '88
f. experim. u. klinische Forschung
Hrsg.: K.H. Schriefers et al.

Michaeliskonstante K_M); als Endprodukte wurden Prostaglandin E2 und Thromboxan B2 nach Dünnschicht-Chromatographie im Radioimmunoassay gemessen (für Einzelheiten der Methodik vgl. GOERIG et al. 1987).

Pathologie: Alle Präparate wurden an einem Tag von einem Untersucher begutachtet und semiquantitativ folgenden Untergruppen zugeordnet (Hämatoxylin-Eosin-Färbung):

0 = keine Entzündung,
1 = geringe mononucleäre Zellinfiltration,
2 = ausgeprägte mononucleäre Zellinfiltration,
3 = entzündliche Zerstörung der Gewebsarchitektur.

Ergebnisse

Die Ergebnisse für die zwei der wichtigsten Stoffwechselprodukte der Cyclooxygenase, nämlich Prostaglandin E2 (PGE2) und Thromboxan B2 (TBX2), dem stabilen Metaboliten von Thromboxan A2, sind in Tabelle 1 zusammengefaßt. Angeführt sind die Werte der maximalen Umsatzgeschwindigkeit Vmax in fmol/µg mikrosomales Protein; diese Zahlenwerte geben Aufschluß über die Menge an verfügbarem aktivem Enzym im Gewebe. Die ebenfalls bestimmten Werte der Michaelis-Konstante K_M als Ausdruck der Affinität des Substrats Arachidonsäure zum Enzym waren in sämtlichen Proben nicht signifikant verschieden (sämtliche Werte lagen zwischen 6,4 und 8,2 µmol Arachidonsäure). Die Vmax-Werte für PGE2 waren in sämtlichen Biopsaten hochsignifikant höher als in den Kontrollen, wobei auch das histologisch gesunde Gewebe aus Randbereichen von Crohn-Resektaten bereits eine 10fach erhöhte Aktivität aufwies, die sich bei maximaler Entzündung nur noch um weitere 58% steigerte. Im krassen Unterschied hierzu war die Thromboxan-Synthesekapazität im histologisch nicht befallenen Crohn-Darm normal, erhöhte sich aber parallel zum Ausmaß der Entzündung bis auf das 400fache. Diese Veränderungen konnten unabhängig davon beobachtet werden, ob es sich um Dickdarm oder Dünndarm-Biopsien handelte. Auch konnten diese Veränderungen bei Patienten mit unterschiedlicher perioperativer Pharmakotherapie (Glucocorticosteroide, Salicylate oder gar nichts) beobachtet werden.

Tabelle 1. Synthese-Kapazität für PGE2 und TXB2 in mikrosomaler Präparation aus Darmresektaten in Relation zum histologischen Maß der Entzündung. Erklärung der histologischen Graduierung siehe Methodik. Angabe der Zahlenwerte in fmol/µg mikrosomales Protein. Die mit * gekennzeichneten Werte sind von den Kontrollen signifikant verschieden (Wilcoxon-Test, $p < 0{,}01$)

	Kontrolle	Morbus Crohn			
Histol. Grad	0	0	1	2	3
Anzahl Biopsien	17	11	7	15	45
Prostagland.E2	18±4	173±19*	196±18*	238±26*	299±83*
Thromboxan B2	0,9±0,5	1,4±0,7	84±31*	207±18*	339±87*

Diskussion

Bemerkenswert an den vorliegenden Ergebnissen ist zunächst einmal die Tatsache der deutlichen Cyclooxygenase-Aktivierung auch in histologisch nicht befallenen Darm-Arealen bei Morbus Crohn. Zu deuten ist dies als ein Ausdruck der Entzündungsbereitschaft im Gewebe, d.h. wenn im (noch)nicht entzündeten Darmsegment bereits zehnmal mehr Cyclooxygenase vorliegt, so können geringe Veränderungen des Substratangebots (Angebots an Arachidonsäure) bereits erhebliche stärkere Reaktionen als im gesunden Darm auslösen. Auch ist dies über frühere pathophysiologische Untersuchungen (u.a. STOLL et al. 1987) hinaus als ein biochemischer Nachweis dafür anzusehen, daß es sich beim Morbus Crohn um eine primär generalisierte Erkrankung des gesamten Gastrointestinaltraktes handelt, die durch chirurgische Resektionen mit größerem Sicherheitsabstand nicht kurabel ist.

Zum anderen fällt das unterschiedliche Verhalten der Thromboxan-Synthesekapazität auf. Thromboxan ist stark vaso-constrictorisch wirksam und kann so eine Gewebsschädigung verstärken. Der Stoffwechselweg über die Cyclooxygenase und Thromboxansynthetase kann nur von wenigen Zellen, insbesondere Monocyten/Makrophagen und Thrombocyten beschritten werden. Die beobachteten Unterschiede im Prostanoid-Synthesemuster zwischen nicht entzündeten (stark erhöhte PGE2-Synthesekapazität bei normaler Thromboxan-Synthese) und stark entzündeten Arealen (zusätzlich dramatische Erhöhung der Thromboxan-Synthetase-Aktivität) weisen darauf hin, daß in der Darmmucosa bei Morbus Crohn erst nach Infiltration mononucleärer Zellen dieser potente Mediator gebildet werden kann.

Zusammenfassung

An Darmresektaten bei M. Crohn wurde im Gewebe die Aktivität der Enzyme der Prostanoidsynthese bestimmt und mit dem Ausmaß der histologisch faßbaren Entzündung korreliert. Als Hinweis auf eine im Darm bei M. Crohn generalisierte Erhöhung der Entzündungsbereitschaft fand sich auch in histologisch normalen Arealen eine gegenüber Kontrollen 10fach erhöhte PGE2-Synthesekapazität. Mit entzündlicher Infiltration mononucleärer Zellen kommt eine Veränderung im Prostanoidmuster hinzu mit bis zu 400fach erhöhter Thromboxan-Synthesekapazität.

Summary

The activity of prostanoid-synthesizing enzymes was measured in specimens resected from patients with Crohn's disease and was compared with the degree of histologically apparent inflammation. Even in histologically normal biopsies from patients with Crohn's disease the capacity to synthesize PGE_2 was found to be 10fold higher than in controls. In areas of mononuclear cell infiltration there was an additional dramatic increase in thromboxane synthesis, reflecting a change in the local pattern of arachidonic acid metabolism.

Literatur

Goerig M, Habenicht AJR, Heitz R, Zeh W, Katus H, Kommerell B, Ziegler R, Glomset JA (1987) sn-1,2-diacylglycerols and phorbol diesters stimulate thromboxane synthesis by de novo synthesis of prostaglandin H synthase in human promyelocytic leukemia cells. J Clin Invest 79:903-911

Stoll R, Matek W, Schmidt H, Ruppin H, Domschke W (1987) Detection of transport defects in normal ileal mucosa of patients with Morbus Crohn. Gastroenterology 90:1650

Zifroni A, Treves AJ, Sachar DB, Rachmilewitz D (1983) Prostanoid synthesis by cultured intestinal epithelial and mononuclear cells in inflammatory bowel disease. Gut 24:659-664

Mit Unterstützung durch den Verband der Deutschen Lebensversicherungsunternehmen.
Unser Dank für technische Hilfe gilt Regina Schlösser und Ines Müller.

Dr. S. Post, Chirurgische Universitätsklinik Heidelberg, Abt. 2.1.1., Im Neuenheimer Feld 110, D-6900 Heidelberg

85. Klinische Bedeutung der myoelektrischen und motorischen Aktivität des Ileums nach J-förmiger Reservoirumwandlung

Clinical Significance of Myoelectric and Motor Activity of Ileum after J-Shaped Transformation

J. Braun[1], Th. Raguse[2] und V. Schumpelick[1]

[1]Abteilung Chirurgie (Vorstand: Prof. Dr. med. V. Schumpelick) der Medizinischen Fakultät der RWTH Aachen
[2]Abteilung Chirurgie (Direktor: Prof. Dr. med. Th. Raguse), St. Elisabeth-Krankenhaus in Mülheim a.d. Ruhr

Einleitung

Trotz morphologisch intakter Sphincterstrukturen bleibt die Kontinenzqualität nach sphinctererhaltender Prokto-Colektomie mit ileoanaler Anastomose begrenzt. Hohe Stuhlfrequenzen, Diarrhoen sowie intermittierende unwillkürliche Stuhlabgänge mit konsekutiven Macerationen komplizieren dieses Verfahren. Hierfür verantwortlich sind die ausgeprägte propulsive Peristaltik des terminalen Ileums und der Verlust der rectalen Compliance (1). Erst mit dem Einsatz der Ileumpouch-analen Anastomose konnten die funktionellen Ergebnisse verbessert werden. TAYLOR et al. (4) führten diesen Fortschritt auf die Zunahme der Kapazität und Distensibilität der Ileumpouch zurück.

Allerdings weist auch dieses Operationsverfahren in 10% der Fälle unbefriedigende funktionelle Ergebnisse auf. Verantwortlich sind hohe Stuhlfrequenzen und Stuhlschmieren, die in 5% der Fälle eine Auflösung der Ileumpouch-analen Anastomose erforderlich machen (2, 3, 4). Es galt daher zu untersuchen, welchen Einfluß die Pouchkapazität und -motilität sowie die Effizienz der Pouchentleerung auf die Stuhlfrequenz und das Kontinenzverhalten ausüben.

Material und Methode

19 von 33 Patienten mit einer ileoanalen Anastomose und vorgeschaltetem J-förmigen Ileumreservoir, die wegen Colitis ulcerosa (15x) oder Adenomatosis coli et recti (4x) sphinctererhaltend proktocolektomiert wurden, kamen zur Untersuchung. Es handelte sich um 7 Frauen und 12 Männer mit einem Durchschnittsalter von 40,5 ± 15,5 Jahren (24 - 74 Jahre). Der mittlere postoperative

Chirurgisches Forum '88
f. experim. u. klinische Forschung
Hrsg.: K.H. Schriefers et al.

Nachbeobachtungszeitraum betrug 25,5 ± 8,3 Monate (10 - 39 Monate) nach Verschluß der protektiven Ileostomie. Pouchkapazität und -motilität wurden über endoluminal plazierte 5 x 10 cm große weiche Latexballone, die auf einer doppelläufigen Sonde montiert waren, untersucht. Ein Zuleitungskanal diente der Füllung des Ballons mit Wasser, ein weiterer der kontinuierlichen Druckmessung in der Pouch. Die Füllung des Ballons erfolgte etappenweise mit 50 ml Wasser innerhalb von 2 min. Die hieraus resultierenden Druckschwankungen wurden über Stathamelemente analog aufgezeichnet.

Die elektrische Aktivität in der Pouch wurde simultan zur Manometrie über 2 Ag-Ag-chlorierte Ringelektrodenpaare registriert, die in einem Abstand von 5 cm auf einer 10 Ch-dicken Polyvinylsonde fixiert waren. Der Abstand der 2 mm breiten Ringelektroden eines Elektrodenpaares betrug 5 mm. Kontinuierlich ausgeübter Sog auf die Sonde garantierte über entsprechende Öffnungen zwischen den Elektrodenpaaren den stationären Kontakt zwischen Elektroden und Darmwand.

Die Untersuchungen erfolgten nach einer nächtlichen Nüchternperiode von mindestens 12 h. Nach 15minütiger Adaptationszeit wurde zunächst die Nüchternaktivität, anschließend schrittweise die Aktivität unter zunehmender Volumenbelastung jeweils über eine Dauer von 20 min aufgezeichnet.

Zur Untersuchung der Effizienz der Pouchentleerung wurde die nach vorheriger Katheterisierung mit einer 7,5 kolloidalen Lösung bis zu ihrer funktionellen Kapazität gefüllt, d.h. bis der Patient die ersten pelvinen Völlesensationen verspürte. Das anschließend willkürlich ausgeschiedene Volumen wurde als prozentuales Pouchentleerungsvolumen bezeichnet.

Ergebnisse

Die mittlere Stuhlfrequenz betrug 6,6 ± 3,0 Stühle pro 24 h. Während intraindividuell die Stuhlfrequenz stabil war, ließen sich interindividuelle Schwankungsbreiten zwischen 2 - 11 Stühle/24 h beobachten.

Die funktionelle Pouchkapazität, d.h. das Füllungsvolumen der Pouch, wobei der Patient den ersten Stuhlgang verspürte, betrug mit 330,0 ± 114 ml 75% der maximalen Pouchkapazität. Die maximale Pouchkapazität betrug 437,3 ± 102 ml bei einem intraluminalen Druck von 41,2 ± 9,6 mm Hg. Hieraus errechnete sich eine Compliance von 10,6 ± 3,5 ml/mm Hg. Unter entsprechenden Druckverhältnissen ließ sich das intakte Ileum maximal mit 56 ± 12 ml füllen. Zwischen funktioneller Kapazität und Stuhlfrequenz fand sich in der linearen Regressionsanalyse eine enge Korrelation ($r = -0{,}897$, $p < 0{,}001$).

Patienten mit mehr als 8 Stühlen/24 h hatten nur eine funktionelle Kapazität von 214,0 ± 75 ml, während Patienten mit weniger als 8 Stühlen/24 h eine funktionelle Kapazität von 371 ± 97 ml aufwiesen ($p < 0{,}05$). Eine ähnliche Korrelation fand sich ebenfalls zwischen Pouchcompliance und Stuhlfrequenz ($r = -0{,}899$, $p < 0{,}001$). Patienten mit einer niedrigen Compliance wiesen dabei höhere Stuhlfrequenzen auf als Patienten mit hoher Compliance.

Manometrisch konnten in der Pouch 2 verschiedene Wellenformen unterschieden werden: Lange, hochamplitudige tonische Wellen und kurze, niederamplitudige phasische Wellen, Die Dauer der tonischen Wellen in der Pouch betrug 26,0 ± 15 s (10 - 15 s), die Amplitude 35 ± 18 mm Hg (15 - 65 mm Hg). Im intakten Ileum betrug die Dauer der tonischen Wellen 38 ± 12 s (20 - 60 s), die Amplitude 47 ± 16 mm Hg (25 - 95 mm Hg (p < 0,05).

Während des Ablaufes dieser tonischen Wellen war die basale Ruheaktivität im EMG von salvenartigen Aktionspotentialen überlagert, deren Dauer 23 ± 9 s (15 - 23 s) betrug. Diese Wellen waren subjektiv mit pelvinen Völlesensationen vergesellschaftet.

Während diese tonischen Wellen in der leeren Pouch niemals beobachtet werden konnten, nahm die Frequenz mit zunehmender Füllung zu. Bei 50%iger Füllung der Pouch konnten 0,32 ± 0,2 Wellen/5 min,bei 100%iger Füllung 2,7 ± 0,9 Wellen/5 min beobachtet werden (p < 0,005). Hierzu im Vergleich fanden sich im Ileum bei maximaler Distension 2,9 ± 1,2 Wellen/5 min (p < 0,05). Korrelieren wir die einzelnen Stuhlfrequenzen mit dem Schwellenwert des Distensionsvolumens, bei dem die ersten tonischen Wellen registriert werden konnten, so wird eine enge Beziehung zwischen beiden Parametern erkennbar (r = -0,990, p < 0,001). Patienten mit hohen Stuhlfrequenzen wiesen schon bei kleinen Füllungsvolumina tonische Wellen mit konsekutivem Völlegefühl auf, während Patienten mit niedriger Stuhlfrequenz größerer Distensionsvolumina bedurften, um tonische Wellen auszulösen. Die Anzahl der tonischen Wellen stand dabei nicht in Beziehung zur maximalen Kapazität.

Im Mittel konnten 68,1 ± 9,7% einer instillierten kolloidalen Lösung aktiv ausgeschieden werden. Die lineare Regressionsanalyse zeigt, daß die Stuhlhäufigkeit im umgekehrten Verhältnis zur Pouchentleerungszeit steht (r = -0,843, p < 0,001). Die Effizienz der Pouchentleerung korrelierte dabei wieder mit der Anzahl tonischer Wellen (r = -0,398, p < 0,001), noch mit dem Distensionsgrenzwert, bei dem tonische Wellen generiert werden (r = -0,243, p < 0,001).

Diskussion

Die schlechten funktionellen Ergebnisse nach ileoanaler Anastomose zeigen, daß ein intakter analer Sphincterapparat allein kein Garant für eine gute Kontinenzleistung ist. Erst mit Vorschaltung eines Reservoirs konnte der angestrebte Kontinenzerhalt in der Mehrzahl der Fälle erzielt werden. Die Optimierung des Kontinenzverhaltens nach Ileumpouch-analer Anastomose ist vorwiegend auf eine Zunahme der Kapazität des Ileums zurückzuführen. Durch die Pouchbildung läßt sich die Volumendruckrelation im Ileum um das 7- bis 8-fache verbessern. Die lineare Regressionsanalyse weist eine enge Korrelation zwischen Kapazität bzw. Compliance und Stuhlfrequenz nach. Patienten mit hohen Stuhlfrequenzen weisen eine eingeschränkte funktionelle Kapazität und geringe Compliance der Ileumpouch auf. Diese Patienten sind nicht in der Lage, eine ausreichende Stuhlmenge zu speichern. Schon geringe Stuhlmassenbewegungen führen wegen der niedrigen Compliance zu hohen intraluminalen Druckänderungen, die ihrerseits frühzeitig tonische Wellen mit konsekutivem Stuhldrang auslösen. Der synchrone elektromyographische Nachweis von Aktionspotentialen in der Pouch beweist, daß die tonischen Wellen Eigenaktivität der Pouch sind und erlaubt so eine sichere Differenzierung zwischen fortgeleiteten Druckwellen proximaler Dünndarmanteile und propulsiver Pouchkapazität. Diese tonischen Wellen werden in der leeren Pouch nie beobachtet. Ihr Häufigkeitsnachweis nimmt erst mit zumender Füllung der Pouch zu. Je länger die kontraktile Ruheperiode in der Pouch bei zunehmenden Distensionsvolumina dabei andauert, um so niedriger ist die Stuhlhäufigkeit. Allerdings sind die Amplituden dieser tonischen Wellen nach maximaler Distension bei identischer Frequenz in der Pouch signifikant kleiner als im intakten Ileumrohr. Hier liegt möglicherweise eine Ursache für das gute Kontinenzverhalten nach Ileumpouchanaler Anastomose. Hohe Stuhlfrequenzen können ebenfalls durch eine eingeschränkte Pouchentleerung bedingt sein. Bei unzureichender Entleerung wird die Schwellengrenze tonischer Wellen rasch erreicht, so daß frühzeitig Tenesmen ausgelöst werden. Wenn die Defäkation auch durch tonische Wellen indiziert wird, so zeigen die Korrelationsanalysen, daß diese primär nicht für den Grad der Pouchentleerung verantwortlich zeichnen. Die Pouch läßt sich auch dann aktiv entleeren, wenn Füllungsvolumina unterhalb der Schwellengrenze tonischer Wellen vorliegen. Dies bestätigt die Vermutung, daß die Pouch über Valsalvamanöver entleert wird. Die propulsive Eigenaktivität der Pouch spielt dabei nur eine untergeordnete Rolle.

Zusammenfassung

Ziel dieser Untersuchungen war festzustellen, welche Eigenschaften der Ileumpouch für die gelegentlich schlechten funktionellen Ergebnisse nach Ileumpouch-analer Anastomose verantwortlich sind. 19 Patienten mit einer J-Pouch wurden im Mittel 25 Monate postoperativ nachuntersucht und mit 7 Patienten mit einer konventionellen Ileostomie verglichen. Die Pouchmotilität wurde mit einem intraluminal plazierten Ballon und Druckmeßkathetern untersucht. Die Effizienz der Pouchentleerung wurde mittels einer instillierten kolloidalen Suspension bestimmt. Kapazität und Distensibilität der Ileumpouch waren bei Patienten mit guten funktionellen Ergebnissen größer als bei Patienten mit schlechten Ergebnissen. Das Distensionsvolumen der Ileumpouch, bei dem hochamplitudige tonische Wellen auftraten (Grenzschwellenvolumen) korrelierte eng mit der Stuhlfrequenz. Bei Patienten mit hohen Stuhlfrequenzen fanden sich kleine Grenzschwellenvolumina mit frühzeitigem Einsetzen propulsiver tonischer Wellen. Ferner fand sich eine Korrelation zwischen Stuhlfrequenz und Effizienz der Stuhlentleerung. Patienten mit schlechten funktionellen Ergebnissen waren nicht in der Lage, die Pouch adäquat zu entleeren. Obwohl die Ileummotilität das Distensionsvolumen der Pouch bestimmt, bei dem die Defäkation ausgelöst wird, lassen multiple lineare Regressionsanalysen vermuten, daß für die Entleerung der Pouch Valsalvamanöver und nicht Eigenmotorik der Pouch verantwortlich sind. Hieraus schlußfolgern wir, daß die Pouchmotilität und die Stuhlentleerung Hauptdeterminanten des funktionellen Ergebnisses nach Ileumpouch-analer Anastomose sind.

Summary

The aim of the present study was to determine which features of the ileal pouch are responsible for occasional poor functional results after ileal pouch-anal anastomosis. Nineteen patients with a J-shaped ileal pouch were studied at a mean of 25 months postoperatively (range 10 - 39 months) and compared to seven patients with an ileostomy. Ileal pouch motility was measured using intraluminal balloon and pressure-sensitive catheters. The efficacy of ileal pouch emptying was determined by an instilled colloid suspension. Ileal pouch capacity and distensibility were greater in patients with a good result than those with a poor result. The volume of ileal pouch distension at which large amplitude tonic waves appeared (threshold volume) correlated closely with stool frequency. In patients with high stool frequency low threshold volumes were observed, which resulted in early onset of tonic propulsive waves. There is also an association between stool frequency and the efficacy of ileal pouch evacuation. Patients with poor results also were not able to empty the pouch adequately. Multiple linear regression analysis suggested that, although ileal motility determines the volume of distension at which defecation occurs, Valsalva's maneuver and not pouch motility is responsible for evacuation. We conclude that ileal pouch motility and stool output are major determinants of functional results after ileal pouch-anal anastomosis.

Literatur

1. Heppel J, Kelly KA, Phillips SF (1982) Physiologic aspects of continence after colectomy, mucosal proctectomy and endorectal ileoanal. Ann Surg 195:435-443
2. Nicholls J, Pescatori M, Motson RW, Pezim ME (1984) Restorative proctocolectomy with a three-loop reservoir for ulcerative colitis and familial adenomatous polyposis. Ann Surg 199: 383-388
3. Stryker SJ, Phillips SF, Kelly KA, Dozois RR, Beart RW (1986) Anal and neorectal functions after ileal pouch-anal anastomosis. Ann Surg 203:55-61
4. Taylor BM, Cranley B, Kelly KA (1983) A clinico-physiological comparison of ileal pouch-anal and straight ileoanal anastomosis. Ann Surg 198:462-468

Dr. Dr. J. Braun, Abteilung Chirurgie des Klinikums der RWTH, Pauwelsstraße, D-5100 Aachen

86. Temporäre innere Schienung problematischer intestinaler Anastomosen mit resorbierbaren Biomaterialrohren

Temporary Internal Splinting of Complicated Intestinal Anastomoses with Resorbable Biomaterials

G. Winkeltau[1], K.-H. Treutner[1], M.M. Lerch[2], P. Bertram[1] und V. Schumpelick[1]

[1]Abteilung Chirurgie der Med. Fakultät der RWTH Aachen (Vorstand: Prof. Dr. V. Schumpelick)
[2]Abteilung Innere Medizin III der Med. Fakultät der RWTH Aachen (Vorstand: Prof. Dr. S. Matern)

Einleitung

Obwohl operationstechnische und perioperative Fortschritte die Insuffizienzrate nach chirurgischen Interventionen am Gastrointestinaltrakt auf 3 - 7% gesenkt haben (2, 3), gibt es auch heute noch problematische Anastomosen mit Insuffizienzquoten über 20% (z.B. intestinale Strahlenfolgen, Notfallinterventionen, chronisch-entzündliche Darmerkrankungen, tiefe Rectumanastomosen, collare Ösophagogastrostomien, etc.). Da die für diese Fälle statistisch belegten Risikofaktoren für eine Anastomoseninsuffizienz (3) nur in geringem Umfang perioperatv korrigierbar sind, erhebt sich die Forderung nach einer Operationstechnik, die in der Lage ist, problematische Anastomosen sichern zu können.

Zielsetzung

Vor diesem Hintergrund bietet sich das Prinzip der inneren Schienung intestinaler Anastomosen an, problematische Nahtverbindungen temporär zu schützen. Zielsetzung der Arbeit war es, in einem Grundlagenversuch das Prinzip in seiner Effektivität an unterschiedlichen nicht-resorbierbaren und - erstmalig auch - resorbierbaren Materialien zu überprüfen.

Material und Methodik

Zu diesem Zweck wurden 80 Sprague-Dawley Ratten in fünf Gruppen aufgeteilt. In der Kontrollgruppe (n = 10) erfolgte operativ die Anlage einer hohen Dünndarmanastomose mit nur zwei im Winkel

Chirurgisches Forum '88
f. experim. u. klinische Forschung
Hrsg.: K.H. Schriefers et al.

von 180 Grad versetzten, einreihig allschichtig gestochenen Polyglactinfäden (6(0). In den Behandlungsgruppen wurde vor der Reanastomosierung des Dünndarmes ein Rohr aus unterschiedlichen Biomaterialien intraluminär plaziert und oral fixiert. Als nichtresorbierbares Material kam Polyurethan, als resorbierbares Polyglactin 910, Kollagen und BDF 111 zum Einsatz. Anschließend wurde der Dünndarm über dem eingelegten Biomaterialrohr in der bei der Kontrollgruppe beschriebenen Zweipunkttechnik reanastomosiert.

Die radiologische Kontrolle der Anastomosen erfolgte am 7. postoperativen Tag durch eine Enteroklyse mit Gastrografin, am 14. postoperativen Tag mittels einer oralen Bariumsulfat-MDP. Alle spontan verstorbenen Tuere wurden obduziert. Geplante Relaparotomien wurden in den Behandlungsgruppen nach 1, 3, 5, 8, 10 und 12 Wochen durchgeführt. Der Abdominalbefund wurde fotodokumentiert und die Verweilzeit des Rohres an der Anastomose makroskopisch bestimmt. Danach wurden die Anastomosen für histologische, elektronenmikroskopische und mikroangiographische Untersuchungen präpariert.

Ergebnisse

Alle 10 Tiere der Kontrollgruppe verstarben bis 48 h nach der Operation an den Folgen einer Nahtinsuffizienz mit konsekutiver Peritonitis.

In der Behandlungsgruppe I (Polyglactin 910) wurde bei insgesamt 10 Tieren ein Rohr aus geflochtenem Vicryl eingesetzt. 6 Tiere verstarben bis zum 9. p.op. Tag. Die Obduktion ergab, daß das eingebrachte Rohr intakt und nicht dislociert war. Der Darminhalt war durch die Poren des Flechtwerkes in die freie Bauchhöhle ausgetreten und hatte eine Peritonitis verursacht. Erst nach dem 10. Tag quoll das Material auf und führte zu einer sekundären Dichtigkeit des Rohres. Die Stenosierungsrate der Anastomose betrug 75%. Die mittlere Verweilzeit des Rohres an der Anastomose lag bei 16 Tagen.

In der Behandlungsgruppe II (Kollagen) wurde bei insgesamt 20 Tieren die hohe Zweipunktanastomose durch ein dünnes Kollagenfolienrohr gesichert. Insuffizienzen traten in 11 Fällen (55%) auf. Bei 10 Tieren führte die proximale Fixierung des Rohres zu Verziehungen mit Distanzbildungen zwischen Rohr und Darmwand. Durch diese Zwischenräume war der Darminhalt bei plaziertem und intaktem Rohr ausgetreten und hatte zu einer sog. "paratubialen" Insuffizienz geführt. In einem Fall riß das Rohr aus seiner proximalen Verankerung und dislocierte. Die Stenosierungsquote betrug 10%, die mittlere Verweilzeit des Rohres lag bei 5,5 Tagen.

In der Behandlungsgruppe III (n = 20) wurde ein nicht-resorbierbares Rohr aus Polyurethan eingesetzt. Die Insuffizienzrate betrug 45% (9 paratubiale Insuffizienzen). Die Stenoserate belief sich auf 50%, die mittlere Verweilzeit lag bei 9,5 Tagen. Methodenspezifische Komplikationen bei der intestinalen Passage des nicht-resorbierbaren Rohres (Ileus, Arrosion) wurden nicht beobachtet.

In der Behandlungsgruppe IV (n = 20) benutzten wir ein Rohr aus einem neuentwickelten, nicht-toxischen und resorbierbaren Biopolymer (BDF 111). Die Insuffizienzrate belief sich auf 25% (5/20). In allen Fällen handelte es sich um technische Insuffizienzursachen (3x paratubiale Insuffizienz, 1x Rohrspleißung, 1x Knotenlösung).

Histologisch zeigte sich in der Polyglactingruppe infolge der anhaltenden Kontaminierung der Anastomosenregion durch Darminhalt eine ausgeprägte Infiltration des Gewebes durch Granulocyten und Makrophagen. Die Wundheilung der Anastomosen un den übrigen Behandlungsgruppen war adäquat und nicht signifikant different.

Mikroangiographisch konnte eine ausreichende und zeitgerechte Revascularisierung der Anastomosenregionen in allen Behandlungsgruppen nachgewiesen werden.

Radiologisch war die Gastrografin-Enteroklyse nicht in der Lage, gedeckte Insuffizienzen in signifikantem Umfang nachzuweisen. Die Bariumsulfat-MDP belegte hingegen eine suffiziente Nahrungspassage bei intakter und funktionsgerechter Anastomose der bis dahin überlebenden Tiere.

Elektronenmikroskopisch fand sich in allen Fällen eine vorübergehende, reversible Schädigung des Oberflächenepithels durch die eingebrachten Rohre. In der Kollagengruppe konnte transmissions- und rasterelektronenoptisch eine Interaktion zwischen Biomaterial und Anastomose nachgewiesen werden. Bruckstücke des Rohres wurden durch Makrophagen incorporiert und abgebaut.

Statistisch fanden sich unter Postulierung des Kriteriums Suffizienz/Insuffizienz bei Anwendung von Fishers exaktem Kontingenztafeltest signifikante (Kollagen, Polyurethan) bzw. hochsignifikante (BDF 111) Ergebnisse (Tabelle 1).

Tabelle 1. Insuffizienzraten bei der intraluminären Schienung

Material	n	Insuffizienz (%)	Signifikanz[a]
Kontrolle	10	100	---
Polyglactin	10	60	p = 0,04
Kollagen	20	55	p = 0,01
Polyurethan	20	45	p = 0,003
BDF 111	20	25	p = 0,0001

[a]Fisher's exakter Kontingenztafeltest

Diskussion

Das Prinzip der inneren Schienung problematischer Anastomosen wurde erstmals von GER und RAVO (1, 4, 5) wissenschaftlich fundiert tierexperimentell und klinisch belegt. Da sie jedoch nicht-resorbierbare Latexfolie einsetzten, war der Anwendungsbereich auf endoskopisch zugängliche Regionen beschränkt.

In der vorliegenden Versuchsserie wurden erstmals resorbierbare Biomaterialrohre zur inneren Schienung eingesetzt. Ihr Vorteil ist, daß sie nach erfüllter Funktion abgebaut werden und somit keine Komplikationen bei der Intestinalpassage (Ileus, Arrosion) entstehen. Der Versuch belegt mit signifikanten Ergebnissen die prinzipielle Eignung resorbierbarer Rohre zur inneren Schienung von Anastomosen im gesamten Gastrointestinaltrakt. Ausgehend von den positiven Ergebnissen im Kleintierversuch darf man hoffen, daß technische Verbesserungen zu einer nutzbringenden Anwendung im klinischen Alltag führen.

Zusammenfassung

In einem tierexperimentellen Grundlagenversuch wurde an 80 Ratten das Prinzip der inneren Schienung problematischer intestinaler Anastomosen mit Biomaterialrohren überprüft. Eine problematische Anastomose entstand durch Zweipunktadaptation des oberen Dünndarms. Alle Tiere der Kontrollgruppe (n = 10) ohne innere Schienung verstarben bis zum 2. postoperativen Tag. In den Behandlungsgruppen I - IV (n = 70) wurde die Dünndarmanastomose durch intraluminär plazierte resorbierbare (Polyglactin, Kollagen, BDF 111) bzw. nicht-resorbierbare (Polyirethan) Biomaterialrohre gesichert. Signifikant geringere Insuffizienzraten in den Behandlungsgruppen belegen die prinzipielle Effektivität dieses Modells.

Summary

We performed small intestinal dissection in 80 laboratory rats. A complicated anastomosis was achieved by two-point adaptation with single sutures. Ten control animals receiving no intestinal splinting died within 2 days of operation. The remaining 70 animals underwent intestinal splinting with tubes of different resorbable (polyglactine, collagen, BDF 111) and nonresorbable (polyurethane) biomaterials. Significant results in the therapy groups proved the principle of internal splinting of complicated anastomoses in the gastrointestinal tract.

Literatur

1. Ger R, Ravo B (1984) Prevention and treatment of intestinal dehiscence by an intraluminal tube. Br J Surg 71:726-729
2. Kern E (1982) Nahtinsuffizienz von Enteroanastomosen: Übersichtsreferat. Langenbecks Arch Chir (Kongreßbericht 1982) 358:247-252
3. op den Winkel R (1987) Primäre Dickdarmanastomosen bei Peritonitis. Hefte Unfallheilkd, Heft 188. Springer, Berlin Heidelberg New York London Paris Tokyo
4. Ravo B, Ger R (1984) Intracolonic bypass by an intraluminal tube. Dis Colon Rectum 27:360-365

5. Ravo B, Ger R (1985) Management of esophageal dehiscences by an intraluminal bypass tube. Am J Surg 149:733-738

Dr. G. Winkeltau, Abteilung Chirurgie der Med. Fakultät der RWTH Aachen, Pauwelsstraße, D-5100 Aachen

87. Die nahtlose Anastomose unter der Bedingung der experimentellen Peritonitis – biochemische, morphologische und biomechanische Untersuchungen am Rattencolon

Sutureless Anastomosis of the Colon in Faecal Peritonitis: Functional, Morphological, and Biochemical Investigations in the Rat

H. Hendrix[1], E. Gross[1], K. Schaarschmidt[1], K. Donhuijsen[2], W. Haralambie[3] und F. W. Eigler[1]

[1]Abteilung für Allgemeine Chirurgie, Chirurgische Klinik und Poliklinik, Universitätsklinikum Essen
[2]Institut für Pathologie, Universitätsklinikum Essen
[3]Institut für Medizinische Mikrobiologie, Universitätsklinikum Essen

Einleitung

Eigene Untersuchungen am Colon der Ratte haben gezeigt, daß Anastomosen ohne jegliches Fremdmaterial möglich sind. Diese sogenannten nahtlosen Anastomosen besitzen nach funktionellen und morphologischen Kriterien deutliche Vorteile gegenüber der konventionellen Technik (1).

In der vorliegenden Studie sollte untersucht werden, ob die nahtlose Anastomose diese günstigen Eigenschaften auch unter den Bedingungen der experimentellen Peritonitis beibehält.

Material und Methode

Versuchstiere und Operationsmethoden: In eigenen Pilotversuchen erwiesen sich verschiedene in der Literatur beschriebene Modelle zur Erzeugung einer Peritonitis als unbrauchbar und führten zur Entwicklung eines neuen Peritonitismodells. Bei 126 Wistarratten wurde aus dem Colon descendens antimesenterial ein 2 mm breites, semizirkuläres keilförmiges Segment excidiert. 3 h später wurde das perforierte Colon teilreseziert. In Vorversuchen hatte sich gezeigt, daß sich nach dieser Zeit nach makroskopischen, histologischen und mikrobiologischen Befunden eine deutliche Peritonitis ausbildet, ohne daß die Letalität über 40% ansteigt. Nach Resektion des perforierten Colonteils und Spülung der Bauchhöhle mit Ringerlösung (Spülmenge entsprechend dem halben Körpergewicht der Tiere) wurden bei je 63 Tieren nahtlose Anastomosen

Chirurgisches Forum '88
f. experim. u. klinische Forschung
Hrsg.: K. H. Schriefers et al.

(NLA) und konventionelle Anastomosen (Albert) angelegt. Die nahtlose Technik besteht in der temporären Adaptation der Darmwandränder mit 4 - 6 monofilen Polypropylenfäden (Prolene 7/0). 30 min später werden die Fäden wieder entfernt. Die konventionelle Anastomosierung erfolgte in der Technik nach Albert durch 10 allschichtig gestochene Seidenfäden der Stärke 6/0.

Untersuchungsmethoden: Am 2., 3., 5., 8. und 14. postoperativen Tag wurden je 6 - 8 Anastomosenpräparate (am 14. postoperativen Tag aus der Albert-Gruppe 15 Präparate) entnommen. Nach Prüfung der Anastomosenfestigkeit wurde jeweils die Hälfte des Präparates zur histologischen und biochemischen Untersuchung aufbereitet.

Wechseldruckprüfung: Zur Messung der Anastomosenfestigkeit wurden die Präparate mit einem sinusförmigen Wechseldruck (60 Druckimpulse/min) belastet (2). Der Druck wurde in Schritten von 20 mm Hg nach jeweils 1000 Druckimpulsen stufenförmig bis zur Berstung der Anastomose erhöht. Die Druckbelastung begann bei 20 mm Hg. Bewertet wurden die Anzahl der Druckimpulse bis zur Berstung und der Berstungsdruck.

Histologische Untersuchung: Zur Beurteilung der Morphologie der Anastomosenheilung wurde ein histologischer Index angewandt (1), der folgende Merkmale berücksichtigt: Breite der Reaktionszone (breit, mittel, schmal), Ausmaß der cellulären bindegewebigen und Fremdkörperreaktion jeweils in Mucosa, Submocusa und Subserosa (stark, mittel, schwach und fehlend) und Nachweis von Epitheldefekten oder von regeneratorischem Epithel.

Bestimmung des Hydroxyprolingehaltes: Nach Hydrolyse tiefgefrorener Anastomosenpräparate erfolgte die Bildung eines Farbkomplexes, dessen Intensität abhängig ist vom Hydroxyprolingehalt des Gewebes. Der Hydroxyprolingehalt wurde aus den photometrischen Extinktionswerten bestimmt (3).

Statistische Analyse: Die statistische Prüfung erfolgte mit dem verteilungsfreien Wilcoxon-Test.

Ergebnisse

Letalität, Anastomoseninsuffizienzen: Die Letalität lag in der NLA-Gruppe mit 39,7% (25/63) deutlich höher als in der Albert-Gruppe mit 25,4% (16/63). Sämtliche Todesfälle traten in den ersten 3 postoperativen Tagen auf. Komplikationen der Anastomosenheilung waren bei keinem Tier Todesursache. Anastomoseninsuffizienzen der überlebenden Tiere traten bei der NLA-Anastomose deutlich seltener auf als bei der Albert-Anastomose (1/38 vs 6/47).

Wechseldruckprüfung: Die NLA-Anastomose wies am 2., 3. und 5. postoperativen Tag höhere Berstungsdrucke auf und war mit einer höheren Anzahl von Druckimpulsen belastbar als die Albert-Anastomose (Tabelle 1). Die Unterschiede waren am 2. und 3. postoperativen Tag signifikant, am 5. postoperativen Tag deutlich. Am 8. und 14. Tag nach der Operation rupturierten die Darmsegmente in der Regel distal der Anastomose.

Tabelle 1. Wechseldruckprüfung: Anzahl der Druckimpulse und Berstungsdruck der NLA- und Albert-Anastomose zu verschiedenen postoperativen Zeitpunkten

postop. Tag	Anzahl der Druckimpulse $\bar{X}$ NLA	Albert-Anastomose	Berstungsdruck $\bar{X}$ NLA	Albert-Anastomose
2	2142 (7)[a]	629 (7)[a]	57[a]	25[a]
3	3044 (8)[a]	876 (7)[a]	72[a]	28[a]
5	5361 (8)	3273 (7)	122	80
8	10014 (8)	10850 (6)	212	230
14	11678 (7)	12501 (15)	245	261

[a]signifikant, ( ): Anzahl der untersuchten Präparate

Histologischer Index: Die histologischen Indices der Albert-Anastomose lagen zu allen Untersuchungszeitpunkten signifikant über denen der NLA-Anastomose (Abb. 1).

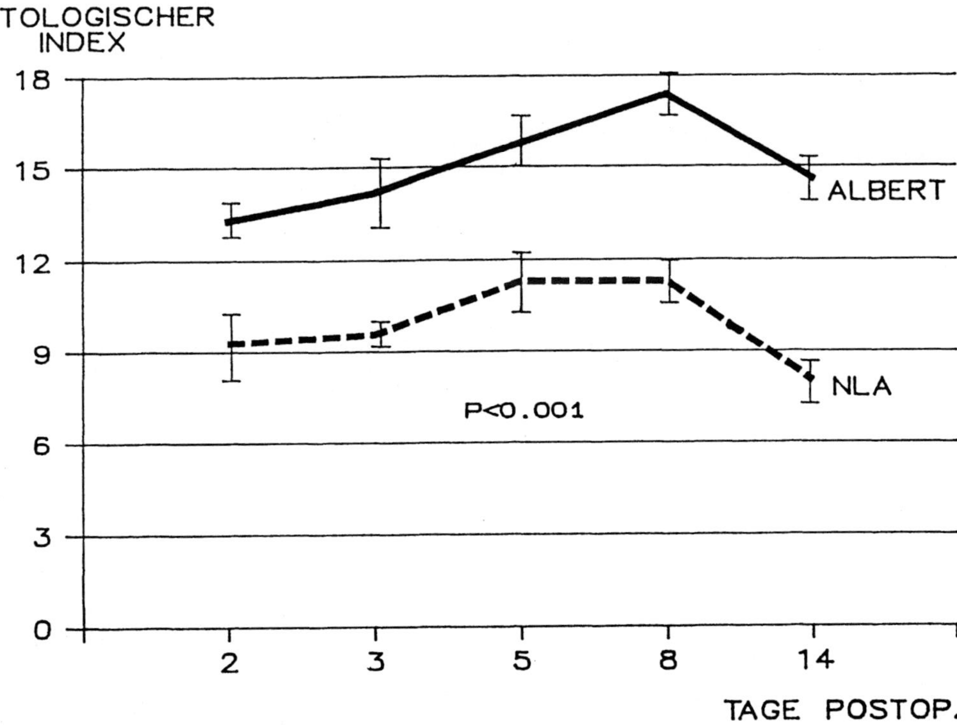

Abb. 1. Histologische Indices der Anastomosenheilung der NLA- und Albert-Anastomosen zu verschiedenen postoperativen Zeitpunkten (X und SEM). S: signifikant

Hydroxyprolingehalt: Der Hydroxyprolingehalt lag am 2., 3., 5. und 8. postoperativen Tag bei den NLA-Anastomosen höher als bei den Albert-Präparaten, am 14. postoperativen Tag überstieg der Hydroxyprolingehalt der Albert-Anastomose den der NLA-Anastomose. Die Unterschiede sind statistisch signifikant.

Diskussion

Die NLA-Anastomose behält unter den Bedingungen der Peritonitis ihre günstigen funktionellen und morphologischen Eigenschaften, die auf das Fehlen jeglichen Fremdmaterials zurückzuführen sind. Der in der frühen postoperativen Phase tendenziell höhere Hydroxyprolingehalt der nahtlosen Anastomose gegenüber der Albert-Anastomose kann als Maß für eine gesteigerte Kollagenbiosynthese bzw. verminderte Kollagenolyse gelten. Die höhere Insuffizienzrate der Albert-Anastomose weist hin auf die mögliche Bedeutung der Störung der Anastomosenheilung durch externe Infektion über Fremdmaterial und Stichkanäle ausgehend von der Peritonitis. Die höhere Letalität in der NLA-Gruppe betraf ausschließlich die 3 ersten postoperativen Tage und war nicht auf Komplikationen der Anastomosenheilung zurückzuführen. Die höhere Letalität in der NLA-Gruppe wird am ehesten durch die doch deutlich längere Operations- und Narkosedauer verursacht. Die biologischen Vorteile der nahtlosen Anastomose auch bei der Peritonitis sprechen allgemein für die klinische Anwendung der Kompressionsanastomose und rechtfertigen die Prüfung dieses Verfahrens im Großtierversuch unter den Bedingungen der experimentellen Peritonitis.

Zusammenfassung

Die sogenannte nahtlose Anastomose und konventionelle Anastomose wurden hinsichtlich ihrer morphologischen und funktionellen Eigenschaften sowie des Hydroxyprolingehaltes zu verschiedenen postoperativen Zeitpunkten verglichen. Die Anastomosentechnik hat einen signifikanten Einfluß auf die Insuffizienzrate, die Anastomosenfestigkeit und die Morphologie der Anastomosenheilung. In der frühen postoperativen Phase zeigt die nahtlose Anastomose einen tendenziell höheren Hydroxyprolingehalt als die konventionelle Anastomose. Die nahtlose Anastomose behält auch unter den Bedingungen der experimentellen Peritonitis ihre biologischen Vorteile.

Summary

Sutureless and conventional anastomoses were examined with regard to their respective mechanical and morphological properties and to their hydroxyproline contents. The incidence of anastomotic dehiscence and the histological index were significantly lower, and the strength tested by alternating pressure impulses was greater in sutureless anastomosis. In the early postoperative period the high hydroxyproline content was diminished in conventional anastomosis compared with sutureless anastomosis. In faecal peritonitis sutureless anastomosis retains its biological advantage.

Literatur

1. Gross E, Schaarschmidt K, Donhuijsen K, Beyer M, Eigler FW (1986) Die nahtlose Anastomose - histologische, biomechanische und mikroangiographische Untersuchung am Colon der Ratte. Langenbecks Arch Chir [Suppl] Chir Forum. Springer, Berlin Heidelberg New York Tokyo, S 277-281
2. Kindhäuser V, Tacken J (1975) Ein elektronisch gesteuertes Gerät zur Dauerfestigkeitsprüfung von Darmanastomosen mit pulsierendem Druck. Biomed Techn 24:198
3. Stegemann H, Stalder KH (1967) Determination of Hydroxyproline. Clin Chim Acta 18:267-273

Dr. H. Hendrix, Abteilung für Allgemeine Chirurgie, Chirurgische Klinik und Poliklinik, Universitätsklinikum Essen, Hufelandstr. 55, D-4300 Essen

88. Untersuchungen zur postoperativen Dünndarmfunktion

A Study on the Postoperative Small Bowel Ileus

M. Kemen, S. von Liebe, B. Milde und V. Zumtobel

Chirurgische Klinik des St. Josef-Hospital, Ruhr-Universität
(Direktor: Prof. Dr. med. V. Zumtobel) Bochum

Einleitung

Intraabdominelle Eingriffe führen physiologischerweise zu einer Motilitätsstörung, die den gesamten Gastrointestinaltrakt betrifft (1, 2, 4). Pathologisch hiervon abzugrenzen ist der Übergang in einen Ileus mechanischer oder paralytischer Art (4, 5). Die überwiegende Zahl der bisherigen Arbeiten zeigte, daß die Atonie zwischen 24 und 72 h anhält und vorwiegend Magen und Colon betrifft. Dünndarmaktivität wurde bereits nach 2 - 5 h gemessen. Als geeignetes Kriterium zur Beurteilung der Dünndarmrestitution dient das Wiederauftreten des bei allen Säugetieren und beim Menschen nachweisbaren Nüchternaktivitätsmusters (migrating motor complex, MMC) (2, 3). Dieses ist durch den zeitlichen Wechsel von Ruhe- und Kontraktionsphasen gekennzeichnet.

Wir sind der Frage nachgegangen, ob mit dem Auftreten des Aktivitätsmusters (MMC), welches andere Untersucher nachgewiesen haben, auch ein effektiver Dünndarmtransit, der sich durch den H_2-Atemtest nachweisen läßt, besteht.

Methodik

Wir untersuchten 36 Patienten, die wir nach Art des Eingriffes in 2 Gruppen unterteilten. Bei allen Patienten wurde 1 - 3 Tage vor der Operation die orocoecale Transitzeit bestimmt. Hierzu wurden 10 g Lactulose mit 100 ml kohlensäurefreiem Mineralwasser nach einer 12stündigen Nüchternphase eingenommen. Die endexspiratorische Wasserstoffkonzentration wurde in Intervallen von 10 min mit dem H2-Atemtestgerät der Fa. Stimotron gemessen. Der Zeitpunkt, zu dem der Proband vermehrte H_2 exhaliert, markiert das Ende der Dünndarmpassagezeit. Als Entscheidungskriterien werten wir die Zunahme der Basalexhalation um 20 ppm. Bei der Gruppe A handelte es sich um 12 Patienten, ausschließlich Männer, mit

Chirurgisches Forum '88
f. experim. u. klinische Forschung
Hrsg.: K. H. Schriefers et al.

einem durchschnittlichen Alter von 29 Jahren nach Durchführung einer proximal gastralen Vagotomie. Intraoperativ erfolgte neben der Plazierung einer Magensonde die Einlage einer tief intraduodenal gelegenen dünnlumigen Ernährungssonde. Über diese Sonde erfolgte am 1. und 3. postoperativen Tag die Applikation von 10 g Lactulose. Die Messung der H2-Exhalation wurde in gleicher Weise wie oben beschrieben vorgenommen. Bei der Gruppe B handelt es sich im 24 Patienten (15 männlich, 9 weiblich) nach Gastrektomie (n = 16) und Oesophagusresektion mit Magenhochzug (n = 8) mit einem Durchschnittsalter von 65 Jahren. Hier wurde intraoperativ routinemäßig eine Feinnadelkatheterjejunostomie in die 1. Jejunumschlinge gelegt. Am 1., 3., 5. und 7. postoperativen Tag erfolgte über diese Sonde die Applikation von 10 g Lactulose und anschließend in regelmäßigen Intervallen die Bestimmung der H_2-Exhalation. Des weiteren erfolgte bei allen 24 Patienten eine kontinuierliche intrajejunale Druckmessung über die Katheterjejunostomie in der Technik eines Opentip-Katheters. Ausschlußkriterien für die Aufnahme in die Studie waren chirurgische Komplikationen wie Peritonitis, Nahtinsuffizienz, Absceßbildung, intraabdominelle Hämatome bei Nachblutung. Des weiteren führte zum Ausschluß eine Nachbeatmung länger als 24 h, das Absinken des Serumkaliums < 3,5 mval/ml und eine Verschiebung des pH < 7,35.

Patienten mit Diabetes mellitus und postoperativer Pankreatitis wurden nicht aufgenommen. Bei unverhältnismäßig kurzer Transitzeit wurde anschließend ein Glucosetest zum Ausschluß einer bakteriellen Übersiedlung des Dünndarmes durchgeführt.

Da in der statistischen Auswertung ein multipler Lokalisationsvergleich zwischen abhängigen Stichproben stattfand, wurde der (k - 1) Vorzeichentest STEEL und RHYNE angewandt.

Ergebnisse

Die präoperativ ermittelte orocoecale Transitzeit betrug im Durchschnitt 82,9 ± 18,5 min (Tabelle 1).

Tabelle 1

	1.p.Op.	3.p.Op.	5.p.Op.	7.p.Op.
Gruppe A				
Dünndarmtransitzeit (min) $\bar{x} \pm s\bar{x}$	235,3±74,2	100,7±28,4		
Signifikanzniveau	$p < 0,05$	$p < 0,01$		
Gruppe B				
Dünndarmtransitzeit (min) $\bar{x} \pm s\bar{x}$	262,1±80,5	185,1±50,3	106,7±30,8	78,0±25,3
Signifikanzniveau	$p < 0,05$	$p < 0,05$	$p < 0,1$	N.S.

Bei den Patienten der Gruppe B wurde unmittelbar postoperativ ein atemabhängiges Druckkurvenmuster beobachtet, das mehrere mm Hg Schwankungsbreite aufwies. Die atemabhängigen Veränderungen zeigten sich in der Regel bis zu 12 h postoperativ, hielten jedoch bei 8 Patienten (33%) bis zum 3. postoperativen Tag an. Bis zum 6. Tag bestanden z.T. ausgeprägte intraindividuelle Unterschiede in Phasen gleichbleibender und sich verändernder Druckwerte. Nach diesem Zeitpunkt konnten bei allen Patienten einheitliche Druckkurvenverläufe registriert werden, die in cyclischen Abständen kurze Druckanstiege zeigten, welche der Aktivitätsfront der Phase 3 des MMC's entsprechen. Nach Ablauf der atemabhängigen Phase betrug das Druckniveau im Durchschnitt 9,5 ± 2,7 mm Hg.

Diskussion

Die postoperativen Dünndarmtransitzeiten lassen sich nach Gabe von Lactulose über eine im aboralen Duodenum gelegene Ernährungssonde und eine Katheterjejunostomie ohne größere Belastung des Patienten bestimmen. Die so ermittelten Werte ergaben, daß nach großen Eingriffen am oberen Gastrointestinaltrakt wie Gastrektomit und Oesophagusresektion mit Magenhochzug bis zu 6 Tagen andauernde signifikante Dünndarmpassagestörungen bestehen. Bei proximal gastraler Vagotomie bestanden signifikante Passagestörungen bis zum 3. postoperativen Tag. Den Unterschied in der Dauer der Dünndarmfunktionsstörung zwischen Gruppe A und Gruppe B sehen wir in der Größe des operativen Traumas begründet. Das von anderen Untersuchern gemessene frühe Eintreten des MMC's nach dem kleinen Eingriff Laparotomie steht nicht im Widerspruch zu unseren Ergebnissen (1, 2).

Hier ist die Art des operativen Eingriffes nicht vergleichbar. Des weiteren ist zwar ein MMC frühpostoperativ am Dünndarm nachweisbar, jedoch ist dieses nicht koordiniert und nach distal gerichtet (4). Erst wenn dieses eingetreten ist, führt das MMC zur Propulsion und Normalisierung der Transitzeit und in unserer einfachen manometrischen Anordnung zu meßbaren cyclischen intrajejunalen Druckanstiegen.

Zusammenfassung

Proximal gastrale Vagotomien führen im Durchschnitt bis zu 3 Tagen und Gastrektomien und Oesophagusresektionen bis zu 6 Tagen andauernden Dünndarmpassagestörungen. Die Dünndarmtransitzeit wurde mit dem H_2-Atemtest bestimmt, welcher sich als geeignet zur Bestimmung der postoperativen Dünndarmpassagestörung erwies.

Summary

Our study shows that the small-bowel transit time is prolonged up to 3 days after proximal gastric vagotomy and up to 6 days after total gastrectomy and subtotal oesophagectomy. The small-bowel transit time was measured with the hydrogen breath test which proved to be a useful tool in the clinical study of intestinal motility.

Literatur

1. Hubens A, Creve U, van Rooy F (1984) Postoperative small bowel transit time evaluated by breath hydrogen measurement. Dig Surg 1:41-44
2. Morris IR, Darby CF, Hammond P, Taylor I (1983) Changes in small bowel myoelectrical activity following laparotomy. Brit J Surg 70:547-548
3. Rupp S, Hildebrandt U, Feifel G, Klein A (1987) MMC und Propulsion in der frühen postoperativen Phase bei Ratten. In: Langenbecks Arch Chir [Suppl] Chir Forum. Springer, Berlin Heidelberg New York London Paris Tokyo, S 99-102
4. Smith J, Kally KA, Weinshilbaum RM (1977) Pathophysiology of postoperative ileus. Art Surg 112:203-209
5. Schumpelick V, Hrynyschyn K (1984) Postoperative und posttraumatische Magendarmpassage. Grundlagen der Chirurgie, Heft 4, G 22

Dr, M. Kemen, Chirurgische Klinik der Ruhr-Universität, St. Josef-Hospital, Gudrunstr. 56, D-4630 Bochum 1

89. Prophylaxe postoperativer, intraabdomineller Adhäsionen: Substanzprüfung mit einem neuen, standardisierten und objektivierten, tierexperimentellen Modell

Prophylaxis of Postoperative Intraabdominal Adhesions: Substance Testing Using a New Standardized and Objective Animal Model

K.-H. Treutner[1], G. Winkeltau[1], M.M. Lerch[2], R. Stadel[1] und V. Schumpelick[1]

[1]Abteilung Chirurgie der Medizinischen Fakultät der RWTH Aachen (Vorstand: Prof. Dr. V. Schumpelick)
[2]Abtlg. Innere Medizin III der Medizinischen Fakultät der RWTH Aachen (Vorstand: Prof. Dr. S. Matern)

Einleitung

In bis zu 75% der Fälle sind Verwachsungen für die Entstehung eines Ileus verantwortlich. Bei etwa 40% dieses Krankengutes geht diesem mit einer Appendektomie lediglich ein kleiner, chirurgischer Eingriff voraus. Dem gegenüber steht die hohe Mortalität des Adhäsionsileus von 8 - 17%. Trotz subtiler Operationstechnik und des Einsatzes von Antibiotica und Rheologica konnte die Komplikationsrate postoperativer Verwachsungen nicht entscheidend gesenkt werden. Deshalb ist der gezielte Einsatz von Pharmaka zur Prävention intraabdomineller Adhäsionen zu erwägen (1, 3, 5).

Zielsetzung

Mit diesem Versuch soll die Wirksamkeit verschiedener Substanzen zur Adhäsionsprophylaxe mit Hilfe eines neuen, tierexperimentellen Modells überprüft werden. An die Substanzen müssen hohe Anforderungen hinsichtlich ihrer Nebenwirkungsfreiheit gestellt werden, damit sie unbedenklich universell einsetzbar sind. Das Versuchsmodell muß standardisierte und objektivierte und somit nachprüfbare und zuverlässige Ergebnisse liefern.

Material und Methodik

Es wurden 60 Sprague-Dawley Ratten in 6 gleich große Kollektive aufgeteilt. Bei allen Tieren wurden im Rahmen einer medianen La-

Chirurgisches Forum '88
f. experim. u. klinische Forschung
Hrsg.: K.H. Schriefers et al.

parotomie Serosaläsionen mit definiertem Umfang (8 cm^2/Tier), definierter Lokalisation (laterale Bauchwand rechts, Coecum und Ileum) und definiertem Trauma (Druck = 400 p, Schleifpapier: 280er Körnung) mittels eines dafür konstruierten und geeichten Stempels gesetzt. Bei der Kontrollgruppe (I) wurde der Eingriff danach durch zweischichtigen Verschluß des Abdomens beendet. Bei den Gruppen II bis IV wurden vorher jeweils 5 ml 0,9% NaCl-Lösung (II), 50% Chlor-IV-oxid-Sauerstoff-Komplex-(4:1)-Hydrat (III), 50.000 E Streptokinase mit 12.500 IE Streptodornase (IV), 20% Polyvinylpyrrolidin (MW 40.000) (V) bzw. 16.250 IE Neomycinsulfat mit 1.250 IE Bacitracin (VI) nach dem Setzen der Läsionen intraperitoneal eingebracht. Alle Tiere wurden am 7. postoperativen Tag relaparotomiert. Die Adhäsionsflächen wurden rechnergestützt nach Eingabe über einen Digitizer vermessen. Sowohl blande als auch in Adhäsionen einbezogene Abschnitte von Bauchwandperitoneum und Darmserosa wurden zudem licht- und elektronenmikroskopisch untersucht.

Ergebnisse

Der Adhäsionsumfang der Kontrollgrenze (I) betrug durchschnittlich 2044 mm^2. In der Nebacetin/Bacitracin-Gruppe (VI) wurden mit 2302 mm^2 im Mittel um 12,6% größere Verwachsungsflächen erzielt. Dieser Unterschied erwies sich bei Anwendung des T-Tests als statistisch signifikant ($p = 0,02$).

Als wirkstoffreie Lösung zeigte 0,9%iges Kochsalz (II) mit 1381 mm^2 eine Reduktion der Adhäsionsfläche um 22,5% gegenüber der Kontrollgruppe ($p < 0,001$). Ein vergleichbares Ergebnis konnte durch PVP (V) mit durchschnittlichem Verwachsungsumfang von 1492 mm^2 und einer Verminderung der Adhäsionen um 27% erzielt werden ($p < 0,001$).

Die größte Effektivität wiesen das Streptokinase/Streptodornase-Gemisch (VI) mit einer Verwachsungsfläche von 767 mm^2 und die Chlor-IV-oxid-Hydrat-Lösung (III) mit 764 mm^2 auf. Die Reduktionen des Adhäsionsumfanges betrugen 62,5% bzw. 62,6% gegenüber der Kontrollgruppe ($p < 0,001$). Diese beiden Substanzen zeigten hiermit auch deutlich bessere Ergebnisse als die anderen Behandlungsgruppen ($p < 0,001$) (Tabelle 1).

Klinische Überwachung sowie makro- und mikropathologische Untersuchungen ergaben bei keinem Tierkollektiv einen Hinweis auf allgemeine oder lokale, toxische Reaktionen.

Diskussion

Das hier beschriebene Tiermodell stellt ein neues Verfahren zur objektiven und reproduzierbaren Überprüfung bereits bekannter und noch zu entwickelnder Substanzen und Methoden zur Adhäsionsprophylaxe dar.

Bisher untersuchte Substanzen wie z.B. Cortison konnten aufgrund ihrer unerwünschten Arzneimittelwirkungen keine klinische Akzeptanz erfahren. Anderen Ergebnissen mangelt es infolge fehlender Standardisierung und Objektivierung an Überzeugungskraft ihrer Aussagen (2, 4).

Tabelle 1. Ergebnisse der Prüfung von Substanzen zur Adhäsionsprophylaxe

Gruppe	n	Substanz	MW	MD	STA	p
I	10	Kontrolle	2044	1974	288	---
II	10	NaCl-Lösung	1381	1291	417	< 0,001
III	10	Chlor-IV-oxid-Hydrat	764	807	316	< 0,001
IV	10	Streptokinase/ Streptodornase	767	653	350	< 0,001
V	10	Polyvinylpyrrolidon	1492	1440	198	< 0,001
VI	10	Neomycin/Bacitracin	2302	2338	140	0,024

MW = Mittelwert
MD = Median
STA = Standardabweichung

Angaben in mm^2
p = Signifikanz
T-Test

Der Versuch konnte die Eignung des neuen, tierexperimentellen Modells unter Beweis stellen. Das Einbringen von Neomycin/Bacitracin zur Antibioticaprophylaxe muß unter Umständen mit einem erhöhten Umfang postoperativer Verwachsungen erkauft werden. Streptokinase/Streptodornase und Chlor-IV-oxid-Hydrat zeigten eine große Effektivität in der Prophylaxe von Adhäsionen, die auch im klinischen Alltag nutzbringend sein dürfte.

Zusammenfassung

Bei 60 Laborratten wurden durch das Setzen standardisierter Serosaläsionen intraabdominelle Adhäsionen induziert. Beim Kontrollkollektiv (I) wurde der Eingriff danach beendet. In den Behandlungsgruppen II bis VI (je n = 10) wurden vor Abschluß der Laparotomie jeweils 5 ml der Testsubstanz in die Bauchhöhle eingebracht. Am 7ten postoperativen Tag wurden alle Tiere relaparotomiert, um den Adhäsionsumfang rechnergestützt zu vermessen.

Der Einsatz von Neomycin/Bacitracin vergrößerte die Verwachsungsfläche gegenüber der Kontrollgruppe. Die wirkstoffreie NaCl-Lösung führte zu einer annähernd gleich großen Reduktion der Verwachsungen wie Polyvinylpyrrolidon. Die besten Ergebnisse wurden mit Streptokinase/Streptodornase und Chlor-IV-oxid-Hydrat erzielt. Alle Resultate waren statistisch signifikant.

Das neu entwickelte Tiermodell erwies seine Eignung zur reproduzierbaren Substanztestung. Bezüglich der Präparate Streptokinase/Streptodornase und Chlor-IV-oxid-Hydrat darf man auf einen effektiven, klinischen Einsatz hoffen.

Summary

We induced intraabdominal adhesions in 60 laboratory rats by standardized lesions of the serosa. Afterwards the laparotomy was finished in the control group (I). In the treatment groups II - VI (each n=10) 5 ml of the test substance was applied to each abdominal cavity before the laparotomy was completed. On the 7th day after the operation the animals were relaparotomized to measure the dimensions of the adhesions by the means of a computer.

Using neomycin/bacitracin caused larger areas of adhesions than in the control group. NaCl solution without an active substance led to nearly the same reduction in adhesions as polyvinylpyrrolidone. The best outcome was achieved with streptokinase/streptodornase and chlorine IV oxide hydrate. All the results were statistically significant.

The newly developed animal model proved its applicability to the reproducable testing of substances. It is hoped that the agents streptokinase/streptodornase and chlorine IV oxide hydrate will prove effective in clinical use.

Literatur

1. Ellis H (1982) The causes and prevention of intestinal adhesions. Br J Surg 69:241-243
2. Gilmore OJA, Reid C (1978) Prevention of peritoneal adhesions by a new povidone-iodine/PVP solution, J Surg Res 25:477-481
3. Levinson CJ, Swolin K (1980) Postoperative adhesions: etiology, prevention, and therapy. Clin Obstet Gynecol 23:1213-1220
4. Meier H, Dietl KH, Willital GH (1985) Erste klinische Ergebnisse der intraoperativen Adhäsionsprophylaxe bei Kindern. Langenbecks Arch Chir 366:191-193
5. Winkeltau G, Pip M, Truong S, Schumpelick V (1987) Akt Chir 22:61-65

Dr. K.-H. Treutner, Abteilung Chirurgie der Medizinischen Fakultät der RWTH Aachen, Pauwelsstraße, D-5100 Aachen

90. Vergleich der Glucosetoleranz und regulativen Hormone bei frühpostoperativer enteraler und parenteraler Ernährung

Comparison of Glucose Tolerance and Corresponding Hormones in Enteral and Parenteral Nutrition During the Early Postoperative Period

M. Butters, R. Bittner, W. Miller, G. Sand und H. G. Beger

Abteilung für Allgemeine Chirurgie, Universitätsklinik Ulm

Einleitung

Die Glucosetoleranz ist frühpostoperativ durch die bekannte Insulinresistenz des peripheren Gewebes in der Postaggressionsphase und der Übermacht der antiinsulinären Faktoren gestört. Da zudem bei parenteraler Substratzufuhr die Stimulation der Inselzellen über die enteroinsulinäre Achse ausgeschaltet ist, kann hierin ein weiteres Störelement des Kohlenhydratstoffwechsels angenommen werden.

Ziel unserer klinischen Studie war es, den Effekt einer enteralen im Vergleich zur parenteralen Kohlenhydratzufuhr auf die Glucosetoleranz und die endokrine Pankreassekretion zu untersuchen.

Patientengruppen und Methode

In einer randomisierten Studie wurden bei Patienten, die sich colorectalen Resektionen wegen Carcinomen unterziehen mußten, 2 Ernährungsregime verglichen. Jede Gruppe bestand aus 12 Patienten. G I: 6 ♂, 6 ♀, Altersdurchschnitt 56 Jahre (49 - 63 Jahre), durchschnittliches Körpergewicht 73 kg (69 - 82 kg), G II: 6 ♂, 6 ♀, Altersdurchschnitt 63 Jahre (59 - 70 Jahre), durchschnittliches Körpergewicht 67 kg (62 - 70 kg). Alle Patienten erhielten, nachdem sie über den Zweck der Studie aufgeklärt waren, präoperativ eine filiforme Duodenalsonde[1] gelegt, deren Lage röntgenologisch gesichert wurde. Gruppe I erhielt postoperativ 2000 ml einer 20%igen Glucoselösung über 24 h en-

[1] "Sterivent", Fa. Sterimed, Saarbrücken

Chirurgisches Forum '88
f. experim. u. klinische Forschung
Hrsg.: K. H. Schriefers et al.

teral zugeführt, Gruppe II dieselbe Menge 20%iger Glucoselösung parenteral. Dieses Regime erhielten beide Gruppen für insgesamt 6 Tage postoperativ sowie zusätzlich beide Gruppen jeweils 1000 ml einer 10%igen Aminosäurelösung.

Präoperativ, am 1., 3. und 6. postoperativen Tag führten wir jeweils Glucosetoleranztests intraduodenal durch. Dabei wurden 62,5 g Glucose als 25%ige Lösung innerhalb von 60 min per Pumpe instilliert und Blutproben zur Bestimmung der Blutzucker-, Insulin-, Glucagon- und Somatostatinkonzentration über 2 h entnommen.

Zur Prüfung der Signifikanz verwendeten wir den Student-T-Test.

Ergebnisse

Die Blutzuckerkurven unterscheiden sich in beiden Gruppen präoperativ und am 1. postoperativen Tag bei den Glucosetoleranztests nicht, wobei am 1. p.o. Tag eine deutliche Verwertungsstörung vorliegt. Signifikante Unterschiede ($p < 0,01$) zeigen sich am 3. und 6. p.o. Tag (Abb. 1). Die signifikanten Veränderungen der Glucosetoleranz am 3. und 6. postoperativen Tag stellt Abb. 2 mit den Glucoseabklingraten nach Erreichen der Gipfelkonzentrationen dar.

Korrespondierend zum Blutzucker verhält sich das Insulin präoperativ und am 1. ostoperativen Tag. Auch hier zeigen sich am 3. signifikante ($p < 0,01$) und 6. postoperativen Tag deutliche Unterschiede mit Konzentrationswerten, die in Gruppe I um das Doppelte höher liegen (Abb. 3).

Die Glucagonwerte verändern sich unter der Testsituation in beiden Gruppen nicht. Auffallend ist die Tatsache, daß beide Gruppen während der Beobachtungszeit basal um das Doppelte auf Werte zwischen 500 und 650 µg/ml ansteigen. Ähnlich verhält sich das Somatostatin. Auch hier kann zwischen beiden Gruppen während der gesamten Beobachtungszeit kein Unterschied festgestellt werden.

Diskussion

Eine frühpostoperative Deckung des Energiebedarfes mit Kohlenhydraten ist wegen der Veränderungen des Insulinmetabolismus und der Glucosetoleranz in der Postaggressionsphase problematisch. In früheren Untersuchungen konnten wir zeigen, daß nach abdominalchirurgischen Eingriffen diese Störungen für 12 bis 24 h relevant sind (1). Ziel dieser Untersuchung war es zu überprüfen, inwieweit eine Verbesserung der Glucosetoleranz durch eine kontinuierliche enterale Zufuhr von Kohlenhydraten erreicht werden kann. Bekanntermaßen führt die enterale Applikation von Glucoselösungen zu einer sehr viel höheren Insulinantwort, als es die gleiche Menge Glucose, parenteral verabreicht, bewirken kann (2). Auch wenn jeweils bei enteraler und parenteraler Gabe der Glucose die Blutkonzentrationen gleich gehalten werden, so erreicht bei enteraler Gabe die Insulinkonzentration deutlich höhere Werte. PORTE (3) konnte bereits 1969 zeigen, daß nach Lang-

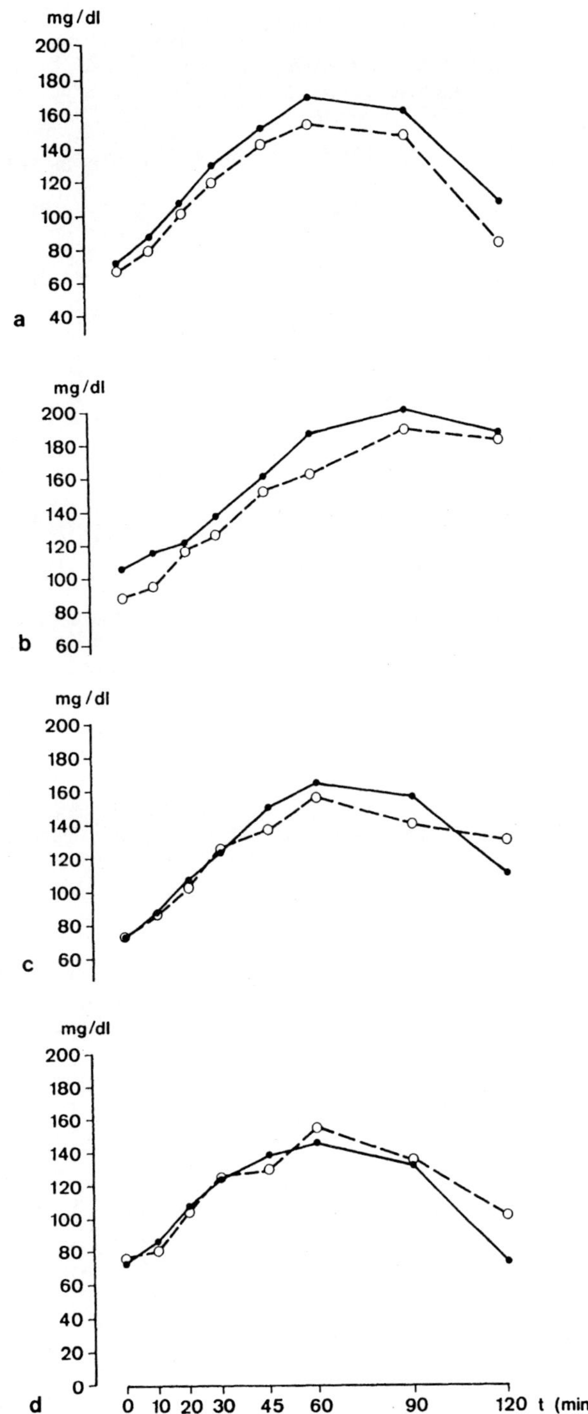

Abb. 1a–d. Blutzuckerkonzentration. a *präoperativ;* b *1. p.o. Tag;* c *3. p.o. Tag;* d *6. p.o. Tag;* ●——● *Gruppe I;* ○- - -○ *Gruppe II*

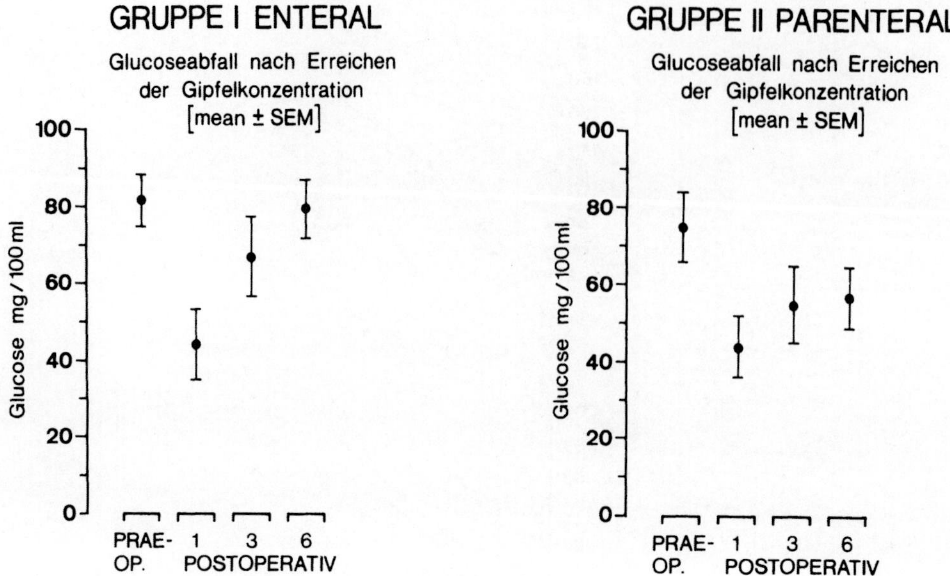

Abb. 2. Glucoseabklingraten in beiden Gruppen nach enteralem Toleranztest

zeitgabe von Glucose auf einen erneuten Reiz größere Insulinmengen freigesetzt werden als vorher. Hier führt die Dauerstimulation möglicherweise zu einer Verbesserung der Insulinsyntheseleistung.

Wir haben in unserer Studie beiden Testgruppen die gleiche Energiemenge auf unterschiedlichem Wege zugeführt. Bei beiden wurde eine enterale Glucosebelastung vorgenommen. Dabei fanden wir, daß in der enteral ernährten Gruppe die Insulinsekretion höher liegt und die Glucoseabklingrate signifikant schneller ist als bei der parenteralen Gruppe. Für die Verbesserung der Glucosetoleranz ist sicherlich der oben erwähnte Effekt auf die Insulinsyntheseleistung im Sinne eines Trainingseffektes bei lang anhaltender Kohlenhydratgabe auf enteralem Wege verantwortlich. Hierbei spielt nicht nur die Hyperglykämie eine Rolle, sondern auch komplexere Vorgänge, so die Freisetzung insulinotroper gastrointestinaler Hormone und eine Regulation über die enteroinsulinäre Achse (4).

Veränderungen der regulativen Hormone Glucagon und Somatostatin lassen sich in beiden Gruppen über die gesamte Testperiode nicht nachweisen. Die nur sehr geringen Schwankungen des Glucakons sind dadurch zu erklären, daß hier nicht das Enteroglucagon, sondern nur das pankreatische Glucagon gemessen wurde, was ja nur einen geringen Teil des "Gesamtglucagons" ausmacht (5).

In beiden Gruppen lassen sich keine Unterschiede in der Stickstoffbilanz, im Körpergewicht und in der Konzentration der intestinalen Proteine in der von uns beobachteten Testperiode feststellen. Aufgrund der Ergebnisse dieser Untersuchung halten wir die enterale Applikation von Glucose durch die höhere Insulinsekretion und die Verbesserung der Glucosetoleranz der parenteralen Zufuhr für deutlich überlegen.

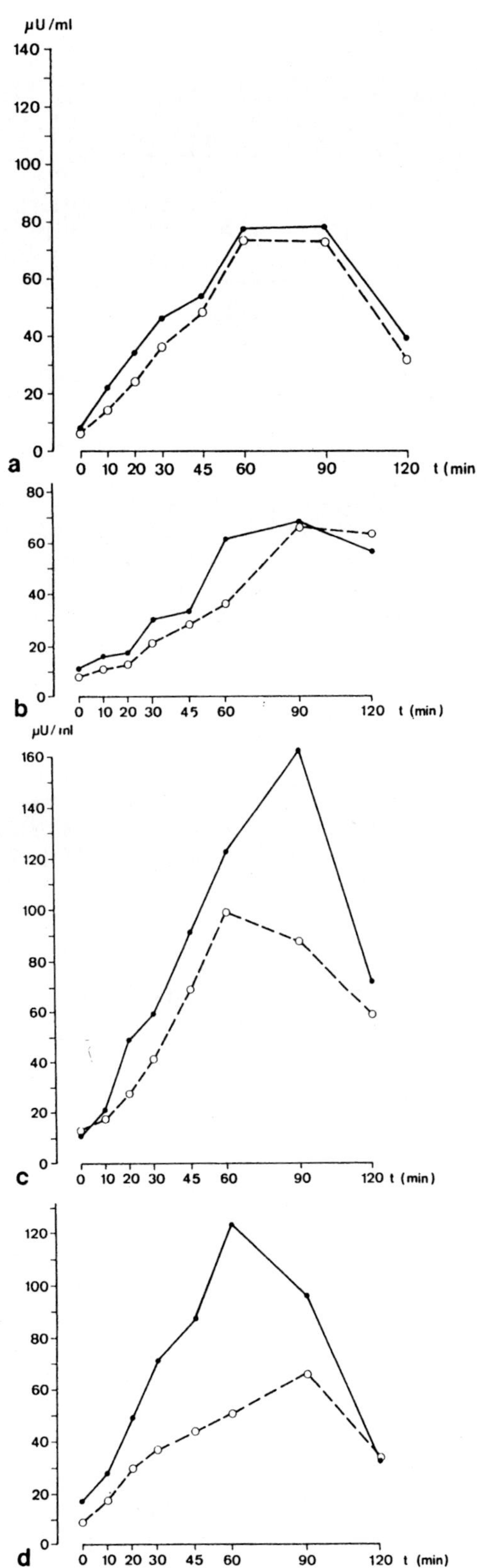

Abb. 3a-d. Insulinkonzentration. a *präoperativ;* b *1. p.o. Tag;* c *3. p.o. Tag:* d *6. p.o. Tag;* ●——● *Gruppe I;* o----o *Gruppe II*

Zusammenfassung

In einer randomisierten Studie bei Patienten mit colorectalen Resektionen wurde die unterschiedliche Erholung der gestörten Glucosetoleranz in der Postaggressionsphase in Abhängigkeit vom Weg der Substratzufuhr untersucht. Dazu wurden 2 Gruppen gebildet, die enteral bzw. parenteral über 6 Tage ernährt wurden. Zur Prüfung der Glucosetoleranz und der endokrinen Pankreassekretion wurde ein enteraler Glucosetoleranztest präoperativ, am 1., 3. und 6. postoperativen Tag durchgeführt. Die Ergebnisse zeigen eine signifikante Verbesserung der Glucosetoleranz in der enteral ernährten Gruppe am 3. und 6. p.o. Tag. Die Insulinkonzentrationen sind in dieser Gruppe am 3. Tag signifikant und am 6. deutlich erhöht.

In beiden Gruppen konnten keine Unterschiede hinsichtlich der Stickstoffbilanz, des Körpergewichtes und der Konzentration der kurzlebigen Proteine beobachtet werden. Nach diesen Ergebnissen ist die enterale Glucoseapplikation in der frühpostoperativen Phase der parenteralen überlegen.

Summary

In a randomized clinical trial in patients with colorectal resection the behavior of glucose tolerance (GT) in the early postoperative period was investigated. We were especially concerned with the way in which the nutritional substrate was applied. Two groups were formed for a 6-day period of enteral versus parenteral nutrition. To check the GT and the endocrine pancreatic function enteral glucose tests were done preoperatively and on days 1, 3, and 6 postoperatively. Our results show a significant improvement of GT in the group of enteral nutrition on days 3 and 6 as well as significantly higher insulin secretion on these days. There was no difference between groups in terms of body weight, nitrogen balance, or short-living proteins. These results prove that enteral glucose application is superior to parenteral application in early postoperative nutrition.

Literatur

1. Butters M, Bittner R, Scheunert Th, Schusdziarra V, Beger HG (1986) Resorption und hormonelle Reaktion in der perioperativen Phase nach enteraler Glucosegabe. Z Gastroenterologie 24:732-737
2. MyIntyre N, Holdsworth CD, Turner DS (1965) Intestinal factors in the control of insulin secretion. J Clin Endocrin 25:1317-1321
3. Porte D, Pupo AA (1969) Insulin response to glucose: evidence for a two pool system in man. J Clin Invest 48:2309-2319
4. Ebert R (1988) Gastric inhibitory polypeptide - hormone with clinical relevance? Nutrition (in press)

5. Holst JJ, Christiansen J, Kühl C (1976) The enteroglucagon response to intrajejunal infusion of glucose, triglycerides, and sodium chloride, and its relation to jejunal inhibition of gastric acid secretion in man. Scand J Gastroent 11:297-304

Dr. M. Butters, Abteilung Allgemeine Chirurgie, Universitätsklinik Ulm, Steinhövelstr. 9, D-7900 Ulm

Chirurgisches Forum 1989

München, 106. Kongreß, 29. März – 1. April 1989

Vortragsanmeldungen

Die Sitzungen des FORUM *für experimentelle und klinische Forschung* sind ein fester Bestandteil im Gesamtkongreßprogramm. Sie bestehen aus 7-Minuten-Vorträgen mit ausreichender Diskussionszeit über Ergebnisse aus der *experimentellen* und *klinischen Forschung*. Zur Beteiligung sind bevorzugt der chirurgische Nachwuchs, aber auch junge Forscher aus anderen medizinischen Fachgebieten zur Pflege interdisziplinärer Kontakte aufgefordert. Verhandlungssprachen sind Deutsch und Englisch.

Als Leitthemen der einzelnen Sitzungen sind vorgesehen: Trauma; Schock; Herz, Lunge und Gefäßsysteme; Transplantation; Onkologie; Magen-Darm, endokrine Chirurgie, Leber-Galle-Pankreas, perioperative Pathophysiologie-Intensivmedizin; Organersatz-Biomechanische Unterstützung.

Die Auswahl der Sitzungstitel für das endgültige Programm richtet sich nach dem zahlenmäßigen Überwiegen der eingereichten Beiträge zu den verschiedenen Themenkreisen auf der Basis der Qualitätsbewertung (siehe 9).

Bedingungen für die Anmeldung

1. Für die Anmeldung ist eine *Kurzfassung in sechsfacher Ausfertigung* bis spätestens **30. September** des Vorjahres vor dem Kongreßjahr an den FORUM-Ausschuß der Deutschen Gesellschaft für Chirurgie einzusenden:

   Sekretariat „Chirurgisches FORUM"
   Chirurgische Universitätsklinik
   D-6900 Heidelberg

   Bereits veröffentlichte Arbeiten dürfen nicht eingesandt werden!

2. Der Erstautor bestätigt durch seine Unterschrift, daß die gesetzlichen Bestimmungen des Tierschutzes bei tierexperimentellen Untersuchungen eingehalten worden sind.
3. Grundsätzlich ist die Anmeldung mehrerer verschiedener Beiträge möglich. Die Auswahl durch den wissenschaftlichen Beirat orientiert sich dahingehend, daß der *Erstautor* im endgültigen Programm *nur einmal* genannt werden kann.
4. Die Anmeldung eines Beitrags zum FORUM schließt die Anmeldung eines Vortrages mit dem gleichen Grundthema für eine andere Kongreßsitzung aus.

Kurzfassung

4. Die *Kurzfassung* soll in klarer Gliederung ausschließlich objektive Fakten über die Zahl der Untersuchungen oder Experimente, die angewandten Methoden und endgültigen Ergebnisse enthalten. Ausführliche Einleitungen, historische Daten und Literaturübersichten sind zu vermeiden. Nur Mitteilungen von *wesentlichem Informationswert* ermöglichen eine sachliche Beurteilung durch die Mitglieder des wissenschaftlichen Beirats.
5. Auf dem Formblatt (Beilage in den MITTEILUNGEN, ansonsten über Deutsche Gesellschaft für Chirurgie oder Sekretariat „Chirurgisches FORUM") sind die Namen der Autoren, beginnend mit dem Vortragenden, mit akademischem Grad sowie Anschrift von Klinik oder Institut und der Arbeitstitel einzutragen.
6. Da sich die Deutsche Gesellschaft für Chirurgie einer *„Empfehlung über die Begrenzung der Autorenzahl"* angeschlossen hat (siehe MITTEILUNGEN Heft 4/1975, Seite 140), können einschließlich des Vortragenden nur 4 Autoren genannt werden. Lediglich bei interdisziplinären Arbeiten sind insgesamt 6 Autorennamen möglich.

7. Dem *Text der Kurzfassung* wird nur der Arbeitstitel ohne Autorennamen vorangestellt, damit eine anonyme Weiterbearbeitung gesichert ist (siehe 9). Der Umfang darf das angegebene Feld nicht überschreiten. Die Einsendung hat per Einschreiben zu erfolgen. Die eigene Klinik (Institut) darf im Text nicht erwähnt oder zitiert werden.

8. Jeder Beitrag soll von dem Autor durch einen Vermerk für eines der oben angegebenen Leitthemen vorgeschlagen werden.

Anonyme Bearbeitung

9. Vor der Sitzung des FORUM-Ausschusses werden die Beiträge anonym (ohne Nennung der Autoren und der Herkunft) zur Beurteilung an die Mitglieder des wissenschaftlichen Beirats versandt. (Bestimmungen für den FORUM-Ausschuß siehe MITTEILUNGEN Heft 3/1973 Seite 70).

10. Die Autoren der angenommenen Beiträge werden bis Mitte November des Vorjahres vor dem Kongreß verständigt.

Manuskript

11. Das *Manuskript* ist in **doppelter Ausfertigung mit klarer Gliederung** (Zielsetzung, Methodik, Ergebnisse), *englischem Untertitel* und Zusammenfassungen auf Deutsch und Englisch einzureichen.

    Wenn **keine Bilder oder Tabellen** eingereicht werden, darf das Manuskript einschließlich deutscher und englischer Titel und Zusammenfassung sowie Literaturangaben **maximal 5 Schreibmaschinenseiten** haben (bei 4 cm Rand und $1^1/_2$ zeiligem Abstand).

    Jede *Schwarzweiß-Abbildung* (schematische Strichabbildungen) oder *Tabelle* verkürzt den zulässigen Schreibmaschinentext mindestens um $^1/_2$ Textseite. Es werden Positivabzüge (tiefschwarz) in Endgröße erbeten. Für jede Abbildung oder Tabelle ist eine kurze prägnante Legende auf besonderem Blatt erforderlich.

    Halbtonbilder, Fotos und Röntgenbilder werden nicht angenommen.
    Die *Bibliographie* soll 5 Zitate nicht überschreiten.

12. Die redaktionellen Vorschriften sind sorgfältig zu beachten. Gelegentlich trotzdem erforderlich werdende redaktionelle Änderungen im Rahmen der gegebenen Vorschriften behält sich die Schriftleitung vor.

13. Die *endgültige Fassung* wird in einem zitierfähigen FORUM-Band als Supplement von Langenbecks Archiv vor dem nächsten Kongreß gedruckt vorliegen.

Einsendeschluß

14. Manuskripte, die bis zum **31. 12. 1988** nicht eingegangen sind, können im FORUM-Band nicht berücksichtigt werden und schließen eine Aufnahme in das endgültige Kongreßprogramm aus.

15. Lieferung von *Sonderdrucken* nur bei sofortiger Bestellung nach Aufforderung durch den Verlag und gegen Berechnung.

Wissenschaftlicher Beirat im FORUM-Ausschuß der Deutschen Gesellschaft für Chirurgie

Ch. HERFARTH – Heidelberg
Vorsitzender des Beirats

M. BETZLER – Heidelberg
M. RAUTE – Mannheim
Für das FORUM-Sekretariat